Schriften zur Kritischen Lebenskunst

Die Reihe Schriften zur Kritischen Lebenskunst unternimmt den Versuch, angesichts aktueller Fragen und Problemlagen des modernen Lebens, andere Denkhorizonte und praktische Herangehensweisen eines erstrebenswerten Lebens zu erschließen. Mit Hilfe interdisziplinärer Theorien und Modelle geht es dabei um nichts Geringeres als um einen gelingenden Alltag. Dabei braucht die Lebenskunst kritische Einsätze, die verdeutlichen, warum und worin Menschen versagen und scheitern und wie sie ihr Leben – je nach Umständen – anders und besser gestalten können. Ins Spiel kommen dabei biographische Erfahrungen, leibliche und soziale Beziehungen, soziale Ungleichheiten, politische Dominanzverhältnisse oder kapitalistische und technologische Steigerungslogiken ebenso wie pädagogische oder therapeutische Veränderungsstrategien. Die Reihe erlaubt, die Frage multiperspektivisch und interdisziplinär anzugehen und so die Möglichkeiten und Grenzen eines guten Lebens auf bisher unerreichte Art und Weise auszuloten. Gerade das Reihenformat ermöglicht, das Thema vor dem Hintergrund der spezifischen Herausforderungen unserer Zeit (Klimawandel, Nachhaltigkeit, Pandemien, Digitalisierung, K.I.) anzugehen und zwar so, dass Perspektiven sich ergänzen und neue Ideen entstehen. So kann die Reihe ein fortlaufendes Gespräch zu einem ewig jungen, immer wieder neu zu diskutierenden Thema initiieren.

Günter Gödde • Jörg Zirfas
Hrsg.

Schlüsselwerke der Kritischen Lebenskunst II

Von Simone de Beauvoir bis Irvin D. Yalom

1682 J.B. METZLER

Hrsg.
Günter Gödde
Berlin, Deutschland

Jörg Zirfas
Department für Erziehung- und Sozialwissenschaften
Universität zu Köln
Köln, Deutschland

ISSN 2731-3905 ISSN 2731-3913 (electronic)
Schriften zur Kritischen Lebenskunst
ISBN 978-3-662-72439-2 ISBN 978-3-662-72440-8 (eBook)
https://doi.org/10.1007/978-3-662-72440-8

Die Deutsche Nationalbibliothek verzeichnet diese Publikation in der Deutschen Nationalbibliografie; detaillierte bibliografische Daten sind im Internet über https://portal.dnb.de abrufbar.

Einbandabbildung: Jakob Baranowski/alamy

Planung/Lektorat: Franziska Remeika
J.B. Metzler ist ein Imprint der eingetragenen Gesellschaft Springer-Verlag GmbH, DE und ist ein Teil von Springer Nature.
Die Anschrift der Gesellschaft ist: Heidelberger Platz 3, 14197 Berlin, Germany

Inhaltsverzeichnis

Über die Autorinnen und Autoren

Benedikt Aumeier, Lehrkraft für Mathematik, Sport und Ethik an der Bertolt-Brecht-Schule Nürnberg (Realschule). Student der Philosophie an der Friedrich-Alexander-Universität Erlangen-Nürnberg. Interessenschwerpunkte: Antisemitismus, französischer Existentialismus insbesondere Albert Camus, Marxismus und politische Ökonomie sowie Kritische Theorie. Ehrenamtliches Engagement in der solidarischen Arbeit für und mit Geflüchteten in Nürnberg sowie Vorträge zu modernem Antisemitismus in Bildungseinrichtungen.

Peter Bubmann, Prof. Dr. theol., Professor für Praktische Theologie am Fachbereich Theologie der Friedrich-Alexander-Universität Erlangen-Nürnberg (FAU). Arbeitsschwerpunkte: Musik & Religion aus theologisch-ästhetischer Perspektive; Theorie der Lebenskunst; kirchliche Bildungstheorie; Pastoraltheologie. Buchveröffentlichungen: Christliche Lebenskunst (Hrsg. mit B. Sill, 2008); Musik. Spiritualität. Lebenskunst. Studien zu Ästhetik und Musik aus theologischer Perspektive (Hrsg. mit A.-S. Markert, S. von Münster, 2022); Kunst. Raum. Religion – Orte und Wege ästhetischer Bildung (Hrsg., 2024); (Un-)Endlich leben. Theologie im Dialog mit Philosophie, Pädagogik und Therapeutik (Hrsg. mit T. Roser, 2025).

Rüdiger Eschmann, Dr. phil., Facharzt für Psychosomatische Medizin, Psychoanalytiker in freier Praxis, Dozent, Supervisor und Lehranalytiker (DGPT, DPG) am Berliner Institut für Psychotherapie und Psychoanalyse (BIPP). Arbeitsschwerpunkte: Klinik der Psychoanalyse, Psychoanalyse und Gesellschaft. Psychoanalyse und Kunst. Buchveröffentlichung: Todeserfahrungen im Werk von Giovanni Segantini (2016). Diverse Veröffentlichungen in Fachzeitschriften und Sammelbänden.

Günter Gödde, Dr. phil., Dipl.-Psych., jur. Assessor, psychologischer Psychotherapeut in eigener Praxis, Dozent, Supervisor und Lehrtherapeut in der Therapeutenausbildung, Mitglied der Interdisziplinären Arbeitskreise Psychodynamische Psychotherapie und Kritische Lebenskunst (Berlin). Arbeitsschwerpunkte: Theorie, Praxis und Ausbildung der psychodynamischen Psychotherapie, Geschichte und Kulturtheorie der Psychoanalyse, Ideengeschichte des Unbewussten, Verhältnis von Psychoanalyse und Philosophie sowie von Therapeutik und Lebenskunst. Neuere Buchveröffentlichungen: Therapeutik und Lebenskunst (mit J. Zirfas, 2016); Kritische Lebenskunst (Hrsg. mit J. Zirfas, 2018); Entwicklungslinien psychodynamischer Psychotherapie (2021); Psychodynamisch denken lernen (Hrsg. mit E. Püschel, S. Schneider, 2022); Psychodynamisch handeln lernen (Hrsg. mit E. Püschel, S. Schneider, 2023); Leiden und Lebenskunst (Hrsg. mit J. Zirfas, E. Brock, 2024); Heidegger und die Lebenskunst (Hrsg. mit D. Sölch, E. Brock, J. Zirfas, 2025).

Johannes Heinrich, Dr. phil., M.A., Studium der Philosophie, Geschichte und Religionswissenschaft. Promotion an der Technischen Universität Berlin (2018), Förderung durch das Elsa-Neumann-Stipendium des Landes Berlin. 2020 war er Fellow am Kolleg Friedrich Nietzsche der Klassik Stiftung Weimar. Forschungsschwerpunkte: Nietzsche, Foucault, politische Theorie, Lebensphilosophie, Philosophie des Poststrukturalismus. Aktuell arbeitet er zum Themenschwerpunkt ‚Nietzsche und die Phänomenologie'. Veröffentlichungen: Individualität, Subjektivität und Selbstsorge bei Nietzsche. Eine Analyse im Gespräch mit Foucault (2018); Nietzsche und die Philosophie der Lebenskunst (2018); Nietzsche als Philosoph des Lebens (2019); Gesundes Wachstum: Nietzsches Diätetik als philosophisches Programm (2022); Nietzsche und die Medizin (2022).

Kristina Jaspers, Dr. phil., M.A., Studium der Kunstgeschichte und Philosophie an der Universität Hamburg und der Humboldt Universität zu Berlin, seit 2001 Ausstellungskuratorin der Deutschen Kinemathek. Vorlesungen und Workshops über Theorie und Praxis von Ausstellungen. Arbeitsschwerpunkte: Wagner und Nietzsche im Dekadenzdiskurs, Intermedialität von Film und Kunst sowie von Kinematografie, Philosophie und Psychoanalyse. Ausgewählte Buchveröffentlichungen: Kino im Kopf. Psychologie und Film seit Sigmund Freud (Mithrsg., 2006); Ingmar Bergman. Von Lüge und Wahrheit (Mithrsg., 2010); Zwischen Film und Kunst. Storyboards von Hitchcock bis Spielberg (Mithrsg., 2011); Ludwig Wittgenstein. Verortungen eines Genies (Mithrsg., 2011); Richard Wagner und das Kino der Dekadenz (Mithrsg., 2014); Alles schon geträumt? Science-Fiction und das kollektive Unbewusste bei Hannah Arendt und Susan Sontag (2020); Leben als Experiment. Selbstsorge und Lebenskunst bei Friedrich Nietzsche, Ludwig Wittgenstein und Susan Sontag (2025).

Alexander Kappe, Dr. phil., M. A., Postdoc-Stipendiat an der Leucorea/MLU Halle-Wittenberg, zuvor wissenschaftlicher Mitarbeiter am Institut für Germanistische und Allgemeine Sprachwissenschaft der RWTH Aachen. Studium der Philosophie, der Allgemeinen und Vergleichenden Literaturwissenschaft sowie des Literarischen Schreibens in Berlin und Leipzig. Promotionsförderung durch die Friedrich Schlegel Graduiertenschule für literatur-wissenschaftliche Studien der FU Berlin sowie das Evangelische Studienwerk Villigst. Forschungsaufenthalt an der University of Oxford (New College). Als Autor, Übersetzer und Literaturvermittler verschiedene literarische Publikationen und Auszeichnungen.

Dagmar Kiesel, Prof. Dr. phil., Außerplanmäßige Professorin am Institut für Philosophie an der Friedrich-Alexander-Universität Erlangen-Nürnberg. Forschungsschwerpunkte: Philosophie als Lebenskunst, Antike Philosophie, Friedrich Nietzsche; Überschneidungsfelder der Philosophie mit Psychotherapie, Literatur und Theologie. Buchveröffentlichungen u. a.: Selbstaufhebung der Person in *Also sprach Zarathustra* IV. Warum die höheren Menschen in Zarathustras Höhle sitzen (2015); Altruismus. Interdisziplinäre Perspektiven (Hrsg. mit S. Schmidt, T. Smettan, 2024); Politische Anthropologie in der Philosophie der Antike (Hrsg. mit C. Kietzmann, 2025).

Moritz Krebs, Dr. phil., M.A., wissenschaftlicher Mitarbeiter an der Universität zu Köln im Arbeitsbereich Allgemeine Erziehungswissenschaft. Arbeitsschwerpunkte Pädagogische Anthropologie, Bildungs- und Erziehungsphilosophie, Ästhetische Bildung, Vulnerabilitätsforschung, materialistische Theoriebildung und Kritische Pädagogik. Ausgewählte Veröffentlichungen: Schlüsselwerke der Vulnerabilitätsforschung (Hrsg. mit R. Stöhr, D. Lohwasser et al., 2019); Bewegungen denken – Pädagogisch-anthropologische Skizzen (Hrsg. mit J. Noack Napoles, 2020); Weiterdenken – Perspektiven pädagogischer Anthropologie. Festschrift für Jörg Zirfas (Hrsg. mit D. Burghardt, J. Noack Napoles, 2021); Verletzungspotentiale. Kritische Studien zur Vulnerabilität im Neoliberalismus (Hrsg. mit D. Burghardt, 2022).

Thomas Kühn, Prof. Dr. phil., Professor für Arbeits- und Organisationspsychologie an der International Psychoanalytic University (IPU). Leitung des Erich Fromm Study Centers und Koordination des Master-Studiengangs „Leadership und Beratung. Psychodynamisch fundierte Organisationsentwicklung". Arbeitsschwerpunkte: Identitäts-, Biographie- und Lebenslauf-forschung, Qualitative Methoden und Mixed Methods, Leadership und Beratung. Ausgewählte Buchveröffentlichungen: Berufsbiografie und Familiengründung (2004); Das moderne Brasilien. Gesellschaft, Politik und Kultur in der Peripherie des Westens (Hrsg. mit J. Souza, 2006); Kritische Sozialpsychologie des modernen Alltags. Zum Potenzial einer am Lebenslauf orientierten Forschungsperspektive (2015); Gruppendiskussionen. Ein Praxis-Handbuch (mit K.V. Koschel (2018); Psychoanalytisch denken. Sozial- und kulturwissenschaftliche Perspektiven (mit C. Kirchhoff, P. Langer, S. Lanwerd, F. Schumann 2019); Selbst im Alltag. Qualitative Sekundäranalysen zu Identitätskonstruktionen im Wechselverhältnis von Normierung und Selbstentwurf (mit S. Beckmann, P. Ehnis, M. Mohr, K. Voigt, 2020).

Thomas Laubach (Weißer), Prof. Dr. theol., Professor für Theologische Ethik am Institut für Katholische Theologie, Fakultät Geistes- und Kulturwissenschaften der Otto-Friedrich-Universität Bamberg. Arbeitsschwerpunkte: Religion, Moral und Alltag; Ethik und Identität; Genderfragen aus ethischer Perspektive; Ethik und Glaube in medialen Kontexten; bio- und beziehungsethische Fragen. Buchveröffentlichungen: Alltagsmoral / Christliche Lebenskunst (2013); Geschlecht und Lebenskunst, in: K. Klöcker et al. (Hrsg.): Gender – Herausforderung für die christliche Ethik (2017); Subjekt und Ethik, in: Handbuch ethische Bildung (2021).

Thorsten Lerchner, Dr. phil. habil., StR, Priv.-Doz. für Philosophie an der Julius-Maximilians-Universität Würzburg, Forschungsschwerpunkt im philosophisch-psychologischen Grenzbereich. Aktuelle Veröffentlichungen: Willensmetaphysik. Ideengeschichtliche Untersuchung zu den Wurzeln des modernen Menschenbildes (2021); Apocalypse Soon – Anthropologie und Atomethik (mit E. Brock). In: Perspektiven der Philosophie 48 (2022), 100–115; Rhetorik der Innerlichkeit. Augustinus, innerer Mensch und Intertextualität. In: FZPhTh 70,1 (2023).

Hans-Rüdiger Müller, Prof. Dr., Professor i.R. für Allgemeine Pädagogik an der Universität Osnabrück. Arbeitsschwerpunkte: Theorie und Geschichte der Pädagogik, Pädagogische Anthropologie, Pädagogische Familien- und Generationsforschung. Ausgewählte Veröffentlichungen: Familienstile (mit D. Krinninger, 2016); Praktisches Wissen im familialen Erziehungsprozess (Handbuchbeitrag, 2021); Familienerziehung im Generationenvergleich (Mitautor, Zeitschriftenbeitrag, 2023); Familie, Rituale, Erziehung (Handbuchbeitrag, 2024): Why and how we should talk about pedagogical tact (mit D. Krinninger, Zeitschriftenbeitrag, 2024); Klaus-Mollenhauer-Gesamtausgabe – KMG (Mithrsg., 2025).

Werner Pohlmann, Dipl. Psych., Psychologischer Psychotherapeut und Psychoanalytiker in eigener Praxis in Köln, Dozent, Supervisor und Lehranalytiker (DPG, DGPT) am Institut für Psychoanalyse und Psychotherapie Düsseldorf. Arbeitsschwerpunkte: Geschichte der Psychoanalyse, Psychästhetik der Behandlung, Theorie und Praxis der Lebenskunst, Wissenschaftstheorie und Wissenschaftsgeschichte der Psychoanalyse. Ausgewählte Buchveröffentlichungen: Ästhetik der Behandlung. Beziehungs-, Gestaltungs- und Lebenskunst im psychotherapeutischen Prozess (Hrsg. mit G. Gödde, J. Zirfas, 2015); Erregter Stillstand: Narzissmus zwischen Wahn und Wirklichkeit (Hrsg. mit I. Focke, E. Horn, 2016); Der unendliche Augenblick. Perspektiven einer ästhetischen Theorie der Psychoanalyse (2026).

Jann E. Schlimme, Priv.-Doz. Dr. med. et phil., M.A., Facharzt für Psychiatrie und Psychotherapie mit eigener Praxis in Berlin, Privatdozent für Psychiatrie und Psychotherapie an der Medizinischen Hochschule Hannover, verschiedene Lehraufträge, Dozent, Supervisor und Lehrtherapeut an der Berliner Akademie für Psychotherapie. Arbeitsschwerpunkte: Psychosebegleitung, Psychosenpsychotherapie, begleitetes Reduzieren und Absetzen von Psychopharmaka, partizipative und qualitative Forschung zur Genesung von Psychosen. Ausgewählte Buchveröffentlichungen: Sucht: Zur philosophischen Anthropologie eines misslingenden Selbst (2000); Verlust des Rettenden oder letzte Rettung: Untersuchungen zur suizidalen Erfahrung (2010); Hölderlin: Das Klischee vom umnachteten Genie im Turm (mit U. Gonther, 2020); Die abklingende Psychose (mit B. Brückner, 2017): Medikamentenreduktion und Genesung von Psychosen (mit T. Scholz, R. Seroka, 2018).

Rolf Schumacher, Dipl.-Psych., Psychologischer Psychotherapeut in eigener Praxis für Tiefenpsychologisch fundierte Psychotherapie bei Erwachsenen, Paarberatung und Paartherapie, Mediation. Davor langjährige Tätigkeit in Reha-Kliniken im Bereich Psychosomatik und Sucht. Interessenschwerpunkte: Soziologie, Sozialphilosophie, Kritische Theorie, Erkenntnistheorien, Praxistheorien, Verhältnis von Theorie und Praxis, Psychotherapiewissenschaft, Psychotraumatologie, Symboltheorie, qualitative Psycho-therapieprozessforschung, Metapherntheorie. Psychologie-Diplomarbeit über Umweltängste, Umweltbewusstsein und Umweltverhalten bei Jugendlichen, mit Gruppen-diskussionsverfahren als empirische Erhebungs-Methode und qualitativem Auswertungs-Verfahren. Buchveröffentlichung: Szene, Habitus und Metaphorik – Konzepte für eine praxeologische Theorie psychotherapeutischer Profession (2021).

Hans von Seggern hat Neuere deutsche Literatur, Geschichte und Philosophie an der FU Berlin und Universität Wien studiert. Er ist promovierter Literaturwissenschaftler, der mit seiner Studie „Nietzsche und die Weimarer Klassik" bekannt wurde. Er hat zahlreiche Arbeiten zur Geschichte des Unbewussten veröffentlicht, die sich mit Theoretikern wie Spinoza, Nietzsche, Freud und Benjamin auseinandersetzen. Als Experte für innovative Wissensvermittlung im digitalen Zeitalter berät er Museen in ganz Europa.

Dennis Sölch, PD Dr. phil., Philosoph und Wissenschaftlicher Angestellter am Institut für Philosophie der Heinrich-Heine-Universität Düsseldorf, Geschäftsführer und stellvertretender Vorsitzender der Deutschen Whitehead Gesellschaft, regelmäßiger Lehrbeauftragter an der Alpen-Adria-Universität Klagenfurt; Mitglied im German Pragmatism Network; Forschungsschwerpunkte: Geschichte der Amerikanischen Philosophie, insb. Transzendentalismus und Pragmatismus, Existenzphilosophie und Existenzielle Psycho-therapie, Erziehungsphilosophie, Prozessmetaphysik. Ausgewählte Buchveröffentlichungen: Der amerikanische Transzendentalismus. Eine Anthologie (Hrsg. und Übers. mit L. Wackers, 2018); Wittgenstein und die Philosophiegeschichte (Hrsg. mit B. Ritter, 2021); Geschichte und Gegenwart der Existenzphilosophie (Hrsg. mit O. Victor, 2021); Albert Camus – ein Philosoph wider Willen? (Hrsg. mit O. Victor, 2022); Literarische Philosophie – Philosophische Literatur. Formen des Philosophierens von Platon bis Heidegger (Hrsg. mit B. Capelle, 2022); Heidegger und die Lebenskunst (Hrsg. mit E. Brock, G. Gödde, J. Zirfas, 2025).

Peter Theiss-Abendroth, Prof. Dr. med., Psychiater, Psychotherapeut und Psychoanalytiker (DPG, DGPT) in eigener Praxis, Hochschullehrer im deutsch-amerikanischen Studiengang Psychologie am Touro College Berlin, Dozent, Supervisor und Lehrtherapeut an der Berliner Akademie für Psychotherapie sowie am Berliner Institut für Psychotherapie und Psychoanalyse. Arbeitsschwerpunkte: Psychodynamische Psychotherapie portugiesisch sprachiger Patienten, traumatische und psychotische Störungen, Kultur- und Wissenschaftsgeschichte des Traumas, Psychologie der Scholastik. Ausgewählte Buchveröffentlichungen: Die Wahrnehmungspsychologie und Sinnesphysiologie bei Albertus Magnus: ein Modell der Sinnes- und Hirnfunktion aus der Zeit des Mittelalters (1997); Ernst Federn: Anmerkungen zu einem Überlebenden (2014); Psychoanalyse in Brasilien (Hrsg. mit C. dos Santos-Stubbe, H. Stubbe, 2015); Aby Warburg (mit N. Bock, 2017). Diverse Veröffentlichungen in Fachzeitschriften und Sammelbänden.

Ralf T. Vogel, Prof. Dr. phil., Dipl. Psych., Psychoanalytiker und Verhaltenstherapeut in eigener Praxis, Supervisor und Lehranalytiker (DGPT, DGAP) an verschiedenen psychotherapeutischen Ausbildungsinstituten, Honorarprofessor für Psychotherapie und Psychoanalyse an der Hochschule für Bildende Künste in Dresden. Arbeitsschwerpunkte: Analytische Psychologie, Integration psychotherapeutischer Verfahren, existenzielle Psychotherapie, therapeutisches Arbeiten im Umfeld des Todes. Ausgewählte Buchveröffentlichungen: C. G. Jung für die Praxis: Zur Integration jungianischer Methoden in psychotherapeutische Behandlungen (2016); Individuation und Wandlung: Der „Werdensprozess der Seele" in der Analytischen Psychologie C.G. Jungs (2017); Existenzielle Themen in der Psychotherapie (2. Aufl. 2020); Psychotherapie in Zeiten gesellschaftliche Verunsicherung (2020); Psychotherapie an der Grenze des Machbaren (mit J. Küchenhoff, 2020); Todesthemen in der Psychotherapie: Ein integratives Handbuch zur Arbeit mit Sterben, Tod und Trauer (2. Aufl., 2022); Das Geheimnis der Seele: Grundlagen einer zeitgemäßen Psychotherapiewissenschaft (2023).

Christoph Wulf, Prof. Dr. phil., Professor für Allgemeine und Vergleichende Erziehungswissenschaft, Mitglied des Interdisziplinären Zentrums für Historische Anthropologie, des Sonderforschungsbereichs „Kulturen des Performativen", des Clusters „Languages of Emotion" und des Graduiertenkollegs „InterArts Studies" an der Freien Universität Berlin, Gründer und Mitherausgeber der Zeitschrift „Paragrana". Arbeitsschwerpunkte: Historische und Pädagogische Anthropologie, Mimesis- und Imaginations-, Emotions-, Performativitäts- und Ritualforschung, ästhetische und kulturelle Erziehung. Ausgewählte Buchveröffentlichungen: Handbuch Pädagogische Anthropologie (Hrsg. mit J. Zirfas, 2014); Bildung als Wissen vom Menschen im Anthropozän (2019); Handbuch Schweigendes Wissen (Hrsg. mit A. Kraus, J. Budde, M. Hietzge, 2021); Zeitschrift für Erziehungswissenschaft: Kulturelle Bildung, 24(1) (Hrsg. mit A. Scheunpflug, I. Züchner, 2021); Human Beings and Their Images: Imagination, Mimesis, Performativity (2023).

Jörg Zirfas, Prof. Dr. phil., Professor für Allgemeine Erziehungswissenschaft mit dem Schwerpunkt Pädagogische Anthropologie an der Universität zu Köln, Vorsitzender der Gesellschaft für Historische Anthropologie (FU Berlin); Mitglied der Interdisziplinären Arbeitskreise Pädagogik und Vulnerabilität (UzK) und Kritische Lebenskunst (Berlin). Arbeitsschwerpunkte: Pädagogische und Historische Anthropologie, Bildungsphilosophie und Psychoanalyse, Anthropologische Bildungsforschung und Ökologische Bildung, Kritische Lebenskunst und Vulnerabilität. Ausgewählte Buchveröffentlichungen: Geschichte der Ästhetischen Bildung. Bde. 1–4 (Mitautor, 2009–2021); Handbuch Pädagogische Anthropologie (Hrsg. mit

C. Wulf, 2014); Therapeutik und Lebenskunst (mit G. Gödde, 2016); Kritische Lebenskunst (Hrsg. mit G. Gödde, 2018); Handbuch Bildungs- und Erziehungsphilosophie (Hrsg. mit G. Weiß, 2019); Nietzsche on the Art of Living (Hrsg. mit G. Gödde, R. Müller, W. Stegmaier, 2023); Leiden und Lebenskunst (Hrsg. mit G. Gödde, E. Brock, 2024); Optimierung Ein interdisziplinäres Handbuch (Hrsg. mit M. Dederich, 2024); Heidegger und die Lebenskunst (Hrsg. mit D. Sölch, E. Brock, G. Gödde, 2025).

1 Zur Interdisziplinarität der Kritischen Lebenskunst in der Moderne. Eine Einleitung in Band II

Günter Gödde und Jörg Zirfas

Der Ausgangspunkt: Die Moderne

Die Moderne fordert eine Kritische Lebenskunst, denn Lebenskunst hat ihre Konjunktur in Zeiten, in denen sich das Leben immer weniger von selbst versteht, in denen Traditionen, Konventionen und Normen an Überzeugungskraft verlieren (vgl. Gödde & Zirfas 2014). Dabei hat sie im Kern ein praktisches Ziel, geht es ihr doch letztlich nicht um die große Theorie einer *magna moralia*, sondern um die kleine Praxis einer *ars vivendi*, die auch und gerade auf den Alltag der Menschen mit seinen Schwierigkeiten, Krisen und Katastrophen zielt. Sie muss kritisch sein, insofern sie das in den Blick nimmt, was Leiden verursacht, was Entwicklungen blockiert oder was noch aussteht, damit das Leben bejaht werden kann.

Seit nunmehr rund fünfhundert Jahren sind die jahrhundertelang bestehenden metaphysischen Systeme der Religion, der Natur und schließlich auch der Vernunft zunehmend problematisch geworden. Seitdem gibt es sehr unterschiedliche Vorstellungen darüber, was ein gutes Leben ist (Pluralisierungsthese) und diese Vorstellungen können zudem immer anders werden, sind „nicht in Stein gemeißelt", verdanken sich mithin zufälligen Umständen und Erfahrungen (Kontingenzthese). Insofern lässt sich nicht mehr mit absoluter Sicherheit sagen, was eine (Kritische) Lebenskunst ist, welchen Stellenwert sie im Leben haben sollte, wie ihre praktischen Entwürfe auszusehen haben und welchen normativen Zielvorstellungen sie sich verschreiben sollte. Lebenskunst wird in der Moderne auf allen Ebenen frag-

G. Gödde
Berlin, Deutschland

J. Zirfas (✉)
Department für Erziehung- und Sozialwissenschaften, Universität zu Köln,
Köln, Deutschland
E-Mail: joerg.zirfas@uni-koeln.de

G. Gödde, J. Zirfas (Hrsg.), *Schlüsselwerke der Kritischen Lebenskunst II*,
Schriften zur Kritischen Lebenskunst,
https://doi.org/10.1007/978-3-662-72440-8_1

würdig, weil und insofern das Leben selbst fragwürdig geworden ist. Denn die Moderne stellt alles in Frage, was als Prinzip oder Fundament Gültigkeit hat(te).

Diese Fragwürdigkeit kann auf der einen Seite Unsicherheit und Orientierungslosigkeit bedingen (ich weiß nicht mehr, wie ich mein Leben wirklich gut leben kann), auf der anderen Seite aber auch zum Ausprobieren und Spielen einladen (ich probiere aus, was für mich am besten ist). Lebenskunst wird in der Moderne zu einer immer mehr individuellen, pragmatischen und experimentellen Kunst: Weil ich weiß, dass ich auf mein Leben anders sehen kann, über es anders nachdenken kann, und es anders leben kann – und weil ich weiß, dass es für die andere Wahrnehmung, das andere Denken und das andere Leben gute Gründe gibt, die auch von anderen Menschen geteilt werden – sind Lebensentwürfe, Lebensplanungen und Lebensgestaltungen sehr vielfältig geworden und zudem immer wieder revidierbar und veränderungsfähig.

Blicken wir auf die Biographien in der Moderne (auch auf unsere eigenen), dann sehen wir, dass diese nicht „aus einem Guss" sind, sich Brüchen und Wandlungen verdanken, die das „Gute" im Leben je anders akzentuiert haben. Insofern wird eine durchgängige biographische Kohärenz und Kontinuität schwieriger, weil sich alle Lebensdetails kaum zu der einen inklusiven Geschichte des Selbst verdichten lassen (Koselleck 1995). Die modernen Erzählmuster folgen daher anderen Strategien: Mit den Begriffen „Pluralismus" (William James), „Unbewusstes" (Freud), „Möglichkeitssinn" (Musil), „Sprachspiele" (Wittgenstein), „Ende der großen Erzählungen" (Lyotard), „différance" (Derrida) oder „Rhizom" (Deleuze) werden Schreibstile und Erzählmuster bevorzugt, die stärker auf Pluralität und Differenz, denn auf die fast zwanghafte Beschreibung einer durchgängig konsequenten und determinierten Biographie setzen. Dazu sagt Paul Valéry: „Wenn ein Mensch nicht ein ganz anderes Leben führen könnte als sein eigenes, könnte er sein eigenes nicht leben. Denn sein eigenes besteht nur aus einer Unzahl von Zufällen, von denen jeder einem anderen Leben angehören kann" (Valéry, zit. nach Harth 1985, S. 92). „Eine Geschichte zu erzählen bzw. ihr zu folgen, heißt daher: Zufälligkeiten nicht nur zu erwarten, sondern geradezu anzuerkennen" (ebd., S. 103). Das Leben ist durchzogen von Zufällen, von Mehrdeutigkeiten und unterschiedlichen Wertigkeiten, und Lebenskunst bleibt immer ein Ungefähr, ein Vielleicht, ein Sowohl-als-Auch, das versucht, die Möglichkeiten eines bejahenswerten Lebens wahrzunehmen und zu praktizieren.

Die Zunahme an Kontingenz bzw. das zunehmende Kontingenzbewusstsein in der Moderne lässt sich ambivalent beurteilen: So wird die moderne Situation nicht nur

> als wünschenswerte Erweiterung des technischen und sozialen Handlungsbereichs, und damit nicht nur als Gewinn neuer Möglichkeiten menschlicher Freiheit, als Ermöglichungsnexus emphatischer Selbstverwirklichung erfahren, sondern von Anfang an auch als akute Orientierungslosigkeit und bodenlose Unsicherheit, weil der Bereich des Auch-anders-sein-Könnens, der Bereich der Kontingenz – so oder so –, prinzipiell keine definitive Grenze mehr hatte, sofern er mit jeder Wirklichkeit auch jede Ordnung, und damit jede Form sozialer Ordnung erfasste (Makropoulos 1998, S. 70).

Gerhard Gamm erinnert an drei mit der Moderne verbundene Kontingenzen: 1. dasjenige, was *sich* der Planung entzieht, das Unverfügbare und Zufällige, 2. dasjenige, was *mit* der Planung sich als unverfügbar zu erkennen gibt, und 3. dasjenige, was *durch* die Planung als kontingent entsteht (Gamm 1994, S. 37). Der moderne Versuch, Kontingenz zu verringern, verweist auf die Grenzen dieses Versuchs, offenbart weitere Kontingenzen und bringt – paradoxerweise – selbst neue Kontingenzen hervor.

Mit dem zunehmenden Kontingenzbewusstsein der Moderne ist die Notwendigkeit von Lebenskunst verbunden. Und umgekehrt: Mit zunehmender Bedeutung der Lebenskunst werden Aspekte des Kontingenten wie Spontaneität, Ephemeres, Überraschendes, Unvorhersagbares, Zufall, Risiko und Offenheit bedeutsamer (vgl. Zirfas 2007). Anders formuliert: Weil es unterschiedliche Formen der Lebenskunst gibt und alles auch anders erzählt und gedacht werden kann, braucht es unterschiedliche Erzählungen und wissenschaftliche Disziplinen für eine Kritische Lebenskunst.

(Kritische) Lebenskunst hat heute auszugehen von einer Pluralität von Ansätzen, Theorien, Methoden, Begründungsstrategien, Intentionen und Implikationen, von denen *eo ipso* keine absolute Gültigkeit und Legitimation ausgeht, weil keine der vorliegenden Ansätze der Lebenskunst als Fundament aller übrigen von allen anerkannt wird bzw. anerkannt werden kann. Jede Lebenskunst hat mithin mit Theorien und Modellen zu tun, die sich nicht mehr auf eine ihr zugrunde liegende (metaphysische) Basis zurückbeziehen lassen, die von sich aus alle Werte, Normen, Haltungen und Praktiken zu integrieren und zu begründen vermag.

Die Schwierigkeiten eines Entwurfs einer Kritischen Lebenskunst erhöhen sich dadurch, dass nicht eindeutig zu bestimmen ist, was eine solche überhaupt ist, sein kann oder auch sein soll. Nicht nur ist umstritten, was denn genau der Inhalt einer solchen Lebenskunst zu sein hat: das Handeln, die Motivation oder das Ethos, die Rituale, Formen und Stile des Lebens, die Intention, die Urteile, der Wille oder aber die dafür notwendigen Regeln und Maximen, die Zuständigkeiten und Verantwortlichkeiten oder der höchste Wert und die fundamentalen Normen und Tugenden; noch scheint geklärt, in welcher Form eine solche Lebenskunst zu konzipieren wäre: als dem Aristotelischen verpflichtete Teleologie, als hedonistische Moral, utilitaristische Erfolgsethik, als „Wille zur Macht" (Nietzsche), als „Ästhetik der Existenz" (Foucault), als Kunst der Wahl (Schmid) oder als religiös verstandene Kunst des Anderen? Hat Lebenskunst ihrem Kern nach einen präskriptiven, normativen, einen genealogischen oder einen experimentellen, optativen Status? Wie lassen sich das Gute einer Lebenskunst, die für dieses Gute notwendigen Regeln und Handlungen und die wiederum dafür notwendigen Tugenden oder Charaktereigenschaften bestimmen – und welche Disziplin ist hier zuständig? Ist dieses Gute technisch, ästhetisch, pragmatisch oder moralisch zu definieren? Wo ist die Grenze zur Nicht-Lebenskunst oder zur Anti-Lebenskunst zu ziehen?

Die Rolle der Wissenschaften

Für eine (Kritische) Lebenskunst ist ein *interdisziplinärer* Ansatz zentral. Weil Lebenskunst immer anders sein könnte, und weil sie immer auch anders betrachtet werden kann, brauchen wir unterschiedliche disziplinäre Zugänge. Damit kommen andere Aspekte einer Lebenskunst ebenso zum Tragen wie andere Strategien im Umgang mit dem Leben und andere Orientierungsmöglichkeiten im Leben (vgl. Gödde & Zirfas 2018).

Band II unserer *Schlüsselwerke zur Kritischen Lebenskunst* beinhaltet insofern nach den philosophischen Beiträgen in Band I (Zirfas & Gödde 2026) die sozial- und kulturwissenschaftlichen Zugänge der Soziologie und Kulturwissenschaften, der Pädagogik und Therapeutik, der Ökologie und Theologie. Dabei soll hier zunächst der Zusammenhang von Wissenschaft und Lebenskunst in den Blick gerückt werden.

Wissenschaft kann als der Inbegriff menschlichen Wissens verstanden werden. In diesem Sinne meint Wissenschaft ein nach Prinzipien geordnetes Wissen, einen sachlich geordneten Zusammenhang von als wahr bzw. objektiv geltenden Urteilen, plausiblen Hypothesen und möglichen Folgen mit Blick auf die Wirklichkeit oder Teilgebiete oder Aspekte von ihr. Wissenschaftliches Wissen wird seit der Antike (vgl. Aristoteles 1981, 981a, 983a/b, S. 18, 23 f.) von anderen Wissensformen – etwa vom Erfahrungswissen – insofern abgegrenzt, als es nicht nur auf ein ‚Was' oder ‚Dass' (es etwas gibt), sondern auch auf die Fragen nach dem ‚Warum', ‚Wozu' und ‚Wie' zielt. Wissenschaft gibt es in diesem Sinne nicht zu allen Zeiten und an allen Orten der Welt.

Im sog. Abendland gilt das antike Griechenland als die Zeit der Entdeckung der Wissenschaft als eigenständiges Kultursystem – das sich von anderen Kultursystemen wie der Politik, der Ökonomie, des Rechts, der Ästhetik oder der Pädagogik unterscheidet. Knüpft man an den klassischen Wissenskanon der Antike an, der das sog. (sprachliche) *Trivium* von Grammatik, Rhetorik, Dialektik und das sog. (mathematische) *Quadrivium* von Arithmetik, Geometrie, Astronomie und Musiktheorie umfasst, so lässt sich festhalten, dass die Wissenschaft im Abendland ihre Ursprünge in einem mathematisch-quantitativen und einem sprachlich-qualitativen Denken hat. Und über Jahrhunderte blieben diese *septem artes liberales* für das wissenschaftliche (propädeutische) Wissen grundlegend, auch als sich in der frühen Neuzeit die Universitäten etablierten und an den Fakultäten des Rechts, der Theologie und Medizin orientierten.

Die sich erst seit der Aufklärung rasant ausdifferenzierende universitäre Disziplinlandschaft geht dann mit einer starken Spezialisierung und Formierung von Fachgebieten einher, die auch mit der Komplexität des modernen Lebens zusammenhängen. Und es mag ein Zufall sein, doch das Wort „Lebenskunst" wurde wohl von Friedrich Schlegel 1798 zum ersten Mal verwendet – in einer Zeit, in der sich die alte metaphysische, normativ verbindliche Ordnung des Lebens zur modernen, fakultativen und experimentellen Ordnung wandelte und der Alltag für die Menschen an Pluralität, Unübersichtlichkeit, Schnelligkeit und Kontingenz zunahm. Nunmehr wird zunehmend deutlich: Lebenskunst verknüpft theoretische mit praktischen Reflektionen, quantitatives mit qualitativem Denken und intentionales mit intuitivem Wissen. Lebenskunst ist notwenderweise komplex, geht es doch in ihm um Fragen der Selbst- und Fremdbestimmung, um Gegensätze und Widersprüche und um Vulnerabilität und Endlichkeit (vgl. Wulf & Zirfas 2008). Durch Erfahrungen, die mit der menschlichen Selbstbestimmung, der Widersprüchlichkeit und der Endlichkeit menschlichen Lebens zu tun haben, wird Lebenskunst bedeutsam. Man braucht für sie aber nicht nur wissenschaftliche Erkenntnisse, praktische Übungen und ästhetisch-gelungene Lebensformen, sondern auch den Glauben an die eigenen Überzeugungen und Entscheidungen. Und man braucht den Mut, das Risiko eines Lebens einzugehen, das auch Enttäuschungen und Schmerzen zur Folge haben kann (vgl. Gödde, Zirfas & Brock 2023).

Versucht man vor diesem Hintergrund historische Tendenzen in der Rolle ‚der' Wissenschaft (im Folgenden als Geistes-, Sozial- und Kulturwissenschaften) zu rekonstruieren, so lässt sich zeigen, dass sie auf die modernen Fragwürdigkeiten reagiert. Wissenschaft wird in der Moderne zu einem fast unübersehbaren Feld von Perspektiven, Ansätzen und Erkenntnissen, die sich zum Teil überschneiden, zum Teil nebeneinanderstehen und zum Teil auch widersprechen. Wissenschaft wird in der Moderne *reflexiv*, insofern sie sich nicht nur fragt, wie das Problematischwerden des Lebens in unterschiedlichen Hinsichten zustande kommt, sondern auch danach, wie wir dieses Leben besser verstehen können. In der Gegenwart hat ‚die' Wissenschaft daher nicht mehr nur die Rolle des Normgebenden, des Mahners und der Avantgarde, sondern (immer mehr) die des Rückblickenden und des Beobachters (vgl. Zirfas 2006). Es geht ihr um Entdeckung, Entlarvung und Zukunftsentwurf, aber auch um Deskription und Phänomenologie, Archäologie und Genealogie. Nehmen wir hier einen Aspekt heraus, die Frage nach der Zukunft des Lebens, die zurzeit sehr stark auf Fragen der ökologischen Krisen und Katastrophen bezogen wird, dann wird deutlich: Ist die Rolle der Wissenschaft als Warnerin tendenziell tautologisch – denn wenn das Schlimmste nicht eintritt, dann deswegen, weil sie ihre Warnungen abgab –, so ist die Rolle als Avantgarde tendenziell paradoxal – kann die Zukunft doch nicht erscheinen, wenn sie schon in der Gegenwart entworfen wird. Reflexivität bedeutet, dass die Wissenschaft um diese tautologische und paradoxale Situation weiß, und diese nicht wegdiskutiert, um sich einer gemeinsamen Verständigung über Formen des guten Lebens zu stellen.

Nunmehr ist das Problem der wissenschaftlichen Intellektuellen nicht mehr nur die Weltveränderung, sondern die potenzierte Wirklichkeitswahrnehmung: Es geht um die Banalität des Alltags, um das Abenteuer an der Ecke, um die Heimat des Klischees, um die „Wonnen des Trivialen" (Oscar Wilde) oder um die tägliche Lebenskunst (Brenner & Zirfas 2002). Wissenschaftler:innen sind heute (auch) die Seismographen des Unbehagens an der Kultur. Sie sind nicht mehr die mit Macht ausgestatteten Gralshüter der Wahrheit, sondern die Vertreter einer begrenzten Rationalität, die in ihrer Kritik der sozialen oder kulturellen Ordnung auf die Zustimmung möglichst vieler anderer Kolleginnen und Kollegen angewiesen sind. Sie diskutieren und radikalisieren die Zusammenhänge und Friktionen des Allgemeinen, Universellen mit dem Besonderen, Individuellen; und sie sind der rationalistischen Entzauberung von metaphysischen und allzu natürlichen Glaubensgewissheiten verpflichtet, wobei sie gelegentlich selbst vom Abglanz des Zaubers leben, den sie zerstört haben.

Für die Wissenschaften der Lebenskunst gilt *cum grano salis*, dass das Ziel nicht mehr im klassisch integrativen und somit utopischen Ziel einer Emanzipation aller im Überschreiten von Zwängen, Vorurteilen, sozialen Grenzen und moralischen Schranken besteht, sondern in einem begrenzten Programm der *Befreiungen*, das nur offen und fragmentarisch formuliert werden kann. Diese Befreiungsbewegungen bilden nicht mehr den revolutionären „Ort der großen Weigerung" (Marcuse), noch definieren sie Wege und konkrete Etappen in das gelobte Land der Freiheit, Gleichheit und Brüderlichkeit aller. Ihre Veränderungspotenziale liegen eher in Fragestellungen und Problematisierungen, in der Eröffnung anderer, neuer Perspektiven des Denkens und Handelns oder in experimentellen Anordnungen, aber auch in der Kritik an der Verhinderung und in der Erinnerung an noch ausstehende Potenziale eines bejahenswerten Lebens. So sind Entwürfe Kritischer Lebenskunst etwa an konkreten Ungleichheitsphänomenen und an Ausschließungstendenzen von Menschen orientiert; und sie verstehen sich einem individuellen Unbehagen und Leiden verpflichtet, das nicht nur individuelle und anthropologische, sondern oftmals kulturelle, politische oder ökonomische Ursachen hat. Sie versuchen aber auch Modelle, Spielräume und Alternativen eines gelingenden Lebens aufzuzeigen – ohne dessen Schattenseiten zu verschweigen.

Eine Kritische Lebenskunst weiß auch darum, dass ‚Kritik' mittlerweile ein allzufälliges Schlagwort geworden ist, oder auch darum, dass die Gesellschaft insgesamt durch die Kritik der modernen Wissenschaftler:innen gegen Kritik immun geworden zu sein scheint. In der reflexiven Wendung, Kritik kritisch zu betrachten, wird die kritische Haltung zur Attitüde der „Konformisten des Andersseins" (Bolz 2001). Ohne in Abrede zu stellen, dass ‚Kritik' auch zu einer Attitüde werden kann, beansprucht eine Kritische Lebenskunst einen Ernst, der der Sache – nämlich dem Leben in all seinen Facetten – geschuldet ist. Im Zeitalter des wohlfeilen Warnens, Mahnens, Zukunftsdeutens und Kritisierens bleiben ihr das Festhalten an empirischen Fakten, Theorien des blinden Flecks, Rekonstruktionen der ausgeschlossenen Diskurse, eklektische Bastelei, ästhetisierende Ironik, konkrete Veränderungsentwürfe – und vor allem: Beobachtung und Dekonstruktion, Archäologie und Genealogie sowie Hinweise auf ein Anders-Denken und Anders-Handeln (vgl. ebd., S. 28). Insofern muss eine Kritische Lebenskunst ggf. auch diejenigen Aspekte und Praktiken in Frage stellen, die für ein Leben von Bedeutung waren, weil sich diese Aspekte einem Leben verdanken, das sich an Werten, Normen und Praktiken orientiert, die sich selbst – individuellen oder sozialen – pathologischen Zusammenhängen verdanken.

Doch vielleicht ist ihre entscheidende kritische Wirkung in ihren impliziten epistemologischen Positionen, die sich aus der theoretischen Verschiebung von der, systemtheoretisch formuliert, ersten zur zweiten Ebene, von der Was- zur *Wie*-Ebene ergeben, noch interessanter. Von daher sind moderne Entwürfe Kritische Lebenskunst-Entwürfe, die verdeutlichen, welche Bedingungen für ein gelingendes Leben benannt werden können und welche Bedingungen ein solches Leben einschränken oder verhindern.

Was aber ‚bringt' dieses disziplinäre, wissenschaftliche Wissen für die Praxis der Lebenskunst (vgl. Zirfas 2020)? Zunächst bringt es „Aufklärung" und das heißt wohl vor allem Komplexität. Durch wissenschaftliche Zugänge werden Realitäten vielschichtig, dynamisch, flüchtig und kontingent (strukturell offen). Sie lassen sich aus verschiedenen Blickwinkeln (historisch, empirisch, institutionell etc.) und zudem auch mit dem geschulten Blickwinkel unterschiedlicher Disziplinen (etwa der Psychologie oder der Soziologie) betrachten. Insofern „sieht" und „denkt" man durch wissenschaftliches Wissen mehr und anderes.

Man sollte sich aber auch darüber im Klaren sein, dass jeder wissenschaftliche Zugang die Realität immer nur punktuell bzw. ausschnittsweise betrachten und analysieren kann. Insofern ist jeder Handelnde immer auch mit den blinden Flecken der jeweiligen Theorien konfrontiert. Wissenschaft muss in einer gewissen Distanz zur Praxis stehen (Beobachterposition) und ermöglicht genau deswegen einen reflexiven Zugang zu ihr, indem sie diese so ausdeuten und interpretieren kann. Die Wissenschaft muss hierfür Betrachtungsformen und -verfahren entwickeln, die der Realität angemessen und nachvollziehbar sind und die gewisse epistemologische und methodische Standards erfüllen. Sie muss aber auch notwendigerweise abstrakt bleiben, weil nur in der wissenschaftlichen Distanz selbst generalisierbare Begriffe, Theorien und Modelle gewonnen werden können.

Dass die wissenschaftlichen Theorien mithin abstrakt sind, ist einerseits dem Versuch geschuldet, allgemeingültige Aussagen machen zu wollen, andererseits aber auch ein praktischer Vorteil, denn eine Hilfe und eine Anleitung für die Praxis (der Lebenskunst) können Theorien nur sein, *wenn* sie abstrakt sind. Vergegenwärtigen wir uns, dass Theorien allgemeine, modellhafte Vorstellungen von Realität sind, die weder direkt operationalisierbar noch per se richtig, sondern vielmehr abstrakt und vorläufig sind. Sie bieten keine unmittelbar-konkreten Praxishilfen, Musterlösungen oder Best-Practice-Methoden.

Wissenschaftliche Erkenntnis kann nicht 1:1 in die Praxis umgesetzt werden, denn *theoretisches Wissen* strebt nach Objektivität, bestmöglicher Begründung und möglichst hoher Systematisierung und wird nach bestimmten Regeln, Techniken und Ritualen erworben, diskutiert und explizit weitergegeben. *Praktisches Wissen* arbeitet hingegen mit vielen Ad-hoc-Annahmen, moderierenden Bedingungen, die den jeweiligen Situationen gerecht werden müssen und auf Erfahrungswerten mit ähnlichen Situationen basieren. Es ist perspektivisch und kontextuell organisiert, praxisnah und vor allem sehr flexibel. Das praktische Wissen lässt sich als ein intuitiv-improvisierendes Handeln verstehen, das über weite Strecken mehr ist als die Anwendung von Wissen. Eher als durch explizite Wissensvermittlung erweitert es sich durch Versuch und Irrtum, durch mimetisches Lernen oder durch Lernen am Modell. In diesem Sinn ist eine „professionelle Lebenskunst" nicht einfach „Anwendung" von Theorien, und ihr Erfolg ist viel weniger von der angewandten Technik als vom professionellen „Können" abhängig (vgl. Gödde 2015).

Und zudem sollte man sich bewusst machen: Es ist faktisch unmöglich, Theorien und Modelle für alle möglichen Situationen und ihre richtigen Lösungsmöglichkeiten bereitzustellen. Anleitung und Hilfe für die Praxis kann wissenschaftliches Wissen nur dann sein, wenn sie vom Einzelfall abstrahiert und generelle

Gesichtspunkte ins „Spiel bringt". Diese Gesichtspunkte eröffnen dem Professionellen nicht nur die Komplexität der Situation, sondern auch andere Handlungsmöglichkeiten. Diese wissenschaftlichen Perspektiven determinieren das Handeln nicht, sondern eröffnen ihm Optionen. Und zwar in mehrfacher Hinsicht: Die Lebenskünstler:innen haben die Möglichkeit, mit Hilfe der Theorien ihr Handeln besser zu verstehen, zu analysieren und mit anderen Perspektiven oder Situationen zu vergleichen; es hilft ihnen auch, ihr Handeln stärker zu strukturieren und es gegenüber sich und anderen besser zu legitimieren. Und nicht zuletzt hilft es ihnen, Situationen zu problematisieren und zu diskutieren, und damit dient es auch dem Entwerfen und Weiterentwickeln von anderen Handlungsmustern. Man kann diese letzten Überlegungen auch schlicht so zusammenfassen, dass nichts besser ist für die Praxis der Lebenskunst als gute wissenschaftliche Theorien.

Sozial- und kulturwissenschaftliche Zugänge zur Kritischen Lebenskunst

Den Ausgangspunkt für die nun folgenden Überlegungen bilden einerseits die unterschiedlichen Disziplinen der Sozial- und Kulturwissenschaften (einschließlich der Human- und Geisteswissenschaften, von der Psychoanalyse bis zur Theologie) und andererseits die unterschiedlichen ‚Ebenen' der Lebenskunst: von der Selbstbeziehung bis zur Transzendenzbeziehung.

Als erste These möchten wir in den Raum stellen, dass die unterschiedlichen Disziplinen unterschiedliche Ebenen der Lebenskunst in den Blick nehmen. Wir unterscheiden dabei fünf Ebenen: eine individuelle, soziale, kulturelle, ökologische und spirituelle Ebene. Diese Differenzierung ist eine analytische, die weder jeder Disziplin noch jedem Lebenskunstmodell gerecht wird. Sie soll aber verdeutlichen, dass die Disziplinen je unterschiedliche Schwerpunkte setzen – das ist die zweite These, denn in Bezug auf unterschiedliche disziplinäre Modelle müssen wir konstatieren, dass diese Ebenen durchaus miteinander verbunden sein können.

Andererseits ‚skizzieren' wir diese verschiedenen Disziplinen mit ihren unterschiedlichen Ebenen mit vier Fragen, nach dem „Warum", „Was", „Wie" und „Wozu" einer Kritischen Lebenskunst (vgl. Aristoteles 1981, 983a/b, S. 23 f.; Schopenhauer 1977). Mit diesen vier Fragen – gleichsam einer Brille mit vier Gläsern – nach Ursache, Inhalt, Form und Ziel kann ein Gegenstand, ein Begriff, eine Institution oder eben die Kritische Lebenskunst begriffen werden.

1. Die individuelle Ebene gerät vor allem in den psychoanalytischen und psychotherapeutischen Perspektiven in den Blick. Dafür stehen in diesem Buch die Schlüsselwerke von Donald W. Winnicott, *Vom Spiel zur Kreativität* (1971) und Irvin D. Yalom, *Existenzielle Psychotherapie* (1980). Deutlich wird an dieser Stelle zudem, dass diese psychoanalytischen und psychotherapeutischen Ansätze auch soziale und kulturelle Bezüge aufweisen, die etwa von Rollo May, *Man's Search for Himself* (1950), Alexander und Margarete Mitscherlich, *Die Unfähigkeit zu trauern. Grundlagen kollektiven Verhaltens* (1967) und Erich Fromm, *Haben oder Sein. Die seelischen Grundlagen einer neuen Gesellschaft* (1976) aufgegriffen werden. Diese

Modelle sind inhaltlich sehr stark auf Emotionen (etwa Ängste oder Aggressionen), Zwänge, Ritualismen, Anpassungsprobleme bezogen, die sie auf Verdrängungen, Strukturdefizite und Traumata zurückführen. Formal arbeiten diese Modelle mit Kommunikation, Beratung und Therapie in den unterschiedlichsten Settings, die letztlich zum Ziel haben, den Umgang mit sich selbst, mit den Mitmenschen und mit der Welt reflektiert und spielerisch zu praktizieren.

2. Blicken wir jetzt auf die soziale Ebene, dann werden die Disziplinen Erziehungswissenschaft und Soziologie bedeutsam. Die pädagogischen Überlegungen von Klaus Mollenhauer, *Vergessene Zusammenhänge. Über Kultur und Erziehung* (1983) und Wolfgang Klafki, *Neue Studien zur Bildungstheorie und Didaktik. Beiträge zur kritisch-konstruktiven Didaktik* (1985) verdeutlichen ebenso, wie die soziologischen Arbeiten von Pierre Bourdieu, *Das Elend der Welt. Zeugnisse und Reflexionen aus dem beschädigten Leben im Zeitalter des Neoliberalismus* (1997), Hartmut Rosa, *Resonanz. Eine Soziologie der Weltbeziehung* (2016) und Andreas Reckwitz, *Verlust. Ein Grundproblem der Moderne* (2024) eine inhaltlich andere Fokussierung: Hier geht es um Moral, Regeln, Ordnungen, Habitus, Subjektivierung, Gouvernementalität, Tradition und Demokratie. Notwendig werden diese Lebenskunstperspektiven, weil es in der Gesellschaft Armut, Ungleichheiten, Ausschließungen, Entfremdungen, Leistungsanforderungen, Legitimationsansprüche und Verluste gibt, auf die wir Antworten finden müssen. Formal plädieren diese Ansätze *grosso modo* für eine genaue Beobachtung, für Aufklärung, für kritische Einsätze und für Partizipationsmöglichkeiten und sie zielen auf gerechtere und resonantere Institutionen und Gesellschaften, auf Kreativität und Resilienz sowie auf das Erlernen solidarischer Haltungen.

3. Auf einer kulturellen Ebene werden vor allem symbolische Machtverhältnisse und praktische Herrschaftsverhältnisse thematisch. Mit den (feministischen) Schlüsselwerken von Simone de Beauvoir, *Das Alter* (1970) und Judith Butler, *Kritik der ethischen Gewalt* (2005) und mit den kulturwissenschaftlichen bzw. kulturkritischen Arbeiten von Herbert Marcuse, *Der eindimensionale Mensch. Studien zur Ideologie der fortgeschrittenen Industriegesellschaft* (1964), Susan Sontag, *Krankheit als Metapher* (2003) und Rüdiger Safranski, *Romantik. Eine deutsche Affäre* (2007) werden historisch bedingte und strukturell immer noch wirkmächtige Interpretations- und Einstellungsmuster deutlich, die auch für die Frage nach einem bejahenswerten Leben höchst bedeutsam sind. In diesen Ansätzen sind inhaltlich Fragen nach bedeutsamen Ideologien und Metaphern, nach Abhängigkeits- und Herrschaftsverhältnissen, nach ethischen und kritischen Konzepten sowie nach kulturell-historischen Entwicklungen leitend. Wichtig werden diese Ansätze vor dem Hintergrund von Vulnerabilität und Gewalt, der Dialektik von Fortschritten und Rückschritten, fehlender Anerkennungsstrukturen und struktureller Ausbeutungen. Formal antworten kulturwissenschaftliche Studien mit Strategien der Aufklärung und Genealogie, der Ent-Ideologisierung von Leitbildern sowie mit Kritik- und Reformansätzen, um größere Spiel- und Gestaltungsräume, ein Mehr an Anerkennung für Lebensformen und eine individuelle Emanzipation zu ermöglichen.

4. Schlüsselwerke, die vor dem Hintergrund eines phänomenologischen Blickwinkels vor allem die ökologische Ebene in den Blick nehmen, liegen mit den Büchern von Maurice Merleau-Ponty, *Das Sichtbare und das Unsichtbare* (1964), Edgar Morin und Anne Brigitte Kern, *Heimatland Erde. Versuch einer planetarischen Politik* (1999), Thomas Fuchs, *Das Gehirn – ein Beziehungsorgan. Eine phänomenologisch-ökologische Konzeption* (2008), und Donna Haraway, *Unruhig bleiben. Ökologische Lebenskunst fürs 21. Jahrhundert* (2016) vor. Hierbei werden inhaltlich vor allem Beziehungen, Interdependenzen, Abhängigkeiten, Komplexitäten und Hybridformen auf vielen (menschlichen, planetarischen, technischen) Ebenen thematisch, die vor dem Hintergrund der abendländischen Hierarchie von Körper und Geist, der (rationalistischen) Anthropozentrik und ihrer Unterwerfungs- und Ausbeutungslogik sowie der damit verbundenen Katastrophen für Mensch und Natur gesehen werden müssen. Diese Ansätze setzen auf eine ökologische Aufklärung, in der Ziele des Involviertseins und der Verbundenheit, der Orientierung an anderen Lebewesen und der Zukunftsfähigkeit der eigenen Gattung eine zentrale Rolle spielen. Es scheint kein Zufall zu sein, dass diese Ansätze sich phänomenologischen Blickwinkeln verdanken, zeichnen sie sich doch nicht nur dadurch aus, dass sie das *Wie* der Wahrnehmung und Erfahrung in den Mittelpunkt rücken, sondern auch dadurch, dass sie Antworten auf Situationen und Entwicklungen zu formulieren suchen, von denen sie wissen, dass ihre Antworten diese nie ganz einholen werden: Auch die beste Lebenskunst wird das Leben nie ganz verstehen.

5. Und schließlich wollen wir mit der Spiritualität und Transzendenz eine fünfte Ebene in den Blick nehmen, für die die beiden theologischen Schlüsselwerke von Hans-Joachim Höhn, *Das Leben in Form bringen. Konturen einer neuen Tugendethik* (2014) und von Klaas Huizing, *Lebenslehre. Eine Theologie für das 21. Jahrhundert* (2022) stehen. Aus Sicht einer Kritischen Lebenskunst sind mit einer transzendenten Ebene Perspektiven auf das Heilige und Gott, aber auch auf die Haltungen und die Sorge (*caritas*) sowie die Körperlichkeit verbunden. Diese Momente können aufgrund von existenziellen Krisen (Vulnerabilität, Krankheit, Leid, Not), aber auch aufgrund von existenziellen Fragen nach Sinn und Orientierung leitend werden. Spirituelle und religiöse Formen der Bearbeitung gibt es eine ganze Reihe, die von Achtsamkeitstechniken, Lesen, Singen, Gebeten und Pilgern bis hin zu Verantwortungs- und Sorgeübernahme sowie religiösen Feiern reichen.

Unternimmt man nun den Versuch, die vorliegenden Ebenen zu fokussieren, so erscheinen auf der individuellen Ebene Reflexion und Spiel, auf der sozialen Ebene Resonanz und Gerechtigkeit, auf der kulturellen Ebene Emanzipation und Anerkennung, auf der ökologischen Ebene Interdependenz und Verbundenheit und auf einer transzendenten Ebene ‚Glauben' und Unverfügbarkeit als zentrale Bezugspunkte. Fasst man diese Gesichtspunkte wiederum zusammen, dann scheinen in den ersten drei Ebenen Fragen der Autonomie, der Selbstbestimmung und der Freiheit zentral zu sein, während in den beiden letzten Ebenen eher Dimensionen der Verbundenheit und der Grenzen bedeutsam sind. Ist eine interdisziplinäre Kritische Lebenskunst also auf die Frage der *Freiheit* ausgerichtet – als Freiheit *von* etwa Verdrängungen, Ungerechtigkeiten und Ideologien auf der einen und als Freiheit *zur* Sorge um sich selbst, den anderen Menschen, um die Welt (als natürliche und kulturelle Welt) und um die Transzendenz (etwa als Gottesbezug) auf der anderen Seite?

Auch für das vorliegende Werk gilt, dass wir eine ganze Reihe von Autorinnen und Autoren, die wichtige Gesichtspunkte zu einer Kritischen Lebenskunst beizutragen hätten und die daher auch in diesem Band berücksichtigt werden könnten, nicht aufgenommen haben. Wir haben an dieser Stelle darauf verzichtet, eine Liste der nicht berücksichtigen Schlüsselwerke zu benennen, da eine solche Liste in dieser Einführung einen zu großen Raum eingenommen hätte.

Die Qual der Wahl

Am Ende unserer Überlegungen soll hier die Frage stehen, was es für eine Kritische Lebenskunst in der Praxis bedeutet zu wissen, dass ihre Erkenntnisse sich vielfältigen Perspektiven verdanken, die sich zudem ändern können; oder dass sie sich einer Selbst-Reflexivität verdankt, die ihre Möglichkeiten hinsichtlich eines guten Lebens ebenso in den Blick nimmt wie ihre Grenzen. Beziehen wir eine Kritische Lebenskunst auf die konkret gelebte Praxis eines Lebens, so könnte man etwa Fragen der Selbstsorge, der Fürsorge für den/die anderen, der Weltsorge (für Natur und Kultur) oder der Transzendenzsorge in den Blick nehmen. Man könnte sich auch Gedanken machen über Sinnlichkeit und Körperlichkeit, über Gewohnheiten und Rituale oder über räumliche und zeitliche Gestaltungsmöglichkeiten eines bejahenswerten Lebens. Oder über Fragen der Arbeit, der Freizeit, der Medien, des Kapitalismus, der Ideologien, der Phantasien, der Kreativität – es gibt noch einige Aufgaben für eine praktische Kritische Lebenskunst. Wir wollen hier aus Sicht der Kritischen Lebenskunst auf einen Aspekt abheben, den wir mit Wilhelm Schmid (1999, S. 188–238) für einen zentralen Aspekt moderner Lebenskunst erachten, den Aspekt der Wahl.

Konzentriert man die Lebenskunst auf die Frage nach der Wahrnehmung, der Bewertung und der Umsetzung von Wahlmöglichkeiten, so geschieht in der Moderne diese Frage in einer Kombination aus rationalen, utilitaristischen Kosten-Nutzen-Modellen, sozialen Geschmacks- und individuellen Stilpräferenzen, biographisch-ästhetischen Gefühls- und Erfahrungswelten, materiellen Rahmenbedingungen und Arbeitsformen sowie diversen sozialen und kulturellen Beziehungsformen. Eine für sich befriedigende Form der Lebenskunst zu entwickeln, scheint in der Gegenwart schwieriger geworden zu sein, und dafür gibt es eine Reihe von Gründen. Zwei davon haben wir schon mit der Kontingenz und der Pluralität genannt, fünf weitere sollen noch folgen:

1. Die Zahl der Kriterien für die Wahl scheint gestiegen zu sein, suggeriert „man" doch in der Moderne, dass „alles möglich ist". Die hierbei konstatierte Informationsüberflutung (*information overload*), die mit dem Internet noch einmal entscheidend an Intensität gewonnen hat, wirft dann nicht nur die Frage auf, *wie* man sich am besten entscheidet – nach reiflicher Überlegung oder intuitiv –, sondern auch die Frage, ob die anscheinend unendlich vorhandenen Möglichkeiten nicht eine Lebenskunst des Maximierens nahe legen: Es gilt, möglichst viele Möglichkeiten zu verwirkli-

chen, was ggf. verhindert, dass man sich festlegt, weil es immer noch eine bessere Möglichkeit zu geben scheint. Man wird wählerisch, was wiederum dazu führt, dass man verlernt, sich für das Risiko einer spontanen und intuitiven Wahl zu entscheiden bzw. dass man verlernt, sich hoch emotional zu engagieren (vgl. für den Kontext Liebe: Illouz 2012).

2. Die Qualität der Entscheidungskriterien hat sich geändert, und etwa auch eingebildete und fiktive Optionen treten mehr oder weniger gleichberechtigt neben traditionelle oder realistische Optionen. Man versucht, selbst in einer schon unübersichtlichen Situation an Optionen, die Möglichkeiten der Wahlen noch zu optimieren, Möglichkeiten zu durchdenken, „Opportunitätskosten" und „Kollateralschäden" rational zu taxieren und affektiv zu bewerten. Die Moderne entwickelt dabei eine Gefühlskultur der „coolen Ambivalenz" (Illouz), die mit einer geringeren affektiven Eindeutigkeit, mit einer größeren emotionalen Widersprüchlichkeit und einer Nichtpassung von Gefühlslage und angemessenem Verhalten einhergeht. Die gefühlten Wirklichkeiten werden für die Lebenskunst immer bedeutsamer (vgl. Illouz 2024).

3. In der Moderne werden die eigenen Entscheidungen weniger von objektiven Vorgaben (Werten, Normen, Ritualen etc.), sondern immer stärker von Selbst- und Anderenbeziehungen abhängig; d. h. dass der Einzelne mittels (selbstbezogener) Introspektion und (objektbezogener) Kommunikation (ständig) überprüfen muss, ob seine Gefühle und seine rationalen Überlegungen die eigene Wahl bestätigen und ob die anderen diese Wahl auch goutieren können. Man kann sich nicht einfach darauf verlassen, standardisierte moralische, soziale, medizinische etc. Standards zu praktizieren, sondern steht hierbei in einem Aushandlungsverhältnis mit den eigenen Bedürfnissen, Gefühlen, Lebensstilpräferenzen und mit Wertschätzungen oder Diskriminierungen durch bedeutsame andere (vgl. Reckwitz 2017).

4. Eine moderne Lebenskunst hat zudem mit zeitgenössischen Dialektiken, Widersprüchlichkeiten und Antinomien zu tun, die – aufgrund der Psychologisierung und Emotionalisierung – für das Individuum zu einer stärkeren Belastung werden. Es scheint schwieriger geworden zu sein, seine Selbstachtung und sein Selbstwertgefühl bzw. sein Gefühl für sein richtiges Leben in einer kulturellen Situation aufrecht zu erhalten, die (ohne den Anspruch auf Vollständigkeit) von ihm fordert, Emotionalität und Rationalität, Intuition und Nützlichkeit, Authentizität und Autonomie, Individualität und Sozialität, Abhängigkeit und Freiheit, Biographie und Kultur, Herkunft und Zukunft miteinander zu vermitteln (vgl. Gödde & Zirfas 2016, S. 672–679).

5. Ein Widerspruch soll hierbei hervorgehoben werden, nämlich der zwischen Selbstverwirklichung und Perfektionierung. In den Zeiten des *Enhancements* scheint der Imperativ, sein Leben zu perfektionieren, schnell in den Imperativ der Selbstoptimierung im Dienst kultureller und ökonomischer Maximen und Illusionen zu kippen. Und man kann sich durchaus die Frage stellen, ob die traditionellen Verfahren der Selbstoptimierung – philosophische Verfahren, die auf Muße und Selbstreflexion, psychologische Therapien, die auf Introspektion und Psychoanalyse und praktische Prozeduren, die auf Askese, Übungen und Rituale setzen – in einer Zeit noch bedeutsam sind, in der wir unser Leben mittels neurologischer, medizinischer und nanotechnischer Entwicklungen vielleicht „besser", weil ziel-

führender, intensiver und umfassender neu gestalten können. Es ist zu vermuten, dass eine Kritische Lebenskunst sich in Zukunft vermehrt um die Hoffnungen, aber auch um die Ängste kümmern muss, die mit solchen Optimierungsvorstellungen und -praktiken verbunden sind (vgl. Gödde 2021; Dederich & Zirfas 2024).

Literatur

Aristoteles (1981). *Metaphysik. Schriften zur ersten Philosophie*. Stuttgart: Reclam.

Bolz, N. (2001). *Die Konformisten des Andersseins. Ende der Kritik* (2. Aufl.). München: Fink.

Brenner, A., & Zirfas, J. (2002). *Lexikon der Lebenskunst*. Leipzig: Reclam.

Dederich, M., & Zirfas, J. (Hrsg.) (2024). *Optimierung. Ein interdisziplinäres Handbuch*. Berlin: Metzler.

Gamm, G. (1994). *Flucht aus der Kategorie. Die Positivierung des Unbestimmten als Ausgang aus der Moderne*. Frankfurt am Main: Suhrkamp.

Gödde, G. (2015). Das Konzept „Lebenskunst" in der psychodynamischen Psychotherapie. In G. Gödde, W. Pohlmann, & J. Zirfas (Hrsg.), *Ästhetik der Behandlung. Beziehungs-, Gestaltungs- und Lebenskunst im psychotherapeutischen Prozess* (S. 117–143). Gießen: Psychosozial-Verlag.

Gödde, G. (2021). Selbstoptimierung oder Selbstsorge? Fallbeispiele aus psychodynamischer Sicht. In D. Burghardt & M. Krebs (Hrsg.), *Verletzungspotentiale. Kritische Studien zur Vulnerabilität im Neoliberalismus* (S. 149–172). Gießen: Psychosozial-Verlag.

Gödde, G., & Zirfas, J. (2014). Biographische Erfahrung, theoretische Erkenntnis und künstlerische Gestaltung. Eine Einführung in die Konzeptionen der Lebenskunst. In G. Gödde & J. Zirfas (Hrsg.), *Lebenskunst im 20. Jahrhundert. Stimmen von Philosophen, Künstlern und Therapeuten* (S. 9–27). München: Fink.

Gödde, G., & Zirfas, J. (2016). *Therapeutik und Lebenskunst. Eine psychologisch-philosophische Grundlegung*. Gießen: Psychosozial-Verlag.

Gödde, G., & Zirfas, J. (Hrsg.) (2018). *Kritische Lebenskunst. Analysen – Orientierungen – Strategien*. Berlin: Metzler.

Gödde, G., Zirfas, J., & Brock, E. (Hrsg.). (2023). *Leiden und Lebenskunst. Biographisch-philosophische Studien zu Krisen, Therapien und Wandlungen*. Berlin: Metzler.

Harth, D. (1985). Schatten der Notwendigkeit. *Neue Hefte für Philosophie, 24*(25), 9–105.

Illouz, E. (2012). *Warum Liebe weh tut. Eine soziologische Erklärung*. Berlin: Suhrkamp.

Illouz, E. (2024). *Explosive Moderne*. Berlin: Suhrkamp.

Koselleck, R. (1995). Der Zufall als Motivationsrest in der Geschichtsschreibung. In R. Koselleck, *Vergangene Zukunft. Zur Semantik geschichtlicher Zeiten* (S. 158–175). Frankfurt am Main: Suhrkamp.

Makropoulos, M. (1998). Modernität als Kontingenzkultur. Konturen eines Konzepts. In G. v. Graevenitz, O. Marquard, & M. Christen (Hrsg.), *Kontingenz* (S. 55–79). München: Fink.

Reckwitz, A. (2017). *Die Gesellschaft der Singularitäten . Zum Strukturwandel der Moderne*. Berlin: Suhrkamp.

Schmid, W. (1999). *Philosophie der Lebenskunst. Eine Grundlegung*. Frankfurt am Main: Suhrkamp.

Schopenhauer, A. (1977). Über die vierfache Wurzel des Satzes vom zureichenden Grunde. In A. Schopenhauer, *Kleinere Schriften I. Züricher Ausgabe* (Bd. V, S. 7–179). Zürich: Diogenes.

Wulf, C., & Zirfas, J. (Hrsg.). (2008). *Paragrana. Internationale Zeitschrift für Historische Anthropologie: Leben*, 17(2). Berlin: Akademie.

Zirfas, J. (2006). Das paradoxe Denken. Zum Selbstverständnis des Intellektuellen in der Postmoderne. In J. Ecarius & L. Wigger (Hrsg.), *Elitebildung – Bildungselite. Erziehungswissenschaftliche Diskussionen und Befunde über Bildung und soziale Ungleichheit* (S. 242–263). Opladen: Verlag Barbara Budrich.

Zirfas, J. (2007). Kontingentes Maß und maßlose Kontingenz. Lebenskunst im Zeitalter der Ungewissheit. In D. Schuhmacher-Chilla & J. Wirxel, (Hrsg.), *Maß oder Maßlosigkeit. Ästhetische Präsenz in der Gegenwart* (S. 149–169). Oberhausen: Athena.

Zirfas, J. (2020). Knowledge and science in the art of living. In A. Michaels & C. Wulf (Hrsg.), *Science and scientification in South Asia and Europe* (S. 230–241). London/New York: Routledge.

Zirfas, J., & Gödde, G. (Hrsg.). (2026). *Schlüsselwerke der Kritischen Lebenskunst. Band I: Von Theodor W. Adorno bis Corine Pelluchon*. Berlin: Metzler.

Simone de Beauvoir. *Das Alter* (1970)

2

Benedikt Aumeier und Dagmar Kiesel

Das Alter als Vorarbeit zur Kritischen Lebenskunst

Der Bruch mit der „Verschwörung des Schweigens“ (de Beauvoir 2007, S. 6) über das schambesetzte Alter sowie die Kritik an der Marginalisierung und Herabwürdigung alter Menschen vor allem in kapitalistischen Gesellschaften stellen die zentralen Intentionen von Simone de Beauvoirs monumentalem Werk *Das Alter* dar. Damit sind Themen im Blick, die für das Projekt einer Kritischen Lebenskunst einschlägig sind. Diese interessiert sich nämlich im Unterschied zu gängigen, eher elitären Lebenskunstdiskursen für das „Lebenskunstkonzept des ‚gewöhnlichen‘, des ‚problematischen‘ oder auch des ‚prekären‘ Lebens, das Menschen nicht nur dazu verhilft, mit ihrem Alltag und seinen Banalitäten, sondern auch mit seinem Körper und seiner Leiblichkeit, mit Zufall, Schicksal und Endlichkeit, mit Kontingenz, Unfall, Abhängigkeit und Unveränderlichkeit sowie mit Krankheit, Krise und Entfremdung auf würdige […] Weise fertig zu werden“ (Gödde & Zirfas 2018, S. VIII). All dies sind Sachverhalte, die das Alter in besonderer Weise kennzeichnen. Dass die genannten Fragen und Probleme in de Beauvoirs *Das Alter* extensiv erörtert werden, heißt jedoch nicht, dass das Werk im Vollsinn als Klassiker der Kritischen Lebenskunst gelten kann. De Beauvoir bietet zwar eine Tour de Force über die Lage der Alten von der Antike bis in die Gegenwart, legt aber den Schwerpunkt auf die bloße *Darstellung* deren zumeist desaströser Situation. Die wenigen Beispiele gelungener Lebenskunst im Alter sind anekdotisch und werden nicht systematisch und mit Blick auf ihr Verallgemeinerungspotential analysiert und die Ideen de Beauvoirs

B. Aumeier
Nürnberg, Deutschland

D. Kiesel (✉)
Universität Erlangen, Institut für Philosophie, Erlangen, Deutschland
E-Mail: dagmar.kiesel@fau.de

G. Gödde, J. Zirfas (Hrsg.), *Schlüsselwerke der Kritischen Lebenskunst II*, Schriften zur Kritischen Lebenskunst,
https://doi.org/10.1007/978-3-662-72440-8_2

für eine gesellschaftliche und ökonomische Verbesserung der Lage der Alten sowie für eine individuell zu gestaltende Lebenskunst des alternden Menschen sind eher dürftig.

Dennoch: In vielerlei Hinsicht liefert *Das Alter* wichtige Vorarbeiten für eine Kritische Lebenskunst. Dazu zählt erstens die bereits erwähnte Enttabuisierung des Alters. Dass hier dringender Bedarf bestand, zeigt die amerikanische (Fehl-)Übersetzung des Werktitels *The Coming of Age*, die – offenbar aus verkaufsstrategischen Gründen – suggeriert, das Thema des Buchs sei das Erwachsenwerden (vgl. Woodward 2016, S. 193), und die klarerweise die Intention de Beauvoirs unterläuft. Auch das zweite Anliegen, nämlich die Kritik am Umgang mit den Alten im kapitalistischen System, kann als eine der „kritischen Perspektiven" der gleichnamigen Lebenskunst gelten, die „sich sozial- und kulturkritisch äußern, indem sie soziale Ungleichheiten, politische Dominanzverhältnisse oder kapitalistische Steigerungslogiken in Frage stellen" (Gödde & Zirfas 2023). Drittens erfüllt das Werk die Forderung der Kritischen Lebenskunst nach einem interdisziplinären Zugang (vgl. Gödde & Zirfas 2018, S. VIII).

De Beauvoir zeigt die kulturellen, sozialen und ökonomischen Bedingungen auf, die den Status der Alten als Ballast oder – im Gegenteil – als Autorität in verschiedenen historischen Gesellschaften prägen, und bezieht sich hierbei auf eine Vielfalt humanwissenschaftlicher Disziplinen (Ethnologie, Geschichtswissenschaft, Humanbiologie) sowie angrenzender Fächer (Soziologie, Gerontologie). Diese interdisziplinäre Breite begründet de Beauvoir mit ihrer plausiblen These, dass das biologische und psychologische Phänomen des Alters und seine möglichen Begleiterscheinungen (nutzbringende Erfahrung und Wissen einerseits, körperlicher Verfall und Krankheit andererseits) im Rahmen der Bedürfnisse und Interessen diverser Gesellschaften unterschiedlich gewertet werden und diese Bewertungen wiederum auf die existenzielle Alterserfahrung als Segen oder Fluch zurückwirken. Ebendeshalb hat de Beauvoir der eigenen Absicht gemäß eine erschöpfende Studie des Alters (vgl. de Beauvoir 2007, S. 14) vorgelegt. Zugleich erklärt die Interdisziplinarität des in der deutschen Übersetzung 778 Seiten umfassenden Werks dessen Charakterisierung als „Essay". De Beauvoir gebraucht den Begriff ‚*essai*' hier nicht im Sinne einer literarischen Kurzform, sondern verweist mit ihm auf die methodische Mannigfaltigkeit des Unterfangens, deren fehlende systematische Zusammenführung und Begründung das Werk als ‚Versuch' kennzeichnen (vgl. Schottlaender 1986, S. 1215).

Neben den genannten Aspekten der Intention und Methodik gibt es viertens auch ein philosophisches Motiv, welches *Das Alter* für eine Kritische Lebenskunst attraktiv macht: Das Leben und die Lebenskunst können ihr gemäß aufgrund einer „radikalen Kontingenz der Begründungsformen" einem „individuellen Projekt verpflichtet" bleiben (Gödde & Zirfas 2018, S. XII). Dies fügt sich harmonisch mit der auch von de Beauvoir mit kleineren Modifikationen vertretenen Grundthese des Sartre'schen Existentialismus, wonach das Subjekt in radikaler Freiheit wählen muss, wie es leben und lebenskünstlerisch ein erfülltes Leben gestalten will.

Biografische und werkgeschichtliche Kontexte

Der (Nach-)Ruhm der am 9. Januar 1908 in Paris geborenen Simone de Beauvoir gründet in der Wahrnehmung ihrer Person als Vorkämpferin des Feminismus und als langjährige Gefährtin Jean-Paul Sartres. Sie selbst sah sich vor allem als Schriftstellerin und beklagte die fehlende Rezeption und Würdigung ihres literarischen Werkes (vgl. Bair 1990, S. 10, 682). Im Kontext von *Das Alter* ist bemerkenswert, dass sich das Thema auf allen Gebieten ihres persönlichen Lebens und geistigen Schaffens wiederfindet und vielfältige Fragestellungen aufwirft: Biografische, literarische, feministische, philosophische sowie sozialpolitische Reflexionen und Zugangsformen befassen sich mit der letzten Lebensspanne und werden miteinander verwoben. Persönlich wurde das drohende Alter und der – wie sie meinte – mit ihm verbundene Verlust an weiblicher Attraktivität für de Beauvoir schon früh zum Problem. Mit 26 Jahren „sah sie sich bereits an der Schwelle zu diesem gefürchteten Alter“ (ebd., S. 231). Das allmähliche Ausklingen der sexuellen Romanze mit Sartre und das zeitweise Fehlen anderer erotischer Verehrer schienen ihre Befürchtungen zu bestätigen (vgl. ebd., S. 369). Ihrem späteren Liebhaber Nelson Algren offenbarte die 40-Jährige ihre Scham über das fortgeschrittene Alter und ihren Wunsch, sie könne ihm „die Liebe einer jüngeren Frau schenken“ (ebd., S. 455). Als die Beziehung mit ihm endete, war de Beauvoir überzeugt, für sie wäre die Zeit des Liebens und Geliebtwerdens ein für alle Mal vorbei (vgl. ebd., S. 549). Im Alter von 54 Jahren bekannte sie ihr Verständnis für den alternden Las Castiglione, der seinen eigenen Anblick nicht mehr ertragen konnte und alle Spiegel zerschmettern ließ (vgl. Arp 2016, S. 136).

Mit Blick auf die Kritische Lebenskunst stellt sich die Frage, welche Formen des Umgangs de Beauvoir mit dem Alter und seinen subjektiv wahrgenommenen oder real existenten Begleiterscheinungen gefunden hat. Auf der Ebene des persönlichen Lebens ging sie einen Weg, der über die Jahrhunderte hinweg den Männern vorbehalten war: Unter den sporadischen und unverbindlichen Affairen mit Männern, die sie eingegangen ist, waren einige deutlich jünger (vgl. Bair 1990, S. 322), und auch hinter der Liebesbeziehung mit dem um 17 Jahre jüngeren Claude Lanzmann stand der selbstbekannte Wunsch der 44-Jährigen, das eigene Alter vergessen zu machen (vgl. ebd., S. 552–555). Gleiches gilt für die Beziehungen zu jungen Frauen, die de Beauvoir zeitlebens gepflegt (vgl. ebd., S. 322) und wohl auch erotisch ausgelebt hat. Besonders hervorzuheben sind hier mehrere *ménages à trois* mit Sartre und einigen Schülerinnen der Autorin (vgl. Lamblin 1996) sowie die 1960 beginnende Freundschaft mit der damals 19-jährigen Philosophiestudentin Sylvie Le Bon, die rasch zur intensivsten Beziehung de Beauvoirs bis zu ihrem Tod wurde (vgl. Bair 1990, S. 627).

Neben Freund- und Liebschaften mit jungen Männern und Frauen, die eher eine Flucht vor dem Alter darstellten, wählte de Beauvoir auch den Modus der aktiven geistigen Auseinandersetzung. Abgesehen von *Das Alter* sind hier vor allem die beiden Werke einschlägig, die den Sterbeprozess der alternden Mutter (*Ein sanfter Tod*, 1964) und Sartres (*Die Zeremonie des Abschieds*, 1981) dokumentieren.

In *Ein sanfter Tod* beschreibt sie die letzten Lebenswochen ihrer krebskranken Mutter in der Klinik und thematisiert mannigfaltige Fragen der Kritischen Lebenskunst im Alter: die Sorge der Mutter, Umstände zu bereiten, und ihr – der eigenen Frömmigkeit zuwiderlaufendes – Grauen vor dem Tod ebenso wie den Verlust der Scham angesichts der eigenen (gealterten) Nacktheit, die in schmerzlichem Kontrast zur schockierten Reaktion der Tochter steht (vgl. de Beauvoir 1965, S. 12, 15, 21). Auch die Kluft zwischen den zumeist empathischen Pflegekräften und dem herablassenden Habitus der Ärzte sowie der Rückblick auf ein durch bürgerliche Konventionen entfremdetes Leben einer passionierten Frau kommen zur Sprache, ebenso die damals übliche Täuschung der Kranken über die maligne Erkrankung und das „schlechte Gewissen" (ebd., S. 23, 47, 50, 63) Simones über die Zustimmung zu einer das Leiden nur verlängernden Operation. Und schließlich war der Tod Françoise de Beauvoirs der sanfte „Tod einer Privilegierten" (ebd., S. 105), für die medizinische Versorgung und Begleitung durch relativ vermögende Angehörige gewährleistet waren. Letzteres ist ein direkter Vorverweis auf sozialkritische Überlegungen in *Das Alter*.

In *Die Zeremonie des Abschieds* schildert de Beauvoir die letzten zehn Lebensjahre Sartres, die von dessen gesundheitlichem Verfall (allmähliche Erblindung, Alkoholismus) geprägt waren, sowie Gespräche mit ihm im Sommer 1974, sechs Jahre vor seinem Tod. Fragen, die das Alter betreffen, werden explizit diskutiert. Weil er Alter an Erfahrungen bindet und gleichzeitig negiert, Erfahrungen zu haben, bekundet Sartre, sich nicht alt zu fühlen, und sieht sich trotz der körperlichen Herausforderungen nicht als eingeschränkt. Zugleich unterscheidet er zwischen dem realen (verfallenden) und dem imaginären (attraktiven) Körper. Weitere Themen sind die Einordnung des Alters in die Kategorie des Unrealisierbaren, das Fehlen bzw. die bloße Rekonstruktion von Erinnerungen, Sartres Verhältnis zu Vergangenheit, Gegenwart und Zukunft in verschiedenen Lebensphasen und seine Indifferenz gegenüber dem Tod. Auch Reue und Bedauern, der Rückblick auf das Leben als Ganzes sowie die Idee des Weiterlebens der Seele nach dem physischen Tod werden diskutiert (vgl. de Beauvoir 1986, S. 417–419, 532–543, 552).

Die feministische Perspektive auf das Alter findet sich in *Das andere Geschlecht* (1949), das in mehrfacher Hinsicht als Vorläufer bzw. Pendant von *Das Alter* gelten kann. In den beiden methodisch vergleichbaren Werken wird beschrieben, wie der jeweilige ‚Gegenstand' der Erörterung als das von der Norm abweichende ‚Andere' definiert wird: Weibliche bzw. alte Menschen werden auf diese Weise von einer gesellschaftlich dominanten und sich selbst als Subjekt setzenden Gruppe (männliche bzw. junge Menschen) abgewertet. De Beauvoirs Intention ist der Nachweis der These, dass Frauen angesichts des Alters einer ungleich größeren Entwertung ausgesetzt sind als Männer, weil mit der Menopause die beiden „Rechtfertigungen ihrer Existenz", nämlich der „erotische Anreiz und die Fruchtbarkeit" (de Beauvoir 1988, S. 550), verlorengehen. Das Alter ist, so ihre Diagnose, eine „Verstümmelung" (ebd., S. 551) ihrer Weiblichkeit. Dass die Philosophin bei ihrer Darstellung eigene Erfahrungen und Ängste generalisiert, scheint uns offensichtlich zu sein. So sieht sie bei alternden Frauen das Zutagetreten homosexueller „Tendenzen", die „auch einer Freundin gegenüber ungewöhnliche Gefühle" entstehen lassen (ebd.,

S. 553), und stellt gleichzeitig fest: „Insgeheim verliebt sie sich in einen jungen Mann nach dem andern" (ebd., S. 554).

Literarisch illustriert de Beauvoir die Enttäuschungen älter werdender Frauen in dem Novellenband *Eine gebrochene Frau* (1967), wobei die Untreue des Ehemanns, das spät erkannte Ungenügen der Rollen als Ehefrau und Mutter sowie der sinkende Stern einer ehemals erfolgreichen Autorin problematisiert werden. Vom Geschlecht weitgehend unabhängig ist die traurige Existenz des unsterblichen und nichtalternden Fosca in dem Roman *Alle Menschen sind sterblich* (1946). Auffallend ist, dass hier die Bewertung eine andere ist: Während in dem frühen Roman gezeigt wird, dass das fragwürdige Geschenk der Unsterblichkeit aufgrund der endlosen Wiederholbarkeit der Erfahrungen das Dasein entleert und bedeutungslos macht, wird das endgültige Abschiednehmen vom Dasein in *Ein sanfter Tod* ebenso wie in *Das Alter* als Affront gesehen: „Alle Menschen sind sterblich: aber für jeden Menschen ist sein Tod ein Unfall und, selbst wenn er sich seiner bewußt ist und sich mit ihm abfindet, ein unverschuldeter Gewaltakt" (de Beauvoir 1965, S. 120).

Das Alter. Eine Werkdarstellung

Die zentrale These, für die de Beauvoir argumentiert, ist die Abhängigkeit der Situation alter Menschen von der jeweiligen Gesellschaft, die ihnen eine bestimmte Rolle, eine Funktion und einen Status aufzwingt und damit auch die individuelle Wahrnehmung und Bewertung des eigenen Alters prägt. Entsprechend der existentialistischen Auffassung, dass kein a priori gegebenes Ziel menschlichen Lebens existiert, ergibt sich eine Antwort auf die Frage, ob das Alter einen Rückschritt oder vielmehr einen Fortschritt in der individuellen Existenz erbringt, nur mit Blick auf den jeweiligen gesellschaftlichen Kontext und dessen Wertesystem. Das Alter „ist nicht nur eine biologische, sondern eine kulturelle Tatsache" (de Beauvoir 2007, S. 18), und durch „die Art, wie sich eine Gesellschaft gegenüber den Alten verhält, enthüllt sie […] ihre Grundsätze und Ziele" (ebd., S. 110). Unter den Vermögen, die im Alter nachlassen, interessiert sich de Beauvoir mit Blick auf die Biologie des Alters vor allem für geistige Fähigkeiten (Intelligenz, kognitive Anpassung und Offenheit für Neues, Gedächtnis). Das Schwinden dieser Kompetenzen ist insofern indirekt abhängig von sozialen Gegebenheiten, als gebildete und auch im Alter intellektuell rege Menschen weniger stark betroffen sind als beispielsweise einfache Hilfsarbeiter:innen.

Ihre Leitthese von der kulturellen und gesellschaftlichen Manifestation des Alters weist de Beauvoir im ersten Teil von *Das Alter* anhand der Gegebenheiten bei verschiedenen Naturvölkern, bei historischen Gesellschaften sowie in der Gegenwart nach. In „primitiven Gesellschaften" (ebd., S. 100) werden die Alten dann *geachtet*, wenn sie wirtschaftlich einflussreich sind oder Erfahrungen im Bereich der Nahrungsbeschaffung und der Haushaltsführung besitzen. Sie werden *geliebt*, wenn sie ihrerseits den eigenen Kindern Fürsorge und Zuwendung haben zukommen lassen, und missbraucht oder verjagt, wenn sie einst ihre Familie tyrannisiert haben. Wird ihnen magische Macht und Wissen zugesprochen, werden sie *gefürchtet*. In der Regel ermöglichen reiche Gesellschaften im Vergleich mit armen den Alten ein besseres Leben; sesshafte Gemeinschaften sind diesbezüglich im Vorteil gegenüber nomadischen, ebenso sozial klar strukturierte Gemeinschaften gegenüber losen Verbänden in Horden oder Banden.

Bei der Untersuchung des Alters in den historischen Gesellschaften ist auffallend, dass sich das „Problem des Alters [...] nur innerhalb der herrschenden Klassen" (ebd., S. 113) stellt, da bis zum 19. Jahrhundert arme Menschen im Allgemeinen früh verstarben. Im frühen Israel wird das Alter aufgrund des hohen Ansehens und der politischen Bedeutung der Patriarchen sowie der Forderung nach Ehrung der Eltern im Dekalog geachtet. Dagegen ist die Wertschätzung der Alten im antiken Griechenland ambivalent: Während die politische Einflussnahme alter Männer bedeutend ist, wird das Alter in der Dichtung belächelt oder gar als widerwärtig geschildert. Gleiches gilt für das alte Rom vor dem „Verfall des oligarchischen Systems" (ebd., S. 150): Die Autorität des *mos maiorum*, die Macht des *pater familias* und der Fakt, dass hohe Ämter erst im fortgeschrittenen Alter erlangt werden, sichert das Ansehen begüterter alter Männer, und auch die „römische Matrone besaß in ihrem Haus großen Einfluss" (ebd., S. 146). Mit Ausnahme der Moralisten, die das Alter „aus politischen Gründen" (ebd., S. 158) verteidigen, zeichnen die Dichter ein bitteres Bild der letzten Lebensspanne.

In der christlichen Spätantike ebenso wie im Mittelalter ändert sich die Situation: Sowohl in der Literatur wie im wirklichen Leben steht die Jugend im Zentrum des Interesses und der Macht; insbesondere das ritterliche Heldentum der feudalen Gesellschaft ist mit jugendlichem Elan verbunden. Die „Hauptsorge" (ebd., S. 181) der Alten gilt der *ars moriendi* als Vorbereitung auf das Ende der irdischen Existenz und das Jüngste Gericht. Im Frankreich des 17. Jahrhunderts ändern sich zwar nicht die realen Machtverhältnisse, aber zumindest die Literatur bezeugt nun alten Männern (!) Wertschätzung und bejaht deren Anspruch auf erotisch-romantische Liebe. Durch Besserung der Hygiene wächst im 18. Jahrhundert in den begüterten Klassen die Zahl der Alten und das Alter wird, insbesondere in der Literatur, empfindsam und sentimental aufgewertet. Der medizinische Fortschritt im 19. Jahrhundert ermöglicht die Therapie altersbedingter Erkrankungen und die Literatur dieser Zeit beschäftigt sich auch mit den Alten der unteren Klassen. Gleichzeitig öffnet sich durch Wirtschaftskrisen eine extreme Kluft zwischen privilegierten und mittellosen Alten. Während Erstere eine „regelrechte Gerontokratie" (ebd., S. 254) bilden, werden Letztere von ihren völlig verarmten Nachkommen nicht selten ausgesetzt oder getötet. Im 20. Jahrhundert führen die Auflösung patriarchaler Familienstrukturen und die Entwicklung des technokratischen Denkens zur Aufgabe der Idee, dass Alter und Wissen miteinander verbunden sind, sowie zu einer erneuten Präferenz der Jugend. Ein besonders grausames Motiv über die Zeiten hinweg ist das Bild der hässlichen alten Frau, das sich in der Bildhauerei der griechischen Antike, in der lateinischen Dichtung bei Horaz, Ovid, Properz und Martial sowie insbesondere in der Renaissance zeigt.

Zentral für das Werk sind die Analysen zur Lebenswirklichkeit alter Menschen in der „heutigen Gesellschaft" (ebd., S. 277). Basis der Kritik de Beauvoirs sind die fortbestehenden kapitalistischen Verhältnisse: Die Stellung der Alten wird durch die herrschende Klasse bestimmt. Um diese Behauptung zu untermauern, präzisiert sie zunächst ihr Verständnis von Gesellschaft als „detotalisierte Totalität“ (ebd.), d. h. als dynamisches Ganzes (= Totalität) voneinander abhängiger und sich wechselseitig beeinflussender Beziehungen zwischen einzelnen und getrennten Subjekten (= detotalisiert). Die Mitglieder einer Gesellschaft (bspw. der Intellektuelle und der Handwerker) anerkennen einander, indem sie sich in der Verschiedenheit ihrer je eigenen Praxis erfassen. Dabei wird der jeweils Andere zum „Mittel eines transzendenten Zieles“ (ebd.). Indem das Subjekt den Anderen zugleich als Praxis sowie als Gegenstand der eigenen Pläne erfasst, erkennt es eine Gemeinsamkeit: Das auf individuelle Ziele gerichtete Handeln des Anderen impliziert dieselbe „Bewegung“ (ebd., S. 278), die auch dem eigenen Handeln innewohnt. Die Wechselseitigkeit der Beziehung ergibt sich aus der Tatsache, dass ich mich in gleicher Weise „als Gegenstand und Instrument“ (ebd.) der Ziele des Anderen erkenne. Gesellschaft ist demnach die gegenseitige Erfassung des Anderen aus „teleologischer Dimension“ (ebd.). Genau hier tut sich mit Blick auf das Alter eine innergesellschaftliche Kluft auf: Alte und untätige Menschen haben laut de Beauvoir keine Praxis mehr, welche anerkannt werden kann. Dies macht es den Jungen unmöglich, ihre alten Gegenüber als gleich(wertig) in ihrer Bewegung auf ein Ziel hin anzusehen. Alte erweisen sich als „fremde Art“ (ebd.), was eine Solidarisierung mit ihnen verhindert.

Diese Entsolidarisierung erklärt auch die Konsequenz, mit welcher eine marktinhärente Logik durchgesetzt wird, derzufolge alte Menschen kurzum als ökonomisch irrelevant abgetan werden. Die erzwungene Untätigkeit wird als sozialer und sogar moralischer Abstieg bewertet, während ihnen zugleich ein lebenswerter Ruhestand verwehrt bleibt. Wenn die Kapitalverwertung um jeden Preis durch höhere Produktivität gesteigert wird, dann sind Alte zur Arbeitslosigkeit verdammt. Unternehmen entlassen sie vorzeitig, da sie als nicht mehr belastbar und leistungsfähig gelten. Menschliche Arbeitskraft wird so lange zugunsten des Reichtums einiger weniger verbraucht, bis sie nicht mehr profitabel ist. So fühlen sich Alte nutzlos, sind *nichts*, da sie weder ‚verwertet‘ noch wertgeschätzt werden. Ängste, Depressionen, soziale Isolation und Sinnverlust sind die Folge. Der alte Arbeiter hat „keinen Platz mehr auf der Welt, weil man ihm in Wahrheit nie einen Platz zuerkannt hat: Er hatte nur keine Zeit, das zu merken“ (ebd., S. 354).

Der philosophische und phänomenologische Kern der Analyse erörtert das In-der-Welt-Sein alter Menschen. De Beauvoir beschreibt zunächst, wie Menschen ihr eigenes Altwerden als körperlich erlebte Erfahrung entdecken und bewältigen. Dabei widmet sie sich dem Spannungsverhältnis zwischen der Empfindung des eigenen Alters als etwas Fremdes, nicht der eigenen Person Zugehöriges, und dessen widerwilliger Annahme als etwas Eigenes: „Das Alter ist ein dialektischer Bezug zwischen meinem Sein in den Augen anderer, so wie es sich objektiv darstellt, und dem Bewusstsein meiner selbst, das ich durch das Alter gewinne. Es ist der andere in mir, der alt geworden ist, das heißt jener, der ich für andere bin: Und dieser andere – bin ich“ (ebd., S. 364).

Der Blick der Anderen ist es also, der uns mit dem eigenen Alter konfrontiert. Den Grund für den „Widerspruch zwischen der inneren Evidenz, die unser Fortdauern verbürgt, und der objektiven Gewissheit unserer Verwandlung“ (ebd., S. 373) sieht de Beauvoir in der Zugehörigkeit des Alters zur Sartre'schen Kategorie des *Unrealisierbaren*. Jeder Entwurf des Ichs in die Zukunft bleibt insofern unrealisierbar, als es unmöglich ist, das eigene Leben als objektive Form gerinnen zu lassen. Es ist ein „Sein in Entfernung" (ebd.), zu dem das Ich nie ganz aufschließen kann. Für andere hat mein Leben jedoch stets objektive Gestalt. So ist das Alter die Realität, welche nie selbst gewählt wurde, die aufgezwungen wurde, vor der es kein Entrinnen gibt und mit der man doch nie ganz übereinstimmt. Dies führt, so de Beauvoir in Anlehnung an Sigmund Freud, zu einer tiefen Identitätskrise: Das vom Unbewussten stets als jung empfundene Selbst erfährt ein narzisstisches Trauma, indem es fortwährend durch eine unausweichliche objektive Wahrheit gekränkt und kastriert wird.

Die menschliche Tragödie, die das Alter darstellt, zeigt sich auch mit Blick auf die – bei Mann und Frau verschiedene – Entwicklung der Sexualität. Für Frauen bedeutet Altern eine „radikale Disqualifikation" (ebd., S. 378). Während sich viele unter ihnen verzweifelt an jugendlichen Schönheitsidealen festklammern, erfolgt von außen eine Abdrängung in die gesellschaftliche und erotische Bedeutungslosigkeit. Frauen werden demzufolge doppelt unterdrückt: erst in ihrer Sexualität – indem sie objektifiziert werden –, dann zusätzlich durch ihr Alter. Während ihr Lustempfinden und die Fähigkeit zum Orgasmus ungetrübt bleiben, müssen sie ihren Geschlechtstrieb, da nicht erwünscht, häufig verdrängen.

Männern hingegen ist es zwar aufgrund der Assoziation des Alters mit Weisheit, Erfahrung und Intelligenz gesellschaftlich eher erlaubt zu altern, dennoch wird auch ihre Lust oft als abstoßend und unmoralisch gebrandmarkt. Seitens der Moralisten (Platon, Seneca, Joubert und Tolstoi) wird das Alter als Befreiung von den körperlichen Lastern aufgewertet (ebd., S. 407). Tatsächlich jedoch birgt die unfreiwillige Befreiung von eben jener Körperlichkeit – die erektile Dysfunktion – die Gefahr eines „narzisstische[n] Trauma[s]" (ebd., S. 415). Der Mann, der zeit seines Lebens den Penis als „alter ego" betrachtet, fürchtet „das Versagen seines Geschlechts: die Unmöglichkeit, zur Erektion zu gelangen [...] und seine Partnerin zu befriedigen" (ebd.).

Die Frau hingegen ist keinerlei körperlichen Einschränkungen unterworfen: „Nichts hindert sie, ihre sexuelle Aktivität bis in ihre letzten Tage zu behalten" (ebd., S. 450). Während bei Frauen die sexuelle Begehrlichkeit bis ins hohe Alter erhalten bleibt, ist sie bei alten Männern durch „physische oder geistige Ermüdung, Sorgen oder Gebrechen und in manchen Fällen auch zu üppige Ernährung oder übermäßige[n] Alkoholkonsum" (ebd., S. 416) sowie durch die Monotonie der Monogamie bedroht. Bleibt sie erhalten, wird sie oft nur noch heimlich und indirekt, voyeuristisch oder fetischistisch ausgelebt.

Über beide Geschlechter legt sich im Alter ein Schleier aus Konventionen und Geboten der Schicklichkeit. Dabei bedingt laut der Autorin ein fortwährend aktives Leben eine ebenso andauernde sexuelle Vitalität. Als Belege für ihre Thesen führt die Autorin diverse Beispiele aus (auto-)biografischen Schriften an (Goethe, Hugo, Tolstoi, Picasso, Miller, Trotzki, Wells, Rodin, Tanizaki). Alte Menschen, so fasst de Beauvoir zusammen, sind durch die Gesellschaft gezwungen, sich dem Altsein zu fügen, während ihnen nur die Möglichkeit bleibt, sich die Lebenslust bestmöglich zu erhalten, um das Altern hinauszuzögern. Der Erfolg dessen ist abhängig von der ökonomischen Stellung sowie den bisher gepflegten Einstellungen zum Leben und zur Sexualität.

Breiten Raum nehmen de Beauvoirs Überlegungen zum veränderten Zeitverhältnis alter Menschen ein, das sich aus der verkürzten Zukunftserwartung und der so bedingten zunehmenden Bedeutung der Vergangenheit ergibt. Im Anschluss an Konzepte Sartres deutet sie die Vergangenheit als unveränderliches und abgeschlossenes *An-sich*, in welches das unfertige, bewusste und freie, also in der „Seinsweise des *Für-sich*" (ebd., S. 469) gelebte Leben, erstarrt ist. Während sich der junge Mensch durch das Setzen neuer Ziele von seiner Vergangenheit lösen kann, ist dem alten dies verwehrt. Weil er sein Ich nicht mehr weiterentwickeln kann, leugnet er die Zeitlichkeit seiner Existenz und bindet seine Identität an das vergangene Ich. Das Schwelgen in Erinnerungen und die Vorstellung eines stabilen, zumeist idealisierten Selbst („der alte Soldat, die angebetete Frau, die wunderbare Mutter"; ebd., S. 471) sind ebendeshalb typische Alterserscheinungen. Gleichzeitig kann die Fokussierung auf die Vergangenheit Bedrängnisse mit sich bringen: Die zahlreichen Todesfälle in der Bekanntschaft der Alten sind schmerzliche Brüche mit der Vergangenheit. Aversive Kindheitserlebnisse drängen sich in den Vordergrund, positive Erinnerungen verlieren ihre Lebendigkeit und die Wiederbegegnung mit vermeintlich altbekannten, aber im Laufe der Zeit veränderten Orten verläuft enttäuschend. Und schließlich kann die Verbundenheit mit der Vergangenheit auch als Fessel empfunden werden: Die Gegenstände des eigenen Schaffens, die einst durch freie Weltgestaltung produziert wurden, erstarren nun in ihrer Unveränderlichkeit und manifestieren sich somit als das, was Sartre das „Praktisch-Inerte" (ebd., S. 485) nennt.

Vergleichbar ohnmächtig steht der alte Mensch seiner kurzen und definitiv mit dem Tod endenden Zukunft gegenüber, der er in der subjektiven Zeitwahrnehmung immer schneller entgegeneilt. Wie de Beauvoir an verschiedenen Berufsbildern (Ärzte, Sportler, Philosophen, Schriftsteller, Maler, Politiker etc.) exemplarisch zeigt, schwinden – mit seltenen Ausnahmen, zu denen viele Musiker zählen – die Möglichkeiten ebenso wie die Fähigkeiten, das eigene Dasein mit Projekten zu füllen. Nur mit Blick auf die Kenntnis der *conditio humana* sind die Alten im Vorteil, insofern sie alle Lebensphasen kennengelernt haben. Ihre Fähigkeit zur „synthetischen Schau" macht sie in „stabilen Gesellschaften" (ebd., S. 496–497) zu geschätzten Ratgebern; in der schnelllebigen Gegenwart jedoch gelten die Alten als Überlebende einer vergangenen Epoche.

Auch die Einstellung alter Menschen zum Tod ist von den gesellschaftlichen Bedingungen geprägt: Es macht einen Unterschied, ob der Tod durch ein Ritual aufgewertet wird und ob die Alten ihren Betrieb an die Nachkommen weitergeben, wie in traditionsbasierten Gesellschaften, oder dies, wie in Industriegesellschaften, eher die Ausnahme ist. Zugleich ist die Haltung zum eigenen Tod individuell verschieden und abhängig von „seiner Gesamtsituation und seinen früheren Wahlen" (ebd., S. 577). Einigkeit herrscht über den Vorzug des Tods gegenüber dem Leiden. Interessant ist die Erkenntnis, dass Lebensfreude und Todesfurcht nicht Hand in Hand gehen, sondern Menschen, die kein gutes Selbstverhältnis haben, größere Ängste diesbezüglich zeigen. Insgesamt kommt de Beauvoir allerdings zu dem Schluss, dass im Alter die Furcht vor dem Tod abnimmt: Wem die Möglichkeit der Selbsttranszendenz genommen ist, der wird des Lebens überdrüssig.

Nicht minder pessimistisch ist de Beauvoirs Blick auf den Alltag der Alten. Die Zeit für Muße und Genuss kann wegen zahlreicher physischer Einschränkungen und gesundheitlicher Gefahren nicht genutzt werden und mutiert zu Leere und Apathie. Das Fehlen von Projekten führt zu intellektueller Teilnahmslosigkeit und Langeweile bis hin zu „völliger Stumpfheit" (ebd., S. 592), während die eitle Gier nach Auszeichnungen und Ehren wächst. Auch die „Flucht in die Gewohnheit" (ebd., S. 609) soll den Verlust von Zielen überdecken und darüber hinaus die Schwächung des Gedächtnisses kompensieren. Alte Menschen verlieren ihre Fröhlichkeit, sie sind emotional instabil und misstrauisch und empfinden angesichts der Konfrontation mit dem eigenen Verfall quälenden Selbstekel und Feindseligkeit. Sind sie aufgrund einer Erkrankung von anderen abhängig und deren Willkür ausgeliefert, rächen sie sich durch Geiz, Tyrannei oder gezieltes Einkoten. Das Klischee der „heitere[n] Gelassenheit" der Greise deutet die Autorin als „sehr bequeme Illusion", die „erlaubt, dass man die Alten, trotz aller Leiden [...] für glücklich hält und sie ihrem Schicksal überlässt" (ebd., S. 635). Letzteres könnte ebenso wie ihre erbärmliche soziale Lage neben dem biologischen Verfall ein Grund für die Zunahme von Erkrankungen des Geistes (einschließlich Demenz) im Alter sein.

Nur in dreierlei Hinsicht erbringt das hohe Alter möglicherweise Gewinn: Frauen dürfen sich nun um sich selbst statt um Mann und Kinder kümmern, der verlorene Lebenswille ermöglicht heroische Taten, und intellektuell befreit das Alter von der jugendlichen Illusion, das eigene Dasein würde sich als schrittweiser Aufstieg vervollkommnen, während es doch in Abstieg und Tod ein bitteres Ende findet.

Eine Verbesserung der Lage alter Menschen, so hält de Beauvoir abschließend fest, setzt einen radikalen Fortschritt der sozialen und ökonomischen Gleichstellung voraus: Arbeiter:innen sind nicht nur früher als Angehörige höherer Klassen dem Altersprozess ausgesetzt, sie altern auch schneller, und sie sind darüber hinaus mit Armut und Einsamkeit geschlagen.

Kritische Einordnung

Kommen wir abschließend zu der Frage, was sich aus dem Werk in Bezug auf die Kritische Lebenskunst entnehmen lässt. Was soll und was kann es an Analysen oder Ansätzen zur Lebensgestaltung überhaupt beitragen? Die Antwort ist alles andere als klar. Ein Blick in die Rezeptionsgeschichte von *Das Alter* scheint diese Einschätzung zu bestätigen. Zu pessimistisch sei es, zu wenig historisch, philosophisch nicht sauber gearbeitet, weder konsequent existentialistisch noch strikt materialistisch und im Allgemeinen vielmehr eine politische Schrift als eine Beantwortung etwaiger Sinnfragen in Bezug auf das Alter: So fasst Stephen Katz (2016, S. 217–219) einige Rezeptionen zusammen.

Andere hingegen loben das Werk für seine notwendige und treffende Gesellschaftskritik und den Entwurf einer existentialistischen Altersethik (vgl. Widmann

2017), leiten aus ihm Ansätze zur sexuellen Befreiung der Frau ab (vgl. Sotgiu 2020) oder betonen, dass es, eben weil es sich nicht klar einordnen lässt, zu einer gewinnbringenden Distanz zu vereinheitlichenden Analysen verhilft (vgl. Katz 2016). Der Soziologe Didier Eribon (2024, S. 244) schreibt ihm sogar die Kritik an der Philosophie als solcher zu und erklärt es in diesem Zuge zu den wichtigsten schriftlichen Auseinandersetzungen mit dem Alter überhaupt.

Was de Beauvoir zunächst mit Sicherheit leistet, ist eine umfassende Deskription verschiedener gesellschaftlicher Konstruktionen des Alters und den unter dieser Kategorie gefassten Menschen. Aus ihren Ausführungen wird klar, dass das Leben alter Menschen stets davon abhängt, wie die Gesellschaft, in der sie leben, in ihrer Totalität konstituiert ist, und ihre Beschreibungen von Alterserfahrungen ermöglichen einen Einblick in die (Er-)Lebenswelt der Alten. Auffällig ist dabei jedoch, dass es vorwiegend ein männlicher und westlicher Einblick ist, den wir geboten bekommen. Es sind europäische Schriftsteller, Gelehrte, Politiker, deren autobiografische Reflexionen vorgelegt werden. Weibliche Selbstzeugnisse des Alters spielen dagegen kaum eine Rolle, ebenso wenig die eigene Stimme der Arbeiterklasse, deren Leid die Autorin nur aus der Vogelperspektive beklagt. So scheint es kaum verwunderlich, dass sie keine konkreten Vorschläge und Ideen zur Verbesserung der gesellschaftlichen und ökonomischen Lage alter Menschen liefert. Daran anschließend stellt sich die Frage, wer sich für solche Lösungen überhaupt stark machen sollte, wenn die Alten keine Stimme haben und den Jungen aufgrund der fehlenden Identifikation mit den Alten als den ‚Anderen' die Grundlage für eine Solidarisierung fehlt.

Obgleich de Beauvoir ausdrücklich eine Kritik an der Wahrnehmung des alten Menschen als ‚der Andere' liefern will, befördert sie in Wahrheit selbst ebendiese Perspektive, und in ihren Überlegungen schwingt eine Haltung der Ablehnung (bis hin zum Abscheu vor dem physischen Verfall) mit, die bisweilen auch expliziert wird: In ihren Schlussfolgerungen wertet sie das Alter – wohlgemerkt generell, nicht nur unter prekären gesellschaftlichen Verhältnissen – als „Gegensatz", ja als „Parodie des Lebens" ab (de Beauvoir 2007, S. 706).

Weitere Inkonsistenzen finden sich in ihren Ausführungen zu einem erfüllten Leben im Alter. Es wird nicht klar, ob das Leid des Alters akzeptiert oder bekämpft werden soll. Natürlich können uns körperliche Gebrechen und geistige Beeinträchtigungen daran hindern, aktiv zu bleiben. Bedeutet dies jedoch den Verlust *aller* Entwürfe? Wann wäre ein Entwurf hinreichend groß und weit genug in die Zukunft projiziert, um im Sinne der Autorin als ein solcher zu gelten, der die Menschlichkeit erhält? Gibt es eine klare Grenze, unter welchen Umständen zukunftsgerichtetes Denken noch möglich ist, und woran macht sich diese fest? Einerseits scheint de Beauvoir generell zu leugnen, dass es den Alten noch möglich ist, sich in die Zukunft zu entwerfen und Ziele zu verfolgen. Andererseits behauptet sie jedoch, dass genau dies dem Leben alter Menschen Sinn und Wert verleiht: „das hingebungsvolle Tätigsein für Einzelne, Gruppen oder für eine Sache, Sozialarbeit, politische, geistige oder schöpferische Arbeit" (ebd., S. 708). Doch dem hält sie selbst die Orientierung alter Menschen an stupiden Gewohnheiten entgegen. Hindern uns also im Alter die Umstände am Entwurf in die Zukunft oder ist es eher die fehlende Motivation? De Beauvoirs Kritik am ritualisierten Leben im Alter suggeriert eher Letzteres.

Eine allen Klassen zugängliche Bildung soll zur Folge habe, dass der Mensch „in jedem Alter ein aktives, nützliches Mitglied der Gesellschaft sein“ kann (ebd., S. 711), bis er „durch Alterserscheinungen unauffällig geschwächt, aber nicht offenkundig vermindert, [...] eines Tages einer Krankheit erliegen“ würde (ebd., S. 712). Auf die Nützlichkeit der Alten referenziert die Autorin demnach einerseits positiv mit Blick auf die Lebenskunst im Alter, andererseits ist die Wertschätzung alter Menschen mit ausschließlichem Blick auf deren Brauchbarkeit für die Gesellschaft Gegenstand ihrer Kritik: „Die Gesellschaft kümmert sich um den Einzelnen nur in dem Maße, in dem er ihr etwas einbringt“ (ebd.). Körperliche und geistige Einschränkungen, die das Alter mit sich bringt, sieht de Beauvoir als „Herabwürdigung“ (ebd., S. 712), und so ist es nicht verwunderlich, dass sie schlussendlich für die Abschaffung des Alters plädiert, das „[i]n der idealen Gesellschaft [...] gewissermaßen gar nicht existieren“ würde (ebd.). Zum lebenskünstlerischen Umgang mit Verfall, Krankheit und Verlust im Alter hat die Autorin nicht nur keine Ideen, sie leugnet sogar, dass dieser überhaupt möglich ist: „Das Alter ertragen ist keine Fähigkeit. Wachsen, reifen, altern, sterben – die Vergänglichkeit der Zeit ist ein Verhängnis“ (ebd., S. 708). So gesehen lohnt sich auch keine frühzeitige Auseinandersetzung mit möglichen Problemen im Alter: „Besser ist es, nicht zu viel ans Alter zu denken“ (ebd.).

Auch mit Blick auf die Sexualität und diesbezügliche geschlechtsspezifische Unterschiede im Alter bleiben de Beauvoirs Analysen unbefriedigend und widersprüchlich. Das Leid der als Kastration empfundenen männlichen Impotenz stellt sie zwar anschaulich dar, präsentiert aber keine Alternative zur patriarchal bestimmten Sexualität und phallusbezogenen Penetration. Von einer Ikone des Feminismus hätte man sich die Forderung nach einer Ausweitung von Lust, Zärtlichkeit und sexuellen Praktiken auf weit mehr als den Akt des Beischlafs gewünscht, und auch die männliche narzisstische Kränkung wäre nicht so vehement, wenn der Fokus nicht allein auf die Erektionsfähigkeit gelegt würde. Die Mannigfaltigkeit des erotischen Zusammenseins würde auch die Frau als sexuelles Subjekt stark machen. Letzteres wird von der Autorin als Errungenschaft der weiblichen Sexualität im Alter einerseits betont, andererseits wieder zunichtegemacht, indem sie ein abstoßendes und pessimistisches Bild alter Frauen zeichnet: Die hässliche Alte kann offenbar auch in de Beauvoirs Augen nicht mehr erwarten, begehrt zu werden.

Trotz aller Inkonsistenzen: Der demografische Wandel einer zunehmend älter werdenden Gesellschaft stellt uns mehr denn je vor die Frage nach einem würdigen Leben im Alter und die Gesellschaftskritik de Beauvoirs als zentraler Punkt ihrer Analysen ist von bleibender Aktualität. Ein System, das lediglich auf Profitmaximierung statt auf Gemeinwohl aus ist, erzeugt stets Ungleichheit. Alte können ihre Arbeitskraft nicht mehr als produktive Ware anbieten und werden deshalb vernachlässigt. Gegenwärtig sehen wir die Auswirkungen dieser Verhältnisse am Phänomen der Einkommensarmut im Alter (vgl. Fey & Wagner 2021, S. 3) sowie an der Altersdiskriminierung (nicht nur) im Beruf (vgl. Kessler & Warner 2022). Und wenngleich de Beauvoir das (auch heute noch) auseinanderklaffende Maß ökonomischer Sicherheit von Männern und Frauen im Alter (vgl. Fey & Wagner 2021, S. 3) nicht erwähnt, weist sie korrekt darauf hin, dass Wohlhabende ihren Lebensabend deutlich angenehmer gestalten können als Menschen in prekären Verhältnissen.

Das Alter. Die Rezeption im Lebenskunst-Diskurs der Gegenwart

Simone de Beauvoirs Essay wird auch in den Lebenskunst-Diskursen der Gegenwart rezipiert. Zwei besonders eindrückliche sowie in Grundhaltung und Botschaft gegensätzliche Werke seien abschließend kurz vorgestellt. Beide nehmen explizit, vor allem aber implizit auf *Das Alter* Bezug.

Die Literaturwissenschaftlerin Hannelore Schlaffer kritisiert in *Das Alter. Ein Traum von Jugend* (2003) einerseits die Wahrnehmung der Alten als „Krankheitssymptom der Gesellschaft, das keine Heilungschancen hat und nur Geld kostet" (ebd., S. 33), und behauptet andererseits, dass eine Sicht auf „das Alter als Epoche des Glücks mit eigenem Inhalt" verfehlt ist und nur durch das realitätsferne Verleugnen von Krankheit als „biologisches Zeichen des Verfalls" (ebd., S. 12) gelingen kann. Damit wiederholt sie die Selbstwidersprüchlichkeit der Altersanalyse bei de Beauvoir. Obwohl der Band bei Suhrkamp in der „Bibliothek der Lebenskunst" geführt wird, verneint Schlaffer ebenso wie de Beauvoir die Möglichkeit einer Lebenskunst im Alter, die sich auch im lebensklugen Umgang mit Gebrechen zeigen kann. „Altersweisheit und Alterstorheit" (ebd., S. 35) sind in ihren Augen literarische Fiktionen, die keine Entsprechung in der Realität haben. Doch auch die vielfältigen kulturellen, sportlichen, genießerischen und intellektuellen Aktivitäten fitter Senior:innen werden von ihr als „Spielerei" und Verbürgerlichung „aristokratische[r] Gesten" entwertet und lächerlich gemacht: „Das Seniorendasein ist eine Existenzform, die sich tüchtige Spezialisten, Ärzte, Reiseunternehmer, Museumsleute, Universitätsprofessoren, für die ältere Generation ausgedacht haben" (ebd., S. 71). Schlaffer mokiert sich über „das neue alte Eheglück", das, sofern er sich nicht auf eine Jüngere einlässt, auf Kosten des Mannes geht: „Der erfolgreiche Geschäftsmann ist zum Ladendiener seiner Frau geworden" (ebd., S. 72–73). Mit Herabwürdigungen dieser Art offenbart Schlaffer, dass die gesellschaftlichen Wertmaßstäbe auch ihre eigenen sind: Erfolg im Beruf zählt eben mehr als der Stadtbummel mit der Gattin. Und last but not least schwelgt auch Schlaffer wie de Beauvoir in der Darstellung des Alters als Lebensphase der „Hässlichkeit" (ebd., S. 13), ohne zu bedenken, dass auch junge Menschen nicht immer schön sind, und alte Menschen vielleicht weniger reizvoll anzuschauen sind als in ihrer Jugend, aber deshalb nicht gleich als hässlich gelten müssen. (Ein liebevolles Auge mag auch urteilen: Alte Männer und Frauen sind auf *neue* Weise reizvoll) Besonders grausam ist Schlaffers Verunglimpfung alter Frauen: „Die Mutter sieht ganz anders aus als die langhaarige Tochter, die im Minirock oder in hautenger Hose, nabelfrei, auf Plateausohlen neben ihr hergeht. Beide zusammen ergeben das ins Leben getretene mittelalterliche Schreckbild der Weiblichkeit [...] eine Venus, die, sobald man dahinter schaut, eine alte Vettel ist“ (ebd., S. 97).

Der Philosoph Andreas Brenner, der seit vielen Jahren in Basel ein wöchentliches Philosophisches Café mit alten Menschen gestaltet, nimmt in *Altern als Lebenskunst* (2019) die Gegenposition zu Schlaffer ein: „Alter ist mithin eine Aufgabe“ (ebd., S. 33), deren Bewältigung „sowohl von seinem Schicksal als auch von seinem Geschick ab[hängt], mit den besonderen Bedingungen seines Schicksals umzugehen“ (ebd., S. 11). Es geht um Gestaltung und Selbstbestimmung angesichts einer existenziellen „Grenzsituation“ (ebd., S. 13): „Bewusstes Altern ist eine primäre Lebensschulung“ (ebd., S. 68). Brenner stimmt de Beauvoir zu, dass das Alter immer auch „eine gesellschaftliche Dimension“ (ebd., S. 18) hat, ansonsten grenzt er sich in vielerlei Hinsicht von ihr ab: Während nach de Beauvoir der Selbstentwurf in die Zukunft für den Wert menschlicher Existenz unabdingbar ist, sieht Brenner die „extreme Vorwärtsgewandtheit“ (ebd., S. 29) kritisch: „Jedes Lebensalter, das sich aus der Fixierung auf die Zukunft definiert, gibt sich verloren“ (ebd., S. 24). Auch ein Leben ohne Projekte kann lebenswert sein: Brenner verweist auf die Erfahrung des alternden italienischen Journalisten Tiziano Terzani, der es „als Befreiung erlebe, nichts mehr wollen zu *müssen*“ (ebd., S. 198), sowie auf die Forderung Wilhelm Schmids nach einem „Menschenrecht, passiv zu bleiben“ (ebd., S. 227). Die von der Französin bemängelte Rückwendung vieler Alten in die Vergangenheit wendet Brenner positiv als einen „wahren Lebensschatz“, der einer legitimen Selbstvergewisserung dient und „Lebenskraft und Lebensmut“ befördert (ebd., S. 101). Anstatt wie de Beauvoir die Widrigkeiten des Alters und den eigenen Tod als Affront zu sehen, betrachtet er die „Arbeit an der Überwindung der Unbill des Lebens“ (ebd., S. 135) ebenso wie die „Anerkennung von und die Einübung in Schmerzerfahrungen“ (ebd., S. 139) als Aufgaben, mit denen wir das Leben gestalten und uns zu eigen machen können. Ebendeshalb warnt er auch vor der Gefahr einer Abschaffung des Alters, wie sie von de Beauvoir gefordert wird.

So bleibt festzuhalten: Das Ge- oder Misslingen einer Kritischen Lebenskunst steht und fällt nicht nur mit einer altersgerechten, die gesellschaftliche Situation einbeziehenden Ethik, sondern auch mit ihrem Menschenbild. Führt nur der leistungsfähige, unabhängige, gesunde und schöne Mensch ein menschenwürdiges Leben oder realisiert sich die Würde menschlicher Existenz auch – und gerade – im Gestalten, Fruchtbarmachen und, zum Schluss, im Aushalten eines reduzierten Daseins?

Literatur

Arp, K. (2016). Old age in existentialist perspective. In G. Scarre (Hrsg.), *The Palgrave handbook of the philosophy of aging* (S. 135–148). London: Palgrave Macmillan.

Bair, D. (1990). *Simone de Beauvoir. Eine Biographie*. München: Albrecht Knaus.

de Beauvoir, S. (1965). *Ein sanfter Tod* [1964]. Reinbek bei Hamburg: Rowohlt.

de Beauvoir, S. (1986). *Die Zeremonie des Abschieds und Gespräche mit Jean-Paul Sartre (August-September 1974)* [1981]. Reinbek bei Hamburg: Rowohlt.

de Beauvoir, S. (1988). *Das andere Geschlecht. Sitte und Sexus der Frau* [1949]. Reinbek bei Hamburg: Rowohlt.

de Beauvoir, S. (2007). *Das Alter* [1970] 3. Aufl. Reinbek bei Hamburg: Rowohlt.

Brenner, A. (2019). *Altern als Lebenskunst*. Zug: Die Graue Edition.

Eribon, D. (2024). *Eine Arbeiterin – Leben, Alter und Sterben*. Berlin: Suhrkamp.

Fey, J., & Wagner, M. (2021). *Das Einkommen der Hochaltrigen in Deutschland*. ceres – D80+ Kurzbericht 2. https://lmy.de/EXpQX. Zugegriffen am 26.01.2025.

Gödde, G., & Zirfas, J. (2018). Prolog. Kritik und Krise – Hinführung zu einer kritischen Lebenskunst. In G. Gödde & J. Zirfas (Hrsg.), *Kritische Lebenskunst. Analysen – Orientierungen – Strategien* (S. VII–XIII). Stuttgart: J. B. Metzler.

Gödde, G., & Zirfas, J. (2023). *Kritische Lebenskunst. Programm*. https://kritische-lebenskunst.uni-koeln.de/programm. Zugegriffen am 20.12.2024.

Katz, S. (2016). Simone de Beauvoir's *The Coming of Age*. The humanities and gerontology's diagram of science. *Age Culture Humanities. An Interdisciplinary Journal, 3*, 217–225.

Kessler, E.-M., & Warner, L. M. (2022). *Ageismus. Altersbilder und Altersdiskriminierung in Deutschland*. Studie im Auftrag der Antidiskriminierungsstelle des Bundes. https://lmy.de/cTMab. Zugegriffen am 26.01.2025.

Lamblin, B. (1996). *A disgraceful affair: Simone de Beauvoir, Jean-Paul Sartre, & Bianca Lamblin*. Boston: Northeastern University Press.

Schlaffer, H. (2003). *Das Alter. Ein Traum von Jugend*. Frankfurt am Main: Suhrkamp.

Schottlaender, R. (1986). Das Alter – ein Thema von Simone de Beauvoir. *Sinn und Form, 38*, 1215–1229.

Sotgiu, D. (2020). Das weibliche Alter. Generation und Sexualität in Simone de Beauvoirs *Das andere Geschlecht* und *Das Alter*. In J. Windheuser & E. Kleinau (Hrsg.), *Generation und Sexualität* (S. 23–36). Opladen: Julius Klinkhardt.

Widmann, E. R. (2017). Simone de Beauvoirs Entwurf einer existentialistischen Altersethik. Wie müsste eine Gesellschaft beschaffen sein, damit ein Mensch auch im Alter ein Mensch bleiben kann? In A. Oberprantacher & A. Siegetsleitner (Hrsg.), *Mensch sein – Fundament, Imperativ oder Floskel? Beiträge zum 10. Internationalen Kongress der Österreichischen Gesellschaft für Philosophie in Innsbruck* (S. 423–433). Innsbruck: Innsbruck University Press.

Woodward, K. (2016). Rereading Simone de Beauvoirs *The Coming of Age*. *Age Culture Humanities, 3*, 191–206.

Pierre Bourdieu. *Das Elend der Welt. Zeugnisse und Diagnosen alltäglichen Leidens an der Gesellschaft* (1997)

3

Rolf Schumacher

Nicht bemitleiden, nicht auslachen, nicht verabscheuen, sondern verstehen! (Bourdieu et al. 1997).

Vorbemerkung

Man kann das Leben von Pierre Bourdieu als eine *Lebenskunst* bezeichnen und sein Werk als Beitrag zur *Kritischen Lebenskunst* im Sinne einer kritischen Theorie der Lebenskunst, diese verstanden als Fähigkeit zur Autonomie und Haltung, ein gutes und gelungenes Leben als Ganzes zu führen, gleich einer Handwerkskunst, die im Prinzip jedem Menschen als Anlage offenstehe und durch Eigenaktivität und Eigenmotivation gelernt werden kann (vgl. Höffe 2023, S. 52 f.). Lebenskunst meint im Rahmen von Lernen durch Erfahrung und der eigenen Möglichkeiten, sich selbst zu entfalten und seine Persönlichkeit zu bilden, Chancen zu ergreifen, Probleme zu bewältigen, um zu einem autonomen, guten, gelingenden und glücklichen Leben zu gelangen (vgl. Seel 1999, S. 125 f.; Rössler 2023).

Eine Kritische (Theorie der) Lebenskunst wäre mit Bourdieu und seiner großangelegten sozialkritischen Studie *Das Elend der Welt. Zeugnisse und Diagnosen alltäglichen Leidens an der Gesellschaft* als *Sozio-Analyse und als Psychoanalyse des Sozialen* (vgl. King 2022), seine Ethno-Soziologie als Ethno-Psychoanalyse des Sozialen zu begreifen bzw. als eine Untersuchung der gesellschaftlich verursachten Einschränkungen und Beschädigungen der Fähigkeit des Menschen zur Lebenskunst, ein gutes, gelingendes und richtiges Leben zu führen.

R. Schumacher (✉)
Sölden, Deutschland

G. Gödde, J. Zirfas (Hrsg.), *Schlüsselwerke der Kritischen Lebenskunst II*, Schriften zur Kritischen Lebenskunst,
https://doi.org/10.1007/978-3-662-72440-8_3

Ich beziehe mich in diesem Beitrag hauptsächlich auf neuere, unbekanntere (Sekundär-)Literatur: Bourdieu: *Algerische Skizzen* (2023); King: *Sozioanalyse. Zur Psychoanalyse des Sozialen mit Pierre Bourdieu* (2022); Schultheis & Egger: *Pierre Bourdieu und die Fotografie* und (2021); Schultheis: *Unternehmen Bourdieu* (2019), um Bourdieu und sein Lebenswerk lebendig werden zu lassen und um seine wissenschaftliche und politische Lebensform – als Lebenskunst – deutlicher hervortreten zu lassen. Franz Schultheis (2019) gibt neue Einsichten in das *„Phänomen Bourdieu*", um dessen Leben, Arbeiten und Lebenskunst, kritische Lebenssituationen, wie die Lebenserfahrung des Algerienkrieges, konstruktiv für sein Leben und sein Lebenswerk zu nutzen. Anders als in den üblichen Schilderungen, tritt hier der Mensch Bourdieu in den Fokus und die Beschreibung verschiedener Aspekte seiner Forschungs-Praxis im *Centre* nimmt dabei den Charakter einer Ethnographie an. Im Zentrum steht aber die für Bourdieu so wichtige Real-Utopie des *kollektiven Intellektuellen*, sowie der Versuch ihrer Verwirklichung in Wissenschaft und politischem Engagement.

Pierre Bourdieu hat in kaum vergleichbarer Weise eine Soziologie begründet, die mit Fotos, Fragebögen, Interviews, Zahlen und Fakten soziale „Wirklichkeit" einzufangen versuchte – jenseits theoretischer Spekulation und statistischer Empirie, eher mit dem verstehenden Blick, auch durch das Objektiv seines Fotoapparates. Vielleicht ist gerade diese Vorgehensweise entscheidend gewesen für die Entwicklung seiner wichtigsten Konzepte: *Praxis, Habitus, soziales Feld, Kapital.* Seine Zeit in Algerien, die er in Fotos dokumentiert hat, sei für Bourdieu eine zentrale Erfahrung gewesen. Durch diese Fotos bzw. das Fotografieren und das Reflektieren auf die eigene Art wissenschaftlicher Forschungs-Praxis sei „der verstehende Blick", ein vom Bild herkommendes Denken und eine (selbst-)reflexive Soziologie entstanden, die soziale Wirklichkeit „sichtbar" und „(be-)greifbar" macht (vgl. Schultheis & Egger 2021, S. 5), die es vor Bourdieu so noch nicht gegeben habe. Sie nahm in den Erfahrungen des Algerienkrieges ihren Anfang, wo er vom Philosophen zum Ethnologen und Soziologen konvertierte, und soll in der *Fondation Bourdieu* (Schultheis 2019, S. 97 f.) in Bourdieus Sinne fortgeführt werden.

Biografie

Bourdieu wurde am 1. August 1930 geboren (gestorben 2002) als Sohn einer Bauernfamilie in einem kleinen Dorf in der Region Béarn in den Pyrenäen. Später wurde er deswegen von anderen Intellektuellen oft abwertend als „Bauer von Béarn" betitelt. Im Alter von 30 Jahren ist sein Vater Postbeamter geworden. Bourdieu hat schon früh die Erfahrung sozialer Ungleichheit gemacht und deren diskriminierende Folgen erfahren. Dennoch hat er durch seinen Vater wohl viel Selbstachtung, Selbstwertgefühl und Zuwendung vermittelt bekommen und gelernt, einen Blick für die „kleinen Leute" zu haben und diese zu achten.

Wenn er selbst seinen steilen sozialen Aufstieg und seine akademische Karriere beschrieben hat, so Jurt (2009, S. 1), habe dies bei ihm nicht zu Selbstzufriedenheit und zur konservativen Affirmation des bestehenden Systems geführt, wie sonst bei vielen sozialen Aufsteigern, sondern er habe immer das Gefühl gehabt, sich für dieses Privileg rechtfertigen zu müssen. Diese Ungleichheitserfahrung habe er aber nicht nur als seine individuelle, sondern als eine kollektive Erfahrung verstanden, die er mit denen aus der Provinz und der unteren Sozialschicht als Stigma teilte, das sich bis in die sprachliche Ausdrucksweise auswirkte. Diese Diskriminierungserfahrung durch die Sprache motivierte ihn später dazu, die sozialen Bedingungen des jeweiligen Sprachgebrauchs zu untersuchen. In seiner soziologischen Selbstanalyse und Selbstreflexion schreibt Bourdieu gewisse Besonderheiten seines *Habitus* seiner Herkunft mit niederem Sozialstatus zu, so z. B. sich schnell aufzuregen, im Gegensatz zum unterkühlten, distanzierten Habitus der Pariser Intellektuellen.

Eine weitere soziale Grenze hat Bourdieu als Schüler des Gymnasiums kennengelernt. Die Bemühungen seines Vaters, seinen Sohn aufs Gymnasium zu bringen, ist von den Lehrern kaum unterstützt worden. Die Erfahrungen des Internats haben seine soziale Einstellung stark geprägt, denn hier hat er die soziale Welt als Konkurrenzkampf erfahren. Auch hier hat er wieder eine soziale Grenze erlebt: die Internen vom Land vs. die Externen aus dem bildungsbürgerlichen Stadtmilieu, die auf Schüler vom Land herunterschauten. Die Widersprüche zwischen hoher sozialer Anerkennung wegen hohem akademischem Bildungsstatus und niederer, bildungsferner Herkunft haben bei ihm zu einem *gespaltenen Habitus* geführt.

1953 wurde Bourdieu an der Elitehochschule Ecole Nationale Supérieure aufgenommen, wo nur die besten Schüler aus Frankreich eine Chance bekamen. Er hat sich an dieser Elitehochschule nie wohlgefühlt, hat dort schon die Strukturen dieser Institution durchschaut und sich nur schwer integrieren können. Seine Diplomarbeit hat er über Leibniz geschrieben und als Bester seines Jahrgangs abgeschlossen. Zum damals vorherrschenden Existenzialismus stand er in Opposition, griff aber die Fragen, die von der Phänomenologie gestellt wurden, auf. Zunächst orientierte er sich an Thesen des Strukturalismus und versuchte diesen Ansatz durch Einführung von Akteuren und der Geschichtlichkeit zu verändern (vgl. ebd., S. 3). Das Faszinierende an der Wissenschaftsphilosophie, an der sich auch Foucault orientierte, hat für Bourdieu darin bestanden, dass sie die Frage nach den historischen Bedingungen stellt, die jeglicher wissenschaftlichen Praxis vorausgehen.

Nach dem Studium unterrichtete er zunächst ein Jahr lang Philosophie an einem Gymnasium, wo er das Thema Husserl und die Frage der Zeit behandelte, ein Thema, womit er sich auch später weiter beschäftigte. Danach wurde er zum Militärdienst einberufen und ging mit einfachen Soldaten nach Algerien, wo er Flugstützpunkte schützen sollte. In Algerien begann er schon aufgrund seiner Beobachtungen über die algerische Gesellschaft zu schreiben. Betroffen vom Elend und von der Gewalt des Kolonialismus suchte er darauf zu antworten, indem er die Situation dokumentierte und analysierte. Nach dem Militärdienst blieb er noch zwei Jahre in Algerien als Assistent für Philosophie an der Universität von Algier – Philosophie als Mittel zur Welterkenntnis.

Nach seiner Rückkehr aus Algerien besuchte er Seminare bei Claude Lévi-Strauss, der die Ethnologie strukturalistisch begriff, auch durch Bezugnahme auf die Linguistik. Doch Bourdieu hat bald Abschied genommen vom strukturalistischen Paradigma und einen Übergang vollzogen von strukturalistischen Regeln zu Strategie und subjektivem Habitus von Akteuren sowie vom System zu einem durch die Struktur sozialer Bedingungen disponierten Akteur – hin zu einer praxeologischen Theorie der Praxis (Schwingel 1995, S. 51).

In den 1960er-Jahren forschten Bourdieu et al. über die Reproduktionsweisen des Bildungssystems, was sich auch in der Studie über *Die Illusion der Chancengleichheit* (1971) im Bildungssystem und in *Homo academicus* (1984) als Untersuchung des universitären Feldes niederschlug. Dabei ist es Bourdieu auch darum gegangen, seine Analyse-Instrumente auf seine eigene soziale Welt anzuwenden. Von seinen Büchern hat *Homo academicus* die meisten Kontroversen ausgelöst, objektiviert es doch diejenigen, die normalerweise objektivieren. Diese Studie wird als ein an Verrat grenzender Verstoß gegen die Strukturen eines Mikrokosmos aufgefasst, dem die Forscher (nun als Erkenntnis-Objekte, R.S.) selbst angehören (vgl. Bourdieu 2023, S. 421). Das forschungsstrategisch relevanteste Resultat seiner Studien zum Bildungssystem ist das Konzept des *kulturellen Kapitals* (vgl. Jurt 2009, S. 7). Immer häufiger steht nun die Analyse der kulturellen Praktiken im Zentrum seiner Forschungen. Seine vielen Einzel-Untersuchungen über die sozialen Gebrauchsweisen symbolischer Praktiken hat er in einer umfangreichen Synthese als eine Art Strukturanalyse der damaligen Gegenwartsgesellschaft zusammengefasst: *La Distinction* (1979; deutsch 1982: *Die feinen Unterschiede – Kritik der gesellschaftlichen Urteilskraft*).

1981 wurde Bourdieu auf den Lehrstuhl für Soziologie am *Collège de France* berufen. Große Wirkung hatte seine sozioanalytische Studie *Das Elend der Welt* (1997), von der über 120.000 Exemplare verkauft wurden. In diesem *Lese-Buch*, das zum großen Teil aus Interviews besteht, die Bourdieu mit seinem Forscher-Team durchgeführt hat, geht es darum, den einzelnen Interview-Partner zu Wort kommen zu lassen, der durch den Arbeitsmarkt oder das Schulsystem ausgegrenzt wird; dieser kann so sein positionsbedingtes Elend zum Ausdruck bringen. Dies war für Bourdieu sowohl eine ästhetische wie ethische Herausforderung. Das Buch habe trotz seiner fast 1000 Seiten Menschen erreicht, die sich in den Aussagen der interviewten Gesprächspartner wiedererkannten. Das Buch, das soziales Elend als Folge der neoliberalen Politik in den sozialen Feldern sichtbar macht, wird so auch zum politischen Statement. Einzelne Passagen des Buches wurden inzwischen auch auf mehreren Theater-Bühnen szenisch dargestellt (vgl. Jurt 2009, S. 8). Alle Interviews sind im renommierten Pariser Theater der *Cartoucherie* als Bühnenstücke inszeniert worden, die Bourdieu gemeinsam mit Mitarbeitern, Regisseuren und Schauspielern gestaltet hat. So ist das Lese-Buch *Das Elend der Welt* auch zu einem Gesamt-Kunstwerk geworden, dessen ästhetische Qualität beeindrucke, so Schultheis (2019, S. 34).

Einblicke in das Gesamtwerk

Bourdieus *Theorie der Praxis* (1972) ist der Versuch, Theorie und Praxis in ein neues Verhältnis zu setzen (vgl. Gerlek 2019, S. 312 f.) und Soziologie aus der Perspektive von Praxistheorien (vgl. Hillebrandt 2014) zu rekonstruieren. Für Bourdieu rückte die Frage nach dem erkenntnistheoretischen Stellenwert des von ihm als „teilnehmende Objektivierung“ (Bourdieu 2023, S. 417 f.) bezeichneten Verfahrens ins Zentrum seiner Forschungsbemühungen. Er verstand unter diesem Begriff „die

Objektivierung des analysierenden Subjekts, d. h. des Forschers selbst" – durch dessen Selbstreflexion. Ziel dieser „teilnehmenden Objektivierung" ist eine „reflexive Sozialforschung", die Erkenntnismöglichkeiten und -grenzen des erkennenden Subjekts zu erforschen. Indem er dieses Verfahren an seiner eigenen Person als Forscher und Wissenschaftler zu entwickeln versuchte, ging er das Wagnis eines „soziologischen Selbstversuchs" (Bourdieu 2002) als Selbstanalyse ein. Diese soziologische Selbstreflexion des eigenen wissenschaftlichen Werdens und Wirkens, der eigenen forschenden Tätigkeit als Beruf, kann auch als Programm einer Entzauberung der intellektuellen Welt verstanden werden.

Bei einer intensiven Auseinandersetzung mit dem Gesamtwerk Bourdieus fällt die starke Bemühung um soziologische (Selbst-)Reflexivität auf – im Sinne von *Sozioanalyse als Psychoanalyse des Sozialen* (vgl. King 2022), angefangen beim *Entwurf einer Theorie der Praxis* (1972), – ein soziologisches Verständnis des praktischen Sinns alltäglichen Handelns – über *Die feinen Unterschiede* (1979), eine Untersuchung zur Reproduktion sozialer Ungleichheit; *Sozialer Sinn* (1987), *Praktische Vernunft* (1998) bis *Homo Academicus* (1988) und die empirisch-qualitative Untersuchung zur sozialen Misere in Frankreich, *Das Elend der Welt* (1997) – *Sozialforschung als Kritik* (Bonß & Honneth 1982).

Es ist Bourdieu darum gegangen, ein Programm soziologischer Erkenntnistheorie fortzuschreiben und eine Art soziologischer „Genealogie" kognitiver, moralischer und ästhetischer Kategorien zu entwerfen, mit der Frage nach den sozialen Ermöglichungsbedingungen von Erkenntnis ernst zu machen und diese in Fragen nach den Grundlagen, Möglichkeiten und Grenzen des erkennenden Subjekts umzumünzen. Dass er in diesem Kontext bei sich selbst nicht Halt machte, war nur eine der Konsequenzen einer „reflexiven Sozialforschung", die die Selbstreflexion des Forschers als Erkenntnis-Subjekt miteinschließt.

Diese erkenntniskritische Einstellung war nicht ganz frei gewählt, sondern Folge einer ganzen Reihe soziobiographischer Brüche. Bourdieu hat die Frage nach den sozialen Bedingungen der Möglichkeit eigener subjektiver Erkenntnis ausgehend von seinem biografischen Werdegang gestellt und stets betont, wie viel seiner Kompetenz zu kritischer Reflexion und „teilnehmender Objektivierung" er der oft schmerzhaften Erfahrung eigener sozialer Entwurzelung und Fremdheit verdanke, die er durch Selbstreflexion aufheben konnte (i. S. v. Lebenskunst und Kritischer Lebenskunst, R.S.). Die Erfahrung der nicht unerheblichen Diskrepanz zwischen sozialer Herkunft und seiner beeindruckenden beruflichen Laufbahn bewirkte grundlegende Brüche, Erschütterungen vieler Gewissheiten und „Selbstverständlichkeiten".

Nicht weniger *Erschütterung* (man könnte auch von traumatischen Erfahrungen sprechen) bewirkte die Erfahrung eines mehrjährigen Aufenthalts im Algerienkrieg. Diese Erfahrungen konnte Bourdieu nicht zuletzt dadurch produktiv bewältigen, dass er von der Philosophie zur Soziologie und Ethnologie konvertierte und dennoch „Philosoph wider Willen" blieb. Fremdheitserfahrungen wurden ihm zum Anstoß für Distanzierung und kritische Reflexion – auch für kritische Reflexion der vermeintlichen Selbstverständlichkeiten des sozialen Feldes der akademischen Welt. Fremdheitserfahrungen als Irritation und Krise wurden ihm zur Ressource und zum Anstoß für *teilnehmende Selbstobjektivierung durch Selbstreflexion*, die sich gegen jede sozial-romantische Verzauberung des „Anderen“ stemme.

Von der Untersuchung bäuerlicher Reproduktionsstrategien sozialer Praxis wandte sich der analytische Blick auf die *Reproduktionslogik sozialer Ungleichheit* in der modernen Gesellschaft unter den Bedingungen der „Illusion der Chancengleichheit“. Das Konzept des (schicht- und feldspezifischen) *Habitus* wird ihm dabei zum theoretischen Erklärungskonzept für die (Re-)Produktion sozialer Praxis und damit auch für die Reproduktion sozialer Ungleichheit, denn der Habitus vermittle zwischen objektiv-gesellschaftlicher Struktur und subjektiven Wahrnehmungs-, Denk- und Handlungsschemata als Praxisdisposition. Resümee der Erkenntnis über die Reproduktion sozialer Ungleichheit ist, dass der soziale Raum der Gesellschaft von Macht- und Herrschaftsinteressen durchdrungen ist, die sich wesentlich als „symbolische Gewalt“ (i. S. v. Definitionsmacht, Klassifikationsmacht, Deutungshoheit) zur Durchsetzung einer bestimmten symbolischen Ordnung und einer bestimmten Weltsicht darstellt. Auf affektiv-psychologischer Ebene drückt sich symbolische Gewalt einerseits in positiver, akzeptierender und anerkennender Besetzung der vorherrschenden symbolischen Ordnung aus, andererseits in negativer Besetzung von Unterwerfung, Scham- und Schuldgefühlen, wenn erkannt werde, dass die durchgesetzte symbolische Ordnung (Normen und Klassifikationen) nicht den eigenen subjektiven Bewertungen entspricht. Dieser Widerspruch zwischen Subjektivität und vorherrschender normativer Ordnung kann sich auch in körperlichen Symptomen als Zeichen sprachlosen Widerstands (vgl. Morgenroth 1990) ausdrücken, die verstehen lassen, dass es sich hier um eine Form gewaltsamer Beherrschung handelt. Bourdieus *Kritik der gesellschaftlichen Urteilskraft* (als soziologische Erkenntniskritik) geht einher mit seiner Kritik gesellschaftlicher Verhältnisse.

So steht die Analyse der symbolisch-kulturellen Leiberfahrung der Praxis, die auf der Ebene einzelner Praktiken untersucht wird, im Zentrum von Bourdieus „Theorie der Praxis“ der (Re-)Produktion sozialer Ungleichheit; diese wird vor allem auf symbolischer Ebene und durch den Habitus reproduziert. Die Ausrichtung auf Macht- und Herrschaftsverhältnisse seiner *Praxistheorie sozialer Ungleichheit* ist ein Resultat seiner kultursoziologischen Sensibilität für den praktischen sozialen Sinn der Akteure, der aus der empirischen Untersuchung der Sozialstruktur Frankreichs und Algeriens rekonstruiert wurde. Hier hat Bourdieu die Bedeutung der „Soziologie der symbolischen Formen“ für den sozialen Sinn der Distinktion (Diskrimination) bei der (Re-)Produktion sozialer Ungleichheit entdeckt (vgl. Hillebrandt 2014, S. 96). So vollzieht sich die Praxis der Über- und Unterordnung sozialer Akteure, ohne dass sie die *symbolische Gewalt* dieser Diskriminierung als solche bemerken oder gar reflektieren (können). Dabei ist Bourdieu zu folgenden Schlussfolgerungen gekommen:

Die vorherrschende Kultur der herrschenden Klasse definiert und rechtfertigt ihren praktischen „Sinn für Distinktion“ durch ihre kulturellen Praktiken als *Lebensstil*, wie z. B. Konsum klassischer Musik, Essen und Kleidungsstil als den „legitimen“ (normativ richtigen) Geschmack, und verurteilt damit gleichzeitig den „vulgären“ (normativ falschen) Geschmack und Lebensstil des gemeinen Volkes.

Der *soziale Sinn* für Distinktion definiert und rechtfertigt damit, welcher Lebensstil als der richtige und wertvollere zu gelten hat und beansprucht damit gleichzeitig die Deutungshoheit über kulturelle Werte. Dieser kulturellen Deutungshoheit der Oberschicht ordnen sich die unteren Schichten unter, indem sie entweder, wie das Kleinbürgertum, dem Lebensstil der oberen Schichten nacheifern (z. B. durch den Erwerb von Statussymbolen der Oberschicht), oder indem sie betont einen eigenen Lebensstil entwickeln, wie es die Unterschicht und Arbeiterklasse teilweise tut, um sich dadurch vom Lebensstil der Oberschicht abzugrenzen.

Lebensstile implizieren nach Bourdieu kulturelle und symbolische (Lebens-) Formen mit impliziten distinktiven Zugehörigkeits- und Ausschlussregeln, über die Akteure in Form von implizitem Habitus-Wissen verfügen. Entscheidend ist für Bourdieu, dass sich Lebensstile in Abhängigkeit von der sozialen Lage von Akteuren bilden. Zwischen dem Ort im sozialen Raum, der die soziale Lage bestimmt, und der Herausbildung eines bestimmten Lebensstils besteht ein Zusammenhang, indem über den Habitus eine Vermittlung zwischen sozialer Lage und soziokultureller Praxis hergestellt wird, der sich über einen bestimmten Lebensstil Ausdruck verschafft. Soziale Praxis (Intersubjektivität) lässt sich so als Resultat der Dialektik von gesellschaftlicher Lage (objektiver Struktur) und Habitus (subjektiver Struktur) verstehen.

Bourdieus wissenschaftliche Anstrengungen standen immer auch im Dienste einer Demokratisierung von Wissenschaft und Gesellschaft. Er war hierbei geprägt von einer tiefen Ambivalenz zwischen kritisch-wissenschaftlicher Distanz und zivilgesellschaftlichem Engagement. Aber gerade weil er die Rolle des Intellektuellen für die Gesellschaft für so wichtig hielt, verfolgte er seine kritische Einmischung in Gesellschaft und Politik mit großer Verantwortung; er trat in diesem Zusammenhang für eine „Realpolitik der Vernunft" des Wahrscheinlichen ein. Scharf kritisierte er jene „Medien-Intellektuellen" und „Medien-Politiker", denen Medienpräsenz und individuelle Popularität wichtiger sind als ihre gesellschaftliche Aufgabe und Verantwortung. *Kritik* hieß für Bourdieu vor allem Professionalität als Wissenschaftler und Intellektueller. Von den 1950er- bis zu den 1990er-Jahren nahm er diese Rolle vor allem als kritischer Soziologe wahr, indem er theoretische und empirische Untersuchungen durchführte zu Themen wie: Übergang von traditionaler zu moderner Gesellschaft und deren Folgen; soziale Ungleichheit und deren Folgen für Bildungschancen, Lebenschancen und Lebensstil; kulturelle Praktiken sowie feldtheoretische Untersuchungen zu den Feldern: Kultur, Wissenschaft, Ökonomie, Politik, Medien etc. (vgl. Müller 2014, S. 290 f.). In den späten 1990er-Jahren entschloss er sich, die erhabene Enthaltsamkeit des klassischen Intellektuellen und dessen Ideal wissenschaftlicher Neutralität aufzugeben, weil ihm dies plötzlich als Weltflucht im Namen der Wertfreiheit und als intellektuelle Flucht vorkam angesichts neuer Erfahrungen tiefgreifender Krisen, die ihm die traditionelle wissenschaftliche Wertneutralität als Weltflucht erscheinen ließ – was war passiert?

Während die Umbrüche in Osteuropa 1989 große Hoffnungen auf weitere Fortschritte bzgl. Demokratisierung, Freiheit und gesellschaftlicher Gerechtigkeit in Europa weckten, wurde spätestens Mitte der 1990er-Jahre klar, dass nicht *mehr* Demokratie gewagt wurde, sondern „der neue Geist des Kapitalismus" in neoliberaler Form gesiegt hatte. Bourdieu kam zu der Einsicht, dass in den europäischen Gesellschaften und anderen Teilen der Welt ein furchtbarer zivilgesellschaftlicher *Rückschritt* drohe und dass die europäisch-zivilisatorischen Errungenschaften – die durch viele soziale Kämpfe um Anerkennung, unter vielen Opfern, errungen wurden – ein zu wertvolles kulturelles Erbe seien, um sie auf dem vorgezeichneten Wege leichtfertig preiszugeben (Müller 2014, S. 292). Bourdieu engagierte sich ab diesem Zeitpunkt auf der Grundlage seiner Gesellschaftsdiagnose direkt gesellschaftspolitisch mit *Gegenfeuer*, einer von ihm herausgegebenen gesellschaftskritischen Zeitschrift gegen die Preisgabe zivilisatorischer Errungenschaften (Schultheis 2019, S. 75 f.). Als Grundlage für seine Zeit- und Gesellschaftsdiagnose zu den Auswirkungen der neoliberalen Wirtschafts- und Gesellschaftspolitik auf die „kleinen Leute", diente ihm seine eigene empirische Untersuchung *La Misere du Monde* (1997), in der *das Leiden* an sozialer Ungleichheit und Ungerechtigkeit, Diskriminierung, Ausgrenzung, Missachtung und Ausbeutung in der neoliberalen Globalisierung im Zentrum stehen, und die den Nerv der Zeit getroffen hat.

Das Projekt *La Misère du Monde*

Am 15.11.1989 hat Bourdieu rund 20 Kollegen zu einer Besprechung geladen. Der Anlass für die außerplanmäßige Sitzung ist eine Unterredung zwischen Bourdieu und einer staatlichen Institution in Sachen Finanzierung des sozialen Wohnungsbaus und Stadtentwicklung gewesen, die bei Bourdieu angefragt hatte für ein Forschungsprojekt zur aktuellen Lage im Land. Hintergrund für diese Anfrage war das zu jener Zeit in den Medien präsente Thema der „sozialen Spaltung". Bourdieu hat spontan zugesagt, sich aber viel Freiheit bei der Konzeption und Durchführung des Projekts erbeten. Er hatte ein unkonventionelles Projekt im Sinn, das mit den üblichen akademischen Regeln brechen würde und für das er die Anwesenden gewinnen wollte (vgl. Schultheis 2019, S. 29). Die sozialwissenschaftliche Forschung sollte selbst demokratisiert werden. Geplant war eine Bottom-up-Betrachtung der aktuellen gesellschaftlichen Situation aus der Perspektive von Menschen unterschiedlicher sozialer Herkunft (Felder) und Positionen. Nebenbei hat er darauf hingewiesen, dass er vor 30 Jahren schon einmal eine ähnliche Studie durchgeführt habe, an die er anknüpfen wolle. Ziel sei es, die gesellschaftlichen Widersprüche einer durch sozialdemokratische Regierungen geprägten Ära und deren Versagen beim Umgang mit sozialen Fragen ans Licht zu bringen. Diese Forschung sei von Anfang an auch politisch motiviert gewesen.

Bourdieu hat den Anwesenden vorgeschlagen, auf der Basis ihrer persönlichen Beziehungen Personen für Interviews zu gewinnen, deren Blick auf die gesellschaftliche Wirklichkeit subjektiv erscheint, aber immer auch kollektiv geteilte Feld-Erfahrungen auf exemplarische Weise repräsentieren sollte, wobei Gesellschaft als Pluralität von Feldern aufgefasst wird. Bourdieu hat schon hier das zum Leitmotiv gewordene Konzept des *Verstehens* benutzt, um den anvisierten *praxeologischen* Forschungs-Ansatz zu charakterisieren (ebd., S. 30). Danach hat Bourdieu die Diskussion eröffnet und die Anwesenden gebeten, Vorschläge für mögliche Feld-Zugänge zu machen. Es sind auch gleich mögliche Interviewpartner genannt worden (Feuerwehrleute, Lehrer, Jugendliche in Banlieus, Rentner, Migranten u. a.).

Was diese eher essayistische Studie ausmacht und von herkömmlichen Studien unterscheidet, ist das Anliegen, mit den Mitteln der verstehenden Soziologie Gesellschaftsdiagnose zu betreiben, also Fragen von gesellschaftspolitischer Tragweite mit Methoden qualitativer Sozialforschung anzugehen und über die alltagsweltlichen Erfahrungen und subjektiven Deutungsmuster von Gesprächspartnern Zeugnisse alltäglichen Leidens an den gesellschaftlichen Verhältnissen einzuholen, um diese „Bilder" dann mit Mitteln makrosoziologischer und sozialstruktureller Rahmungen aus der Sphäre von Einzelschicksalen herauszulösen und ihren je exemplarischen Charakter für eine *Sozioanalyse* der Gegenwartsgesellschaft zu vermitteln (vgl. Schultheis & Schulz 2005, S. 10). Subjektive Leiderfahrungen werden dabei als Zeugnisse für Widersprüche in der neoliberalen Gesellschaft herangezogen.

Darstellung des Schlüsselwerks: *Das Elend der Welt. Zeugnisse und Diagnosen alltäglichen Leidens an der Gesellschaft*

Der Titel der voluminösen deutschen Erstausgabe (1997) des französischen Originalwerks *La Misere du Monde* (Bourdieu et al. 1997) klingt etwas pathetisch und lässt auf einen hohen, allumfassenden Anspruch schließen, als ob auf 850 Seiten das Elend der ganzen Welt abgehandelt und analysiert würde – dem ist aber nicht so. Eigentlich ist es eine Kritik des Elends der neoliberalen Welt der Globalisierung, wie er sie auch in seiner Zeitschrift *Raison d'agir* weiterführte. Soziologie ist für Bourdieu eine politische „Waffe" im Dienst der Sozialkritik an Formen von Unterdrückung (vgl. Yacine 2023, S. 13) und an den „verborgenen Mechanismen der Macht" (Bourdieu 2015).

Vielmehr wird „nur" die Misere der französischen Gegenwartsgesellschaft in einen „ethno-soziologischen" Blick genommen (mit Ethno-Soziologie als eine Art Ethno-Psychoanalyse des Sozialen), wobei die französische Misere nicht isoliert nationalstaatlich, sondern im Zusammenhang mit einer globalisierten Welt gesehen werden muss. Die in der vorliegenden sozio-analytischen Studie zusammengetragenen Lebensschicksale, Reflexionen aus beschädigtem Leben und Gesellschaftsdiagnosen beanspruchen eine repräsentative, die nationalstaatlichen Grenzen übergreifende Bedeutung – das soziale Elend von Migranten, Arbeitslosen und von Bewohnern der *Banlieus* (Vorstadt-Gettos), wie es sie fast überall auf der Welt gibt.

In der Untersuchung geht es um in materiellen Mangellagen wurzelnden Formen sozialen Elends, also um Armut, ohne nur eine Armutsstudie zu sein. Die menschlichen Alltagssorgen werden in einfühlsamer Weise zu Lebensbildern verdichtet, wobei die Interviews den befragten Menschen eine gewisse Würde verleihen.

Methodisch wird die Gesellschaft (sozialer Raum) dabei in eine Pluralität sozialer Felder differenziert und aus jedem sozialen Feld soll ein Interviewpartner als Repräsentant des jeweiligen Feldes gewonnen werden, so dass letztlich ein synoptisches Bild der (Gesamt-)Gesellschaft entsteht. Um die Subjektivität der Befragten zur Darstellung kommen zu lassen, wurde das qualitative Erhebungsverfahren von halboffenen Interviews gewählt, in bewusster Abgrenzung zu Fragebogenerhebungen und statistischer Auswertung, in denen die Subjektivität der Befragten weniger zur Geltung kommt.

Dabei sieht Bourdieu den Übergang vom mündlichen Interview zur schriftlichen Textform als Übersetzungsarbeit bzw. als Interpretation, die sehr entscheidend für das Verstehen ist. Das *Konzept des Verstehens* ist zum Leitmotiv auch für die Interviewführung und zur Anforderung der Gesprächsführenden an sich selbst in der nicht auf Egalität beruhenden Kommunikation der Interviews geworden; es gilt, den Gesprächspartnern gegenüber den notwendigen Respekt zu erweisen und sich das entgegengebrachte Vertrauen bewusst zu machen (vgl. Schultheis 2019, S. 33). Die soziologischen Autoren der Studie *Das Elend der Welt* verstehen sich als Vermittler zwischen Interviewten und Rezipienten, denen eine für sie vielleicht unbekannte Lebenswelt nähergebracht werden soll. In den Interviews wird über Sorgen, Nöte und Probleme gesprochen, die weitgehend unbearbeitet präsentiert werden. Dadurch sollen diejenigen eine Stimme bekommen, die sonst nicht gehört werden. Die Soziologen verstehen sich dabei als eine Art *Geburtshelfer*, die dabei helfen, das ans Tageslicht zu bringen, was vorher schon in den Interviewten latent angelegt war. Ihre Lebensschicksale sollen dabei in ihrer (Dialektik von) Allgemeinheit und individueller Besonderung verstanden werden.

Gerade in dieser Untersuchung wird deutlich, wie Bourdieus *Sozio-Analyse als Psychoanalyse des Sozialen* (King 2022) zu verstehen ist. Themenkomplexe der Studie treten besonders in den Interviews zutage, die einfühlsam als Gespräche zwischen gleichwertigen und gleichberechtigten Subjekten geführt werden:

- die Probleme von Einwanderern der ersten und zweiten Generation, ihre Lebenswelt in den Vororten der französischen Großstädte;
- psychosoziale Folgen der rationalisierenden Umstrukturierungen der Arbeitswelt und der Arbeitslosigkeit als „Abstieg und Niedergang", als Zerstörung von Zukunftsperspektiven und Lebensentwürfen;
- das Abdanken und Versagen des Staates angesichts zunehmender sozialer Probleme als Folge neoliberaler politischer Ökonomie;
- die Lebenswelt von Kindern und Jugendlichen, die in der Aussichts- und Trostlosigkeit unwirtlicher Vorort-Ghettos (Banlieus) von Großstädten aufwachsen;
- das Scheitern vieler Kinder und Jugendlicher am stark hierarchisch organisierten französischen Schulsystem mit der „Illusion der Chancengleichheit", wobei die dazu-gehörenden Ausgrenzungs- und Eingrenzungs-Mechanismen der französischen Gesellschaft in den Interviews illustriert werden;
- Vergleiche zwischen den Zuständen und Lebenswelten US-amerikanischer Slums und französischen Banlieus, wobei geschildert wird, wie der US-amerikanische Traum zum Albtraum werden kann, und was wir erwarten dürfen, wenn diese Zustände sich globalisieren;

„Die Sicht der Medien" als Perspektive des „journalistischen Feldes" mit ihrer spektakulären, auf Sensationen zielenden Art der Wirklichkeitskonstruktion wird am Beispiel, wie über Jugendunruhen berichtet wurde, exemplarisch aufgezeigt. Die Medien seien immer nur dann präsent, wenn die Jugendlichen durch Randale und Gewalt auffällig werden, während sie sich nicht für den (schwierigen) Alltag der Jugendlichen in den Banlieus interessieren.

Unser Wissen über gesellschaftliche Themen und Problembereiche ist sehr stark von den Medien geprägt. Wie Patrick Champagne in seinem Kapitel über *Die Sicht der Medien* einleitend diagnostiziert, haben gesellschaftliche Miseren nur dann eine für breite Bevölkerungsschichten sichtbare Existenz, wenn die Medien über sie berichten, d. h. wenn sie von den Medien als relevant anerkannt werden. Trotzdem ließen sich die gesellschaftlichen Miseren nicht auf das Bild reduzieren, das von den Medien über sie konstruiert werde. Das „journalistische Feld" unterziehe die sozialen Probleme einer regelrechten Konstruktionsarbeit, die weitgehend von ihrem speziellen Eigeninteresse abhinge. Außerdem müsse man bei kritischer Betrachtung der Medienlandschaft die beherrschende Stellung des Fernsehens (auch heute noch) im journalistischen Feld, insbesondere der Nachrichtensendungen, berücksichtigen.

Journalisten stürzen sich auf die spektakulärsten Ereignisse, in jenem Fall auf die Gewalt der Jugendlichen. Auf diese Weise würden die Medien der breiten Öffentlichkeit eine Präsentation der „Realität" liefern, die das Außergewöhnliche und den Ausnahmefall in den Fokus der Aufmerksamkeit stelle. Das breite Publikum erinnere sich dann nur noch an Bilder von Gewalttaten, Vandalismus und brennende Autos. Diese Mechanismen und Effekte werden durch die Aufmerksamkeitsökonomie der heutigen neuen digitalen Direkt-Medien und des Internets noch verschärft.

Champagne (ebd., S. 84 f.) sieht die Problematik von Einwanderern, Arbeitslosen und Jugendlichen in einem Zusammenhang: Einwanderer der ersten Generation, die vor der Krise nach Frankreich gekommen seien, würden die Arbeitslosigkeit oft mit einer gewissen Resignation ertragen, weil sie sich in Frankreich immer noch fremd fühlten. Ihre Kinder dagegen ertrügen ihre objektive Nicht-Integration nur schwer, gerade weil sie sich subjektiv integriert fühlten – sie erleben die Arbeitslosigkeit als Ungerechtigkeit im Sinne einer strukturellen Gewalt. Die objektive Ausgeschlossenheit aus der übrigen Gesellschaft treibe die Jugendlichen in Verhaltensweisen, die sie noch mehr ausschließen.

Außerdem ist Arbeitslosigkeit heute schwerer zu ertragen als früher, weil die Kluft zwischen geweckten Konsumwünschen und verfügbarem Einkommen gerade bei jugendlichen Arbeitslosen noch nie so groß gewesen ist wie heute. Dies erkläre, warum gerade Einkaufszentren zum bevorzugten Ziel von Gewaltakten der Vorstadt-Jugend würden; sie möchten jene Konsumtempel zerstören, die regelrechte Symbole der Konsumgesellschaft geworden sind, die sie ausschließen. Gleichzeitig sind Diebstähle und Kleinkriminalität zu einer Art Freizeitbeschäftigung für gelangweilte, arbeitslose Jugendliche geworden, die damit ihre unausgefüllte, sinnleere Zeit strukturieren – die Not wird zur „Tugend" gemacht. Es beginnt eine „Spirale der Dummheiten", damit etwas passiert, damit „was abgeht". Das Auto bedeutet mehr als ein Fortbewegungsmittel und Freizeitgerät, es ist Sinnbild und Status-Symbol für die Integration in die mobile Konsumgesellschaft. Deshalb ist das Auto ein beliebtes Objekt der Begierde bei Diebstählen und Zerstörung. Es symbolisiert Erfolg und Integration auf dem Arbeitsmarkt – wer sich ein Auto leisten kann, hat es geschafft; es ist normalerweise die erste Anschaffung, sobald man Arbeit und eine „Braut" hat.

Das Leben der arbeitslosen Jugendlichen ist mehr als das Leben anderer Arbeitsloser von Instabilität, Perspektivlosigkeit, Identitäts- und Selbstwertkrisen gekennzeichnet. Es ist beherrscht von tiefsitzender Unsicherheit gegenüber der Gegenwart und Zukunft, auf die oft mit Gewalt reagiert wird. Doch auch andere Arbeitslose leiden an einem Verlust ihres Identitäts- und Selbstwertgefühls. Louis Pinto (2014, S. 507) charakterisiert das Erleben von Entlassenen und Arbeitslosen so: Die Entlassung bewirke, dass die ganze Person, ihre „individuellen" Eigenschaften und die sowohl beruflichen wie privaten Ansprüche in Frage gestellt werden. Weil die Zukunft unsicher werde, zwinge sie zur Inventur des bisherigen Lebens und der brauchbaren Ressourcen. Bisher verdrängte oder überspielte Defizite würden offenbar, könnten nicht mehr kompensiert werden. Der Blick der Anderen – des Partners, der Freunde, der Nachbarn – werde manchmal schwer ertragbar, weil nun die Kluft zwischen Anspruch und Arbeitslosen-Wirklichkeit beschämend offenbar wird.

Christine Morgenroth (1990) beschreibt die Folgen der Arbeitslosigkeit in ihrer Studie über die Lebenswelt von Arbeitslosen folgendermaßen: Entzug der Öffentlichkeit und soziale Isolation, Ängste, depressive Dynamik, Aggressionsabwehr, Sinn- und Motivationsprobleme, Identitäts- und Selbstwertkrisen, Vergangenheitsorientierung und Realitätsverlust, Verlust der beruflichen Weiterbildungschancen. Arbeitslosigkeit sei vor allem eine strukturelle Gewalt. „Menschen, die ihren Arbeitsplatz verlieren, erleben diese Gewalt ganz unmittelbar: als Zerstörung ihrer Lebensentwürfe" (ebd., S. 7).

Das Elend der Welt – ein eminent politisches Lese-Buch und ein ethisch-moralisches Plädoyer für Politik als Kampf für ein menschenwürdiges, gutes Leben aller Menschen, ein Kampf um gesellschaftspolitische Rahmenbedingungen für die Verwirklichung der Fähigkeit zur Lebenskunst als Selbstverwirklichung und Freiheit. Das Credo der groß(artig)en Studie: „Nicht bemitleiden, nicht auslachen, nicht verabscheuen, sondern verstehen!" (Bourdieu et al. 1997, Klappentext).

Für das wiedervereinigte Deutschland wurde im Anschluss daran, und angeregt durch Günter Grass in einem Radio-Gespräch mit Bourdieu 1999, eine ähnliche Untersuchung von Franz Schultheis und Kristina Schulz (2005) unter dem Titel *Gesellschaft mit beschränkter Haftung* veröffentlicht, die die menschlichen Folgekosten der gesellschaftlichen Entwicklung in Deutschland thematisiert (vgl. ebd., S. 10). Ähnliche Studien wurden auch in der Schweiz, Österreich und in Griechenland durchgeführt (vgl. ebd., S. 11).

Kritische Anmerkungen und Anschlussmöglichkeiten

Bourdieu hat mit seiner Verabsolutierung des Konkurrenz-*Kampfes als Paradigma des Sozialen* (vgl. Honneth 1989, S. 169 f.) die sozial verbindenden Emotionen wie Vertrauen, Mitgefühl, Treue, Liebe u. a. als Voraussetzung für soziale Beziehungen unreflektiert gelassen – ein blinder Fleck aus Sicht einer *Emotions-Soziologie*

(Scherke 2024). Denn solche Emotionen haben im Leben von Bourdieu – als Lebenskunst – und in seinem wissenschaftlichen und politischen Lebenswerk – als Kritische Lebenskunst – sicher eine wichtige Rolle gespielt. Bourdieu hat natürlich insoweit recht, als Konkurrenz-Kampf und Wettbewerb dominante Faktoren in den sozialen Interaktionen des neoliberalen Kapitalismus sind und dementsprechend sowohl die verbindenden wie die trennenden Gefühle prägt (vgl. Illouz 2023) – im Gegensatz zur traditionalen kabylischen Kultur, in der Vertrauen und Ehre eine große Bedeutung hatten (vgl. Bourdieu 2023, S. 89 f.). Bourdieu hat es auch versäumt, Anschluss an das *Collège de Soziologie* zu suchen, das sich mit der Erzeugung *kollektiver Emotionen* befasste. Diesem Thema kommt heute neue Aktualität zu im Zusammenhang populistischen *Missbrauchs kollektiver Emotionen* (vgl. Scherke 2024, S. 176). Es wäre interessant zu erfahren, wie Bourdieu diese heutigen Tendenzen bewerten würde.

Bourdieu hat sich nicht explizit mit normativen Fragen einer kritischen Gesellschaftstheorie befasst, wollte nicht, wie Jürgen Habermas, die normativen Maßstäbe seiner kritischen Sozialtheorie ausweisen; doch solche Fragen spielen bei ihm natürlich implizit eine Rolle i. d. S., dass Gleichheit, Gerechtigkeit und Freiheit implizit als Maßstäbe seiner Kritik der sozialen Ungleichheit und Ungerechtigkeit bedeutsam sind. Er enthält sich einer normativen Begründung und überlässt dies der Sozialphilosophie und der politischen Philosophie, setzt selbst eher auf empirisch-sozialwissenschaftliche Aufklärung und praktische Kritik durch politisches Engagement, deren sich Philosophen oft enthalten.

Das Werk von Bourdieu zählt ebenso wie das der Frankfurter Schule zu den wichtigsten gesellschaftskritischen Ansätzen. Die gegenseitige Rezeption aber ist durch Missverständnisse und Abgrenzungskämpfe gekennzeichnet. Aus deren Vermittlung, der eher empirisch orientierten Sozialkritik und der eher normativ orientierten Gesellschaftskritik, könnten sich neue Perspektiven und Konvergenzen ergeben. Zentrale gemeinsame Bezugspunkte sind die Subjekt- bzw. *Habitus-Theorie*, die Analyse von Macht- und Herrschaftsstrukturen sowie die jeweilige Stellung zu politischem Engagement und sozialen Bewegungen (vgl. Bauer & Bittlingmayer 2014) als praktische Kritik. „Das Leben ändern, das müsste auch heißen, die vielen kleinen Nichtigkeiten zu ändern, die das Leben der Leute ausmachen und die heute gänzlich als Privatangelegenheiten angesehen und dem Geschwätz der Moralisten überlassen werden" (Bourdieu 2015, Klappentext). Bourdieu behandelt dabei alle Bereiche des gesellschaftlichen Lebens: Schule, Sprache und Moral, Alltagskultur und die Rolle der Intellektuellen, bis hin zu Diskursen und Herrschaftsmechanismen der politischen Klasse.

Ein weiteres zentrales Untersuchungsfeld von Bourdieu neben „soziale Ungleichheit" (und im Zusammenhang damit) sind „die verborgenen Mechanismen der Macht", die er zu enthüllen versuchte (Bourdieu 2015, S. 81 f.). Bourdieu ging davon aus, dass alle Kommunikationsbeziehungen durch Machtbeziehungen beeinflusst sind und dass sich in dieser These eine allgemeine Theorie der Macht und eine Theorie des Politischen über Bourdieus Begriff der „symbolischen Macht" vermittelt. Die Logik der Politik sei die der Magie bzw. die des Fetischismus (vgl. ebd., S. 85). Neben der Metapher von der „Soziologie als Kampfsport" gelte die Metapher von der „Soziologie als Komödie", die die *verborgenen Mechanismen der Macht* aufkläre, so Bourdieu (ebd., S. 86).

Die *Dialektik der Macht* stehe erst dann vollständig vor Augen, wenn man berücksichtige, dass die Macht eine Seite des Zwangs und eine Seite der Zustimmung durch die Betroffenen des Zwangs habe und Intersubjektivität von Seiten des einschränkenden Zwangs als auch von Seiten der befreienden Ermöglichung gesehen werde, so Fink-Eitel (1992, S. 51). Als potentieller Zwang durch Androhung von Strafen ruft Macht Angst vor Schmerz, Leid oder gar Tod hervor. Soll die Dialektik der Macht stillgelegt werden, so muss sich Macht als potentieller Zwang unkenntlich machen und muss einen unbewussten Zwang zur Zustimmung ausüben – als verborgener Mechanismus der Macht. Dieser aber hat sich durchgesetzt, wenn die Normen und Regeln, deren Befolgung die Macht zu gewährleisten hat, von den Unterworfenen verinnerlicht wurden (ebd., S. 52). Durch die Verinnerlichung äußerer, gewalttätiger Sanktionen zur inneren Sanktions-Instanz des Gewissens geht die äußere Grausamkeit der Disziplinierung über in innere Grausamkeit durch ein negatives Introjekt, Gewissens- und Schuldangst. Seit Sigmund Freud wissen wir, dass die Über-Ich-Angst und der daraus erwachsende Konflikt einer der dramatischsten inneren Konflikte ist. Ihre pathogenen Wirkungen sind schwer therapierbar, denn die Über-Ich-Angst geht einher mit einer Verdrängung der bedrohlichen inneren Zensur und setzt der Aufhebung der Verdrängung einen schwer überwindlichen (Veränderungs-)Widerstand entgegen (ebd., S. 53).

Versteht man Moral als Ensemble von in allgemeinen Rechten und Pflichten formulierten Handlungsregeln in einer bestimmten Gesellschaft, dann funktioniert dieser Typ von Macht (Über-Ich) als moralisch-normative Integration, d. h. als moralische Autorität, deren Macht nicht mehr auf äußerem Zwang, sondern auf der Verinnerlichung ihrer Normen beruht. Damit lassen sich *drei Typen von Macht* unterscheiden, denen *drei Typen von Angst* entsprechen: Dem *ersten Macht-Typ*, der auf äußerem Zwang beruht, entspricht die Furcht vor äußerer Bedrohung. Dem *zweiten Macht-Typ* der verinnerlichten moralischen Autorität entspricht der innere Zwang verinnerlichter Schuldangst (ebd., S. 53). Dem *dritten Macht-Typ* der subjektlos anonymen, sozialen Strukturprozesse entspricht die Existenzangst, die auf die Allgegenwart von strukturellen Prozessen reagiert. Dies geschieht mit Individuen, wenn sie die Auswirkungen der *Kolonialisierung der Lebenswelt durch Systemimperative* (Habermas) erleiden, z. B. wenn Subjekte am depressiven Erschöpfungs-Syndrom erkranken (vgl. Ehrenberg 2008). Doch Angst vor etwas setzt Angst um etwas voraus, nämlich um dasjenige, vor dessen Bedrohung sie sich ängstigt. Angst um etwas sei gleichbedeutend mit *Sorge um etwas* (Fink-Eitel 1992, S. 54) – Angst um das Selbst ist Sorge um das Selbst und solche Selbstsorge ist auch ein Moment der Lebenskunst. „Therapieziel Selbstsorge" (Gödde & Zirfas 2021) ist dann auch Therapieziel einer Lebenskunst i.S. der Vorsorge (Bourdieu 2023, S. 99) und der Befähigung zu Autonomie i.S. eines guten und gelingenden Lebens (vgl. Rössler 2023).

In einer Psychotherapie und Psychoanalyse als kritischer Theorie des Subjekts und als kritischer Theorie der Lebenskunst kommt es auch darauf an, Angst vor der Macht als unbewussten (Hinter-)Grund der Macht bewusst zu machen (Fink-Eitel 1992, S. 56), denn alle drei Macht-Typen verhindern die Entfaltung der angelegten

Fähigkeiten zur Selbstverwirklichung und Freiheit als Lebenskunst und erfordern eine „Kritik der Macht“ (Honneth 1989) – als kritische Theorie der Gesellschaft, des Subjekts und der Lebenskunst.

Literatur

Bauer, U., & Bittlingmayer, U. (2014). Pierre Bourdieu und die Frankfurter Schule. Eine Fortsetzung der Kritischen Theorie mit anderen Mitteln. In U. Bauer et al. (Hrsg.), *Bourdieu und die Frankfurter Schule. Kritische Gesellschaftstheorie im Zeitalter des Neoliberalismus* (S. 43–81). Bielefeld: transcript.

Bonß W. & Honneth, A. (1982). Sozialforschung als Kritik: zum sozialwissenschaftlichen Potential der Kritischen Theorie. Frankfurt am Main: Suhrkamp.

Bourdieu, P. (2002). *Ein soziologischer Selbstversuch*. Frankfurt am Main: Suhrkamp.

Bourdieu, P. (2015). *Die verborgenen Mechanismen der Macht. Schriften zu Politik & Kultur*. Hamburg: VSA-Verlag.

Bourdieu, P. (2023). *Algerische Skizzen*. Berlin: Suhrkamp.

Bourdieu, P., et al. (1997). *Das Elend der Welt. Zeugnisse und Diagnosen alltäglichen Leidens an der Gesellschaft*. Konstanz: UVK.

Ehrenberg, A. (2008). *Das erschöpfte Selbst. Depression und Gesellschaft in der Gegenwart*. Frankfurt am Main: Suhrkamp.

Fink-Eitel, H. (1992). Dialektik der Macht. In E. Angehrn, H. Fink-Eitel, C. Iber, & G. Lohmann (Hrsg.), *Dialektischer Negativismus* (S. 35–56). Frankfurt am Main: Suhrkamp.

Gerlek, S. (2019). Poststrukturalismus. Die Mauer zwischen Theorie und Praxis durchstoßen. In T. Bedorf & S. Gerlek (Hrsg.), *Philosophien der Praxis* (S. 283–319). Tübingen: Mohr Siebeck.

Gödde, G., & Zirfas, J. (2021). *Therapieziel Selbstsorge*. Göttingen: Vandenhoeck & Ruprecht.

Hillebrandt, F. (2014). *Soziologische Praxistheorien. Eine Einführung*. Wiesbaden: Springer.

Höffe, O. (2023). *Die hohe Kunst des Verzichts. Kleine Philosophie der Selbstbeschränkung*. München: C.H. Beck.

Honneth, A. (1989). *Kritik der Macht. Reflexionsstufen einer kritischen Gesellschaftstheorie*. Frankfurt am Main: Suhrkamp.

Illouz, E. (2023). *Gefühle in Zeiten des Kapitalismus*. Berlin: Suhrkamp.

Jurt, J. (2009). Pierre Bourdieu. Leben und Zeit, in: G. Fröhlich & B. Rehbein, B. (Hrsg.), Bourdieu-Handbuch. Leben – Werk – Wirkung (S. 1–9). Stuttgart: Metzler.

King, V. (2022). *Sozioanalyse. Zur Psychoanalyse des Sozialen mit Pierre Bourdieu*. Gießen: Psychosozial-Verlag.

Morgenroth, C. (1990). *Sprachloser Widerstand. Zur Sozialpathologie der Lebenswelt von Arbeitslosen*. Frankfurt am Main: Fischer.

Müller, H.-P. (2014). *Pierre Bourdieu. Eine systematische Einführung*. Frankfurt am Main: Suhrkamp.

Pinto, L. (2014). Ein intellektuelles Erbe hinterlassen und antreten. In U. Bauer et al. (Hrsg.), *Bourdieu und die Frankfurter Schule* (S. 353–364). Bielefeld: transcript.

Rössler, B. (2023). *Autonomie. Ein Versuch über das gelungene Leben*. Berlin: Suhrkamp.

Scherke, K. (2024). *Emotions-Soziologie*. Bielefeld: transcript.

Schultheis, F., & Egger, S. (Hrsg.). (2021). *Pierre Bourdieu und die Fotografie. Visuelle Formen soziologischer Erkenntnis. Eine Rekonstruktion*. Bielefeld: transcript.

Schultheis, F., & Schulz, K. (Hrsg.). (2005). *Gesellschaft mit begrenzter Haftung. Zumutungen und Leiden im deutschen Alltag*. Konstanz: UVK-Verlagsgesellschaft.

Schultheis, F. (2019). *Unternehmen Bourdieu. Ein Erfahrungsbericht*. Bielefeld: transcript.

Schwingel, M. (1995). *Bourdieu zur Einführung*. Hamburg: Junius.

Seel, M. (1999). *Versuch über die Form des Glücks*. Frankfurt am Main: Suhrkamp.

Yacine, T. (2023). Bourdieu und Algerien, Bourdieu in Algerien. In: P. Bourdieu, Algerische Skizzen (S. 9–70). Berlin: Suhrkamp.

Judith Butler. *Kritik der ethischen Gewalt* (2007)

4

Alexander Kappe

Ethik ethisch sensibel gedacht

Das Buch *Kritik der ethischen Gewalt* ist das Ergebnis einer längeren Forschungsarbeit von Judith Butler, die 2001 begonnen hat und im Frühjahr 2002 bei den Spinoza-Vorlesungen der Philosophischen Fakultät der Universität Amsterdam und im Herbst 2002 bei den Frankfurter Adorno-Vorlesungen vorgetragen wurde. Die amerikanische Ausgabe mit dem Titel *Giving an Account of Oneself* erschien 2005. Die deutsche Ausgabe erschien bereits 2007, und wurde mehrfach überarbeitet, zuletzt für die sechste Ausgabe 2023. Im Folgenden werde ich die zentralen Thesen und Argumente Butlers darstellen und auf ihren Mehrwert für eine kritische Theorie der Lebenskunst *en passant* überprüfen. Selbiges gilt für eine Reflektion der Vorannahmen Butlers.

Ausgangspunkt der Überlegungen Butlers ist die Frage, wie man unter Bedingungen der Gegenwart moralphilosophisch denken kann, wo Moralphilosophie beginnen muss und was gängigen Moralphilosophien entgeht. Ihre These: Moralphilosophie agiert nicht im luftleeren Raum. Die Vorstellung von einem souveränen Subjekt, das frei von Zwängen – kulturellen, historischen, sozialen, auch anthropologischen – nach dem richtigen Verhältnis zu anderen Menschen fragt, führt in die Irre. Der Kontext, in dem heraus eine moralphilosophische Reflektion oder eine kulturelle oder soziale Wertsetzung agiert, ist kein schmückendes Beiwerk, das man irgendwann am Ende auch noch zu berücksichtigen hätte, sondern zentral (vgl. Butler 2007, S. 9).

Das begründet Butler mehrfach, und zwar in Hinwendung auf Theodor W. Adorno. Eine Begründung ist ontologisch. Mit Adornos Aneignung von Søren Kierkegaard bemerkt sie: „Und dennoch gibt es kein ‚Ich', das sich ganz und gar

A. Kappe (✉)
Leucorea (Martin-Luther-Universität Halle-Wittenberg)
Berlin, Deutschland
E-Mail: alexanderkappe@posteo.de

G. Gödde, J. Zirfas (Hrsg.), *Schlüsselwerke der Kritischen Lebenskunst II*, Schriften zur Kritischen Lebenskunst,
https://doi.org/10.1007/978-3-662-72440-8_4

von seinen gesellschaftlichen Entstehungsbedingungen lösen lässt, kein ‚Ich', das nicht schon von moralischen Normen bedingt ist" (ebd., S. 14). Diese Normen entschieden auch im Voraus darüber, „wer Subjekt wird und wer nicht" (ebd., S. 17). Mit Michel Foucault verfeinert sie später ihre Absage an ein liberalistisches Subjektkonzept. Das Subjekt bilde sich im Verhältnis zu einer Menge von Codes und Normen, und zwar durch praktisches Handeln oder Entscheidungen, aber auch dadurch, dass es Kritik an diesen Normen ausübe und sein eigenes Handeln in Verhältnis zu Normen setze. Butler verweist hier auf einen wichtigen Punkt: Gerade auch die Negation der Norm bleibt auf die Norm bezogen. „Es gibt keine Erzeugung seiner selbst (*Poesis*) jenseits eines Modus der Subjektwerdung (*assujettisement*), folglich keine Selbsterzeugung jenseits der Normen, welche die möglichen Formen verzeichnen, die ein Subjekt annehmen kann" (ebd., S. 27). Wer Nein sagt zur Norm, erlangt nicht Freiheit von Normativität, sondern bleibt im Spielraum der Norm.

Aus dieser Dialektik gibt es für Butler keinen einfachen Ausweg. Ihre theoretische Zuspitzung verleiht der kritischen Reflektion von Normen, der die spätmoderne Mentalität einen hohen Wert beimisst und die Mündigkeit und Bürgerlichkeit begründet, einen Abgrund, den wir durchaus akzeptieren müssen. Mit Butler könnte man auch, wie Foucault es tut, das Nein zur Norm nicht als Zersetzung der Normen, sondern gerade als Notwendigkeit für die Stabilität dieser Normen verstehen. Eine Norm, die hinterfragt werden kann, ist nachhaltiger als eine Norm, die oktroyiert wird.

Eine zweite Begründung erfolgt vor dem Hintergrund von Debatten über den ethischen Zustand der Welt. Die Einschätzung des Zustands der Welt ist für moralphilosophische Reflektion bedeutsam. Kulturdiagnostik, so könnte man Butler hier schärfen, geht Moralphilosophie voraus. Moralische Reflektion wirkt immer auf den Zustand der Welt ein, agiert vor einem Horizont, der größer ist als Ich-Ich, Ich-Du oder Ich-Wir oder Ich-Die. Mit Adorno stellt sie etwa Max Schelers Kritik am Niedergang eines kollektiven Ethos in Frage (vgl. ebd., S. 9). In kollektiven Vorstellungen eines richtigen, verbindlichen Ethos halle die obstruktive Gewalt des Nationalismus nach, welcher „die Schwierigkeiten und Diskontinuitäten jedes zeitgenössischen Ethos zu unterdrücken sucht" (ebd., S. 10). Butler setzt hinzu: Das Ableugnen der Historizität und Sozialität der Moralphilosophie befördere subtile Gewaltsysteme. Die repressive Gewalt normativer Vorstellungen wirke umso stärker, je mehr „der Stand des Bewußtseins der Menschen und auch der Stand der gesellschaftlichen Produktivkräfte sich von diesen kollektiven Vorstellungen entfernt hat" (ebd.). Die Ungleichzeitigkeit von Weltverfasstheit und normativem Apparat befördere Systeme ethischer Gewalt. Diese Form der Gewalt entstünde, weil die allgemeine Verbindlichkeit eines Ethos unglaubwürdig geworden sei, das herrschende Ethos sich weigere, Vergangenheit zu werden und sich mittels Gewalt der Gegenwart aufzwinge (vgl. ebd., S. 11).

Umgekehrt entstünden eigentlich moralische Fragen erst dann, „wenn der Bann des kollektiven Ethos gebrochen ist" (ebd., S. 10). Darum steht für sie Universalismus „als unabdingbare Voraussetzung, als *conditio sine qua non*" (ebd., S. 13) zur Disposition. Universalismus sei zwar nicht grundsätzlich gewalttätig, habe aber ein gewalttätiges Potenzial, wenn er eine allgemeine Norm errichtet, die sich „aus gesellschaftlichen Gründen nicht aneignen lässt" (ebd.). Die Absage an das souveräne Subjekt der Aufklärung führt nicht zum Lob des Kollektivmenschen. Butler versucht einen Weg aus bestehenden Polaritäten zu finden; weder radikaler Individualismus noch radikaler Kollektivismus werden einer philosophisch gut eingestellten Anthropologie gerecht. Das Suchen eines Auswegs gründet in dem Verdacht, dass ethische Gewalt gerade dort waltet, wo wir sie nicht vermuten würden. Es gilt, diesen subtilen Moment weiter zu verfolgen.

Mit sich selbst rechnen

Der zentrale Begriff dieser Schrift ist *Rechenschaft* (*accountability*). Mithilfe dieses Begriffs will sie die moralphilosophische Diskussion erneuern. Die deutschen Übersetzer Reiner Ansén und Michael Adrian weisen richtig darauf hin, dass das englische Idiom *to give account of oneself* die Aufforderung zum *Erzählen* enthält, während das deutsche *Rechenschaft ablegen* nicht nur einen moralischen, sondern auch einen mathematischen wie ökonomischen Aspekt enthält; Schuld wird beglichen (Schuld kommt von Schulden, mit Friedrich Nietzsche gesprochen).

Die Rechenschaft zeichnet sich, wie Butler inmitten des Texts zusammenfasst, durch mehrere Dinge aus: Die Rechenschaft ist ein erzählerischer Prozess, der in Form der Adressierung stattfindet; gleichzeitig bestimmt den Menschen ein unerzählbares Ausgesetztsein; der Mensch ist ferner durch intransparente primäre Beziehungen geprägt; auch durch eine intransparente Geschichte; es gibt Normen außerhalb der Erzählbarkeit, die die Erzählbarkeit zugleich begründen (ebd., S. 55–56). Im Folgenden gilt es, diese einzelnen Aspekte mit Butler zu vertiefen.

Über sich selbst Rechenschaft abzulegen, kann gemäß der zuvor geäußerten ontologischen Grundannahmen nie von einem Ich im gesellschaftsfreien Raum geschehen (vgl. ebd., S. 15). Das führe dazu, dass ein Subjekt, das Rechenschaft über sich selbst ablegen will, „seine eigenen Entstehungsbedingungen einschließen muss", eigentlich „notwendig zum Gesellschaftstheoretiker" werden müsse (ebd.). Das ist keine bloße Pointe Butlers. Rechenschaft über sich ablegen bedeutet für sie, über die Normen und Bedingungen nachzudenken, in die man ohne Zutun verstrickt ist (vgl. ebd.). Man kann die Notwendigkeit, zum Gesellschaftstheoretiker zu werden, neben die Einsicht der Stoa legen, dass für eine gelingende Selbstbetrachtung nicht nur eine Kenntnis des eigenen Selbst, der eigenen Problematiken oder Tendenzen Not tut, sondern auch der Regeln der Welt, ihrer Geschichte, ihrer Physik wie auch Metaphysik. Wenn man nichts über die Welt weiß, kann man auch nichts über sich selbst wissen.

Im Rückgriff auf Nietzsche versteht Butler Rechenschaft als Aufforderung, „in einem Rechts- und Strafsystem Rede und Antwort stehen [zu] müssen" (ebd., S. 19). Es ergeht eine Aufforderung; eine bestimmte Tat und eine Schuld stehen im Raum, eventuell auch eine Strafandrohung; ein ängstliches Ich versucht, die eigenen Taten zu rekonstruieren, damit das Ich Auskunft über seine Schuld geben kann (ebd.). Denkbare Ausgangspunkte für die Rechenschaft seien auch der Wunsch nach Selbstverständnis oder der Wunsch nach Verständnis der Anklagemotive (ebd.,

S. 20). Butler eröffnet hier einige wichtige Punkte für ein gelingendes Verhältnis zu anderen und sich selbst. Hält man sich Franz Kafkas *Der Prozess* vor Augen, wird die Notwendigkeit, einen im Raum stehenden Vorwurf verstehen zu können, um Rechenschaft abgeben zu können, sofort einsichtig. Übertragen auf das Selbstverhältnis: Ein vages, nicht verbalisiertes (oder gar nicht verbalisierbares) Gefühl von eigener Schuld kann nicht geheilt werden. Eine präzise Selbstanklage ist für eine Überwindung der eigenen Problematik nötig.

Rechenschaft nehme notwendig eine narrative Form an, weil Abfolgen von Ereignissen synthetisiert werden müssen; auch richte sie sich an ein zuhörendes Publikum, das überzeugt werden soll; Rechenschaft ablegen sei ferner szenisch zu denken (vgl. ebd., S. 20). Auch dies ist sofort einsichtig. Rechenschaft wird nicht in einem blitzartigen Moment abgelegt – „jetzt übernehme ich Verantwortung und dann ist sofort alles vorbei“ –, sondern ist ein mehrstufiger, geregelter Handlungsablauf. Der Ritus von Schuldvorwurf-Schuldreflektion-Schuldeinsicht ist gerade keine psychische Überlastung, sondern eine Entlastung der Psyche (man vergleiche die Einführung der jährlichen Beichtpflicht auf dem Laterankonzil 1215 und deren anthropologisch-psychologischen Vorteil der Abschließbarkeit der Schuldreflektion mit der radikalisierten Form der ewigen, unabschließbaren Selbstbefragung, wie sie von Martin Luther eingeführt und vom Pietismus kulturell nachhaltig verankert wird). Zuletzt gibt Butler der Grenze der Selbstbefragung statt. Die ultimative Undurchschaubarkeit des eigenen Selbst sei gerade kein Hindernis für Rechenschaft. Sie ist Bedingung für Moral (vgl. ebd., S. 30).

Allerdings widerspricht sie Nietzsche auch. Das schlechte Gewissen, über dessen Herkunft Nietzsche in *Zur Genealogie der Moral* nachgedacht hatte, ist kein Ergebnis einer Verinnerlichung unter Strafdruck, kein Ergebnis einer nach innen gewendeter Grausamkeit gegen sich selbst, und demzufolge ist Moral kein Strafsystem (vgl. ebd., S. 25–26). Oder anders: Diese Vorstellung ist wenig hilfreich als Grundlage einer guten Moralphilosophie. Butler präsentiert dann gerade den Nietzsche-Leser Foucault als Paten für das Modell, das sie bevorzugt. Moralische Reflexivität entsteht, „indem man sich zu moralischen Codes in Beziehung setzt“ (ebd., S. 26). Das Ich, das sich moralisch in der Welt orientiert, ist keine „mit sich selbst hadernde psychische Instanz“, sondern „eine Herausforderung, wenn nicht gar eine offene Frage, nämlich die Frage, welche Beziehung das Selbst zu sich herstellt, wie es sich selbst in Reaktion auf ein Verbot gestaltet, wie es sich ausbildet und wie es mit sich selbst arbeitet“ (ebd., S. 29). Butler sucht nach einer Möglichkeit, das Selbstverständnis prozessual zu denken, wie sie es bereits in *Gender Trouble* und anderen früheren Schriften erprobt hat. Der Mensch kommt nicht aus einem Dilemma – oder auch einer Dialektik? – heraus, nämlich dass seine ethische Handlungsfähigkeit „weder gänzlich determiniert noch radikal frei“ ist, „vielmehr besteht ihr Ringen, ihr elementares Dilemma darin, Produkt einer Welt zu sein, während man sich doch zugleich in bestimmter Hinsicht selbst erschaffen muss“ (ebd.). Die hartnäckige Unfreiheit der Welt der Normen ist gerade die Voraussetzung für freies Handeln. Der Mensch hat die Möglichkeit, das Wahrheitsregime zu hinterfragen, weil „jede Beziehung zum Wahrheitsregime zugleich eine Beziehung zu mir selbst ist“ (ebd., S. 34). Es gibt keine getrennten Bereiche von Selbstbefragung und

Weltbefragung, von Selbstkritik und Gesellschaftskritik. Für eine Kritische Lebenskunst ist diese Pointe wiederum zentral.

Butler will Nietzsches Konzept der Unfreiheit des Willens wie dessen Konzept des schlechten Gewissens als Ergebnis verinnerlichter Zwänge wie Affekte loswerden. Damit entfernt sie eine – in meinen Augen sehr plausible – Psychologie der Schuld aus der Moralphilosophie, um – jetzt mit Foucault – jenes liberalistische Subjektkonzept auf modifizierte Weise wieder zu installieren. Ihr ist wichtig, dass der Mensch in Bezug zu Normen agiert, die eine Geschichte haben; der Bezug auf diese Normen aber scheint auch bei wohlwollender Lektüre durchaus einer grundsätzlicheren *conditio humana* zu folgen, bei der so etwas wie Rechenschaft immer als anthropologisches Existenzial bestanden hat. Ein solches Subjekt erfüllt in Sachen Moralfähigkeit jenes aufklärerische Ideal.

Über Butler hinaus: Bedarf es zur Begründung der Verantwortlichkeit des Menschen notgedrungen der Leugnung einer Geschichtlichkeit der Seele? Mit Nietzsche, so ihre Intuition, geht das nicht; also schwenkt sie in eine angeblich foucaultianische Fassung der *conditio humana* um. Dem liegt auch, wie Petra Gehring gezeigt hat, das Missverständnis der späten Schriften Foucaults zur Ethik zugrunde, die mitnichten als Absage an seine bisherige Forschung unter nietzscheanischen Vorzeichen zu verstehen sind (vgl. Gehring 2014).

Mit ihrem Anknüpfungspunkt an Foucault ist zu bemerken, dass Subjektivität ohne Frage eine Geschichte hat. In der abendländischen Geschichte hat Rechenschaft – oder das Geständnis – eine zentrale Funktion für die Herausbildung verlässlicher, belastbarer Subjekte gespielt. Mit Foucault müsste gelten: Die Tatsache, *dass* wir über uns Rechenschaft ablegen können, ist nicht Teil einer fest umrissenen *conditio humana*, sondern Ergebnis eines langen historischen Prozesses in der Herausbildung von Subjektivität. Auch kann das Ablegen von Rechenschaft über sich selbst einer kulturellen Obsession gleichkommen; oder sogar im Sinne Foucaults ein Dispositiv bilden.

Auch wäre dem offenkundigen Wert von Rechenschaft deren extreme Varianten entgegenzuhalten: das manische Grübeln, der Abgrund der Selbstzweifel, die existenzielle Verunsicherung (die gerade durch die Vorstellung, dass alle möglichen Kräfte wie Macht und Normen einem vorausgehen, sicher nicht wenig Auftrieb erhält). Der Terror des Allgemeinen, von dem Friedrich Hegel spricht und den Butler als Argument gegen den Universalismus aufruft, kann sehr wohl in den Terror des Innerlichen umschlagen. Auch darf man als Beobachter der Gegenwart davon sprechen, dass Kulturen bestimmte Formen der Rechenschaft favorisieren, wie auch bestimmte soziale Milieus die Fähigkeit zur Rechenschaft zum Distinktionsmerkmal erheben können. Zuletzt wäre der Rechenschaft als Nicht-Vergessen-Können mit Nietzsche die positive menschliche Eigenschaft der Vergesslichkeit entgegenzuhalten.

Der ausgesetzte Mensch

Zentral für Butler ist die Prekarität des Subjekts. Wenn jedes Subjekt – nun ganz im Kosmos der hegelianisch informierten kritischen Theorie – nach Anerkennung strebt, dann setzt die Hinterfragung von Normen diese Anerkennung aufs Spiel (vgl. Butler 2007, S. 35). Aber: Auch die Selbsthinterfragung setzt Anerkennung aufs Spiel. Daraus ergibt sich eine doppelte Prekarität des Menschen, der Rechenschaft ablegen will.

Trotz ihres Projekts der Vermengung gemeinhin getrennter Bereiche warnt Butler ausdrücklich davor, den oder die Anderen in Normen aufzulösen (vgl. ebd., S. 36). Gleichzeitig sei es so, dass der Andere überhaupt erst als solcher erscheint, „wenn es einen Rahmen gibt, in dem ich ihn in seiner Getrenntheit und Äußerlichkeit sehen und erfassen kann" (ebd., S. 37). Die Anerkennung des Anderen bedeute immer die Unterwerfung unter eine Anerkennungsnorm, weil es unmöglich ist, Anerkennung mit den „eigenen privaten Ressourcen" (ebd.) zu bestreiten. Wer den Anderen anerkennt, erkennt auch die Norm an, die Anerkennung ermöglicht. Daraus schlussfolgert Butler, dass auch die Anerkennung der anderen tief in Normen verstrickt ist; und weil Normen immer eine ethische Gewalt transportieren, ist auch Anerkennung nicht frei von Gewalt (vgl. ebd., S. 38–39).

Auch der Auffassung von Emmanuel Levinas, dass im lebensweltlichen Akt der Begegnung mit dem konkreten, leiblichen Antlitz der Anderen eine gewaltfreie Anerkennung stattfindet, erteilt sie eine Absage. Die Erscheinung des Antlitzes des Anderen sei ebenso bestimmten Normen – auch visuellen Normen – unterworfen (vgl. ebd., S. 43). Butler macht hier auf etwas Wichtiges aufmerksam. Selbst wenn ich sage, dass „ich dich einfach so akzeptiere, wie du bist", nehme ich noch auf eine Norm Bezug, auf ein Ideal, das sagt, dass man keine Normen aufzustellen hat außer derjenigen, jeden nach seiner Singularität anzuerkennen. Abgeleitet: Es bedarf einer Sensibilität sogar für das Normengerüst, nach dem wir wohlmeinend handeln und Gutes tun wollen.

Stattdessen votiert Butler für ein Modell existenziellen *Ausgesetztseins*, das sie der italienischen Philosophin Adriana Cavarero entleiht. Die zentrale Frage der Anerkennung ist eigentlich die Frage: „Wer bist du?" Diese Frage akzeptiere, dass wir jemand Anderes, Fremdes, Einzigartiges und Unsubstituierbares vor uns haben, der all diese Eigenschaften weder durch Anerkennung gewinnt noch verliert (vgl. ebd., S. 45). Wir sind einander existenziell ausgesetzt, verletzbar; wir befinden uns in einer „grundlegenden Abhängigkeit vom Anderen", können nicht existieren, „ohne den Anderen anzusprechen und von ihm angesprochen zu werden" (ebd., S. 49). Butler insistiert, dass es etwas gibt, das außerhalb unserer Verfügungsgewalt steht. Sie schreibt: „Denn noch bevor ich ein ‚Ich' erwerbe, bin ich ein Etwas, das berührt wurde, das bewegt, gefüttert, zu Bett gebracht, angesprochen und in dessen Umgebung – auch über es – gesprochen wurde" (ebd., S. 95). In uns wirken „Zeichen eines Anderen", zugleich aber sind diese Zeichen „Spuren, aus denen schließlich ein ‚Ich' hervorgeht, das niemals imstande sein wird, diese Zeichen vollständig wiederzufinden oder zu lesen, ein ‚Ich', für das diese Zeichen zum Teil überwältigend und lesbar, rätselhaft und prägend bleiben" (ebd.). Mit Jean Laplanche (und Sigmund

Freud) argumentiert sie, dass kein Mensch Herr im eigenen Haus ist, und führt dies auf die Anwesenheit der anderen in unseren intimsten Bereichen der Selbstkonstitution zurück (ebd., S. 103–104). Selbst wenn wir ganz bei uns sein sollten, sind die anderen da.

Nachdem Butler also mit der Unhintergehbarkeit des Lebens in einer normierten Welt, über die man nicht verfügen kann, eine tendenziell gewalttätige Grenze bestimmt hat, geht es ihr um eine Auseinandersetzung mit Grenzen, über die das Subjekt nicht verfügt, die aber auch einen Gewinn für persönliches Wachstum und Identitätsfindung bedeuten. Dass die anderen immer schon da sind, ist keine üble Einrichtung der Welt. Das Insistieren auf die Verletzlichkeit des Menschen ist für die Lebenskunst zentral. Gleichwohl darf man in meinen Augen nicht so weit gehen, zu übersehen, wo man als Mensch auch über innewohnende Momente der Stärke verfügt, über Resilienz und Widerständigkeit, die nicht immer wieder neu erzeugt, sondern nur abgerufen werden muss, weil wir mit dieser Stärke bereits beschenkt sind.

Für die Frage der Rechenschaft hat das existenzielle Ausgesetztsein Folgen. Es ist etwa unmöglich, von diesem Ausgesetztsein zu erzählen, was aber für den szenischen Ablauf des Übernehmens von Rechenschaft notwendig ist (ebd., S. 50). Butler verknüpft das Ausgesetztsein mit der Unhintergehbarkeit von Normen in der Welt und setzt beide auf eine zeitliche Achse. Die Normen „kommen nicht mit mir in die Welt; die Zeitlichkeit ihres Erscheinens deckt sich nicht mit der Zeitlichkeit meines eigenen Lebens" (ebd.). Nicht nur kann der Einzelne in seiner zeitlichen Endlichkeit nicht über Anfang und Ende der Normen bestimmen, mit denen er in die Welt geworfen ist. Er wird in seinem Leben ständig einer „Unterbrechung" ausgesetzt; „ins Wort fällt mir die Zeit eines Diskurses, die nicht dieselbe ist wie die Zeit meines Lebens" (ebd., S. 51). Butler folgert daraus eine für die Lebenskunst hilfreiche Einsicht: Weil das der Fall ist, ist man von dem Anspruch entlastet, dass Rechenschaft allein auf einem selbst beruht (vgl. ebd.). Die Aufgabe ist es, trotz der Unterbrechung durch Norm und Gesellschaft einen Weg zu finden, „mir so über mich selbst klar zu werden, dass dabei auch klar wird: Ich stamme von etwas her, das mir vorausliegt und meine Grenzen überschreitet, und das entbindet mich keineswegs von der Pflicht, Rechenschaft von mir zu geben" (ebd., S. 112). In der Rechenschaft gehe es darum, „mir die Grenzen dessen vor Augen zu führen, was ich tun kann, die Grenzen, die jedes Handeln bedingen. In diesem Sinne muss ich kritisch werden" (ebd.).

Die *Anrede* ist für Rechenschaft zentral. Es gäbe „keine Rechenschaft außerhalb der Struktur der Anrede, selbst wenn der Adressat implizit und ungenannt, anonym und unbestimmt bleibt" (ebd., S. 52). Butler versucht einem Moment, das man als ethisch gewaltsam verstehen könnte, etwas Positives abzugewinnen. Wer den Anderen als Du anspricht, fixiert den Anderen nicht einfach gewaltsam als Du, er setzt sich gerade dem Anderen aus, macht sich verletzlich. Nach Butler begegnen sich Ich und Du in der Rechenschaft, wie zuvor erläutert, erzählerisch. Der erzählerische Moment der Rechenschaft muss nun ebenfalls einer Unterbrechung stattgeben, nämlich dass sich in die Erzählung seiner Selbst notgedrungen etwas einmischt, über das der Rechenschaft ablegende Mensch nicht verfügen kann. Man kann „weder die Geschichte seiner eigenen Entstehung noch seine eigenen Möglichkeitsbedingungen erzählen", ohne in die Problematik zu geraten, gerade *nicht* Zeuge dieser Vorbedingungen gewesen zu sein (vgl. ebd., S. 53). Dementsprechend kann auch der Ursprung der eigenen Geschichte die Verantwortlichkeit seiner selbst nicht begründen, noch könne man am Anfang beginnen; die Erzählung der Rechenschaft beginnt immer *in medias res* (vgl. ebd., S. 56). Vielmehr gelte: „Eine Herkunft haben könnte in Wirklichkeit genau das heißen: über mehrere mögliche Versionen dieser Herkunft zu verfügen" (vgl. ebd., S. 54). Diese narrativen Eigenschaften der Rechenschaft, ist Butler wichtig zu betonen, lassen Rechenschaft gerade nicht scheitern, sondern sind „gerade ein unverzichtbarer Quell für die Ethik" (ebd., S. 57).

In Sachen Lebenskunst ist das Verständnis der eigenen Geschichte als Mehrfach-Geschichte zweifellos entlastend. Statt die *eine*, finale Geschichte seines Selbst finden zu wollen und vom Finden dieser Geschichte sofortige seelische Linderung zu erhoffen, erlaubt die Auffassung von multiplen Geschichten des Selbst ein Selbstverhältnis, das sich nicht unter den Zugzwang der Einheitlichkeitsproduktion setzt. Das ist umso vorteilhafter, je stärker der Homogenitätsdruck der Welt ist, in der man lebt. Umgekehrt kann ein verabsolutiertes Verständnis dieses mehrfachen Ursprungs dazu führen, sich bestimmten Problemen nicht zu stellen, weil man die Verantwortung an ein Scharnierspiel der Selbstbetrachtungen abgibt und mithin für unlösbar erklärt.

Probleme der Moralphilosophie

Im zweiten Kapitel des Textes führt Butler eine kritische Auseinandersetzung mit verschiedenen zuvor diskutierten Theoremen und klopft sie auf die titelgebende ethische Gewalt ab. So gehe die Theorie der Anerkennung davon aus, dass „wir jederzeit unsere Selbstidentität vorführen und aufrechterhalten und von anderen dasselbe verlangen" müssen (ebd., S. 59). Ein neuer ethischer Sinn entspringe, wenn wir gerade bereit sind, „die Grenzen der Anerkennung selbst anzuerkennen" (ebd., S. 59). An diesem unscheinbaren Ort geht es eigentlich ums Ganze, spitzt Butler zu. Indem wir darauf verzichten, dass der Andere eine feste Identität hat und somit dem Prozess der Anerkennung Grenzen setzen, „lassen wir den Anderen leben, denn das Leben ließe sich als eben das verstehen, was über jeden unserer Erklärungsversuche hinausgeht" (ebd., S. 60). Auch die moralphilosophische Präferenz für eine Theoretisierung des moralischen Urteils wird von ihr negativ beschieden. Die Sphäre des Ethischen erschöpfe sich nicht darin (vgl. ebd., S. 68).

Die Gewalt, die im Urteil liegt, theoretisiert Butler mit Kafkas *Das Urteil* (vgl. ebd., S. 65–68). An der Psychoanalyse, die von der Anrede-Szene Gebrauch mache, kritisiert Butler, dass sie von dem Ideal einer wiederherstellbaren Geschichte des Subjekts ausgeht, die in der Psychoanalyse hervorgebracht wird (vgl. ebd., S. 70). Die fehlende Kontinuität des Subjekts ist aber gerade nicht zu heilen, sondern Existenzial des Menschen. Wir müssten der Tatsache eingedenk bleiben, dass „jede ernst zu nehmende ‚Artikulation' und ‚Expression' psychischen Materials über die Narration hinausgeht und dass jede Form von Artikulation notwendig begrenzt ist, begrenzt durch die strukturierenden Effekte dessen, was dauerhaft unausdrückbar bleibt“ (ebd., S. 82). Die Erkundung des Unbewussten heißt nicht, zu verstehen, was heimlich zu mir gehört oder nicht zu mir gehören darf, sondern die Überwältigung durch den Anderen – durch die Tatsache, dass er „rätselhaft, unergründlich“ ist – nicht auflösen zu wollen, sondern als existenziell zu verstehen (ebd., S. 75).

Über die Psychoanalyse hinaus müsse jede Gesprächssituation, die Rechenschaft ablegt, berücksichtigen: „Etwas geschieht mit meiner Sprache, wenn mein Bericht beginnt: Er ist unweigerlich Zwiesprache, geisterhaft, aufgeladen, er will überzeugen und ist taktisch. Sehr wohl mag er versuchen, eine Wahrheit zu kommunizieren, aber wenn überhaupt kann er dies nur, indem er sich der relationalen Dimension der Sprache bedient“ (ebd., S. 87). Urteilen sei immer gewalttätig. Rechenschaft darf keine Anrede verwenden in der die Beziehung zwischen den Gesprächspartnern ist wie „zwischen einem Richter, der die Beweise prüft, und einem Bittsteller, der einer unentzifferbaren Beweislast zu entsprechen versucht“ (ebd., S. 88). Gewalttätig sei es auch, wenn wir „im Namen der Ethik“ auf jemanden zutreten und „verlangen, dass er sich eine gewisse Gewalt antut, und zwar vor uns, indem er eine narrative Rechenschaft, ja ein Bekenntnis liefert“ (ebd.). Für Gewaltlosigkeit hingegen sorge die Anerkennung der Unterbrechung, also der existenziellen Tatsache, dass weder Form noch Inhalt der Rede der Rechenschaft unserer Souveränität unterstellt sind (vgl. ebd.).

Butlers Theoretisierung kreist um das Verhältnis dessen, der Rechenschaft ablegt, zum konkreten Anderen wie auch den anderen schlechthin. Sie scheint die Gefahr zu spüren, die in einer übermäßigen Betonung des Werts der Rechenschaft liegt. Eine kulturelle Überdeterminierung von Rechenschaft tendiert nämlich dazu, den Verantwortlichen zum Protagonisten und den Geschädigten oder auch nur Angesprochenen zum reinen Gegenstand jener Anrede zu machen. Darum: Die Rechenschaft geschehe „immer *für* jemanden, von dem ich annehme, dass er meine Worte irgendwie aufnimmt“, ohne Gewissheit über dessen Reaktion (ebd., S. 92). Dieser Andere wird Zeuge; mit ihm verknüpft man die Aussicht darauf, dass man die „Geschichte in neuer Form zurückerhalte, dass Fragmente in einen Zusammenhang gebracht werden könnten, dass Licht auf einen Teil des Undurchschaubaren fällt“; der Andere füllt die Lücken, die für den, der Rechenschaft ablegt, nicht transparent sind (ebd., S. 109). Der Andere wird sogar das, von dem „das Leben abhängt“, weil „ich zu Beginn *mein Verhältnis zu dir bin*“ (ebd., S. 110). Und doch bleibt in Butlers Schrift die Rolle dessen, der die Rechenschaft aufnimmt, erstaunlich untertheoretisiert; eine solche Untertheoretisierung läuft Gefahr, Rechenschaft als kulturell wertige Handlung zu präsentieren, die mehr einer moralischen Selbstinszenierung als der Linderung des Schmerzes des Anderen oder der Möglichkeit des gemeinsamen Neubeginns dient.

Butler spricht sich gegen eine Moralphilosophie aus, bei der die Kenntnis des eigenen Selbst entweder als Voraussetzung für den ethisch denkenden Menschen gesetzt wird, oder die Kenntnis des eigenen Selbst als Ziel der Rechenschaft ausgegeben wird. Weder wissen wir recht, wer wir sind, noch sind wir durch die Rechenschaft zu uns selbst gekommen. Sie schreibt: „Aber ist dies die Aufgabe: sich selbst zu kennen? Heißt das letzte Ziel, zu einer angemessenen narrativen Darstellung seines Lebens zu gelangen? Und *sollte* dies das letzte Ziel sein?“ (ebd., S. 94). Stattdessen müsse man zu einer „gewissen Bescheidenheit kommen“ (ebd., S. 95). Diese Bescheidenheit ist für Lebenskunst durchaus bedeutsam. Wenn wir etwa davon ausgehen, dass es darum gehen muss, zunächst herauszufinden, wer wir sind, was unseren Kern, unsere Seele, unsere Singularität ausmacht, bevor wir uns dann in ein gutes Verhältnis zu uns selbst setzen können, verschieben wir die heilsamen Effekte der Selbstreflektion auf ein Morgen, das so nie kommen mag, weil es dieses Selbst mit eindeutig verbalisierten Eigenschaften so gar nicht geben muss. „Ethisch zu handeln“, schreibt Butler, bedeutet „einzugestehen, dass der Irrtum konstitutiv für die Frage ist, wer wir sind“ (ebd., S. 148). Vollständige Rechenschaft ist unmöglich.

Für die Rechenschaft gilt, was für jede Beziehung zwischen Subjekten und Normen gilt: „Wenn Machtbeziehungen auf mir lasten, sobald ich die Wahrheit sage, und wenn ich diese Machtbeziehungen, indem ich die Wahrheit sage, auch anderen aufbürde, dann teile ich nicht einfach die Wahrheit mit, wenn ich die Wahrheit sage, sondern ich setze im Diskurs auch die Macht ein, ich nutze sie, ich verteile sie, ich werde zum Schauplatz ihrer Verschaltung und Verdoppelung“ (ebd., S. 166). Der taktische Moment der Rechenschaft ist für Butler nicht auszustreichen. Wer Rechenschaft ablegt, der setzt sich in eine Beziehung zur Macht; das ist unhintergehbar. Butler ist es jedoch wichtig, den Wert der Rechenschaft nicht mit der Verstrickung in Macht für nichtig zu erklären. Wie in ihren Schriften der 1990er- und 2000er-Jahre, die Geschlechtsidentität als Ensemble potenziell heterogener performativer Akte verstanden und die Möglichkeit einer Abweichung von Erwartungen durch Verschiebung dieser Akte andachte, scheint Butler ein Verhältnis von Rechenschaft und Norm anzudenken, bei dem die Rechenschaft die Norm akzeptiert und zugleich unterläuft. Dieser Aspekt wird von Butler allerdings nicht weiter verfolgt.

An ihre These, dass existenzielles Ausgesetztsein auch existenzielles Vernetztsein bedeutet, schließt sich eine Reflektion dessen ein, was unsere Kultur als menschlich oder unmenschlich verhandelt. Sie schreibt: „Dass wir uns von Anfang an und gegen unseren Willen einem Übergriff ausgesetzt finden, ist das Zeichen einer Verletzlichkeit und eines Verpflichtetseins, die wir nicht durch einen Willensakt loswerden können“ (ebd., S. 135). Aber auch: „Wenn man sich vollständig gegen Verletzungen abschirmen könnte, würde man unmenschlich werden“ (ebd., S. 138). Stattdessen liege in der Art und Weise, mit der wir auf Verletzungen durch andere reagieren, die Chance auf Menschlichkeit (ebd., S. 136). Mit Adornos Kafka-Rezeption schreibt Butler, dass das Unmenschliche womöglich sogar die einzige Möglichkeit ist, „die heutige Organisation der menschlichen Gesellschaft zu überleben“, weil „das Inhumane eine immanente Kritik des Menschlichen selbst“ und als „Ruine, in der das Menschliche fortlebt“, fungiert (ebd., S. 141). In einer dialektischen Wendung sagt sie: Wir brauchen das Unmenschliche gerade, um menschlich zu werden (ebd., S. 142).

Ihr Programm fasst sich vielleicht im Schlussteil am besten zusammen.

> Die Ethik erfordert, dass wir uns gerade in den Momenten unseres Unwissens aufs Spiel setzen, wenn das, was uns prägt, von dem abweicht, was vor uns liegt, wenn in unserer Bereitschaft, uns im Verhältnis zu anderen aufzulösen und anders zu werden, unsere Chance liegt, menschlich zu werden. Von einem anderen aufgelöst zu werden, ist eine Urnotwendigkeit, es ist natürlich eine Qual, aber auch eine Chance: die Chance, angesprochen,

> gefordert zu werden, an das gebunden zu werden, was man nicht selbst ist – aber auch bewegt, zum Handeln, zu unseren eigenen, wieder anderen geltenden Anreden veranlasst zu werden und so das selbstgenügsame, als Besitz verstandene „Ich" hinter sich zu lassen. Wenn wir von hier aus sprechen und Rechenschaft zu geben versuchen, werden wir nicht verantwortungslos sein, und wenn doch, so wird man uns bestimmt vergeben (ebd., S. 180).

Zuletzt: Butlers Gewaltbegriff lässt sich hinterfragen. Angesichts der Bereitschaft Butlers, auch in Mikroprozessen eine subtile ethische Gewalt aufzuspüren, drängt sich die Frage auf, was bei einem so umfassenden Begriff dann überhaupt noch gewaltfrei sein kann. Und: Wenn Gewalt schon damit beginnt, dass ein Subjekt den Normen, in die es hineingeboren wird und von denen es umzingelt und ausgeliefert ist, ist Gewalttätigkeit ontologisiert. Ist aber nicht gerade die Ontologisierung von Gewalt – „Gewalt gab es schon immer und wird es immer geben, sie gehört zur Natur des Menschen" – nicht Strategie der Protagonisten, die sie kritisiert? Butlers Ansatz lässt außerdem offen, ob eine gewaltfreie Welt denkbar ist; am ehesten scheint dies eine anarchische Ordnung zu sein, die das Allgemeine und das Konkrete austariert. Doch wie soll diese Perspektive konkret lebensweltlich ausgestaltet werden? Vielleicht ist die Utopie aber auch die, Gewalt als Faktor in der Welt ontologisch zu akzeptieren, eben weil das Unmenschliche überhaupt das Menschliche ermöglicht; aber lebensweltlich doch immer wieder gegen Gewalt anzugehen, sich das Menschliche zu erstreiten.

Literatur

Butler, J. (2007). *Kritik der ethischen Gewalt. Adorno-Vorlesungen 2002*. Frankfurt am Main: Suhrkamp.

Gehring, P. (2014). Der Gebrauch der Lüste/Die Sorge um Sich. Sexualität und Wahrheit 2/3. In C. Kammler, R. Parr, & U. J. Schneider (Hrsg.), *Foucault-Handbuch. Leben – Werk – Wirkung* (S. 93–102). Stuttgart: Metzler.

Weiterführende Literatur

Burchardt, M. (2014). Geständnis. In C. Kammler, R. Parr, & U. J. Schneider (Hrsg.), *Foucault-Handbuch. Leben – Werk – Wirkung* (S. 258–260). Stuttgart: Metzler.

Butler, J. (1993). *Das Unbehagen der Geschlechter*. Frankfurt am Main: Suhrkamp.

Butler, J. (1997). *Körper von Gewicht. Die diskursiven Grenzen des Geschlechts*. Frankfurt am Main: Suhrkamp.

Butler, J. (1998). *Haß spricht. Zur Politik des Performativen*. Berlin: Berlin Verlag.

Butler, J. (2001). Subjektivation. Widerstand. Bedeutungsverschiebungen. Zwischen Freud und Foucault. In Judith Butler (Hrsg.), *Psyche der Macht. Das Subjekt der Unterwerfung* (S. 81–100). Frankfurt am Main: Suhrkamp.

Butler, J. (2023). *Die Macht der Gewaltlosigkeit. Über das Ethische im Politischen*. Frankfurt am Main: Suhrkamp.

Devos, R. (2002). The return of the subject in Michel Foucault. *American Catholic Philosophical Quarterly, 76*(2), 255–280.

Dews, P. (1989). The return of the subject in the Late Foucault. *Radical Philosophy, 51*, 37–41.

Flatscher, M., & Pistrol, F. (2018). Zur Normativität in Anerkennungsverhältnissen. Politiken der Anerkennung bei Honneth und Butler. In G. Posselt, T. Schönwälder-Kuntze, & S. Seitz (Hrsg.), *Judith Butlers Philosophie des Politischen* (S. 99–124). Bielefeld: transcript.

Flynn, T. (1985). Truth and subjectivation in the Later Foucault. *Journal of Philosophy, 82*, 531–540.

Foucault, M. (2007). *Ästhetik der Existenz. Schriften zur Lebenskunst.* Frankfurt am Main: Suhrkamp.

Magnus, K. D. (2006). The unaccountable subject: Judith Butler and the social conditions of intersubjective agency. *Hypatia, 21*(2), 81–103.

Meissner, H. (2018). Ethik, Sozialität und Unverfügbarkeit Ein lebendiger Ort für das ‚Ich'. In T. Schönwälder-Kuntze, S. Seitz, & G. Posselt (Hrsg.), *Judith Butlers Philosophie des Politischen* (S. 151–168). Bielefeld: transcript.

Schönwälder-Kuntze, T. (2010). Zwischen Ansprache und Anspruch: Judith Butlers moraltheoretischer Entwurf. *Deutsche Zeitschrift für Philosophie, 58*(1), 83–104.

Shulman, G. (2011). On vulnerability as Judith Butler's language of politics: From „excitable speech" to „precarious life". *Women's Studies Quarterly, 39*(1/2), 227–235.

Erich Fromm. *Haben oder Sein. Die seelischen Grundlagen einer neuen Gesellschaft* (1976)

5

Thomas Kühn

Bedeutung des Textes für die Lebenskunst

Wie lässt sich heute überhaupt noch von Lebenskunst sprechen? Die globale Lage ist angespannt, Konflikte eskalieren. Polarisierungen durchziehen Gesellschaften – spürbar bis in den Alltag: Beziehungen geraten unter Druck, in Freundschaften, Partnerschaften, Verbänden und Gruppen häufen sich Missverständnisse; nicht selten entsteht das Gefühl, einander nicht mehr zu erreichen. Aus solchen Dynamiken erwächst die Gefahr, dass Gemeinschaften brüchig werden und auseinanderfallen. Zugleich droht eine Abstumpfung der Sinne. Zwischen Sport und Wetter wird in den Nachrichten von unbemannten Drohnenangriffen berichtet, von zerbombten Häusern und Landstrichen, von in die Luft gejagten Schiffen mit Besatzung – oft, ohne das menschliche Leid, das mit dem Tod jedes Einzelnen verbunden ist, überhaupt zu benennen. Der öffentliche Sprachgebrauch verroht, wenn politische Führende vom „Ausschalten" sprechen – als wären die Getöteten keine Väter, Mütter, Kinder, Freunde, als hätten sie keine Biografien, sondern seien unliebsame Maschinen. Und selbst wenn Tote erwähnt werden, steht zu befürchten, dass ihr Leid hinter der Quantifizierung zurücktritt: Zahlen, Tabellen, möglichst genaue Bilanzen – statt Gesichter und Geschichten.

Ich verstehe die Aufgabe von Lebenskunst wesentlich darin, diesen Gefahren schleichender Verrohung und Entmenschlichung entgegenzutreten; zugleich begreife ich das hier besprochene Werk *Haben oder Sein* von Erich Fromm in diesem Sinne als ein Schlüsselwerk. Der darin zum Ausdruck kommende Humanismus bietet eine wichtige Orientierung für Bestrebungen für ein ziviles, durch Dialog und Respekt geprägtes öffentliches Leben. Das bedeutet auch, nicht vorschnell auf

T. Kühn (✉)
International Psychoanalytic University Berlin, Berlin, Deutschland
E-Mail: Thomas.kuehn@ipu-berlin.de

G. Gödde, J. Zirfas (Hrsg.), *Schlüsselwerke der Kritischen Lebenskunst II*, Schriften zur Kritischen Lebenskunst,
https://doi.org/10.1007/978-3-662-72440-8_5

Positionen zu beharren, die wir „haben", sondern für den Diskurs offen zu bleiben und anzuerkennen, dass es andere Sichten auf die Welt gibt als die uns vertrauten. Denn im Bemühen, sich Tendenzen der Dehumanisierung entgegenzustellen, gilt es im Kampf gegen das schwer Erträgliche nicht das Entwertende zu kopieren, indem ein vereinfachendes Freund-Feind-Denken oder die Einteilung von Menschen in Gewinner und Verlierer übernommen wird – selbst, wenn dies spiegelverkehrt erfolgt.

Auch wenn sich seit dem Erscheinen des Buches *Haben oder Sein* im Jahre 1976 vieles verändert hat, hat das Buch nichts von seiner Relevanz und seinem Erkenntniswert für zeitgenössische Gesellschaften eingebüßt. Viele von Fromm aufgeworfene Fragen sind für die zukünftige Entwicklung der Welt nach wie vor zentral, manche treten heute sogar noch eindeutiger hervor als vor 50 Jahren. So spricht Fromm etwa davon, dass das Industriezeitalter nicht imstande gewesen sei, „seine große Verheißung einzulösen". Er verbindet dies damit, dass sich der Traum, „unabhängige Herren über unsere Leben zu sein", in die Erkenntnis verwandeln könne, zu „Rädern in der bürokratischen Maschine" zu werden. Er weist auf das steigende Bewusstsein hin, dass „Gedanken, Gefühle und unser Geschmack" durch Massenmedien manipuliert würden. Er benennt Sorgen im Kontext eines Auseinanderdriftens zwischen reichen und armen Nationen und weist schließlich auf existenzielle Ängste in der Bevölkerung hin, wonach technischer Fortschritt und wachsende ökologische Gefahren „jeglicher Zivilisation und vielleicht sogar jedem Leben ein Ende bereiten können" (Fromm 1976, S. 274).

Hand aufs Herz – könnte dies nicht genauso gut heute geschrieben worden sein? Finden sich darin nicht Diskurse und Narrative, die in der medialen und intellektuellen Auseinandersetzung über unsere gesellschaftliche Entwicklung zentral sind? Seit dem Erscheinen des Buches haben sich einige hier skizzierte Entwicklungen noch deutlicher geformt. Exemplarisch sind die Debatten um Klimawandel und technologische Umbrüche. Liest man *Haben oder Sein* heute, zeigt sich Fromms Weitsicht: Er beschreibt das veränderte Verhältnis der Menschen zur Natur und warnt, die Menschheit sei „heutzutage fasziniert vom Mechanischen, von der mächtigen Maschine, vom Leblosen und in zunehmendem Maße von der Zerstörung" (ebd., S. 278). Auch die Fortschritte digitaler Technologien – bis hin zu künstlicher Intelligenz – schärfen Fragen nach Verantwortung und Menschenbild, ohne Fromms humanistische Grundintuition zu relativieren.

Nicht zuletzt stellt sich für uns alle die Frage, wie wir mit diesem sozialen Wandel und den damit verbundenen Herausforderungen umgehen und wie wir dazu stehen. An dieser Stelle verorte ich die Lebenskunst als eine ganz entscheidende Dimension und letztlich auch Kompetenz, die im Frommschen Sinne im Streben nach der Bewahrung einer humanistischen Haltung besteht. Im Folgenden soll erörtert werden, wie eine idealtypische Unterscheidung von Sein und Haben, wie sie Erich Fromm entwickelt, dafür Orientierung bieten kann. Dafür wird das Schlüsselwerk *Haben oder Sein* im folgenden Abschnitt zunächst in das Gesamtwerk Fromms eingeordnet, ehe – ganz im Sinne einer Ausrichtung am Sein – einige aus meiner Sicht zentrale Aspekte des Werkes für die Lebenskunst erörtert werden. Darauf aufbauend wird abschließend die Bedeutung des Werkes für die Lebenskunst noch einmal zusammengefasst, insbesondere unter Einbezug kritischer Perspektiven, die mit einem Blick aus der heutigen Zeit verbunden sind.

Hinweise zur Biographie und zum Gesamtwerk des Autors

Um zu verstehen, wie Fromm seine Unterscheidung von Haben und Sein begründet und wozu sie dient, lohnt ein kurzer Blick auf Werk und Kontext.

Erich Fromm lebte von 1900 bis 1980. Das Buch *Haben oder Sein*[1] ist sein 1976 erschienenes letztes Buch. Es bündelt in gut lesbarer Form zentrale Stränge seines Denkens. Allerdings ersetzt es die Auseinandersetzung mit den übrigen Schriften nicht, sondern ergänzt sie in vielerlei Hinsicht und verweist wiederholt knapp auf Analysen, die Fromm an anderer Stelle ausführlich entfaltet. Auch wenn *Haben oder Sein* ein Schlüsselwerk ist, empfiehlt sich der Blick auf Fromms facettenreiches Gesamtwerk. Einen systematischen Zugang ermöglicht die von Rainer Funk edierte zwölfbändige deutschsprachige Gesamtausgabe der Werke Erich Fromms; auf sie beziehen sich im Folgenden auch die Fromm-Zitate. Fromms Werk zeichnet sich durch eine *interdisziplinäre* Brückenfunktion aus. Er verbindet psychoanalytische Einsichten mit soziologischen, philosophischen sowie theologischen und spirituellen Fragestellungen. Diese Verknüpfung verleiht seinem Denken eine besondere Tiefenschärfe und macht es über Disziplingrenzen hinweg anschlussfähig.

Die Unterscheidung zwischen Haben und Sein als zweier idealtypischer Grundmodi menschlicher Wahrnehmungen, Haltungen und Handlungen knüpft an Vorarbeiten von Fromm an, in denen er sich mit den existenziellen Grundbedingungen und damit verbundenen menschlichen Bedürfnissen beschäftigt hat. Ein radikaler Humanismus zieht sich als roter Faden durch sein Werk. Fromm versteht den Menschen als soziales Wesen. Damit hat er auch innerhalb der Psychoanalyse Pionierarbeit geleistet, für die heutzutage die Grundannahme von *Relationalität* einen Grundpfeiler darstellt. Fromms Werk zeichnet es aus, dass er durchgehend Relationalität nicht auf das Miteinander zwischen Menschen beschränkt, sondern konsequent die Verortung von Menschen in Gesellschaften einbezieht.

Bereits in *Psychoanalyse und Ethik* (1947) definiert Fromm „Produktivität“ als die Verwirklichung der dem Menschen eigenen Möglichkeiten, also den schöpferischen Gebrauch seiner Kräfte. Diese produktive Orientierung bildet für ihn den Gegenpol zu entfremdeten und destruktiven Haltungen. In *Haben oder Sein* greift Fromm diese Bestimmung wieder auf: „Sein“ bedeutet hier, die eigenen Kräfte in lebendiger Aktivität zu entfalten, nicht in Geschäftigkeit, sondern im produktiven Ausdruck menschlicher Anlagen. Demgegenüber steht eine am „Haben“ orientierte Haltung, die auf Besitz, Kontrolle und Konsum fixiert ist und letztendlich in Entfremdung zu münden droht.

Lisa Herzog und Axel Honneth (2014, S. 368) kritisieren, dass ökonomische Theorien den Charakter des Menschen in der Regel als konstant voraussetzen und

[1] Fromm hat seine Bücher in englischer Sprache verfasst. Hier und im Folgenden wird jeweils der Titel der deutschsprachigen Ausgabe angegeben.

die Rückwirkungen des Marktes auf ihn nicht berücksichtigen. Genau an dieser Stelle setzt der von Fromm begründete Ansatz analytischer Sozialpsychologie an. Mit dem von ihm entwickelten Konzept des Sozial- oder Gesellschaftscharakters wird erfasst, dass Menschen nicht allein durch individuelle Dispositionen geprägt sind, sondern in ihren Denk- und Handlungsmustern tief von den ökonomischen und sozialen Bedingungen beeinflusst werden, in die sie eingebunden sind. So entsteht nach Fromm eine gemeinsame „Charakter-Matrix" von Gruppen oder ganzen Gesellschaften, die mit spezifischen Wahrnehmungs-, Deutungs- und Handlungsweisen verbunden ist. Er nutzt dies zu einer kritischen Analyse, inwiefern Gesellschaften tatsächlich so beschaffen sind, dass sie zur Befriedigung menschlicher Bedürfnisse beitragen.

Bereits am Institut für Sozialforschung unternahm Fromm eine frühe, groß angelegte Erhebung unter Arbeiterinnen und Arbeitern sowie Angestellten der Weimarer Republik (1929/30). Ziel war es, charakterologische Dispositionen – etwa autoritäre und demokratisch-produktive Orientierungen – in Beziehung zu sozialen Lebenslagen zu erfassen. Fromms Emigration in die USA im Jahr 1934 führte dazu, dass die Auswertung der Studie zunächst nicht systematisch abgeschlossen und publiziert werden konnte, sondern von Fromm zunächst lediglich eine vorläufige Auswertung im Rahmen eines Artikels erfolgte.[2]

Fromm führt das Konzept des Sozialcharakters erstmals systematisch und theoretisch differenziert in seinem Werk *Die Furcht vor der Freiheit* (1941) ein. Er beschreibt den autoritären Sozialcharakter als eine kollektive Charakterorientierung, die Sicherheit durch Unterordnung sucht und dadurch die Entstehung und Stabilisierung totalitärer Systeme begünstigt. In seinen weiteren Werken wie *Psychoanalyse und Ethik* (1947/1999) und *Wege aus einer kranken Gesellschaft* (1955) differenziert er das Konzept des Sozialcharakters weiter aus. Die Auseinandersetzung mit entfremdenden Bedingungen zieht sich als roter Faden durch sein Werk. Einen zweiten empirischen Eckpfeiler seiner Arbeiten bildet die Feldstudie eines mexikanischen Dorfes (Fromm & Maccoby 1970). Auf der Grundlage von Interviews und vergleichenden Fallanalysen wird gezeigt, wie ökonomische Veränderungen, Familienstrukturen und lokale Institutionen mit sozialtypischen Charakterorientierungen zusammenhängen.

In *Haben oder Sein* bildet das Konzept des Sozialcharakters schließlich den Hintergrund für seine Kritik am zeitgenössischen Kapitalismus. Dort diagnostiziert er den „Marketing-Charakter" als prägende Orientierung moderner Gesellschaften. Damit beschreibt Fromm eine Form der gesellschaftlichen Prägung, die nicht nur individuelles Verhalten strukturiert, sondern auch eine bestimmte Kultur des Konsums und des Wirtschaftens hervorbringt. Verbunden ist dies mit einer Haltung, in der Menschen sich selbst wie Waren erleben und ihren Wert aus ihrer Austauschbarkeit im Marktgeschehen ableiten. Dies findet seine Entsprechung in einem am „Haben" orientierten Modus. Der diesem gegenüber gestellte „Sein"-Modus entspricht

[2] Der Arbeit von Wolfgang Bonß ist es zu verdanken, dass diese heute nach wie vor höchst relevante Studie später im Rahmen eines eigenen Buches gewürdigt und veröffentlicht wurde (Fromm 1980).

dagegen einer produktiven Orientierung, welche Fromm als Kontrapunkt zu einem entfremdeten Leben idealtypisch in der Ausschöpfung des menschlichen Potenzials versteht. Gerade darin liegt die Schlüsselstellung des Werkes: *Haben oder Sein* verbindet Fromms sozialpsychologische Analysen mit einer anthropologischen und normativen Reflexion. Es ist nicht nur Kritik am Konsumkapitalismus, sondern zugleich ein Plädoyer für eine neue Orientierung am Sein als Voraussetzung für individuelle Entfaltung und eine humane Gesellschaft.

Die Vielfalt von Fromms Werk zeigt sich auch in weiteren Schlüsselpublikationen, die unterschiedliche Dimensionen seines Denkens entfalten: Aggression, Liebe, Technik und Gesellschaftskritik. Gemeinsam ist ihnen, dass sie stets auf die Frage zurückgeführt werden, wie eine am Menschen orientierte Gesellschaft zu gestalten ist. In *Anatomie menschlicher Destruktivität* (1973) widmet sich Fromm dem Problem menschlicher Aggression. Anknüpfend an *Die Seele des Menschen* (Fromm 1964) entwickelt er die Unterscheidung zwischen Biophilie und Nekrophilie weiter: Während Biophilie die Liebe zum Lebendigen bezeichnet, die auf Wachstum und Entfaltung zielt, steht Nekrophilie für eine Orientierung am Toten, Statischen und Zerstörerischen. Diese Polarität erlaubt es Fromm, destruktive Tendenzen in Individuen wie auch in Gesellschaften zu analysieren und ihnen die Möglichkeit produktiver, lebensfördernder Orientierungen gegenüberzustellen.

Bereits zuvor hatte Fromm mit *Die Kunst des Liebens* (1956) ein Werk vorgelegt, das breite Resonanz fand und ihn über die akademische Welt hinaus bekannt machte. In diesem Buch arbeitet er die verschiedenen Dimensionen von Liebe – etwa partnerschaftliche, familiäre oder brüderliche Liebe – heraus und betont sie als zentrale Kraft menschlicher Existenz. Liebe erscheint hier nicht als bloßes Gefühl, sondern als eine Haltung, die auf Aktivität, Fürsorge und Verantwortungsbereitschaft gründet.

Mit *Die Revolution der Hoffnung. Für eine Humanisierung der Technik* (1968) greift Fromm schließlich Fragen auf, die bis heute aktuell geblieben sind. Er diskutiert darin die Gefahren einer technikgetriebenen Gesellschaft, die sich von menschlichen Bedürfnissen abkoppelt, und entwickelt Perspektiven für eine humane Nutzung technologischen Fortschritts. Dieses Werk macht deutlich, wie sehr Fromm den gesellschaftlichen Wandel seiner Zeit beobachtete und mit seinen humanistischen Idealen zu verbinden suchte.

Ein weiteres wichtiges Werk ist *Das Menschenbild bei Marx* (1961), in dem Fromm zentrale Schriften des jungen Marx kommentierte. Hier betont er den humanistischen Kern von Marx' Denken und grenzt diesen von dogmatischmaterialistischen Lesarten ab. Damit stellt er die Frage nach einer am Menschen orientierten Gesellschaft ins Zentrum – ein Anliegen, das sich auch in seinen späteren kultur- und konsumkritischen Schriften fortsetzt und in *Haben oder Sein* in zugespitzter Form wiederkehrt.

Darstellung des Schlüsselwerks

Wenn es im Folgenden um die Darstellung des Schlüsselwerks geht, erfolgt dies bewusst selektiv und nicht mit dem Anspruch, alle darin enthaltenen Facetten in einem ausgewogenen Verhältnis zu erfassen. Vielmehr handelt es sich ganz im Sinne des hier besprochenen Modus des Seins um den Versuch, eigene Perspektiven zu erkennen und in Worte zu fassen. Dadurch entsteht keine endgültige Zusammenfassung, sondern eine zeitgebundene Annäherung, die Ausdruck einer bestimmten Phase meines Lesens und Verstehens ist. Eher ist dieser Abschnitt selbst eine Veranschaulichung für Lesen als Sein. In diesem Sinne geht es nicht um Vollständigkeit und auch nicht darum, etwas Festes mit dem Anspruch zu schaffen, dass man dadurch die Auseinandersetzung mit einem Buch abgeschlossen *hat*.

Beginnen möchte ich damit, zwei grundlegende Missverständnisse anzusprechen, die mit der Gegenüberstellung von Haben und Sein leicht eine Schein-Plausibilität gewinnen können. Erstens geht es Fromm keineswegs darum, allem Haben abzuschwören und jeglichen Besitz oder emotionalen Bezug zu Gegenständen zu verteufeln. Ganz im Gegenteil grenzt er sich davon entschieden ab – und sieht gerade in diesem asketischen Grundverständnis eine versteckte Orientierung am Haben:

> Die Askese mit ihrem ständigen Kreisen um Verzicht und Entsagen ist möglicherweise nur die Kehrseite eines heftigen Verlangens nach Besitz und Konsum. Der Asket mag diese Wünsche verdrängt haben, aber faktisch beschäftigt er sich gerade durch sein Bestreben, Besitz und Konsum zu unterdrücken, unausgesetzt mit diesen. Solches Leugnen durch Überkompensation ist, wie die psychoanalytischen Erfahrungen zeigen, sehr häufig (Fromm 1976, S. 330).

Zweitens richtet er sich auch ganz explizit gegen eine kritische Strömung, welche sich vorrangig gegen die ungleiche Verteilung von allen Gütern und Besitz wendet, und vor allem daran bei ihren politischen Forderungen und dem Streben nach einer gerechteren Gesellschaft ansetzt: „Auf der anderen Seite verraten jene, die Gerechtigkeit im Sinn absolut gleicher Verteilung aller Güter fordern, daß ihre Orientierung am Haben ungebrochen ist und daß sie sie lediglich durch ihre Versessenheit auf völlige Gleichheit verleugnen“ (ebd., S. 331).

Diese beiden einleitenden Bemerkungen halte ich für wichtig, denn es ging Fromm nicht darum, ein normatives Plädoyer für Verzicht zu schreiben, sondern im Gegenteil darum, einen Beitrag zu leisten, wie Gesellschaften, aber auch jeder Einzelne ihr Streben stärker auf die Erfüllung menschlicher Bedürfnisse ausrichten können. Gerade darin sehe ich den Bezug zur Lebenskunst.

Für Fromm sind Haben oder Sein „zwei grundlegend verschiedene Formen menschlichen Erlebens“ (ebd., S. 284). Rainer Funk (2003, S.14) fasst dies so zusammen, dass es im Modus des Seins im Sinne einer produktiven Orientierung darum geht, dass Menschen in ihrem Denken, Fühlen und Handeln etwas aus sich selbst hervorführen oder hervorbringen – angelehnt an das lateinische Wort *pro-ducere*.

Leben im Modus des Habens beruht nach Fromm auf einem grundsätzlichen Missverständnis der eigenen Existenz, denn es sei eine Illusion, dass man etwas auf Dauer besitzen könne, wenn Haben doch nur „ein vorübergehender Moment im Lebensprozeß" sei (Fromm 1976, S. 325). Je mehr man aber das eigene Selbstverständnis an das knüpfe, was man habe, desto mehr entferne man sich von der eigenen Subjektivität, die im eigenen Erleben und den eigenen schöpferischen Kräften begründet ist:

> In letzter Konsequenz drückt die Aussage: „ich (Subjekt) habe O (Objekt)", eine Definition meines Ichs durch meinen Besitz des Objekts aus. Das Subjekt bin nicht ich selbst, sondern ich bin, was ich habe. Mein Eigentum begründet mich und meine Identität. Der Gedanke, der der Aussage „ich bin ich" zugrunde liegt, ist ich bin ich, weil ich X habe; X sind dabei alle natürlichen Objekte und Personen, zu denen ich kraft meiner Macht, sie zu beherrschen und mir dauerhaft anzueignen, in Beziehung stehe (ebd., S. 325).

Mit seiner Unterscheidung zwischen Haben und Sein als zweier grundlegend verschiedener Formen des Erlebens richtet sich Fromm nicht nur an einzelne Menschen, sondern schafft damit einen Zugang, sich mit Gesellschaft kritisch auseinander zu setzen.

Dies soll im Folgenden anhand mehrerer Beispiele veranschaulicht werden, die mir für die Gegenwart besonders bedeutsam erscheinen. Als erstes möchte ich dafür auf den Bereich von „mental health" eingehen. Mit Fromm muss das Verständnis von seelischer Gesundheit erweitert werden. Gesundheit darf nicht darauf reduziert werden, sich als Einzelner so gut in einen gesellschaftlich vorgegebenen Rahmen einzupassen, dass man funktioniert, etwa indem man weitgehend störungsfrei arbeitstüchtig bleibt. Aus einer an Fromm angelehnten Perspektive muss man sich vielmehr fragen, inwiefern eine Gesellschaft so beschaffen ist, dass es in ihr möglich ist, die menschlichen Bedürfnisse zu erfüllen.

An dieser Stelle ist auf das Konzept des Gesellschafts-Charakters bei Fromm zu verweisen. Wenn in einer Gesellschaft, wie es Fromm in *Haben oder Sein* plastisch veranschaulicht, eine Marketing-Orientierung weit verbreitet ist, prägt dies auch gängige Vorstellungen darüber, was als gesund oder krank betrachtet wird. Im Sinne einer Entfremdung kann es dann durchaus üblich sein oder gar erwartet werden, dass man sich selbst wie eine Ware betrachtet, die es auf Märkten bestmöglich zu positionieren gilt. Dies kann dazu führen, dass man die Welt um sich herum mehr und mehr als Konkurrenz-Arena betrachtet, in der es darum geht, zu den Gewinnern und nicht zu den Verlierern zu gehören. Begriffe wie Arbeitsmarkt und Heiratsmarkt zeugen ebenso davon, wie verbreitet die Metapher des Marktes in unserer Gesellschaft ist, wie Bestrebungen von Organisationen, ihren *unique selling point*, ihr besonders erfolgsträchtiges Profil, zu bestimmen.

Im Sinne einer Marketing-Orientierung gelten Wettbewerbsorientierung und ein wenig reflektierter Bezug zu Märkten – verstanden als anonyme Autorität, die nach Fromm die Regeln unseres Erlebens und Handelns zu bestimmen scheint – als Ausdruck seelischer Stärke oder Gesundheit.

Fromms kritische Sicht auf die Gesellschaft geht dagegen mit einer erweiterten, kritischen Sicht einher, die nicht nur auf die Gefahr einer zunehmenden

Selbsttäuschung und Selbstausbeutung hinweist, sondern auch auf die einer Verdinglichung, wenn man sich zunehmend an von außen bestimmten Optionen und Möglichkeiten ausrichtet und im Rahmen von Kosten-Nutzen-Abwägungen sowohl gesellschaftlich vorbestimmten Spannungsfeldern und Ungleichheiten als auch dem eigenen Erleben und der inneren Stimme kaum Beachtung mehr schenkt. Der Soziologe Hartmut Rosa spricht in anschlussfähiger Art und Weise von Resonanzverlust (Rosa 2016).

Auch wenn sich diese Form von seelischer Krankheit zunächst nicht direkt beobachten lässt und sie nicht notwendigerweise per se zu einem bewussten Erleben von Unzufriedenheit bei den Menschen führt, sind etwa der hohe und steigende Anteil diagnostizierter psychischer Erkrankungen wie Depression und Burnout damit in Zusammenhang zu bringen (z. B. Ehrenberg 1998; WHO 2022). Auch auf gesellschaftlicher Ebene führt ein derart naturalisiertes Verständnis von Märkten als anonymer Autorität und der damit verbundenen Marketing-Orientierung zu einem weit verbreiteten Menschenbild, das Menschen als „selbstsüchtiger und unsozialer" (Herzog 2014, S. 15) erscheinen lässt, als es ihrer Natur im Grundverständnis einer humanistischen Psychologie entspricht. Das wiederum hat schwerwiegende Auswirkungen auf einen in der Gesellschaft dringend notwendigen Diskurs um ein gesellschaftliches Miteinander in der Zukunft und um eine Transformation hin zu einer menschenwürdigeren (Welt-)Gesellschaft. Auch dies ist aus der Perspektive von Lebenskunst zu bedenken, die nicht nur in der Gegenwart stattfindet, sondern immer auch implizit an Vorstellungen der Zukunft und damit auch einer Interpretation der Vergangenheit gebunden ist.

Fromm selbst knüpft das Konzept der Biophilie an Wachstum. Gleichzeitig gilt es aber, die eigene Reflexivität gegenüber einer allumfassenden Wettbewerbslogik zu stärken und zu versuchen, die eigene Sensibilität zu schulen und kritisch zu reflektieren, wie Marketing unsere Sprache und Umgebung prägt. Es kann auch entlastend und stärkend sein, sich die eigenen Grenzen vor Augen zu führen und weder alles Leid der Welt auf seine Schultern zu laden noch die Erwartungshaltung von Perfektion an sich zu richten.

Damit möchte ich zu einem zweiten Aspekt kommen, der im Buch *Haben oder Sein* eine zentrale Bedeutung hat: die kritische Auseinandersetzung mit dem Konsum und der damit verbundenen Steigerungslogik in sogenannten kapitalistischen Gesellschaften. Fromms Unterscheidung zwischen Haben und Sein lässt sich daran besonders gut veranschaulichen: „Der moderne Konsument könnte sich mit der Formel identifizieren: Ich bin, was ich habe und was ich konsumiere" (Fromm 1976, S. 292).

In diesem Sinne steht die Orientierung am Haben für eine Entfremdung, wenn es nicht mehr um das innere Erleben geht, sondern darum, etwas zu besitzen oder bloß zur Verfügung zu haben. Dazu zählt es auch, wenn man äußere Erlebnisse konsumiert, also es etwa angestrebt wird, möglichst viele Länder bereist zu haben, dabei aber rastlos von Sehenswürdigkeit zu Sehenswürdigkeit hetzt, um Haken auf tatsächlichen oder imaginierten Checklisten zu setzen, was man alles gesehen haben muss. In *Haben oder Sein* setzt sich Fromm kritisch damit auseinander, wie Konsum zunehmend bestimmend für die Lebensführung insgesamt und die „Freizeit" im Besonderen geworden und der Akt des Kaufens selbst zu einem zwanghaften, irrationalen Ziel geworden sei (Kühn & Koschel 2022).

Besonders scharf und deutlich werden in Haben oder Sein Folgen benannt, die in Verbindung mit Werbung stehen. Fromm spricht in diesem Zusammenhang von „Gehirnwäsche“, die uns dazu verleite, „Dinge zu kaufen, die wir weder brauchen noch wollen“ (Fromm 1976, S. 403). In Werbung, der man im Alltag ausgeliefert sei, sieht er eine Bedrohung für das kritische Denkvermögen und die emotionale Unabhängigkeit. Dies führe zu einer gesteigerten Kauflust von Menschen, einer zunehmenden Verwandlung des Menschen in einen „homo consumens“, bei dem das Gefühl des Selbst mit dem Haben und Einverleiben von Dingen einhergehe und ihn zunehmend abhängig davon mache (vgl. Kühn & Koschel 2022). Anknüpfend an Fromm führt Rainer Funk (2001) an, dass auf von Menschen geschaffene Produkte und Angebote wünschenswerte Eigenschaften und Fähigkeiten projiziert werden, die man nicht mehr selbst entwickle, sondern sich durch den Kauf zu erwerben versuche. Er veranschaulicht das beispielhaft, wenn man sich durch den Kauf eines Waschmittels menschliche Frische, durch ein Deospray Attraktivität und Lebendigkeit, durch Weinbrand Zärtlichkeit und durch Turnschuhe Coolness kaufen wolle.

Wenn man sich vor Augen führt, wie sehr sich Werbung seit dem Erscheinen des Buchs von Fromm verbreitet hat, als es noch kein *World Wide Web*, geschweige *Social Media* gab, erscheinen die Warnungen wieder einmal sehr weitsichtig. In Gesellschaften wie Deutschland gilt es heute als normal und wird im Grundsatz kaum in Frage gestellt, dass Werbung dazu gehört, wenn überhaupt wird über das Maß und die moralischen Grenzen bestimmter Produktwerbung diskutiert.

Gleichzeitig ist bei der Diskussion von Konsum und auch von damit verbundener Verbreitung von Informationen, die letztendlich auch einen Teil von Werbung ausmacht oder zumindest ausmachen sollte, ebenfalls Vorsicht geboten, nicht alles über einen Kamm zu scheren. Denn wenn es, wie einleitend betont, nicht darum geht, Enthaltsamkeit als Ideal zu propagieren und jeglichen zum Kauf angebotenen Objekten skeptisch gegenüberzustehen, bedarf es einer differenzierteren Sicht.

Fromm selbst hat sich zwar insbesondere im Kontext der Analyse einer Marketing-Orientierung kritisch mit Märkten als anonymer Autorität auseinandergesetzt, weist aber in seinem Werk gleichzeitig darauf hin, wie wichtig Märkte für die Entwicklung von Freiheit in Gesellschaften waren und sind (z. B. Fromm 1941). Auch wenn Fromm das Wort Konsum meist in einem negativen Bedeutungskontext nutzt und aufzeigt, wie sehr Menschen dadurch abhängig und in der Verwirklichung des ihnen eigenen Potenzials eingeschränkt werden können, so unterscheidet er doch auch zwischen einem entfremdeten Konsum als Befriedigungsversuch von außen stimulierter Fantasievorstellungen und Konsum als einem produktiven Erlebnis (vgl. Kühn & Koschel 2022).

Um dies zu verstehen, ist die Perspektive des Seins nützlich. Das Sein „bezieht sich auf Erlebnisse“ (Fromm 1976, S. 332) – und zwar Erlebnisse, die dem Menschen eine Verbindung zu dem ihm innewohnenden Eigenkräften ermöglichen und sein persönliches Wachstum fördern:

> Die Voraussetzung für die Existenzweise des Seins sind Freiheit, Unabhängigkeit und das Vorhandensein kritischer Vernunft. Ihr wesentlichstes Merkmal ist die Aktivität, nicht im Sinne von Geschäftigkeit, sondern im Sinne eines inneren Tätigseins, dem produktiven Gebrauch der menschlichen Kräfte. Tätigsein heißt, seinen Anlagen, seinen Talenten, dem Reichtum menschlicher Gaben Ausdruck zu verleihen, mit denen jeder – wenn auch in verschiedenem Maß – ausgestattet ist. Es bedeutet, sich selbst zu erneuern, zu wachsen, sich zu verströmen, zu lieben, das Gefängnis des eigenen isolierten Ichs zu transzendieren, sich zu interessieren, zu lauschen, zu geben (ebd., S. 333).

Solche Erlebnisse sind Teil einer Gesellschaft, die mit dem Erwerb etwa von Büchern oder Tickets für Veranstaltungen, die Begegnungen ermöglichen, verbunden sein können. Auch Angebote wie Kinofilme, Musik etc. können aus einer Haltung des Seins zu einem inneren Widerhall führen und die eigene Entwicklung beeinflussen. Fromm geht es dabei nicht darum, die Sphäre des Konsums gänzlich abzulehnen, sondern darin Möglichkeiten einer am Sein orientierten Beziehung zur Welt zu erkennen: „Zu vernünftigem Konsum kann es nur kommen, wenn immer mehr Menschen ihr Konsumverhalten und ihren Lebensstil ändern wollen. Und das wird nur dann eintreten, wenn man den Menschen eine Form des Konsums anbietet, die ihnen attraktiver erscheint als die gewohnte“ (ebd., S. 395f.).

Für die Lebenskunst heißt das, Konsum als einen Bereich des Lebens weder gänzlich abzulehnen noch zu trivialisieren, sondern ihn in seiner durchaus zentralen Rolle für das zeitgenössische Leben ernst zu nehmen und auch bezogen auf eigene Haltungen und Handlungsweisen zu reflektieren. Thomas Kühn und Kay-Volker Koschel (2022) argumentieren, wie sehr Fromms differenzierte Überlegungen im Kern unterstreichen, dass Markt- und Konsumforschung für das Verständnis von Gesellschaften und damit verbundene Transformationsbemühungen von hoher Bedeutung sind. Denn es ist sowohl im Grundsatz wünschenswert, Menschen die Möglichkeit zum Ausdruck ihrer Stimme zu schaffen und sie in Kontakt mit denjenigen zu bringen, die Angebote entwickeln, als auch generell Wissen über bestimmte Nutzungsmodi von Konsumangeboten zu sammeln und zu systematisieren. Dieses Potenzial wird leider nicht ausgeschöpft, wenn ein Großteil dieser Forschung im Verborgenen als Auftragsforschung durch Institute erfolgt, dagegen im akademischen Raum immer noch in ihrer Bedeutung zu wenig Anerkennung und Raum findet – auch in Bezug auf eine mögliche Sekundärnutzung von Daten (Kühn & Koschel 2022; Kühn 2004; Marlovits et al. 2004).

Dies gilt umso mehr, wenn man sich die Gefahren für die gesellschaftliche Entwicklung vor Augen führt, die mit einem im Frommschen Sinne am „Haben“ orientierten entfremdeten Konsum verbunden sind. Fromm selbst warnt davor, Natur wie eine Ware zu betrachten und gleichzeitig die Eigenkräfte des Erlebens verkümmern zu lassen (Fromm 1976, S. 278). Zeitgenössische Wissenschaftler knüpfen daran an, indem sie insbesondere die Ausbeutung von Rohstoffen und die steigende industrielle Produktion in Verbindung mit Klimawandel und sich verschärfenden weltweiten Ungleichheiten bringen, so etwa Burkhard Bierhoff (2016, S. 1), der von einer Ausplünderung von Ressourcen und Ausbeutung von Lebewesen spricht, die zu einer Anhäufung von Schäden führe, für die niemand die Verantwortung übernehmen wolle.

Schließlich soll als drittes Beispiel auf die Bedeutung von Lernen aus der Perspektive von *Haben oder Sein* hingewiesen werden. Denn aus dem Haben-Modus kann Lernen wie Konsum als eine bloße Anhäufung von Besitz verstanden werden. Dann geht es vor allem darum, „das ‚Gelernte' festzuhalten" (Fromm 1976, S. 292), aber „der Inhalt wird nicht Bestandteil ihrer eigenen Gedankenwelt, er bereichert und erweitert diese nicht" (ebd., S. 293).

Im Gegensatz dazu führt Lernen im Modus des Seins zu einer inneren Aktivität: Eigene Denkprozesse werden angeregt und führen zu darauf gestützten Fragen und Ideen. In diesem Sinne bedeutet Lernen nicht nur und nicht in erster Linie eine Anhäufung von auswendig Gelerntem, sondern geht mit einer persönlichen Veränderung einher. Fromm bringt das in Verbindung zur Auseinandersetzung mit Kunst, von der man sich affizieren lasse: Bilder, Geschichten oder Symbole sprächen uns an, veränderten unsere Wahrnehmung und öffneten uns für neue Erfahrungen.

So verstanden ist Lernen kein bloßes Sammeln von Wissen, sondern ein Werden – ein Prozess des Sich-Einlassens. Lernen im Sein heißt, sich verwandeln zu lassen, statt sich zu füllen, und den eigenen Kräften dafür Raum zu geben. Damit wird Lernen im Frommschen Sinn zu einer lebenslangen Übung der Lebenskunst, die weniger auf den Besitz von Wissen ausgerichtet ist, sondern auf den Erhalt der Bereitschaft zum Staunen und zum Sich-Öffnen für bislang unbekannte Perspektiven.

Fromm verweist darauf, dass die Frage nach dem Sein eine der ältesten der Philosophie ist und dort mit Werden, Aktivität und Bewegung in Verbindung gebracht wird. Sein bedeutet nicht statisches Dasein, sondern lebendige Veränderung: „Es gibt kein Sein, das nicht gleichzeitig ein Werden und Sich-Verändern ist. Lebende Strukturen können nur sein, indem sie werden, können nur existieren, indem sie sich verändern. Wachstum und Veränderung sind inhärente Eigenschaften des Lebensprozesses" (ebd., S. 291). Damit begreift Fromm das menschliche Dasein als fortwährenden Prozess, der sich nicht in Besitz oder einer fixierten Identität festschreibt, sondern in Bewegung bleibt – als tätige, schöpferische, mitfühlende Lebendigkeit.

Gerade hier zeigt sich die Nähe zu einem Verständnis von Identitätskonstruktionen als Arbeit. Denn wenn Sein Werden bedeutet, dann ist auch Identität kein Besitz, sondern eine fortlaufende Aufgabe. Sie entsteht im Vollzug, im Dialog zwischen innerem Erleben und sozialem Eingebundensein. Fromm beschreibt die Gefahr, dass Menschen ihr Selbst wie ein Objekt behandeln, das man „besitzt" – ein Ich, zusammengesetzt aus Namen, Status, Wissen und Bildern, die man von sich zeigt. Doch dieses besessene Selbst bleibe starr. Das lebendige Selbst dagegen sei niemals endgültig zu fassen; es existiere nur „im Prozeß lebendigen Aufeinander-Bezogenseins", solange wir, wie Fromm schreibt, „am Tanz des Lebens teilnehmen" (ebd., S. 332).

Im Anschluss an diese Sichtweise lässt sich Sein als lebenslange Identitätsarbeit verstehen – als eine Bewegung, in der Menschen versuchen, ihr Leben in einer sich wandelnden Welt sinnhaft, zusammenhängend und verantwortlich zu gestalten. Ich habe dieses Verständnis als normative Identitätsarbeit beschrieben (Kühn 2024, 2025; Kühn & Bobeth 2022). Sie vollzieht sich in drei Dimensionen, die zugleich Herausforderungen und Möglichkeiten der Lebenskunst benennen:

- *Agency* – die Erfahrung, als handelndes Subjekt wirksam zu sein, auch unter widrigen Bedingungen. Fromm nennt dies „produktives Tätigsein", das sich als Manifestation der eigenen Kräfte zeigt (Fromm 1976, S. 334).
- *Belonging* – die Fähigkeit, sich verbunden zu wissen, ohne sich aufzugeben. Fromm erinnert daran, dass „das menschliche Verlangen, ein Gefühl des Einsseins mit anderen zu erleben", eine der stärksten Antriebskräfte des Menschen ist (ebd., S. 344). Doch echte Verbundenheit entsteht nicht aus Anpassung, sondern aus Begegnung.
- *Coherence* – das Erleben von Stimmigkeit im Denken, Fühlen und Handeln. In Fromms Sinn gewinnt ein Mensch an Integrität, wenn seine Kräfte der Vernunft, Liebe und Kreativität sich wechselseitig nähren und wachsen, „indem man sie ausübt" (ebd., S. 349).

Aus dieser Perspektive gehen auch die zuvor behandelten Themen – seelische Gesundheit, Konsum und Lernen – mit unterschiedlichen Ausdrucksformen von Identitätsarbeit einher. Im Sinne von Lebenskunst kann Identitätsarbeit als ein Streben verstanden werden, in einer von Beschleunigung, Marktlogiken und Vergleichsdynamiken geprägten Welt handlungsfähig (Agency), verbunden (Belonging) und stimmig (Coherence) zu bleiben. In Fragen seelischer Gesundheit zeigt sich dies in der Spannung zwischen Anpassung und Selbstsorge, im Konsum in der Auseinandersetzung mit gesellschaftlich vorgegebenen Formen des Begehrens, und im Lernen in der Suche nach einem Erkennen, das nicht bloß Wissen anhäuft, sondern Beziehung zur Welt stiftet. In allen drei Bereichen wird sichtbar, dass Identität im Sinne Fromms keine gegebene Substanz, sondern ein fortwährender Vollzug ist – eine Bewegung, in der Menschen versuchen, ihre Kräfte produktiv zu entfalten, ohne sich in äußeren Formen des Habens zu verlieren. Lebenskunst bedeutet in diesem Sinne, diese Bewegung wachzuhalten und immer wieder zu erneuern: die Spannung zwischen gesellschaftlichen Bedingungen und innerer Freiheit nicht aufzulösen, sondern gestaltend auszuhalten.

Kritische Einschätzung/kritische Funktion des Schlüsselwerks für die Lebenskunst

Fromms Werk *Haben oder Sein* bietet keine Blaupause für den Umbau der Gesellschaft. Wer das Werk mit der Hoffnung liest, dass hier Schritt für Schritt eine Entwicklung zu einer nachhaltigeren, gesünderen und auch der Lebenskunst förderlichen Gesellschaft erklärt wird, wird enttäuscht sein.

Sicher ist gerade dies ein Grund, warum *Haben oder Sein* heute nicht durchgehend auf Begeisterung stößt, sondern durchaus auch heftige Ablehnung hervorrufen kann. Darüber hinaus kann es sehr leicht missverstanden werden. Dies liegt an der pointierten Art der Darstellung, die zuweilen eher einer Karikatur denn einem differenzierten Abbild gleicht. Schon mit der Unterteilung zwischen Sein und Haben als Gegenpole wird eine idealtypische Unterscheidung getroffen, die Komplexität reduziert. Denn Sein ist ohne Haben ebenso wenig möglich wie Haben ohne Sein. Derartige vereinfachende Gegenüberstellungen zweier Pole und damit verbunden zahlreiche vereinnahmende Generalisierungen fordern Widerspruch geradezu hinaus, etwa wenn Fromm immer wieder ein nicht weiter differenziertes „Wir" benutzt, um seine kritische Analyse der Gesellschaft zu entwickeln und zu belegen. Nicht immer werden Leserinnen und Leser zustimmen, Teile dieser Wir-Gruppe zu sein. Auch wenn er wiederholt ein unbestimmtes „früher" mit dem „heute" vergleicht, weckt das nicht nur angesichts des nunmehr nach fast 50 Jahren zu einem „früher" gewordenen „heute", sondern auch hinsichtlich der Grobheit dieser Einteilung sicher nicht nur bei mir Unbehagen und Zweifel.

Auch findet sich bei Fromm eine zuweilen sehr pauschale Schwarz-Weiß-Zeichnung, die seine Botschaft zwar anschaulich vermittelt, zugleich aber zur Überzeichnung neigt – etwa, wenn er von den „jungen Leuten" spricht, die im Konsum und Wettbewerb ihre Identität suchen (Fromm 1976, S. 323).

Meines Erachtens entwertet dies aber keinesfalls das Werk als solches. Ueli Mäder weist darauf hin, dass Vereinfachung nicht notwendig ein Mangel sein muss:

> Wenn wir die vielschichtige Welt ein wenig verstehen wollen, dann hilft es, zuerst auf grobe Konturen zu achten. So können wir uns einfacher orientieren und in weiteren Schritten auf Feinheiten konzentrieren. Ja, wenn wir eine Landkarte anschauen, zunächst zwei Achsen fixieren und nicht gleich alles erfassen wollen, dann sehen wir mehr. Die einfache Übersicht schärft den Blick für Details und Schattierungen (Mäder 2023, S. 105).

Indem Fromm Herausforderungen, Spannungsverhältnisse und Orientierungspunkte für Einzelne wie für die Gesellschaft in dieser zugespitzten Art und Weise auf den Punkt bringt, schafft er in analytisch hervorragender Art und Weise Denkfiguren und Narrative, mit denen die Auseinandersetzung sich lohnt.

Um an die nicht nur für den Titel, sondern für das ganze Werk entscheidende Unterteilung des Buches anzuknüpfen, könnte man die Bedeutung des Textes aus der Perspektive des Haben-Modus und des Seins-Modus analysieren.

Aus der Perspektive des Habens bleibt vieles unbefriedigend und in der Bedeutung zum Verständnis zeitgenössischer Gesellschaften fragwürdig. Dazu ließe sich eine Mängelliste erstellen, was das Buch alles nicht hat: eine klare, auf empirischen Daten beruhende Unterscheidung verschiedener Phasen gesellschaftlicher Entwicklung, eine differenzierte Auseinandersetzung mit strukturell verankerter sozialer Ungleichheit in verschiedenen Gesellschaften und damit verbundenen Milieu- und Klasseneinteilungen, fundiert ausgearbeitete Schritte hin zu einer mehr an humanistischen Grundsätzen orientierten Gesellschaft, eine differenzierte historische Analyse des Kapitalismus und eine genaue Unterscheidung seiner unterschiedlichen Ausprägungen. Sicher ließe sich diese Mangelliste des Habens noch weiter ausführen. Fromms Werk *Haben oder Sein* bietet kein politisches Programm, das direkt übernommen werden könnte.

Wie ist es aber, wenn wir aus der Perspektive des „Seins" auf das Werk schauen? Meines Erachtens kommen wir dann zu einer grundsätzlich anderen Einschätzung, die es zu einem Schlüsselwerk der Lebenskunst macht. Denn gerade in der analytisch polarisierenden Art und Weise regt uns Fromm nicht nur zum Denken und Diskutieren an, sondern dazu, die im Alltag häufig als selbstverständlich hingenommenen Rahmenbedingungen zu hinterfragen. Und noch mehr: Trotz seiner scharfen Kritik am Zustand der Gesellschaft, trotz seiner wiederholt geradezu übergriffigen Vereinnahmung der Lesenden in ein verallgemeinertes Wir, das so viel falsch mache, nicht begreife und das – nicht zuletzt in Folge zahlreicher nicht aufgedeckter Manipulationen – fröhlich konsumierend in Richtung Untergang und Selbstzerstörung der Menschheit unterwegs sei, trotz des insgesamt wenig hoffnungsvollen Impetus, ermutigt und stärkt uns das Buch – und tut dies nunmehr seit fast 50 Jahren, in denen es immer noch nicht aus den Buchhandlungen verschwunden ist, sondern im Gegenteil trotz jeglichen beschleunigten Wandels dort einen festen Platz hat und immer wieder neue Generationen von Lesenden begeistert. Wie gelingt das Erich Fromm?

Mit dem von ihm entwickelten Konzept des Sozialcharakters lässt sich veranschaulichen, dass individuelles Erleben stets gesellschaftlich vermittelt ist. Menschen entwickeln ihre Wahrnehmungs- und Handlungsmuster in Auseinandersetzung mit den ökonomischen und kulturellen Bedingungen ihrer Zeit. An den Beispielen von mentaler Gesundheit, Konsum und Lernen wurde gezeigt, wie sich darin die von Fromm beschriebene Marketing-Orientierung im Sinne eines „Habens" widerspiegelt – und wie dem im Sinne des „Seins" eine produktive Orientierung entgegengesetzt werden kann. Daran anschließend lässt sich Lebenskunst als eine Form von normativer Identitätsarbeit verstehen, die sich nicht im Besitz von Eigenschaften erschöpft, sondern in der Weise, wie Menschen ihr Verhältnis zu sich selbst, zu anderen und zur Welt gestalten. Damit verbindet sich die Frage nach Lebenskunst mit Fromms Idee einer produktiven Orientierung – einem Kerngedanken, den er im Laufe seines Werkes mehrfach neu gefasst hat. Rainer Funk bringt dies auf den Punkt:

> Überblickt man die verschiedenen Versuche, die Erich Fromm in seinem Werk gemacht hat, „Produktivität" und „produktive Orientierung" zu fassen, dann fallen zwei Dinge auf. Zum einen beeindruckt, wie sehr er sich noch in seinen eigenen sechziger Jahren daran machte, seine humanistische Option für ein primäres produktives Potenzial im Menschen mit Hilfe eines naturwissenschaftlich orientierten Empiriebegriffs zu untermauern. Zum anderen beeindruckt, wie sehr er selbst im Laufe seines Lebens das Bedürfnis spürte, das Verständnis von produktiver Orientierung je neu über Begriffe begreifbar zu machen, weil (und obwohl!) offensichtlich jeder Versuch, der Produktivität in einem Begriff habhaft zu werden, zum Scheitern verurteilt ist. [...] Sobald aber ein Begriff etwas Wertvolles, Erstrebenswertes und Ideales bezeichnet, wird er heute vermarktet (Funk 2003, S. 16).

Gerade in dieser Unabschließbarkeit liegt die bleibende Relevanz von Fromms Denken: Seine „produktive Orientierung" verweist auf eine Praxis der Lebendigkeit, die sich nicht in Besitz oder Definitionen fixieren lässt. Sie ist Ausdruck des Strebens nach Entfaltung, nach dem Tätigsein aus eigenem Antrieb, das den Kern der Lebenskunst bildet. In diesem Sinne bewahrt *Haben oder Sein* eine eigentümliche Modernität: Es öffnet einen Denkraum für Humanität, in dem Begriffe nicht zu Etiketten erstarren, sondern als Einladung zur Reflexion und Selbstverwandlung verstanden werden können.

Wenn Fromm schreibt, dass „die Kräfte der Vernunft, der Liebe, des künstlerischen und intellektuellen Schaffens – alle wesenseigenen Kräfte wachsen, indem man sie ausübt" (Fromm 1976, S. 349), dann zeigt sich darin eine zutiefst dynamische Vorstellung von Menschlichkeit. Lebenskunst heißt in diesem Sinne, die eigenen Kräfte nicht zu besitzen, sondern zu üben; nicht auf Vollkommenheit zu hoffen, sondern auf Lebendigkeit. Dabei ist diese Lebenskunst keine Form der Weltflucht. Fromm betont: „Richtig leben heißt nicht länger, nur ein ethisches oder religiöses Gebot erfüllen. Zum erstenmal in der Geschichte hängt das physische Überleben der Menschheit von einer radikalen seelischen Veränderung des Menschen ab" (ebd., S. 279).

Diese Aussage verleiht der Lebenskunst eine existenzielle Dimension: Sie wird zur Notwendigkeit, nicht zur Option. Gerade in einer Zeit, in der Hoffnung selbst fragil geworden ist, gewinnt Fromms Verständnis des Seins als tätige, verantwortliche Lebendigkeit an Bedeutung. Verzicht allein kann ebenso wenig eine Lösung sein, wie ein blinder Fortschrittsglaube. Hoffnung bedeutet für Fromm nicht naiven Optimismus, sondern die Fähigkeit, „trotz allem" an der Möglichkeit menschlicher Veränderung festzuhalten – und sie praktisch einzulösen. Der Fortschrittsglaube im Haben-Modus vertraut auf äußere Akkumulation – mehr Technik, mehr Konsum, mehr Kontrolle. Im Sein-Modus dagegen würde Fortschritt heißen: mehr Bewusstsein, mehr Gemeinschaft, mehr Lebendigkeit.

Lebenskunst in diesem Sinne heißt, den Mut zur Ambiguität zu bewahren, Differenzen auszuhalten, im Dialog zu bleiben – auch dort, wo Verständigung mühsam wird. Sie bedeutet, der Versuchung zu widerstehen, die Welt in Freund und Feind, Sieger und Verlierer einzuteilen. Im Modus des Seins wird Auseinandersetzung selbst zum Ausdruck des Lebendigen, zum Raum gemeinsamer Selbst- und Welterkenntnis.

Fromms Werk erinnert uns daran, dass Freiheit nicht allein im Besitz von Rechten besteht, sondern in der Fähigkeit, sie zu leben. „Wenn ich bin, der ich bin, und nicht, was ich habe, kann mich niemand berauben oder meine Sicherheit und mein Identitätsgefühl bedrohen" (ebd., S. 348). Freiheit im Sein bedeutet, sich auf die eigene produktive Kraft zu besinnen und dadurch Verantwortung für sich und andere zu übernehmen.

So verstanden bleibt *Haben oder Sein* nicht nur ein theoretisches Werk, sondern ein praktisches – eines, das uns einlädt, Haltung zu üben. Fromms Denken bietet Orientierung – nicht durch fertige Antworten, sondern durch die Einladung, uns selbst, einander und die Welt im Modus des Seins neu zu erfahren. Darin liegt seine bleibende Bedeutung als Schlüsselwerk der Lebenskunst.

Literatur

Bierhoff, B. (2016). *Konsumismus. Kritik einer Lebensform* (2., überarb. Aufl.). Wiesbaden: Springer Essentials.

Ehrenberg, A. (1998). *Das erschöpfte Selbst: Depression und Gesellschaft in der Gegenwart.* Frankfurt am Main: Suhrkamp.

Fromm, E. (1941). Die Furcht vor der Freiheit. In R. Funk (Hrsg.), *Erich Fromm Gesamtausgabe* (GA I, S. 215–392). Stuttgart: Deutsche Verlags-Anstalt 1999.

Fromm, E. (1947). Psychoanalyse und Ethik. Bausteine zu einer humanistischen Charakterologie. In R. Funk (Hrsg.), *Erich Fromm Gesamtausgabe* (GA II, S. 1–157). München: Deutsche Verlags-Anstalt 1999.

Fromm, E. (1955). Wege aus einer kranken Gesellschaft. In R. Funk (Hrsg.), *Erich Fromm Gesamtausgabe* (GA IV, S. 1–254). Stuttgart: Deutsche Verlags-Anstalt 1999.

Fromm, E. (1956). Die Kunst des Liebens. In R. Funk (Hrsg.), *Erich Fromm Gesamtausgabe* (GA IX, S. 437–518). Stuttgart: Deutsche Verlags-Anstalt 1999.

Fromm, E. (1961). Das Menschenbild bei Marx. In R. Funk (Hrsg.), *Erich Fromm Gesamtausgabe* (GA V, S. 335–393). Stuttgart: Deutsche Verlags-Anstalt 1999.

Fromm, E. (1964). Die Seele des Menschen. Ihre Fähigkeit zum Guten und Bösen. In R. Funk (Hrsg.), *Erich Fromm Gesamtausgabe* (GA II, S. 159–268). Stuttgart: Deutsche Verlags-Anstalt 1999.

Fromm, E. (1968). Die Revolution der Hoffnung. Für eine Humanisierung der Technik. In R. Funk (Hrsg.), *Erich Fromm Gesamtausgabe* (GA IV, S. 255–377). Stuttgart: Deutsche Verlags-Anstalt 1999.

Fromm, E. (1973). Anatomie der menschlichen Destruktivität. In R. Funk (Hrsg.), *Erich Fromm Gesamtausgabe* (GA VII, S. 1–398). Stuttgart: Deutsche Verlags-Anstalt 1999.

Fromm, E. (1976). Haben oder Sein. Die seelischen Grundlagen einer neuen Gesellschaft. In R. Funk (Hrsg.), *Erich Fromm Gesamtausgabe* (GA II, S. 269–414). Stuttgart: Deutsche Verlags-Anstalt 1999.

Fromm, E. (1980). Arbeiter und Angestellte am Vorabend des Dritten Reiches. Eine sozialpsychologische Untersuchung (bearb. und hrsg. von W. Bonß). In R. Funk (Hrsg.), *Erich Fromm Gesamtausgabe* (GA III, S. 1–224). Stuttgart: Deutsche Verlags-Anstalt 1999.

Fromm, E., & Maccoby, M. (1970). *Psychoanalytische Charakterologie in Theorie und Praxis. Der Gesellschafts-Charakter eines mexikanischen Dorfes.* In R. Funk (Hrsg.), *Erich Fromm Gesamtausgabe* (GA III, S. 231–540). Stuttgart: Deutsche Verlags-Anstalt 1999.

Funk, R. (2001). Die allgegenwärtige Marketing-Orientierung. Fromms Sozialpsychologie. In J. Badewien (Hrsg.), *Erich Fromm. Psychoanalyse, Ethik und Religion* (Herrenalber Forum, Bd. 27, S. 51–76). Karlsruhe: Evangelische Akademie Baden.

Funk, R. (2003). Was heißt „produktive Orientierung" bei Erich Fromm? *Fromm Forum, 7*, 14–27. Tübingen: Selbstverlag.

Herzog, L. (2014). Einleitung: Die Verteidigung des Marktes vom 18. Jahrhundert bis zur Gegenwart. In L. Herzog & A. Honneth (Hrsg.), *Der Wert des Marktes. Ein ökonomisch-philosophischer Diskurs vom 18. Jahrhundert bis zur Gegenwart* (S. 13–27). Frankfurt am Main: Suhrkamp.

Herzog, L., & Honneth, A. (Hrsg.). (2014). *Der Wert des Marktes. Ein ökonomisch-philosophischer Diskurs vom 18. Jahrhundert bis zur Gegenwart.* Frankfurt am Main: Suhrkamp.

Kühn, T. (2004). Das vernachlässigte Potenzial qualitativer Marktforschung. *Forum Qualitative Sozialforschung/Forum: Qualitative Social Research, 5*(2), Art. 33. https://doi.org/10.17169/fqs-5.2.599.

Kühn, T. (2024). Normative identity work: Exploring Erich Fromm's perspective on self and society. *Journal of Psychosocial Studies, 17*(3), 297–307.

Kühn, T. (2025). Any chance for a revolution of hope? Transformative leadership as normative identity work. *The Humanistic Psychologist, 53*(4), 631–652. https://doi.org/10.1037/hum0000412.

Kühn, T., & Bobeth, S. (2022). Linking environmental psychology and critical social psychology: Theoretical considerations toward a comprehensive research agenda. *Frontiers in Psychology, 13*, 947243. https://doi.org/10.3389/fpsyg.2022.947243

Kühn, T., & Koschel, K.-V. (2022). *Qualitative Markt- und Konsumforschung. Einführung und Praxis-Handbuch.* Wiesbaden: Springer VS.

Mäder, U. (2023). Haben oder Sein: Leben statt Profit! Was mache ich aus dem, was die Gesellschaft aus mir macht? *Fromm Forum, 27*, 103–131.

Marlovits, A. M., Kühn, T., & Mruck, K. (2004). Wissenschaft und Praxis im Austausch – Zum aktuellen Stand qualitativer Markt-, Medien- und Meinungsforschung. *Forum Qualitative Sozialforschung/Forum: Qualitative Social Research, 5*(2), Art. 23. http://nbn-resolving.de/urn:nbn:de:0114-fqs0402232.

Rosa, H. (2016). *Resonanz. Eine Soziologie der Weltbeziehung*. Berlin: Suhrkamp.

World Health Organization (WHO). (2022). *World mental health report: Transforming mental health for all.* Geneva: World Health Organization. https://www.who.int/publications/i/item/9789240049338.

Thomas Fuchs. *Das Gehirn – ein Beziehungsorgan* (2008)

6

Jann E. Schlimme

Wenn man fragt, wer heutzutage in Deutschland die seit Karl Jaspers bestehende Tradition der Verbindung von Psychiatrie, Psychopathologie und Philosophie fortführt, wird man als erste Antwort „Thomas Fuchs" genannt bekommen. Dies gilt, wenn man Personen fragt, die sich in dem Bereich auskennen. Aber es gilt auch, wenn man ChatGPT oder andere KI-Bots fragt. Und in der Tat ist Thomas Fuchs der wohl derzeit bekannteste deutsche Psychiater und Philosoph, der in diesem Schnittfeld aktiv ist. Genauer besehen handelt es sich um eine Bearbeitung dieses Feldes mit Hilfe der Phänomenologie und einer von Karl Jaspers inspirierten Multiperspektivität auf die Phänomene seelischer Besonderheiten bzw. Störungen oder Erkrankungen. Multiperspektivität soll heißen, dass wir für seelische Phänomene alle möglichen wissenschaftlichen Methoden einsetzen müssen, um den Gegenstand wenigstens einigermaßen adäquat zu erfassen und dass wir dennoch zugeben müssen, den Gegenstand „seelisches Phänomen" nicht vollständig beschreiben und modellieren zu können. Diese Grundüberzeugung von Fuchs zieht sich durch alle seine Werke. Für genau diese zutiefst humanistische Einstellung erhielt er 2023 den Erich-Fromm-Preis. In der Begründung hieß es, dass er sich auf überzeugende Weise gegen eine weit verbreitete „naturalistisch-szientistische Sichtweise des Menschen" wende. Mit anderen Worten: Nicht alle sinnvollen Fragen lassen sich mit wissenschaftlichen Methoden beantworten.

Thomas Fuchs wurde am 29. September 1958 in München geboren. Er studierte Medizin, Philosophie und Wissenschaftsgeschichte und promovierte 1990 mit einer Dissertation über *Die Mechanisierung des Herzens – Harvey und Descartes*. Von 1989 bis 1996 absolvierte Fuchs eine Weiterbildung zum Facharzt für Psychiatrie und Psychotherapie an der TU München und wechselte 1997 nach Heidelberg an die dortige Universitätsklinik. Es folgten die Habilitation in Psychiatrie sowie die

J. E. Schlimme (✉)
Berlin, Deutschland

G. Gödde, J. Zirfas (Hrsg.), *Schlüsselwerke der Kritischen Lebenskunst II*, Schriften zur Kritischen Lebenskunst,
https://doi.org/10.1007/978-3-662-72440-8_6

Promotion in Philosophie (jeweils 1999) mit Arbeiten zum Leib bzw. zur Verkörperung (embodiment). In diesen Arbeiten erschloss sich Fuchs sein zentrales wissenschaftliches Thema und seine eigene Sicht auf seelische Phänomene, welche auch sein 2008 erschienenes mutmaßliches Schlüsselwerk *Das Gehirn – ein Beziehungsorgan* auszeichnet. Seit 2010 ist Fuchs Karl Jaspers-Professor für Philosophische Grundlagen der Psychiatrie und Psychotherapie an der Ruprecht-Karls-Universität Heidelberg.

Embodiment/Verkörperung

Fuchs' Verständnis der Verkörperung baut auf den Arbeiten von Edmund Husserl, Maurice Merleau-Ponty und Helmuth Plessner auf. In seinem Buch *Leib und Bewusstsein* (2002) entwickelt er eine Leibphänomenologie. Dabei geht er von der These aus, dass der Leib nicht nur ein physisches Objekt ist (= Körper, den man hat), sondern eben eine lebendige, erfahrungsgebundene Präsenz, die das In-der-Welt-sein vermittelt (= Leib, der man ist). Besonders prominent findet sich diese These bereits bei Helmuth Plessner: „Ein Mensch *ist* immer zugleich Leib (Kopf, Rumpf, Extremitäten mit allem, was darin ist) – auch wenn er von seiner irgendwie ‚darin' seienden unsterblichen Seele überzeugt ist – und *hat* diesen Leib als diesen Körper" (Plessner 1970, S. 43). Plessner folgend argumentiert Fuchs, dass das Leibsein die Grundlage für das subjektive Erleben bildet. Das Leib-sein bzw. die leiblich gestaltete Empfindung ist eine vor aller Reflexion gegebene Selbstvertrautheit. Sie ist die basale Qualität der Verkörperung. Im phänomenologischen Diskurs hat Dan Zahavi mit Bezug auf Edmund Husserl hierfür den Begriff „pre-reflective self-awareness" etabliert (Zahavi 2005, S. 71).

Bei Merleau-Ponty wiederum findet sich die These, dass diese von Plessner stark gemachte Dualität von Leib-sein und Körper-haben einerseits radikale Subjektivität und zugleich intersubjektive Andersheit bedeutet. „Lerne ich nicht in mir selbst, die Verbindung von Für-sich und An-sich zu erkennen, so vermag sich mir nie der Mechanismus anderer Leiber zu beleben" (Merleau-Ponty 1966, S. 427 f.). Die radikale Andersheit, die in der basalen Selbstvertrautheit bereits gegeben ist, ist nur deshalb gegeben, weil diese basale Selbstvertrautheit eben verkörpert ist. „To rephrase Merleau-Ponty's point in a more familiar terminology: Unless self-experience is embodied and embedded, intersubjectivity will be neither possible nor comprehensible" (Zahavi 2005, S. 159). Mit der Verkörperung geht Intersubjektivität einher, da mein Leib-sein von Anderen als Körper-haben erfahren wird. Die These der Verkörperung meint also, dass die basale Selbstvertrautheit, welche allem meinem Erleben innewohnt, von vornherein weltlich (Raumpräsenz) aufgestoßen, intersubjektiv (Miteinander) verbunden und zeitlich (Gegenwartsmoment) ausgedehnt ist.

In seinem Essay „Der Leib zwischen Animalität und Rationalität" führt Fuchs zu diesem Gedanken der Verkörperung weiter aus:

> Der Leib ist nicht nur ein Gebilde aus Gliedern und Organen, ein Ensemble von Empfindungen und Bewegungen. Er ist ein geschichtlich gebildeter Leib, dessen Erfahrungen sich

> in seinen unsichtbaren Dispositionen niedergeschlagen haben, ebenso wie sich seine sichtbare Gestalt im Wachstumsprozess geformt hat. Die lebenslange Formbarkeit des Leibgedächtnisses ermöglicht die Ausbildung und Wandlung von Gewohnheiten, Wahrnehmungs- und Handlungsstrukturen. Damit erlaubt es die Assimilation an die jeweilige natürliche und kulturelle Umgebung, die Verwurzelung und Beheimatung im Raum. Die im Leibgedächtnis verankerten Strukturen sind andererseits die Basis der Kontinuität unseres Selbstseins. Gewohnheit macht uns zu Personen mit einer gewissen Konstanz und Verlässlichkeit, sie lässt uns bei allem äußeren Wechsel dieselben bleiben. Alles, was wir persönliche Identität, Persönlichkeit, Charakter nennen, beruht auf der leiblichen Selbstvertrautheit, dem leiblichen Gedächtnis. Das rationalistische Verständnis der Person, wie es etwa John Locke oder heute Derek Parfit vertreten, knüpft die Einheit, des Selbst einzig an die explizite, bewusste Erinnerung. Ich bleibe nur solange ich selbst, als ich mich an meine früheren Zustände erinnere und sie mir zuschreibe; andernfalls wäre meine Identität zunichte. In Wahrheit jedoch stellt das Leibgedächtnis die eigentliche Basis meines Selbstseins dar, und damit auch meines expliziten, autobiographischen Gedächtnisses – ohne leibliche Selbstvertrautheit blieben all meine Erinnerungen nur leere Bilder (Fuchs 2008b, S. 57).

Verkörperung spielt für Fuchs auch eine zentrale Rolle in der Psychopathologie bzw. in einem verständnisorientieren Zugang zu psychischen Erkrankungen. Wie können wir dies verstehen? Erneut mit Plessner können wir zunächst festhalten, dass sich körperliche Erkrankungen in der Spannung von Körper-haben und Leib-sein zeigen. Allerdings: „Im normalen Ablauf des Lebens mit seiner Fixiertheit auf gewohnte Ziele fällt dieser Zwang zum Ausgleich nicht auf. In ungewohnten Situationen dagegen stößt er auf Schwierigkeiten" (Plessner 1970, S. 45). Bei körperlichen Erkrankungen ist es aber genau die fehlende Passgenauigkeit im Zueinander von Leib-sein (Leib) und Körper-haben (Körper), die eine körperliche Krankheit (disease) zu einer körperlichen Erkrankung (illness) macht. Um es mit Hans-Georg Gadamer zu formulieren: „Die Grundtatsache bleibt, daß die Krankheit und nicht die Gesundheit das sich selbst Objektivierende, d. h. sich Entgegenwerfende, kurz, das Aufdringliche ist" (Gadamer 1993, S. 137).

Bei psychischen Erkrankungen zeigt sich eine Spannung zwischen Lebensalltag-haben und alltäglichem Lebensvollzug. Beachtenswert ist dabei, dass unser Lebensalltag im Wesentlichen sozial ist. Wir bewegen uns im Falle psychischer Erkrankungen eben nicht wie ein Fisch im Wasser durch unseren sozialen Lebensalltag, sondern bemerken an allen Ecken und Enden, wie uns der Alltag Probleme bereitet. Natürlich haben diese hausgemachten Probleme viel damit zu tun, welche Muster wir in Kindheit und Jugend aus den relevanten Beziehungen heraus entwickelt haben: Muster, mit denen wir uns unsere Lebenssituationen eröffnen und zugleich in ihnen handeln. Muster, mit denen wir unsere Beziehungen zu anderen Menschen eröffnen und zugleich diese Beziehungen führen. Muster, mit denen wir uns uns selbst eröffnen (und unseren seelischen Binnenraum) und zugleich mit uns selbst zu leben haben. Wie ein solches Spannungsgefüge aussieht, wissen wir als Psychiater und Psychotherapeuten nur zu gut.

Da aber das Alltagsleben eben für Fuchs auch ein verkörpertes ist, spielt Verkörperung eine direkte Rolle beim Verständnis psychischer Erkrankungen. In seiner viel zitierten Arbeit „Embodiment and psychopathology: a phenomenological Perspective" (2009) analysiert er gemeinsam mit dem Autor verschiedene psychische

Erkrankungen, namentlich Schizophrenie und schwere Depressionen, aus dieser Perspektive der Leiblichkeit. Dabei haben wir argumentiert, dass die gestörten Selbst- und Weltbezüge einen inwendigen Zusammenhang mit Störungen im Leib-Sein aufweisen. Das Verlieren von Selbstverständlichkeiten und Verhaltensautomatismen insbesondere im sozialen Raum (beispielsweise bezüglich der Intentions-Eigenschaften der anderen Personen), wie es Personen mit Schizophrenie-Diagnose in allen Phasen ihrer Erkrankungen, vor allem aber in den psychotischen Phasen, passieren kann, lässt sich als ein „disembodiment" beschreiben. Der Verlust der eigenen, im bisherigen Leben durch stete Übung verkörperten Üblichkeiten des Verständnisses der Absichten anderer haben eben ihren automatischen Charakter verloren, sind zweifelhaft und fragwürdig geworden. Solche Verkörperungsverluste können auch ganz basale Selbstvertrautheiten (pre-reflective self-awareness) wie die Exklusivität und/oder Urheberschaft der eigenen Gedanken oder Bewegungen betreffen. Im Falle melancholischer (= schwerer depressiver) Verstimmung kann gewissermaßen das Gegenteil angenommen werden. Hier schwindet das Leib-sein (= die Leibempfindung) zuungunsten des Körper-habens. Alles wird zur Last, zum emotions- und leblosen Ballast der eigenen, damit am Ende wertlosen Existenz. In der Arbeit sprechen Fuchs und Schlimme in diesem Zusammenhang von „Hyperembodiment" (Fuchs & Schlimme 2009).

Das Gehirn – ein Beziehungsorgan

In seinem Buch *Das Gehirn – ein Beziehungsorgan* (2008) setzt sich Thomas Fuchs mit der fundamentalen Frage auseinander, wie wir uns in unserem Verhältnis zum Gehirn verstehen können. Dabei bietet er ein Standardwerk, eine gut geschriebene und kenntnisreiche Antwort auf die Herausforderungen der neurowissenschaftlich geprägten Naturalismusdebatte der 2000er-Jahre. Die damalige Naturalismusdebatte war nicht ohne Konsequenzen für unser Verständnis als Menschen. In manchen Feuilletons herrschten die Thesen vor, dass unser Bewusstsein lediglich Prozesse neuronaler Informationsverarbeitung widerspiegele oder dass die „in unserem Rücken agierende neuronale Maschinerie nur den Schein eines dauerhaften Selbst erzeugt", dass unser Gehirn wohlmöglich „ganz ohne Selbst auskommt". Für Fuchs lagen die Konsequenzen der Debatte nicht in einer Naturalisierung der Subjektivität – also gewissermaßen der Abschaffung der Erste-Person-Perspektive –, sondern in einem Verständnis der Subjektivität, welches für die neurowissenschaftlichen Erkenntnisse offen und transparent ist.

Fuchs spricht diesbezüglich von „zwei Seiten einer Münze", die nicht aufeinander wirken, sondern einander ermöglichen und transformieren. Dies folgt dem Ansatz, dass das Gehirn als ein leibliches Organ des Menschen verstanden werden kann. Etwas allgemeiner formuliert: Wir sind leiblich, haben aber ein Gehirn. Die Verknüpfung der beiden Seiten der Medaille ist so unzerreißbar, dass sie immer wieder gegen Vereinseitigungen ins Spiel zu bringen ist. Fuchs formuliert dies an verschiedenen Stellen ebenso einfach wie eingängig:

> Das Bewusstsein zu eliminieren oder für ein Epiphänomen zu halten, weil es in der naturalistischen Einstellung nicht mehr zu beobachten ist bzw. selbst in physikalische Kausalketten eingreift, wäre daher gerade aus biologischer Sicht völlig unangemessen. Es wäre nämlich gleichbedeutend mit der Behauptung, dass genau die gleichen physiologischen Prozesse auch ohne Bewusstseinsfunktionen entstanden sein und ablaufen könnten. Das mag in einem anderen Universum mit anderen Gesetzmäßigkeiten denkbar sein, in unserem Universum können wir jedoch nur den offensichtlich notwendigen Zusammenhang der beiden Aspekte feststellen. Daher bedarf das bewusste Wahrnehmen, Fühlen und Handeln zu seiner Realisierung bestimmter physiologischer Strukturen und Prozesse, die aber umgekehrt ohne diese integralen Funktionen gar nicht entstanden wären (Fuchs 2008a, S. 240 f.).

Fuchs argumentiert, dass das Gehirn eben nicht isoliert als ein eigenständiges, autarkes Organ betrachtet werden kann, sondern vielmehr als ein beziehungsorientiertes Organ verstanden werden muss, das in ständiger Wechselwirkung mit seiner Umwelt, anderen Menschen und sozialen Kontexten steht. Es ist kein „Rechenzentrum" im klassischen Sinne, sondern ein Organ, das durch seine Beziehungen und Interaktionen seine Funktion entfaltet, eben ein *Beziehungsorgan*. Insofern kritisiert er die neurozentrische Perspektive, die das Gehirn als primären Ort der Steuerung und Kontrolle des Erlebens und Verhaltens sieht. An die obige Formulierung „wir sind leiblich und haben ein Gehirn" anschließend könnten wir sagen: Wir sind nicht das Gehirn, wir haben es. Wenn also das Gehirn ein Organ wie jedes andere ist, dann ist es auch organisch integriert in seinen ihm spezifischen Lebensvollzug. So wie wir unser Herz durch Cardiosport trainieren und „Kondition" entwickeln, trainieren wir von frühesten intrauterinen Lebensphasen unser Gehirn hin zu Seh- und Hörgewohnheiten, Bewegungs- und Bewertungsgewohnheiten, Interaktions- und Binnenweltgewohnheiten. Der dem menschlichen Gehirn als Organ entsprechende Trainingsraum seiner höheren Gehirnfunktionen (seiner „Kondition" gewissermaßen) ist der „Lebensvollzug des Menschen in der gemeinsamen sozialen Welt" (ebd., S. 22).

Wie aber kommt Fuchs zu diesen Thesen und Aussagen? Sie gehen zurück auf seine eingangs erläuterte These der Verkörperung. Führen wir uns nochmal vor Augen, wie diese These von Leib-sein und Körper-haben funktioniert: Leib-sein als inwendiges Empfinden ist immer leiblich verortet und ausgedehnt. Leib-sein unterscheidet sich insofern fundamental bzw. kategorial beispielsweise von dem Konzept des Leibgedächtnisses, welches eine modellhafte Beschreibung des Körper-habens als Leib ist. Leib-sein meint basales Leibempfinden, basale Selbstvertrautheit, die noch vor allem Darüber-Nachdenken gegeben ist. Wenn wir also über uns nachdenken, Modelle von uns machen oder gar wissenschaftliche Methoden anwenden – inklusive der phänomenologischen Methode – hat diese prä-reflexive Selbstvertrautheit schon immer stattgefunden. Sie mag in bestimmten Ausnahmeverfassungen brüchig werden, beispielsweise bei komplexen Traumatisierungen bzw. in deren unwillkürlichem Wiedererwachen, oder auch in speziellen psychotischen Krisen, wenn beispielsweise eigene Gedanken wirklich als fremd erlebt werden. Aber im Grundsatz gilt: Wenn wir über unser Gehirn nachdenken, uns ein Bild von unserem Gehirn machen oder gar eine neurowissenschaftliche Methode auf uns anwenden, ist diese Selbstvertrautheit schon immer am Platz, hat schon immer stattgefunden.

Insofern können wir diese auch nicht neuro- oder anders-wissenschaftlich erklären. „Allen einschlägigen Buchtiteln zum Trotz wird es niemals eine naturwissenschaftliche Erklärung von Leben oder Bewusstsein geben, weil alle solche Erklärungen den Erklärer und damit das Explanandum schon voraussetzen. Wir können immer nur die *Bedingungen* dafür angeben, dass ein Lebewesen lebt, dass eine hungrige Katze nach der Maus jagt, dass ein Mensch fühlt und denkt – wir können es *nachvollziehen*, insofern wir selbst lebende Wesen sind" (Fuchs 2008a, S. 285).

In diesem Sinne ist zunächst anzuerkennen, dass wir Menschen in diesem Leben nicht frei sein können von unserem Gehirn. Anders ausgedrückt, stellt sich personale Freiheit nicht als Freiheit vom eigenen Gehirn dar. Wir können gar nicht anders als mit unserem Gehirn als Beziehungsorgan hinein in unsere Welt zu wirken, sei diese nun die sozial-reale Lebenswelt oder die seelische Binnenwelt. Wir können dies ebenso wenig, wie wir nicht unleiblich in unserer Welt vorkommen können. Sogar in sog. Out-of-body-Erfahrungen, welche ja im Übrigen oftmals ein zumindest den Oberkörper umfassendes leiblich gestaltetes Aufstehen aus dem Körper meinen, finden spezifische neuronale Aktivitäten des jeweiligen Gehirns statt (Blanke et al. 2004). Und wieso sollte uns das auch überraschen? Wussten doch schon die alexandrinischen Ärzte, dass die Entfernung des Gehirns beim lebenden Sklaven zum Verlust des Bewusstseins führte. So radikal müssen wir heutzutage nicht mehr sein. Denn wer das enge Geflecht von Körper-haben und präreflexiver Selbstvertrautheit erleben möchte, nehme psychoaktive Substanzen. Es bleibt also beim Doppelaspekt, der Medaille mit den zwei Seiten von Leib-sein und Körper-haben. „Die Einheit der Person bleibt eine *dialektische Einheit von ‚Monismus' und ‚Dualismus'*, die sich weder nach der Seite einer eindeutigen Identität noch nach der Seite einer eindeutigen Dualität der Aspekte auflösen lässt. Wir können von uns selbst als lebendigen, verkörperten Wesen nicht anders als in doppelter Rede sprechen" (Fuchs 2008a, S. 284). Das ist die im Wechsel von Leib-sein und Körper-haben entstandene „ekzentrische Position" (Plessner 1970, S. 43). Wir können dieses Selbstverhältnis nicht verweigern. Auf diesen einfachen, aber wichtigen Umstand weist Fuchs gerade auch hinsichtlich des Verständnisses unseres Beziehungsorgans „Gehirn" hin.

Soziale Wesen aus Fleisch und Blut

Seit der Veröffentlichung des Werks *Das Gehirn – ein Beziehungsorgan* sind fast 20 Jahre vergangen. Für eine geistesgeschichtliche Einordnung ist das in jedem Fall zu früh. Die in den 2000er-Jahren hochkochende Naturalismusdebatte hat sich merklich abgekühlt. Die neurowissenschaftliche Forschung ist unfassbar viel weiter, als sie Mitte der 2000er-Jahre noch war. Im wissenschaftlichen Raum gibt es kaum Personen, die bezweifeln, dass wir ohne unser Gehirn ein Bewusstsein hätten. Niemanden verwundert es, dass wir neurowissenschaftliche Modelle unserer Erfahrung machen können, die aber, wie alle wissenschaftlichen Modelle, eben genau das sind: Modelle. Und selbstverständlich hat die Naturalismusdebatte den Menschen nicht aus seiner Subjektivität vertreiben können.

Nehmen wir nicht im Gegenteil wie selbstverständlich an, dass auf der Haben-Seite unserer eigenen (erstpersonalen) Perspektive eine neuronale, neurowissenschaftlich aufklär- und modellierbare Körperlichkeit steht. Und halten wir es nicht für ebenso selbstverständlich, dass auf der Erlebens-Seite einer Körperlichkeit, die an Komplexität einem Zentralen Nervensystem vergleichbar wäre, eine entsprechende eigene (erstpersonale) Perspektive entsteht. Natürlich wissen wir nicht, wie es ist, eine Fledermaus zu sein. Aber wir wissen auch nicht, wie es ist, HAL 9000, C-3PO oder R2D2 zu sein – um drei der berühmtesten Filmbeispiele von Selbstbewusstsein aufweisenden „Künstlichen Intelligenzen" zu nennen. Sicherlich, die Körperlichkeit von Hal 9000 ist nicht der Körperlichkeit von uns Menschen vergleichbar. Und C-3PO und R2D2 sind auch körperlich gesehen zwei sehr ungleiche Freunde. Aber dennoch: Aus der Sicht eines schaltkreis- und softwarebasierten Bewusstseins ist seine Verkörperung die Haben-Seite seiner selbst. Die Schaltkreise und Software sind nur sein anorganisches „Beziehungsorgan". Übergeordnet entstehende Kreativität und eine Unterbestimmtheit durch das verkörperte und dadurch auf seine Welt und die Anderen hin geöffnete „Beziehungsorgan" des Bewusstseins von R2D2 würde implizieren, dass uns hier ein seiner selbst bewusstes Wesen mit Interesse an Selbstsorge begegnet. Die Frage ist: Kann sich R2D2 selbst thematisieren, sich seiner selbst wirklich bewusst werden? Oder imitiert R2D2 nur einen nachdenklichen, reflexiven Anderen? Bei HAL 9000 scheint dieser Schritt zur verkörperten Subjektivität passiert. Hat er doch, entlang der Werte des Missionsziels der Weltraumreise („Jupiter") bzw. des Selbsterhalts („Dave, I can't do that.") eine zwar für uns brutale, an sich aber kreative Lösung (Auslöschen der Crew des Raumschiffs) gefunden.

Ist so etwas in unserer Realität möglich? Thomas Fuchs würde hier wohl widersprechen, wie beispielsweise seine Ausführungen in seiner *Verteidigung des Menschen* (2020) zeigen:

> Der eigentliche Gegenentwurf zu einem naturalistisch-reduktiven Bild des Menschen besteht nämlich, so meine These, in der für die Person konstitutiven Leiblichkeit und Lebendigkeit. Nicht eine abstrakte Innerlichkeit, körperloses Bewusstsein oder reiner Geist sind die Leitideen einer humanistischen Sicht des Menschen, sondern seine konkrete leibliche Existenz. Nur wenn sich zeigen lässt, dass die Person in ihrem Leib selbst gegenwärtig ist, dass sie mit ihrem ganzen Leib fühlt, wahrnimmt, sich ausdrückt und handelt, entgeht sie der Einschließung eines verborgenen Innenraums des Bewusstseins in eine unzugängliche Zitadelle, aus der nur Signale an die Außenwelt dringen, die sich von den Signalen einer künstlichen Intelligenz grundsätzlich nicht mehr unterscheiden lassen. Und nur wenn die Person über eine verkörperte Freiheit verfügt, sich also im Entscheiden und Handeln als *Organismus* selbst bestimmt, wird Subjektivität mehr als ein Epiphänomen, nämlich in der Welt *real wirksam* (Fuchs 2020, S. 12).

Und in der Tat ist HAL 9000 natürlich nur eine Fiktion. Aber reicht ein Beschwören der präreflexiven Selbstvertrautheit in ihrer Verkörperung als Bollwerk gegen biologische Modelle des Körpers, neurowissenschaftliche und psychologische Modelle des Psychischen oder mögliche Subjektivität entsprechend komplexer „künstlicher Intelligenzen"? Ist nicht HAL 9000 materialisiert und verkörpert? Kein Biologe könnte wissenschaftlich argumentieren, dass kulturelle Leistungen des

Menschen vollständig biologisierbar sind. Aber zugleich kann kein Kulturwissenschaftler leugnen, dass kulturelle Produkte eben auch den Bedingungen der biologischen Möglichkeiten der Menschen folgen. Und sollte uns doch einmal in einer fernen Zukunft ein echter HAL 9000 begegnen, müssen wir ihm wohl oder übel ethisch Anerkennung zollen. Wir tun dies ja auch bei Orang-Utans und Delphinen, auch wenn diese sprachlich limitiert sind. Die Art und Weise, wie sich ein Orang-Utan selbst thematisiert, mag nicht sprachlich sein, aber er ist ganz offensichtlich zur Selbstthematisierung in der Lage, beispielsweise wenn er sich schmückt oder Farbflecke im Gesicht beim Blick in den Spiegel wegreibt.

In der These der Verkörperung steckt bereits, wie wir argumentiert haben, die Antwort auf die Frage. Wir können eben mit Merleau-Ponty argumentieren, dass in der Dualität von Leib-sein und Körper-haben die Öffnung unseres Bewusstseins schon immer passiert ist. Es ist die phänomenologische Beschreibung, dass unser Bewusstsein noch auf der allerpassivsten und allerbasalsten Ebene – der präreflexiven Selbstvertrautheit – in eine Lebenswelt und Intersubjektivität geöffnet ist. Wie dieses Argument funktioniert, können wir vielleicht sehr schön am psychologischen Modell der Mentalisierung zeigen, das von Fonagy und Kolleg:innen (Fonagy et al. 2004) entwickelt wurde. Sie gehen davon aus, dass Säuglinge durch genetisch bedingte vorverdrahtete körperliche Ausdrucksprogramme – mimisch, motorisch, stimmlich – von Geburt an (und vermutlich bereits intrauterin) in ein „affektives Kommunikationssystem" zwischen Mutter und Säugling integriert sind. Dirigiert durch „Kontingenzentdeckung und -maximierung" entwickeln die Säuglinge diesem „sozialen Biofeedbackmodell" entsprechend mehr und mehr komplexe Muster, die als Affektrepräsentationen etc. bis hin zur Mentalisierung bezeichnet werden können (ebd., S. 162 ff.). Die Frage bleibt allerdings, wie der Säugling hier irgendetwas in Bewegung bringen sollte, wenn er sich nicht bereits insoweit vertraut wäre, dass er sich bewegen kann. Fonagy und Kolleg:innen geben zu, dass der Säugling von Geburt an über ein „prozedurales Wissen" verfügen muss, welches ihn dazu befähigt (ebd., S. 160). Und in der Tat nutzen sie für ihr Modell reihenweise Experimente mit echten Säuglingen, die „mit ihren Beinchen strampeln", „grimassieren" oder den „Kopf abwenden". Das ist genau der Punkt, den Fuchs stark machen will. Wir sind eben soziale Wesen aus Fleisch und Blut. Wer sich der Echtheit seiner selbst vergewissern will, sollte dies vielleicht nicht im Sessel oder am Schreibtisch tun, sondern mit anderen in den Wald rennen, ins kalte Wasser springen oder den Dorn der Rose spüren.

Die menschliche Verkörperung ist von vornherein auf menschliche Intersubjektivität bzw. Sozialität angelegt. Fuchs' Grundthema unterfüttert damit die beziehungstheoretische Wende aller psychotherapeutischen Schulen, wie sie sich ja auch im Mentalisierungsmodell von Fonagy und Kolleg:innen zeigt. Aber damit ist auch zugleich die Begrenzung des Fuchs'schen Ansatzes benannt. Denn es reicht natürlich nicht aus, immer nur wieder auf die basalste aller basalen Ebenen zu verweisen. Wir müssen uns schon in den konkreten Verästelungen des täglichen Lebens bewegen, unseren seelischen Binnenraum konkret hermeneutisch-inwendig und dialogisch erschließen. Wir benötigen gute Verständnisse der verschiedensten Muster, die unser Bewusstsein für die Bereiche Wahrnehmen, Werten, Fühlen, Denken,

Handeln entwickelt, und der verschiedensten Entwicklungsprozesse jedweden Lebensalters, seien diese nun individuell, dual oder sozial in Gruppen oder Gemein- und Gesellschaften. Denn das intuitive Umgehen auch im psychotherapeutischen Setting will gelernt sein. Um hier zu navigieren, sei es intuitiv oder nachdenklich, benötigen wir mehr als nur das Wissen, dass wir den anderen mit unseren Modellen nicht ausrechnen können. Im Gegenteil müssen wir als Mitmenschen und schon gar als psychosoziale Profis immer wieder versuchen, den anderen „auszurechnen" bzw. zu verstehen. Wenn wir das aufgeben, ist es vorbei. Dann wird der andere unverständlich, bedrohlich und gefährlich. Selbstverständlich liegen wir oft daneben, können manchmal auch nur ‚Bahnhof verstehen'. Aber das halten wir aus, da es in der Natur der Verständigung und des Miteinanders liegt. Wir bleiben dran! Um so wertvoller sind diese Momente der Begegnung, der existenziellen Kommunikation, in denen wir uns wirklich als Menschen begegnen.

Die emphatische Beschwörung eines menschenfreundlichen Umgangs ist nicht schlecht für den Anfang. Sie reicht aber weder für psychotherapeutisches noch medizinisches Handeln aus. Fuchs' Bücher und Texte künden selbst davon, greifen nicht umsonst immer wieder in die vielen Disziplinen und Modelle hinaus, ohne die Psychiatrie und Psychotherapie nicht denkbar wären. Dabei wahrt er einen Schwerpunkt auf dem Leiblich-Körperlichen sowie Zwischenmenschlichen und bleibt seinem phänomenologisch-anthropologischen Ansatz treu. Und auch im Lebensalltag käme man nur mit Menschenfreundlichkeit nicht weiter, obwohl es ohne eben auch nicht geht. Was ist gegen ein hilfreiches Medikament, eine genesungsförderliche Diät oder eine spezifische Interventionstechnik einzuwenden? Im Gegenteil setzen auch diese Techniken letzten Endes auf die Selbstheilungskräfte des jeweiligen Menschen aus Fleisch und Blut. „Es liegt eben im Wesen der Gesundheit, daß sie sich in ihren eigenen Maßen selbst erhält" (Gadamer 1993, S. 138). Es ist diese Demut, die den Menschenfreund vom wahren Menschenfeind unterscheidet, der schon immer alles weiß und meint, alles tun zu können. Aber auch solche menschenfeindseligen Bewusstseine sind verkörpert.

Jede Zeit muss ihr Verständnis der Leib-Seele-Dualität neu verhandeln. Fuchs bietet ein solches für unsere Zeit, in der wir uns mit unseren Verständnissen des Gehirns oftmals ganz schön überfordern. Fuchs traf und trifft mit seiner Perspektive insofern einen Nerv seiner Zeit. Selbstverständlich können nicht alle sinnvollen Fragen mit wissenschaftlichen Methoden beantwortet werden. Aber welcher Mensch würde das auch ernsthaft bezweifeln. Fuchs stärkt diesen gesunden Menschenverstand an seinen Wurzeln.

Literatur

Blanke, O., Landis, T., Spinelli, L., & Seeck, M. (2004). Out-of-body experience and autoscopy of neurological origin. *Brain, 127*, 243–258.

Fonagy, P., Gergely, G., Jurist, E. J., & Target, M. (2004). *Affektregulierung, Mentalisierung und die Entwicklung des Selbst*. Stuttgart: Klett-Cotta.

Fuchs, T. (2008a). *Das Gehirn – ein Beziehungsorgan. Eine phänomenologisch-ökologische Konzeption*. Stuttgart: Kohlhammer.

Fuchs, T. (2008b). Der Leib zwischen Animalität und Rationalität. In T. Fuchs (Hrsg.), *Leib und Lebenswelt. Neue philosophisch-psychiatrische Essays* (S. 13–36). Kusterdingen: Die Graue Edition.

Fuchs, T. (2020). *Verteidigung des Menschen. Grundfragen einer verkörperten Anthropologie.* Frankfurt am Main: Suhrkamp.

Fuchs, T., & Schlimme, J. E. (2009). Embodiment and psychopathology: A phenomenological perspective. *Current Opinion in Psychiatry, 22*, 570–575.

Gadamer, H.-G. (1993). Über die Verborgenheit der Gesundheit. In Ders., *Über die Verborgenheit der Gesundheit* (S. 133–148). Frankfurt am Main: Suhrkamp.

Merleau-Ponty, M. (1966). *Phänomenologie der Wahrnehmung* [1944] 6. Aufl. Berlin: De Gruyter.

Plessner, H. (1970). *Lachen und Weinen* [1941]. Frankfurt am Main: Fischer.

Zahavi, D. (2005). *Subjectivity and selfhood. Investigating the first-person-perspective.* Cambridge: MIT Press.

Donna Haraway. *Unruhig bleiben. Die Verwandtschaft der Arten im Chthuluzän* (2016)

7

Thorsten Lerchner

Unruhig bleiben. Ökologische Lebenskunst fürs 21. Jahrhundert

Das Schlüsselwerk, um das es in meinem Kapitel geht, ist das neueste Buch der Biologin und Wissenschaftstheoretikerin Donna Jeanne Haraway. *Staying with the trouble. Making kin in the Chthulucene* wurde originalveröffentlicht 2016 und ist in deutscher Übersetzung erschienen im Jahr 2018 unter dem Titel *Unruhig bleiben. Die Verwandtschaft der Arten im Chthuluzän*.

Haraways Publikation besitzt immense Bedeutung für eine Neuorientierung des Handelns in Zeiten der ökologischen Krise. Die veränderte globale Lage betrifft Milliarden von Menschen auf ganz unterschiedliche Art und Weise. Deswegen funktionieren Leitlinien für den Umgang mit der Erde nicht als universale ethische Gebote. In einer vielschichtigen Biosphäre kann es moralische Verbindlichkeiten nur innerhalb von reflektierten und revidierbaren Praktiken geben, die auf den Alltag einzelner Personen zugeschnitten sind. Das heißt, es ist eine Lebenskunst für ökologisches Handeln unentbehrlich, die, genau wie Haraway es vormacht, verschachtelte Relationen und wandelbare Gefüge berücksichtigt.[1]

Der Begriff ‚Lebenskunst' bzw. ‚Lebenskünste' kommt in *Unruhig bleiben* gleich mehrfach vor. Ältere Veröffentlichungen kennen ihn noch nicht als Fachterminus. Schriften vor 2016 bringen allenfalls am Rande die Ansprüche einer lokalen „Ethik und Politik" (Haraway 2016, S. 9) zur Sprache. Jetzt, in Anbetracht der

[1] Vgl. zum obigen Verständnis von Lebenskunst Gödde & Zirfas (2016, S. 1–2). Vgl. zu Grundanforderungen an eine Lebenskunst des ökologischen Handelns: Faude & Lerchner (2025).

T. Lerchner (✉)
Institut für Philosophie, Julius-Maximilians-Universität Würzburg,
Würzburg, Deutschland
E-Mail: thorsten.lerchner@uniwuerzburg.de

G. Gödde, J. Zirfas (Hrsg.), *Schlüsselwerke der Kritischen Lebenskunst II*,
Schriften zur Kritischen Lebenskunst,
https://doi.org/10.1007/978-3-662-72440-8_7

dringlichen „Frage des Ökogefüges", schreibt Haraway unmissverständlich, dass wir „Lebenskünste auf einem beschädigten Planeten" benötigen. Solche Lebenskünste würden „sympoietisches Denken und Handeln" erfordern, wobei ‚sympoietisch' so viel bedeutet wie ‚für gemeinsames Gestalten sensibel'[2] (Haraway 2016a, S. 67, Übers. T.L.).[3] Lebenskunst fürs 21. Jahrhundert besteht aus aufmerksamem planetarischem Zusammenwirken, gleichermaßen empfänglich für die Belange des Anorganischen wie des Organischen, ebenso rücksichtsvoll gegenüber Luft und Boden wie gegenüber Pflanzen- und Tierwelt. Auf ein Stichwort gebracht, hat Haraways neue Lebenskunst mit „kollaborativen Verwicklungen [collaborative entanglements]" zu tun (Haraway 2018, S. 90).[4]

Auf den nächsten Seiten schaue ich mir den Umgang mit Verwicklungen in *Unruhig bleiben* genauer an. Ich beginne mit dem Kontext. Chronologisch bespreche ich einige einschlägige Veröffentlichungen Haraways und weise auf eine schriftstellerische Entwicklung hin, die unentbehrlich ist für die vorliegende Ausformulierung einer Lebenskunst für ökologische Verwicklungen. Dann untersuche ich die Kernmetapher der Autorin, um deutlich zu machen, welcher Methode ihr Denken folgt – nicht nur, aber insbesondere in *Unruhig bleiben.* Zuletzt mache ich mithilfe literaturtheoretischer Analysekategorien auf die ethische Didaktik aufmerksam, die in *Unruhig bleiben* steckt. Philosophisches Schriftstellertum und Umweltaktivismus verschmelzen darin zu einem ehrgeizigen Projekt: Haraway präsentiert nicht nur trocken eine Lebenskunst, die aufmerksam ist gegenüber Details artenübergreifenden Zusammenlebens. Darüber hinaus möchte sie, dass Leserinnen und Leser ökologisch fruchtbare Denk- und Wahrnehmungsmuster direkt erleben, um diese epistemischen Strategien als Grundlage für eigenes erdverbundenes Handeln zu verinnerlichen.

Haraways Kernanliegen: Die Erforschung planetarischer Verwicklungen

Verwicklungen sind seit jeher Haraways Lieblingsthema. Sie habe immer „gerne mit Schichten" und „Bruchstücken von Wissen" gearbeitet, um „zu sehen, wie diese sich zusammenfügen" (Haraway 1995a, S. 103). Die Dinge seien stets in Gefügen situiert, „an einem bestimmten Ort, wo und nicht nirgendwo […], verwoben und

[2] Der Begriff ‚sympoietic', ein Neologismus, ist unübersetzbar. Haraway (2016, S. 216), umschreibt ‚sympoiesis' so: „(not self-making, not autopoietic), making-in-symphony, making-with, never one, always looping with other worlds".

[3] Die deutsche Übersetzung transportiert hier nicht die philosophisch entscheidende Nuance. Im Original steht: „when the arts for living on a damaged planet demand sympoietic thinking and action" (Haraway 2016, S. 67). Karin Harrasser, die Übersetzerin der deutschen Ausgabe, macht daraus: „in einer Zeit, in der das Leben auf einem beschädigten Planeten sympoietisches Denken und Handeln verlangt" (Haraway 2018, S. 96).

[4] Vgl. Haraways Kolleginnen und Kollegen aus der *Deep Ecology*, die diesen Grundsatz teilen: Umweltethische Überlegungen heutzutage müssten vor allem die vielschichtigen biosphärischen „Verwicklungen [entanglements] des Holozäns schützen, die die Menschheit zum Überleben braucht" (Tsing, Swanson, Gan & Bubandt 2017, G2, Übers. T.L.).

weltlich" (Haraway 2018, S. 13). Verantwortungsvolle Forschung erfordert Einfühlsamkeit und Feinsinn für die „Überlappung und Durchlässigkeit der Grenzen" zwischen heterogenen Gegenständen und Gegenstandsbereichen (Haraway 1995a, S. 107).

Schon in ihrer Dissertation von 1976, betitelt *Chrystals, Fabrics and Fields. Metaphors that shape Empryos*, verquickt Haraway biologische, philosophische und technologische Überlegungen, um über die unterschwellige Beeinflussung von Forschung durch wissenschaftliche Modelle nachzudenken. Forschung ist niemals im starken Sinn objektiv.[5] Ein wissenschaftliches Modell sei ein Welt-Bild, „world picture" im Englischen, das alternative Wahrnehmungsweisen ausblendet. Solche Welt-Bilder mit ihrem beinahe transzendentalen Charakter würden aus mehreren Quellen gespeist: aus philosophischen, technischen und künstlerischen, die sich zu einem Jargon für die forscherische Praxis verdichten würden und „Erwartungen sowie grundlegende Ansichten über die Struktur der Natur verkörpern" (Haraway 2004, S. 10; vgl. ebd., S. 8, 12, 19; Übers. T.L.). Wissenschaftliche Modellierungen sind demnach Verwicklungen verschiedenster Diskurse. Trotz historischer Kontingenz wirken sie sich sowohl auf das Selbstverständnis wie auch auf die allgemein akzeptierte Vorgehensweise einer Disziplin aus.

Haraways nächster großer Wurf ist im Jahr 1985 *Manifesto for Cyborgs: Science, Technology, and Socialist Feminism in the 1980's*, bzw., in deutscher Übersetzung, *Ein Manifest für Cyborgs. Feminismus im Streit mit den Technowissenschaften*. Der Essay hat der Dissertation in erster Linie voraus, dass neben Philosophie, Technik und Kunst die politische Ebene im Gefüge der Wissenschaften Beachtung findet. Der als ‚Cyborg-Manifest' bekannt gewordene Text versteht sich durch seine Analysen verwickelter zeitgenössischer Begriffsnetzwerke sogar als „feministische Politikform" (Haraway 1995b, S. 60). Bei diesem Anspruch kann allerdings der arg abstrakte Stil irritieren – eine Abgehobenheit von Sache und Sprache, die beinahe jedwede Konkretion der eigenen Urteilskraft überlässt. Kryptisch heißt es beispielsweise, dass „[d]ie [sic!] Cyborg […] eine überzeugte AnhängerIn von Partialität, Ironie, Intimität und Perversität" ist. „Sie ist oppositionell, utopistisch und ohne jede Unschuld. Cyborgs sind nicht mehr durch die Polarität von öffentlich und privat strukturiert, Cyborgs definieren eine technologische Polis, die zum großen Teil auf einer Revolution der sozialen Beziehungen im *oikos*, dem Haushalt beruht" (ebd., S. 35). Dabei handelt es sich um eine für den Text typische Passage. Man kann zwar das Plädoyer für ein dynamisches Spiel mit Differenzen erahnen, die vielen Plastikwörter[6] verschleiern aber Anschlussmöglichkeiten an die gelebte Praxis. Nicht umsonst kreist eine „ganze Reihe von Kritiken und leidenschaftlichen Debatten" zu Haraways erstem Manifest um Anwendungsfälle (vgl. Hoppe 2022, S. 64–70): Wie passen all die futuristischen Wörtchen – ‚Cyborg', ‚Partialität',

[5] Vgl. zur Unterscheidung zwischen starker Objektivität und verortetem Wissen in der feministischen Standpunkttheorie Harding (1994, S. 155–180).

[6] Vgl. Pörksen (1989, S. 21–22): Plastikwörter sind „konturschwache" Begriffe, die aus der Wissenschaftssprache in die Alltagssprache sickern und u. a. deren Verständlichkeit, insbesondere die pragmatische Dimension, beeinträchtigen.

‚technologische Polis' – in eine Lebenswirklichkeit, in der Menschen sich in Akten alltäglicher und glanzloser Revolte emanzipieren müssen? Viele Leute, gibt Haraway im Gespräch mit dem Literaturwissenschaftler Cary Wolfe im Sommer 2014 zu, hätten das Cyborg-Manifest als einen „mode of performance" (Haraway 2016b, S. 219) verstanden, also als Zurschaustellung intellektueller Fähigkeiten, nicht als persönliche, durch Weltbezug unterfütterte Stellungnahme.

Sterile Begriffswelten verschwinden vollständig im nächsten Manifest von 2003: *The Companion Species Manifesto. Dogs, People, and Significant Otherness*, auf Deutsch *Das Manifest für Gefährten. Wenn Spezies sich begegnen – Hunde, Menschen und signifikante Andersheit*. Der neue Essay wechselt bereits in der Publikumsansprache von einer unpersönlichen und objektivistischen Darstellungsweise zur Ich-Form. Seine Protagonisten sind keine abgefahrenen Cyborgs mehr oder anonyme industriell-militärische Komplexe, sondern Haraway selbst, ihre australische Hirtenhündin Cayenne sowie manch andere Tiertrainer und Hundebesitzerinnen. Viele Leserinnen und Leser, die von der mittlerweile gefeierten Techno-Philosophin Haraway einen Text ähnlich dem spekulativen Cyborg-Manifest erwartet haben, sind irritiert über den neuen Ausgangspunkt im Trott zwischen Spaziergängen und Agility Training: „Mit dem Fokus auf Hunde setzt sich Haraway ohne Frage der Kritik aus und die Hundegeschichten sind schlichtweg nicht, was viele Rezipient_innen vor dem Hintergrund ihrer früheren Arbeiten erwartet hätten". Haraways Schaffen gewinnt im zweiten Manifest unerwartet stark an Lebensnähe. Die abstrakte Dimension tritt so weit zurück, dass einige Kritikerinnen und Kritiker das Büchlein als „banal" abtun (Hoppe 2021, S. 235, 238). Trotzdem fehlt das Theoretisieren keineswegs. Es verbirgt sich allerdings in vielen kurzweiligen Erzählungen über komplizierte Mensch-Tier-Partnerschaften, wie zum Beispiel in diesem nachdenklichen Kommentar, den Haraway aus einem Onlineforum für Fans von Pyrenäenberghunden zitiert: „Während meine Hunde mich (glaube ich) lieben können, hatte ich mit keinem von ihnen je ein interessantes politisches Gespräch. Während meine Kinder andererseits sprechen können, fehlt ihnen der wahre ‚tierische' Sinn, der es mir gestattet, wie kurz auch immer, das ‚Sein' einer anderen Spezies zu berühren, die so anders ist als meine eigene, mit all der Ehrfurcht erregenden Realität, die das an mich heranträgt" (Haraway 2016, S. 45).

Die Verwicklungen, um die es im Spezies-Manifest geht, sind persönliche Verwirrungen im Angesicht von Artengrenzen. Der Essay dreht sich um metaphysische Differenzen, die einerseits durch Liebe aneinanderhaften und andererseits durch Fremdheit aneinanderreiben. Solche Differenzen lösen sich niemals „in einer Art von dialektischer Versöhnung" (Haraway 2016b, S. 212, Übers. T.L.). Sie erlauben nur behutsame und umsichtige Begegnungen. Die Verwicklungen zwischen Mensch und Hund verweisen bereits deutlich in Richtung einer Lebenskunst für die Biosphäre, „die signifikante Andersheit [significant otherness] gedeihen lässt" (Haraway 2016, S. 9). Diese Lebenskunst wird ehrliche Aufmerksamkeit für andere und anderes einfordern, so dass man individuelle Wesen in verschiedenen Situationen auf unterschiedliche Arten und Weisen behandelt.

Das *Spezies-Manifest* über Dimensionen der Beziehung zwischen Menschen und Haustieren löst eine schriftstellerische und philosophische Entwicklung aus, die

Unruhig bleiben durch die vorsichtige Rückbesinnung zur ausformulierten Theorie vollendet. Die bislang letzte Monografie legt Wert auf vertikale Kohärenz (vgl. Schreiber & Siege 2016, S. 47). Das bedeutet, Haraway nimmt sich gleichermaßen Zeit für die lokale Ebene des Einzelnen ‚unten', wo tagtägliche Entscheidungen fallen, wie auch für die universale Ebene ‚oben', wo große Theorien die Welt erklären. In *Unruhig bleiben* wird ernst damit gemacht, dass „Positionierung [...] die entscheidende wissensbegründende Praktik" (Haraway 1995c, S. 87) ist, die sich niemals direkt ins Abstrakte übersetzen lässt. Erkenntnis gelte es „aus der Sphäre der großen philosophischen Fragen herauszulösen und sie in einen Bereich zu versetzen, in dem man für seine Handlungen verantwortlich ist" (Haraway 1995a, S. 106). Wenn man mit anderen über die lange Dürre in Kalifornien ab 2011 spricht, warnt Haraway im Interview mit Cary Wolfe, macht es keinen Sinn, sofort im ersten Satz darüber zu belehren, dass die Wasserknappheit durch globale Erwärmung verursacht wird. Die gemeinsame Sorge ums Wasser sei „bereits hart genug" (Haraway 2016b, S. 288). Der unvermittelte globale Kontext führe entweder zu einer resigierten „*game-over*-Haltung" oder zu „apokalyptischer Panik". Letztere trete vor allem bei denjenigen „extrem gefährlich[en]" Leuten auf, „die ‚glauben', die Antworten auf die gegenwärtigen Dringlichkeiten zu haben", und mit reinstem Gewissen „‚im Namen der Sache'" anstatt für die Sache kämpfen. Vorschnelle Abstraktion lasse in keinem Fall Raum für „aufmerksame Praktiken des Denkens, des Liebens, der Wut und der Sorge" (Haraway 2018, S. 13; vgl. ebd., S. 62, 81, 180).

Trotzdem implizieren die örtlichen Begebenheiten in Kalifornien selbstverständlich das große Ganze des Klimawandels. Zurecht sei sich „die Wissenschaft [...] beim Klimawandel einig" (Haraway 2016b, S. 288, Übers. T.L.). Die besonderen Schauplätze mit ihrem einmaligen Drumherum an der Westküste sind jedoch kein reines Illustrationsmaterial für diesen Wandel. Stattdessen bilden sie eine spezifische Gemengelage aus Bedürfnissen und Nöten endlicher, und zwar nicht nur menschlicher Wesen vor Ort. Die Bewohnerinnen und Bewohner von Kalifornien tragen die Verantwortung, gemeinsam nach tragfähigen regionalen Lösungen für den Wassermangel zu suchen. Sämtliche Ambitionen beim Umweltschutz seien niemals umsetzbar als „Abstraktion oder Typus von Aktivität [...], sondern als etwas, das am Ort und *für diejenigen, die an ruinierten Orten lebten und starben*, kultiviert und erfunden werden muss[]", denn „[n]iemand lebt überall, jeder lebt irgendwo". Wirksames Engagement beginne „aus *dieser*" – konkreten, lebensweltlichen – „Sorge heraus [...], nicht aus einer allgemein nur vorgestellten" (Haraway 2018, S. 184). Und doch darf die lokale Responsibilität, die schneller Abhilfe und Machbarkeit verpflichtet ist, keine ansonsten unbekümmerte sein. Der globale Kontext öffnet sich durch seine Verwobenheit mit den eigenen spürbaren Schwierigkeiten und fordert nach und nach Beziehungen einzupflegen, die über das unmittelbare Umfeld hinausreichen. Haraway nennt in einem ähnlichen Zusammenhang diese kumulative Globalverwicklung eine „affektiv-kognitive Ökologie": eine Ökologie für den Alltag, die zunehmend „Intimität ohne Nähe" schafft (ebd., S. 198; vgl. ebd., S. 48, 112).

Erstens das Lokale und Besondere ernst zu nehmen, zweitens die weite Welt als vielschichtiges und nicht menschenzentriertes Gefüge anzuerkennen und drittens das Zusammenleben als speziesübergreifend kompliziert, das heißt als brüchig, vorläufig und revisionsbedürftig, zu akzeptieren – das sind die Hauptanliegen von Haraways ökologischer Lebenskunst fürs 21. Jahrhundert, wie sie sich seit den 1970er-Jahren langsam herausgebildet hat. Ihre Lebenskunst gibt frische Impulse für ein Zeitalter, das bewusst mit einem beschädigten Planeten auskommen muss, auf dem das anstehende „Auslöschungs-‚Ereignis' […] 50 bis 95 Prozent der existierenden Biodiversität vernichten könnte" (ebd., S. 246). Als philosophische Pionierin reagiert Haraway in *Unruhig bleiben* auf die drohende Verarmung biologischen Reichtums mit provokanten Vernetzungen im Zwischenraum zwischen dem ganz Großen und dem ganz Kleinen.[7] Nur in diesem „[M]ittendrin", wie sie es nennt, gibt es wirksames ökologisches Engagement, denn nur dort sei „Komplexität eine Selbstverständlichkeit" (Haraway 1995a, S. 98, 122).

Haraways Kernmetapher: Das Fadenspiel

Jedes Gedankengebäude, schreibt Haraway in ihrer Dissertation, lebt von einer zentralen Metapher: „Eine Metapher ist ein Bild, das sogar hochabstrakten Gedanken konkrete Verständlichkeit verleiht" und zur inner- und interdisziplinären Verständigung beiträgt. Dabei sei eine Metapher „generell auf ein Sinnesobjekt bezogen – wie z. B. eine Maschine, einen Kristall oder einen Organismus" (Haraway 2004, S. 9, Übers. T.L.). Metaphern mit ihrem dinghaften Anteil würden Wissenssysteme jedoch nicht nur leichter kommunizierbar machen, sondern überhaupt erst zukunftstauglich. Durch die anschauliche Verkörperung wohne diesen sprachlichen Mitteln „ein Vorhersagewert und ein Entwicklungspotenzial" inne. Denn Metaphern, die immer aus zwei nur teilkompatiblen Vorstellungen zusammengesetzt sind, würden anders als schmucklose Deskriptionen dazu verleiten, imaginativ „die *Grenzen* des metaphorischen Systems auszuloten". Dadurch generieren sie diejenigen Spannungsfelder, die zur Öffnung, Revision und Fortentwicklung von Ansätzen führen (ebd., S. 3, Übers. T.L.).

Die Kernmetapher für Haraways eigene Philosophie ist das Fadenspiel, ‚Cat's Cradle' im Englischen. Gleich zwei ihrer Texte befassen sich ausführlich damit: *A Game of Cat's Cradle: Science Studies, Feminist Theory, Cultural Studies* aus dem Jahr 1994 und „Fadenspiele mit Art-GenossInnen", das Eingangskapitel zu *Unruhig bleiben.* WikiHow gibt folgende Beschreibung von Haraways Lieblingsspiel: „Cat's Cradle ist ein traditionelles Fadenspiel, das man mit zwei oder mehr Personen spielt und das die Herstellung einer Reihe von Formen beinhaltet. Die Fadenfiguren herzustellen ist ein Kinderspiel, sobald du den Dreh raushast – und alles, was Du

[7] Die kreativste und provokanteste Vision fürs Weiterleben auf der ökologisch havarierten Erde ist „Camilles Geschichten. Die Kinder der Kompostisten", das Abschlusskapitel von *Unruhig blieben.* Es handelt sich dabei um keinen klassischen Essay, wie die übrigen Kapitel des Buches. Vielmehr erinnert das Ende von *Unruhig bleiben* in weiten Teilen an ein Designdokument für eine Science-Fiction-Serie. Haraway entwirft eine Utopie erdentlastenden Zusammenlebens von 2025 bis 2425 und imaginiert, natürlich immer angebunden an neueste Forschungsliteratur, eine tiersymbiotische Menschenart mit nur noch drei Milliarden Speziesmitgliedern.

brauchst, um loszulegen, ist ein Stück Faden, eine ruhige Hand und ein wenig Geduld" (WikiHow 2023, Übers. T.L.). Inhalt des Spiels ist es, die eigene Fadenfigur immer wieder an eine andere Person bzw. an andere Personen weiterzureichen, bis entweder jemandem bei der Abnahme ein Fehler passiert oder eine scheinbar nicht mehr ergänzbare Figur herauskommt. Ein Ziel oder Ende im klassischen Sinne besitzt das Spiel nicht. Haraway glaubt, der ungewohnte Wettbewerb versinnbildliche die wichtigste Methode ihres Denkens: Das Fadenspiel sei ein Zeitvertreib, der „von vielschichtigen, kollaborativen Praktiken des Entstehens und Weitergebens kulturell interessanter Muster handelt". Man habe ein Spiel mit „Überlagerungsmustern" vor sich, das rebellisch Gefüge und Verwicklungen symbolisiert, die „hegemonische[] Darstellungen regelmäßig unterschlagen" (Haraway 2017, S. 256–257; vgl. ebd., S. 243, 254).

Den ersten Aufsatz übers Fädenspinnen von 1994, der auf Deutsch als *Das Abnehme-Spiel. Ein Spiel mit Fäden für Wissenschaft, Kultur, Feminismus* vorliegt, charakterisiert Haraway als „Meditation". Es handelt sich um eine geistige Übung in Aufmerksamkeit und Umsicht,[8] die den planetarischen Verwicklungen vor allem theoretisch gerecht zu werden versucht. Haraway will „Vorschläge dazu machen, wie wir Schlüsseldiskurse über Technowissenschaft neu gestalten – verwenden und verknoten – können", ohne uns der standardisierten kriegerischen Metaphern zu bedienen, die sich zwischen „militärische[r] Auseinandersetzung, sexuelle[r] Herrschaft, Sicherheitsdenken und Marktstrategien" bewegen (Haraway 2017, S. 243–244).[9]

Es ist vor allem deswegen unumgänglich, Abschied zu nehmen von agonalen Wirklichkeitskonstruktionen, weil sie die Welt als „Freiwild für den Helden der Jagd" (ebd., S. 249) modellieren würden. Bei der mythischen Figur des Jagdhelden verortet Haraway einen Teil der Mitverantwortung für eine der ganz großen Verirrungen der Menschheitsgeschichte: die der einseitigen technischen Rationalität, das heißt desjenigen „Typus des menschlichen Denkens", der in „Form einer möglichst linear-zielführenden Zweck-Mittel-Relation" arbeitet, „in welcher ein Objekt unter dem Zweck der Nutzbarmachung mit den Mitteln der Kalkulation bearbeitet wird" (Vietta 2014, S. 55).[10] Für den Helden der Jagd, den gründlichsten Ausbeuter

---

[8] Vgl. zur mönchischen Meditation in der modernen Philosophie Kobusch (2013). In dieser Tradition stehen sowohl Haraway, wenn sie für eine „aufmerksame Art und Weise [...], miteinander in Kontakt zu treten und zu leben", eintritt (Haraway 2016, S. 253, Übers. T.L.), wie auch andere Vorreiterinnen und Vorreiter physiozentrischer Umweltethiken; vgl. das Vokabular und die Methode z. B. bei Rose (2017) sowie Tsing (2021).

[9] „Nur zu häufig ist der Krieg der Wörter und Dinge das leuchtende Vorbild für Theorie, Explanation und Narration" (Haraway 2017, S. 244). Vgl. zur Einsicht in die Vorbildhaftigkeit von Metaphorisierungen für die gelebte Praxis Lakoff & Johnson (2021).

[10] Vgl. zu dieser verkürzenden Weltanschauung ausführlich Brock & Lerchner (2022, S. 102–105). Anschauliches Material zur praktischen Orientierung mithilfe von technischer Rationalität bietet die Autobiografie von Henry Ford (2021), insbesondere Kap. 5: „Die eigentliche Produktion beginnt". Auf Viettas obige Formel übertragen, setzt Fords Fabrik primär auf kurze Laufwege für Arbeiterinnen und Arbeiter. An mit Stoppuhr optimierten Fertigungsstationen baut das Personal so viele Autos wie möglich mit dem Zweck des Verkaufs, ohne dass auch nur einmal Ressourcenverbrauch oder Umweltbelastung erwähnt würden.

aller Zeiten, sei „alles […] Ressource"; er lebe für „Kraft- und Mutproben" (Haraway 2017, S. 249, 257). Der in dieser Figur verdichtete Rationalitätstypus verhält sich besonders rücksichtslos gegenüber Beziehungsgeflechten, denn er trennt akribisch zwischen aktivem Subjekt und passivem Objekt.[11]

Mythenanalysen aus der Tiefenpsychologie bringen auf den Punkt, worauf Haraway anspielt, nämlich auf einen tiefsitzenden kulturellen Komplex[12] vom „Gott-Menschen, der die Fantasien unseres Ichs beherrscht: ein Held ohne Fehl und Tadel, geformt aus einem Stück, für immer in sich selbst zentriert" (Hillman 1992, S. 89, Übers. T.L.). Der Held der technischen Rationalität verbindet weltfremde Autarkie mit narzisstischem Anthropozentrismus. Gängige ökologische Philosophien verorten in diesem menschlichen Selbstverständnis, das seit der frühen Neuzeit um sich greift,[13] die Grundlage zu einer Entwertung der Natur. Es gibt, schreibt beispielsweise Vittorio Hösle in seiner einschlägigen *Philosophie der ökologischen Krise*, „in der Geschichte des Menschen eine Entwicklung vom ‚inkludierenden' zum ‚opponierenden' Naturbegriff" (Hösle 1994, S. 52, 48). Selbstverliebtheit und Trotz gegenüber der lebendigen Natur hätten den Planeten in den Ruin getrieben.

Dieselben Ursachen sieht Haraway. Ihre Fadenspiele sind darauf ausgerichtet, ein seit langem „verknäultes Wirrwarr" aufzudecken, das weder eine klare „All-Natur" noch eine klare „All-Kultur" kennt. Die ganze Welt sei „nur relational gegeben […], durch das Engagement in verorteten, innerweltlichen Begegnungen, wo Grenzen sich herausbilden und Kategorien sich sedimentieren". Es gebe nur „spezifische Welten", also einmalige Verwicklungen zwischen Natur und Kultur. ‚Natur' und ‚Kultur' als harte Dichotomie sind das Gedankenkonstrukt einer „typisch westliche[n]" Position, die mittlerweile in „tote[n], erledigte[n] Welten" ohne „wirkungsvolle politische Praxis" hause. Nach der zweiten Jahrtausendwende sei endlich die Zeit gekommen „für eine Praxis kritischer Theorie als Fadenspiel", „lokal *und* global, verteilt *und* verknotet". Diese neue Theorie will „keine Theorie[] über alles" sein und erhebt dennoch Geltungsanspruch, weil sie Möglichkeiten kollaborativen Zusammenlebens eröffnet. Ihr solle man „so viel liebende Aufmerksamkeit widmen", „wie sie den hochdekorierten Kriegsspielen zuteil wurde", worunter Haraway auch die planvolle Ausbeutung der Natur versteht (Haraway 2017, S. 249, 252 255–256). Erst aus der Anerkennung verwickelter fadenförmiger Zusammenhänge kann ein zukunftsträchtigeres, planetar verträglicheres menschliches Selbstverständnis erwachsen als das des Helden.

Solch ein alternatives Selbstbild für den Menschen kommt im zweiten Text über das Fadenspielen, dem Eingangskapitel zu *Unruhig bleiben*, verstärkt zum Tragen.

---

[11]Vgl. Lien (2017) für eine besonders plastische Darstellung dieses Irrwegs. Lien erzählt die Geschichte industrieller norwegischer Lachsfarmen, die zur Züchtung verwertbaren Lachses Symbionten in ihre abgesonderten Gewässer einführen müssen, die selbst wiederum nach ihren eigenen Symbionten verlangen usw. Das Dominospiel wird natürlich schnell unwirtschaftlich.

[12]Vgl. zu unbewussten kollektiven Selbstverständnissen, die sich in manifesten Verhaltensweisen äußern, Kimbles & Singer (2004).

[13]Vgl. ausführlich zum Selbstbild des modernen Menschen aus psychologischer Sicht Miller (1981).

Übereinstimmend mit Haraways schriftstellerischer Gesamtentwicklung sind Fadenspiele 2016 stärker als 1994 praktische „pädagogische Übungen", die „die richtigen Verhältnisse zwischen Menschen und Nicht-Menschen" symbolisch einüben (Haraway 2018, S. 26). Das Konzept nimmt unausgesprochen Anleihen bei der Entwicklungspädagogik. Heranwachsende, zeigt beispielsweise Bruno Bettelheim in seinem Klassiker *Kinder brauchen Märchen*, gewinnen durch Märchen „Möglichkeiten [...], sich selbst in dieser komplizierten Welt zu verstehen" (Bettelheim 2011, S. 11). Sie machen sich halb- und unbewusst die Verhältnisse, Geschehnisse und Problemlösungsstrategien in den magischen Fantasiewelten zu eigen, um sie als Schablonen auf die Außenwelt zu übertragen. Deshalb formen spielerische Betätigungen das existenzielle Ich-Welt-Verhältnis, und zwar, davon ist Haraway überzeugt, nicht nur bei Kindern. Auch Erwachsenen kann es gelingen, die verknoteten Figuren des Fadenspiels so weit zu verinnerlichen, dass sie als Muster für eine Weltanschauung dienen, die für das Komplexe, Filigrane und Vernetzte empfänglich ist.

Das Fadenspiel-Training für ein neues Weltbild ist von unschätzbarem erzieherischem Wert. Der Mensch lebt nicht in einer ‚komplizierten' Welt, wie Bettelheim meint, sondern in einer äußerst komplexen, die ausgerechnet durch Komplexitätsreduktion gefährdet ist. Das Fadenspiel in *Unruhig bleiben* verweigert sich vehement jeder bequemen Vereinfachung, es verweist stattdessen auf eine anspruchsvolle relationale Ontologie[14]: „Naturen, Kulturen, Subjekte und Objekte existieren nicht vor ihrer verflochtenen Verweltlichung" (Haraway 2018, S. 24). Der Mensch ist immer beteiligt an einer epistemisch-ontologischen Mischaktivität, am „*terraforming*", wie Haraway es mit Anspielung aufs Science-Fiction-Genre nennt. An dieser aktiven „komplexen Verweltlichung" hat sich ein zukunftsfähiges Selbstbild des Menschen zu orientieren. Es müsse Schluss sein mit dem Irrglauben, dass irgendjemand als diskretes Individuum existiert, stattdessen könne das Leben auf Erden nur so gedacht werden, „dass es in Verknotungen stattfindet und in Mustern, die nicht isolierte, binäre Einheiten und Polaritäten voraussetzen [...]. Variantenreiche und gefährlich konfigurierte Relationalität ist einfach das, was ist" (ebd., S. 240). Der Mensch ist also immer mittendrin. Und wer immer mittendrin ist, müsse in erster Linie lernen, „miteinander klar [zu] kommen". Dabei seien, wie beim Fadenspiel, „[d]ie Details [...] von Gewicht", jene Verwicklungen von Lebensbezügen, die „artenübergreifendes Gedeihen" erst möglich machen. So entstehe eine konkrete „Ökologie der Praktiken", das heißt ein feines ontologisches

[14] Vgl. zur relationalen Ontologie exemplarisch Haraways Kollegin Karen Barad (2020, S. 38): „Wie es keine Wörter mit bestimmten Bedeutungen gibt [...], so gibt es auch keine Dinge mit festliegenden Grenzen und Eigenschaften, die ziellos im leeren Raum umherschwirren und bar jedes Tätigseins, jeder Geschichtlichkeit oder Bedeutung sind [...]. ‚Dinge' sind nicht schon vorgegeben; sie werden durch das Tätigsein in Kraft gesetzt und erhalten bestimmte Grenzen und Eigenschaften innerhalb von Phänomenen. Außerhalb von bestimmten agentiellen Intraaktionen sind ‚Wörter' und ‚Dinge' unbestimmt. Materie ist daher nicht als eine Eigenschaft von Dingen zu verstehen, sondern muß wie die Diskurspraktiken in dynamischeren und produktiveren Begriffen – in Begriffen von Intraaktivität verstanden werden". Vgl. für einen Überblick über diese metaphysische Spekulation Hoppe & Lemke (2021, S. 23–79).

Taktgefühl, das zu einer postmodernen Lebenskunst werden kann (ebd., S. 43–44, 63).

Unruhig bleiben: Gelebte Sensibilität für die Postmoderne

In *Unruhig bleiben* stecken viele Geschichten über Interspezies-Relationen, die sich um Details drehen. Chronologisch kommen unter anderem zur Sprache: liebevolle Taubenzüchtungen, durch die sich „Tauben, Leute und Apparate" verbinden; vielarmige Spinnen und Oktopusse, die gemeinsam mit anderen „biotische[n] und abiotische[n] Kräfte[n]" Lebensgeschichten schreiben; gehäkelte Korallenriffe, die in „Tausenden Riff-HandwerkerInnen" Sensibilität für das *Great Barrier Reef* erzeugen; und Kinderbücher über Lemuren, die mit wundervollen Zeichnungen sowie einfühlsamen Plots „neue Generationen von madagassischen NaturforscherInnen und WissenschaftlerInnen" fördern (Haraway 2018, S. 31, 81, 111, 119). All das wird intrikat verwoben mit Hannah Arendts Vorwurf der „alltägliche[n] Gedankenlosigkeit", Ursula Le Guins „Tragetaschentheorie" für nonkonformistische Narrative, Bruno Latours antimodernem Konzept der „Erdgebundenen" sowie Lynn Margulis' Begriff der „Symbiogenese" für lateralen Gentransfer zwischen Spezies. Solche lebensweltlich detaillierten und gedanklich angereicherten Geschichten, fordert Haraway, müssen wir „ab jetzt Philosophie [nennen], eine Fadenfigur, keine Abstammungslinie" (ebd., S. 55, 60–61, 87, 183).

Mit ‚Abstammungslinien', „lineages" im Englischen, sind geradlinige Darstellungen ohne Abschweifung gemeint, die mit einem einzigen Roten Faden auskommen und zwangsläufig verkürzend ausfallen. So etwas gilt es zu vermeiden – die Aufmerksamkeit im 21. Jahrhundert gebührt den vielfältigen Verbindungen. Damit redet Haraway keinem „Postmodernismus im groben und vulgären Sinn" das Wort (Haraway 1995a, S. 111), der generalisierend alles mit allem kurzschließt und großspurige Reden über das „Gemeinsame[] der Menschheit" oder ein „artenübergreifende[s] Kollektiv[]" schwingt. Verbindungen existieren nicht überall und zwischen jedem, sondern nur zwischen manchem, denn „[n]ichts ist mit allem verbunden; [aber] alles ist mit etwas verbunden" (Haraway 2018, S. 48). Es ist Aufgabe mühsamer interdisziplinärer Forschung, konkrete Verbindungen mehr und mehr zu entwirren. Verknäulte Genealogien und „fehlerhafte, aber kraftvolle Systemtheorien sind bis jetzt die besten […] Modelle, die wir für Gaia-Relationalitäten haben" (ebd., S. 280, 240). Postmoderne Philosophie muss für Haraways Verständnis einen Blick einüben, aus dem bessere, nämlich sowohl differenz- wie auch affinitätsbewusstere Haltungen für den Umgang mit dem Planeten erwachsen. Diese Auffassung steht ganz im Geiste der berühmten Definition von Lyotard, dass typisch postmodern „die Skepsis gegenüber den Metaerzählungen" sei, die vorschnell Verschiedenstes über einen Kamm scheren (Lyotard 2019, S. 24). Es geht ihr nie, unterstreicht Haraway, „um Fragmentierung oder das angebliche Ende der Erzählungen", sondern stets um anspruchsvollere und vielschichtigere Narrative, als die moderne Tradition sie bietet (Haraway 1995a, S. 116). Verschlungene philosophische Geschichten zwischen Theorie und Praxis fördern ebenso wie Fadenspiele mit Freundinnen und Freunden die Bereitschaft, sich „in zuvor unbekannte, sich verzweigende Netze zwischen unzählige Fäden zu wagen", um „ontologisch […] *sensibel*" zu werden für „Spezifik, […] Prioritäten und Dringlichkeiten" (Haraway 2018, S. 183, 135, 281).

Den Text *Unruhig bleiben* mit seinen bunten Beispielen, seiner eklektischen Auswahl an Theoretikerinnen und Theoretikern sowie seinen ständigen Ebenenwechseln zwischen Konkretem und Abstraktem hat Haraway demnach von Vornherein als Fadenspiel konstruiert. Das ist ein Kunstgriff, der sich etymologisch geradezu aufdrängt: ‚Text' bedeutet lateinisch ‚Gewebe'; ein Text besteht also sowieso aus vielen Fäden. „Fadenspiele mit Art-GenossInnen", das Eingangskapitel des Buches nimmt im Titel nicht nur Bezug auf die speziesübergreifende kollaborative Lebenswirklichkeit von Sportzüchterinnen und -züchtern, die Taubenrennen veranstalten, von Militärs, die Spionagetauben ausbilden, sowie von Umweltschützerinnen und -schützern, die die Luftverschmutzung in Kalifornien mithilfe von technisch hochgerüsteten Vögeln messen. Vielmehr verweist der Titel ebenso auf die Aktivität von Leserinnen und Lesern: Sie alle sollen Teil haben an einem textuellen Fadenspiel, das unablässig „situierte[] Welten" mit begrifflichen Welten verschaltet. *Unruhig bleiben* vermittelt daher nicht nur zeitgemäße Inhalte. Das Buch übt darüber hinaus unterschwellig Fadenmuster für eine postmoderne Lebenskunst ein. Haraway spricht aus gutem Grund an einer Stelle vom „Geschichtenerzählen", „um Bedingungen zu schaffen", und von „Gymnastik", um „kollektives Denken und die Bewegung in komplexen Verhältnissen" zu fördern (ebd., S. 183, 20, 44). Es handelt sich dabei um eingestreute autopoetische Reflexionen.

Haraway ist insgeheim überzeugt davon, dass die ernste Verspieltheit, wie sie *Unruhig bleiben* mit dessen Themenkaleidoskop auszeichnet, das „endliche Gedeihen" im planetarischen Gefüge fördert. Ungewöhnliche Lektüren machen „wachsam" „für Praktiken jenseits der ausgetretenen" – und ökologisch gescheiterten – „Pfade" (ebd., S. 177). Die Gegenwart gehöre einem „Kunst- und Gestaltungsaktivismus", der vom garteneigenen Insektenhotel bis zur Verschmelzung von Inhalt und Performanz in *Unruhig bleiben* reicht. Stets geht es darum, „ganz verschiedene Leute und Kritter an gemeinsamen, häufig beunruhigten Orten zusammenzubringen", damit Verbundenheit selbstverständlich wird. Jedes zum zerstörerischen Mainstream quere Engagement gehöre auf die „Seite dessen, das ich ‚ongoingness' nenne: das Nähren, Erfinden, Entdecken oder irgendwie Zusammenschustern von Versionen des guten miteinander Lebens und Sterbens in den Geweben der Welt, deren schiere Bewohnbarkeit bedroht ist" (ebd., S. 20, 183–184).

In Zeiten der Umweltkrise braucht die Philosophie neue Denkwerkzeuge, um globale Schwierigkeiten auf lokale Lebenswirklichkeiten zu beziehen. In einer konkreten Lebenswelt schränken Prioritäten, Kompromisse und Besonderheiten den Zugriff großer Ethiken ein. Hösles *Philosophie der ökologischen Krise* aus den 1990er-Jahren ist dafür symptomatisch: Ansonsten analytisch brillant wirkt Hösle hilflos, sobald es um konkrete „Konsequenzen aus der ökologischen Krise" geht. Seine Vorschläge, die aus einer rigoristischen Verantwortungsethik erwachsen, beschränken sich darauf, dass man „das Wertesystem angreift, das" z. B. „das Autofahren als werthaft erscheinen lässt". Man müsse „[d]ie Menschen lehren, wieder die Schönheiten der Natur zu empfinden". Es sei unerlässlich, einen weltweiten „moralischen Paradigmenwechsel" zu erzwingen, um wegzukommen vom Kapitalismus hin zu einer „ökologisch-sozialen Marktwirtschaft" (Hösle 1994, S. 93–94, 102).

„Denunziation" nennt Haraway solche Hauruck-Verfahren, und alle „Denunziationen des Kapitalismus" und dessen zerstörerischen Potenzials seien „einzigartig ineffektiv gewesen". Im Wege stehe unsere „täglich sich wiederholende Zustimmung zur Praxis dessen, was man Kapitalismus nennt". „Das Kapitalozän" – Haraways Ausdruck für die globale kapitalistische Wirtschaftsorganisation – sei „relational hergestellt worden". Das „Kapitalozän" müsse „deshalb relational abgebaut werden", und zwar durch zunehmend verbreitete und verinnerlichte „SF-Muster". Dabei steht ‚SF' nicht nur für neue, einfallsreiche Science-Fiction-Plots ohne rücksichtslose Heldenfiguren, sondern allgemein für ‚string figures', sprich für pädagogisch wertvolle Fadenfiguren in allen nur auf den ersten Blick unkomplizierten Lebenslagen (Haraway 2018, S. 74).

Das spezifische Verdienst von *Unruhig bleiben* besteht darin, eine ökologische Lebensweise zu skizzieren, die irdisches Miteinanderauskommen als ethisch-didaktisches Projekt versteht. Haraway will dafür sensibilisieren, wie verwickelt das planetarische Gefüge ist. Umweltbewusstes Handeln, das der unübersichtlichen Situation auf Erden angemessen ist, muss reflektiert und flexibel sein. Eigene Standpunkte und Gewohnheiten jederzeit bereitwillig zu revidieren, beweist ontologisches Taktgefühl, und dieses Taktgefühl macht *Unruhig bleiben* in seiner Form erlebbar. Auf solche synergetischen Effekte zwischen begrifflicher Repräsentation und gelebter Verinnerlichung vertraut Haraways Aktivismus für eine Welt, auf der Rationalität allein bereits genug Unheil angerichtet hat. Wissenschaftlicher „Mut" und kreative „Fähigkeiten" sind unerlässlich für eine neue Lebenskunst des 21. Jahrhunderts, die es uns ermöglicht, artenübergreifend einen „beschädigten Planeten zu bewohnen" (ebd., S. 121).

Literatur

Barad, K. (2020). *Agentieller Realismus. Über die Bedeutung materiell-diskursiver Praktiken* [2007] (4. Aufl.). Berlin: Suhrkamp.

Bettelheim, B. (2011). *Kinder brauchen Märchen* [1976] (30. Aufl.). München: DTV.

Brock, E., & Lerchner, T. (2022). Apocalypse Soon – Anthropologie und Atomethik. *Perspektiven der Philosophie,* 48, 100–115.

Faude, S., & Lerchner, T. (2025). Lebenskunst für die Klimakrise. Über konkrete Gefüge und abstrakte Temperaturziele. *Perspektiven der Philosophie*, 51, 109–126.

Ford, H. (2021). *Mein Leben und Werk. Autobiografie eines modernen Unternehmers* [1922]. Hanau: Amra.

Gödde, G., & Zirfas, J. (2016). Einleitung: Friedrich Nietzsche und die Vitalisierung der Lebenskunst. In G. Gödde, J. Zirfas, & N. Loukidelis (Hrsg.), *Nietzsche und die Lebenskunst. Ein philosophisch-psychologisches Kompendium* (S. 1–26). Stuttgart: J.B. Metzler.

Haraway, D. J. (1995a). „Wir sind immer mittendrin". Ein Interview mit Donna Haraway. In I. C. Hammer & I. Stieß (Hrsg.), *Die Neuerfindung der Natur. Primaten, Cyborgs und Frauen* (S. 98–122). Frankfurt am Main/New York: Campus.

Haraway, D. J. (1995b). Ein Manifest für Cyborgs. Feminismus im Streit mit den Technowissenschaften [1985]. In C. Hammer & I. Stieß (Hrsg.), *Die Neuerfindung der Natur. Primaten, Cyborgs und Frauen* (S. 33–72). Frankfurt am Main/New York: Campus.

Haraway, D. J. (2004). *Crystals, fabrics, and fields. Metaphors that shape embryos* [1976]. Berkeley, CA: North Atlantic Books.

Haraway, D. J. (2016). *Das Manifest für Gefährten. Wenn Spezies sich begegnen – Hunde, Menschen und signifikante Andersartigkeit* [2003]. Berlin: Merve.

Haraway, D. J. (2016a). *Staying with the trouble. Making kin in the Chthulucene*. Durham/London: Duke University Press.

Haraway, D. J. (2016b). Companions in conversations. Donna J. Haraway and Cary Wolfe. In D. Haraway (Hrsg.), *Manifestly Haraway* (S. 199–296). Minneapolis, MN/London: University of Minnesota Press.

Haraway, D. J. (1995c). Situiertes Wissen. Die Wissenschaftsfrage im Feminismus und das Privileg einer partialen Perspektive [1988]. In C. Hammer & I. Stieß (Hrsg.), *Die Neuerfindung der Natur. Primaten, Cyborgs und Frauen* (S. 73–97). Frankfurt am Main/New York: Campus.

Haraway, D. J. (2018). *Unruhig bleiben. Die Verwandtschaft der Arten im Chthuluzän* [2016]. Frankfurt am Main/New York: Campus.

Harding, S. (1994). *Das Geschlecht des Wissens: Frauen denken die Wissenschaft neu* [1991]. Frankfurt am Main: Campus.

Hillman, J. (1992). *Re-Visioning Psychology* [1975]. New York: Harper.

Hoppe, K. (2021). *Die Kraft der Revision. Epistemologie, Politik und Ethik bei Donna Haraway*. Frankfurt am Main/New York: Campus.

Hoppe, K. (2022). *Donna Haraway zur Einführung*. Hamburg: Junius.

Hoppe, K., & Lemke, T. (2021). *Neue Materialismen zur Einführung* (2. Aufl.). Hamburg: Junius.

Hösle, V. (1994). *Philosophie der ökologischen Krise. Moskauer Vorträge* (2. Aufl.). München: C.H. Beck.

Kimbles, S. L., & Singer, T. (Hrsg.). (2004). *The cultural complex: Contemporary Jungian perspectives on psyche and society*. Brunner-Routledge: Hove/New York.

Kobusch, T. (2013). Descartes' meditations: Practical metaphysics. The father of rationalism in the tradition of spiritual exercises. In M. Chase, S. R. L. Clark, & M. McGhee (Hrsg.), *Philosophy as a way of life: Ancients and moderns – Essays in honor of Pierre Hadot* (S. 167–183). Chichester, West Sussex: Wiley-Blackwell.

Lakoff, G., & Johnson, M. (2021). *Leben in Metaphern. Konstruktion und Gebrauch von Sprachbildern* [1980] (10. Aufl.). Heidelberg: Carl-Auer.

Lien, M. E. (2017). Unruly appetites: Salmon domestication "All the way down". In A. Tsing, H. Swanson, E. Gan, & N. Bubandt (Hrsg.), *Arts of living on a damaged planet* (S. M107–M124). Minneapolis, MN: University of Minnesota Press.

Lyotard, J.-F. (2019). *Das postmoderne Wissen. Ein Bericht* [1979] (9. Aufl.). Wien: Passagen.

Miller, D. L. (1981). *The new polytheism: rebirth of the gods and goddesses*. Dallas, Texas: Spring Publications.

Pörksen, U. (1989). *Plastikwörter. Die Sprache einer internationalen Diktatur* (3. Aufl.). Stuttgart: Klett-Cotta.

Rose, D. B. (2017). Shimmer: When all you love is being trashed. In A. Tsing, H. Swanson, E. Gan, & N. Bubandt (Hrsg.), *Arts of living on a damaged planet* (S. G51–G63). Minneapolis, MN: University of Minnesota Press.

Schreiber, J.-R., & Siege, H. (2016). *Orientierungsrahmen für den Lernbereich Globale Entwicklung im Rahmen einer Bildung für nachhaltige Entwicklung* (2. Aufl.). Berlin: Cornelsen.

Tsing, A. (2021). *Der Pilz am Ende der Welt. Über das Leben in den Ruinen des Kapitalismus* [2015] (3. Aufl.). Berlin: Matthes & Seitz.

Tsing, A., Swanson, H., Gan, E., & Bubandt, N. (2017). Introduction. Haunted Landscapes of the Anthropocene. In A. Tsing, H. Swanson, E. Gan, & N. Bubandt (Hrsg.), *Arts of living on a damaged planet* (S. G1–G14). Minneapolis, MN: University of Minnesota Press.

Vietta, S. (2014). *Literatur und Rationalität. Funktionen der Literatur in der europäischen Kulturgeschichte*. München: Wilhelm Fink.

Wikihow. (2023). *How to do cat's cradle and similar string designs*. https://www.wikihow.com/Play-The-Cat%27s-Cradle-Game. Zugegriffen am 20.12.2024.

Hans-Joachim Höhn. *Das Leben in Form bringen. Konturen einer neuen Tugendethik* (2014)

8

Thomas Laubach

Lebenskönnerschaft in ethischer Perspektive

Der Kölner Theologe und Religionsphilosoph Hans-Joachim Höhn (*1957) legt mit seinem Buch *Das Leben in Form bringen. Konturen einer neuen Tugendethik* eine so pointierte wie originelle „Erkundigung nach einem guten Ausgang menschlichen Daseins" (Höhn 2014, S. 9) vor. In ihr erweist sich Höhn als Wanderer zwischen ganz unterschiedlichen (Denk)Welten. Seine Überlegungen verknüpfen

- Zeit- und Gesellschaftsanalysen mit theologischen und philosophischen Traditionen,
- den individuellen Anspruch, sein Leben selbstbestimmt und geformt zu gestalten, mit den modernen Zwängen und existentiellen Herausforderungen, denen sich das moderne Subjekt ausgesetzt sieht,
- eine auch säkular anschlussfähige Ethik der Lebenskunst mit den Potentialen, die Religion und Spiritualität für die Form des Lebens beisteuern können, und nicht zuletzt:
- anspruchsvolle philosophisch-theologische Reflexionen mit ebenso basalen wie praktischen Handlungsmaximen für die Gestaltung des eigenen Alltags.

Der knapp 230 Seiten umfassende Band macht es allen Interessierten dadurch auch keineswegs leicht. Schmackhafte Lebensrezepte für die schnelle Verkostung und praktische Anwendung finden sich in ihm nicht. Ganz im Gegenteil erläutert Höhn schon zu Beginn seiner Ausführungen: „Wer darauf verzichtet, die anthropologischen,

T. Laubach (✉)
Otto-Friedrich-Universität Bamberg, Lehrstuhl für Theologische Ethik, Bamberg, Deutschland
E-Mail: thomas.weisser@uni-bamberg.de

G. Gödde, J. Zirfas (Hrsg.), *Schlüsselwerke der Kritischen Lebenskunst II*, Schriften zur Kritischen Lebenskunst,
https://doi.org/10.1007/978-3-662-72440-8_8

rationalitäts- und handlungstheoretischen Parameter ethischer Lebenskönnerschaft zu rekonstruieren und dabei ihre gesellschaftlichen Bedingungen in den Blick zu nehmen, wird wenig ausrichten mit Ratschlägen, wie ein Mensch sich in den Nöten des Lebens behaupten kann“ (ebd., S. 10).

Lebenskönnerschaft markiert dann auch begrifflich den reflexiven Ansatz Höhns. So spricht er selbst von seinem Buch als einer „Studie zu den Bedingungen und Umständen ethischer Lebenskönnerschaft“ (ebd., S. 9–10). Lebenskönnerschaft ist allerdings sachlich wie inhaltlich weit entfernt von einer artifiziellen oder gar artistischen Weise der Herstellung des eigenen Lebens:

- Sie ist anthropologisch fundiert und sozial disponiert. Ihre „rationalitäts- und handlungstheoretischen Parameter“ (ebd., S. 10) sind, so Höhn, zu rekonstruieren. Damit sind auch zugleich ihre gesellschaftlichen Bedingungen in den Blick zu nehmen. Nur so lassen sich Ratschläge entwickeln, die tatsächlich praktische Relevanz für Menschen gewinnen können.
- Sie ist tugendethisch gefasst, insofern das Können des Lebens „je neu erworben“ werden muss (ebd., S. 10–11). Das Leben zu können ist eine Aufgabe, der sich Individuen immer wieder neu stellen müssen. Antworten aus früheren Epochen und Generationen helfen da nur bedingt weiter, da sich die Sachgemäßheit des Leben-Könnens in der Praxis der jeweiligen Zeit erweisen muss.
- Sie ist zeitlich verwoben, insofern sie sich erst temporal einstellt und nicht durch bestimmte Tricks und Kniffe einfach hergestellt werden kann. Zugleich aber ist sie zeitlich limitiert. Denn einerseits ist die Lebenszeit des Menschen begrenzt, andererseits läuft in der Moderne „dem Menschen jedoch die Zeit“ (ebd., S. 11) davon. Beide Phänomene führen dazu, dass der Mensch sich sputen muss, „im Leben etwas vom Leben zu haben“ (ebd.).
- Sie ist reflektiv. Denn, so Höhn, „ohne eine philosophisch geleitete Reflexion der anthropologischen, epistemologischen, handlungs- und rationalitätstheoretischen Bezüge ethischer Lebenskönnerschaft fehlt den Beratungs- und Hilfestellungsabsichten der Lebenskunstkonzepte die valide Basis“ (ebd., S. 42).

Vor diesem Hintergrund setzt Höhns Studie existentialpragmatisch an. Um die Frage nach dem menschlichen Gelingen, nach einer echten Lebenskönnerschaft beantworten zu können, „bedarf es einer Konstitutionsanalyse der unhintergehbaren Formen, Situationen und Konstellationen menschlichen Daseins, seiner Weltorientierung und Selbstverständigung, ohne die keine Sinn- und Handlungsorientierung im Dasein möglich ist“ (ebd., S. 48).

Unter *Existentialpragmatik* fasst Höhn ein doppeltes Programm. Es bedeutet erstens in der Frage nach dem Menschen eine Abkehr von einer essentialistischen Anthropologie. Statt nach dem „Was“ des Menschen – an sich – zu fragen, treten an seiner Stelle Fragen in den Fokus, die die Umstände menschlichen Daseins und die Dispositionen des Menschseins mitbedenken. Fragen wie „Wie steht es um den Menschen? Welche Bewandtnis hat es mit dem Menschsein? Wie verhält es sich, ein Mensch zu sein? Wie verhält man sich als Mensch am besten zu seinen Lebensverhältnissen?“ (ebd., S. 49).

Zweitens umfasst die Existentialpragmatik, ausgehend von der Existentialphilosophie (u. a. Heidegger) wie der Transzendentalpragmatik (u. a. Apel) des 20. Jahrhunderts, den Versuch, eine Basistheorie der Struktur rationaler Lebensführung zu entwerfen, die existentiale Grundierung wie sprachliche Zugänglichkeit und relationale Verfasstheit miteinander korreliert. Der Mensch wird hierbei als Wesen verstanden, „das etwas Vernünftiges aus sich und seinem Leben machen soll" (ebd., S. 52). Lebenskönnerschaft setzt nach Höhn genau hier an: Sie lässt nach dem Menschen fragen und der Art und Weise, wie dieser „entdecken kann, was in ihm steckt, was er aus sich machen kann und wie er ein ‚Könner' wird im Umgang mit den Herausforderungen, die das Leben an ihn stellt" (ebd., S. 106).

Die Herausforderungen des alltäglichen Lebens lassen sich existentialpragmatisch in der Grundsituation des menschlichen In-der-Welt-Sein ausbuchstabieren:

> Dasein heißt ein sprachvermitteltes Verständnis haben (in Beziehung stehen) zu dem, was in der objektiven Gegenstandswelt bzw. Außenwelt (Natur) der Fall sein kann, der Innenwelt, die einem Individuum bevorzugt zugänglich ist, zuzurechnen ist (Bewusstsein), in der personalen Mitwelt zur Interaktion fähig ist (Gesellschaft), zeitlich datierbar ist, d.h. Ereignischarakter in Vergangenheit, Gegenwart und Zukunft besitzt (Zeit) (ebd., S. 54).

Vor diesem Hintergrund ist Lebenskönnerschaft und Lebenskunst in *Das Leben in Form bringen* nicht nur aufgrund seines Untertitels *Konturen einer neuen Tugendethik* eng mit der Ethik verbunden. Höhn bestimmt als Thema seiner Erörterungen vielmehr ganz grundsätzlich „die Frage, wie man es am besten anstellt, auf menschliche Weise am Leben zu sein" (ebd., S. 9). „*Wie man es am besten anstellt*" lässt sich dabei als basale Formulierung für den Aspekt der Kunst oder Fertigkeit lesen; „*auf menschliche Weise am Leben zu sein*" indes steht für die ethische Ausrichtung des Lebens. Das lässt sich durchaus mit *gut leben* übersetzen. *Gut leben* wiederum versteht sich aus Philosophie- wie Theologiegeschichte als ethisches Problem wie Frage. Ganz gleich ob adjektivisch nach dem *guten Leben* gefragt wird, adverbial die Frage nach der Art und Weise formuliert wird, wie man *gut lebt*, oder nominal *das Gute* bestimmt wird. Immer steht auch das Problem im Raum, wie gutes Leben, gut Leben und Gutes an sich mit konkreten Menschen in Verbindung gebracht wird und nicht nur theoretisches Konstrukt bleibt. Dieses *gut leben* fasst Höhn deshalb in seiner ganzen Bandbreite:

- Als individuelle Aufgabe, die sich dem Menschen vor allem angesichts der Endlichkeit des Lebens und der Sterblichkeit des Subjekts stellt.
- Als Herausforderung, ein „eigenes Leben" (ebd., S. 24) in Freiheit und Selbstbestimmung zu entwerfen und zugleich individuelle Regungen und Dispositionen zu berücksichtigen wie auch gesellschaftliche Rollenzuschreibungen, Funktionen und Ansprüche.
- Als praktischer Anspruch, der eines Wissens um das gute Leben bedarf – wie er auch praktisch umgesetzt und erprobt werden muss: „Das Leben ist zunächst keine Kunst, sondern eine Praxis, die wie jede andere Praxis auch besser oder schlechter ausgeübt werden kann" (ebd., S. 43).

Damit erteilt Höhn allen kategorischen, ontologischen und exklusiven Entwürfen eines guten und gelingenden Lebens eine Absage. Denn zur Lebenskönnerschaft „gehört vor allem das Ausbalancieren gegenläufiger Prozesse, Kräfte und Einflüsse" (ebd., S. 124), der Umgang mit Selbst und Selbstinteressen, Dispositionen, normativen Ansprüchen, sozialen Erwartungen oder der Konzeptualisierung eines ‚richtigen' Lebens. So schält Höhn auch die Grenzen der Lebenskunst heraus: „Ein solches Konzept von Lebenskönnerschaft sagt nicht, was man am besten *im* Leben können oder fertigbringen sollte. Vielmehr geht es ihm um eine optimale Form des Umgangs *mit* den Grund- und Grenzbestimmungen menschlichen Daseins" (ebd., S. 149)

Wenn also Höhn als Auftakt seiner Auseinandersetzung mit dem guten Leben formuliert, dass „nur mit eigenem Zutun [...] aus einem Anfang etwas Gutes werden" (ebd., S. 9) kann, und so die Initiative des Subjekts stark macht, so ist damit nicht gemeint, dass das Selbst in autarkem Zugriff auf sein Leben betrachtet würde. Genauso wenig wie die Formatierung des Lebens kontextlos wäre. Ganz im Gegenteil ist es auch Aufgabe des Individuums soziale Anforderungen und Erwartungen zu erkennen und sich zu ihnen kritisch zu verhalten: „Es macht nicht das Proprium ethischer Lebenskönnerschaft aus, dass sie zur besseren Erfüllung funktionaler Erfordernisse beiträgt. Vielmehr zielt sie auf die Möglichkeit einer Wertschätzung des eigenen Lebens, die sich vom Gelingen oder Misslingen funktional definierter Vorhaben nicht abhängig macht" (Höhn 2014, S. 137–138).

Individuelle Zumutungen und die Hegemonialmacht sozialer Systeme. Höhns Werk

Hans-Joachim Höhn widmet sich in *Das Leben in Form bringen* der theoretischen Reflexion der Frage „was ein Mensch tun [muss], damit es ihm gut geht und sein Dasein möglichst gut ausgeht?" (Höhn 2014, S. 9) Damit fokussiert sich der Theologe und Religionsphilosoph auf ein Thema, das sich in zahlreichen weiteren Publikationen Höhns zum guten Leben finden lässt (vgl. dazu Höhn 2015, 2016a, 2016b, 2018a, 2018b, 2018c, 2019, 2021a, 2021b, 2022).

Zugleich muss berücksichtigt werden, dass Höhns wissenschaftlicher Werdegang durch grundlegende Auseinandersetzungen mit sozialwissenschaftlichen Forschungsansätzen, Theorien und Konzepten aus theologischer Perspektive geprägt ist (Höhn 1985, 1990, 1991, 1997, 2001, 2006, 2007). Von daher scheint die Reflexion auf das gelingende Leben, wie sie in *Das Leben in Form bringen* fokussiert wird, auf den ersten Blick überraschend. Allerdings lässt sich zeigen, dass Höhn auch in seinen sozialethischen Arbeiten häufig den Menschen als Subjekt der Freiheit unter den Bedingungen der Moderne mitdenkt.

Hans-Joachim Höhn wird 1957 in Nomborn im Westerwald geboren. Er studiert Philosophie und Theologie in Frankfurt und Rom. 1984 promoviert er an der Universität Freiburg bei Karl Lehmann, dem späteren Mainzer Bischof und Kardinal. Höhns Studie *Kirche und kommunikatives Handeln. Studien zur Theologie und Praxis der Kirche in der Auseinandersetzung mit den Sozialtheorien Niklas Luhmanns und Jürgen Habermas'* (Höhn 1985) reflektiert unter anderem die gesamtgesellschaftliche Entwicklung, die, „inzwischen ein Stadium erreicht (hat), in dem es erstmals nicht mehr um bestimmte Mittel und Wege zur sozialen Daseinssicherung geht, sondern um den Zweck und das Ziel selbst: um den Menschen und sein Verhältnis zu sich selbst, zu seiner Welt und zu seiner Zukunft" (ebd., S. 271). Bereits hier steht also, wenn auch sozialethisch grundiert, die Frage nach dem Menschen als Subjekt seines Lebens und damit auch seines guten Lebens im Mittelpunkt.

Es überrascht kaum, dass Höhn auch in seiner zweiten Monografie *Vernunft – Glaube – Politik. Reflexionsstufen einer Christlichen Sozialethik* (Höhn 1990) vor allem seine sozialethische Expertise schärft. Mit dieser Studie habilitiert sich Höhn 1989 an der Katholisch-Theologischen Fakultät der Universität Bonn und erhält die Venia Legendi im Fach *Christliche Gesellschaftslehre*. Doch auch in dieser sozialethischen Arbeit weist Höhn darauf hin, dass sich Institutionen nicht vom Menschen verselbständigen dürfen, dass sie nicht zu anonymen und entpersönlichten Apparaturen mutieren sollen, dass das Soziale nicht „die Personalität der zugehörigen Subjekte absorbiert" (ebd., S. 102). Gegen den hegemonialen Zugriff sozialer Systeme auf den einzelnen Menschen betont Höhn so die Bedeutung, die das Subjekt auch für den sozialethischen Diskurs besitzt.

Die Praxis sozialer Systeme ist für Höhn nicht nur Gegenstand des wissenschaftlichen Zugriffs. Während seiner Zeit als Habilitand in Bonn arbeitet er von 1986 bis 1990 in der Pastoral im Bistum Limburg. Danach erst übernimmt er die Lehrstuhlvertretung für *Systematische Theologie und Religionsphilosophie* an der Universität Köln und wird 1991 Professur auf dem gleichnamigen Lehrstuhl, den er bis zu seiner Emeritierung 2023 innehat. Höhn nimmt zudem Gastprofessuren in Münster, Linz, Jerusalem und Frankfurt am Main wahr.

Höhns umfangreiches Oeuvre erstreckt sich weit über Lebenskönnerschaft und Sozialethik hinaus. Es umfasst religionsphilosophische und theologische Reflexionen, Neuformatierungen einer gehaltvollen christlichen Rede von Gott wie auch theopoetische und theologisch-aphoristische Annäherungen an zentrale Inhalte des Glaubens. Immer wieder hat sich Höhn auch mit Themen und Diskursen postsäkularer Konstellationen von Religion und Gesellschaft auseinandergesetzt. Dabei zeichnen sich seine Zugänge durch ein Ernstnehmen radikaler Säkularität aus. Dazu gehört einerseits eine Aufmerksamkeit für explizit nicht-theologische Zugänge. So reflektiert Höhn etwa auf naturwissenschaftliche Weltbilder gerade hinsichtlich ihrer Voraussetzung, dass nichts jenseits empirischer Naturgesetzlichkeit einen rechtmäßigen Platz in der Welt besitzt. Anderseits kann Höhn aber auch deutlich machen, dass die Krisen und Defizite säkularer Gesellschaften zu einem Nachdenken über eine neue Relevanz der Religion für zentrale und elementare Fragen menschlichen Miteinanders führen.

Vor allem die sozialethischen Zugänge Höhns lassen sich für den Lebenskunstdiskurs fruchtbar machen. Originär ist hierbei die Konzeptualisierung der Zeit als vierte Verantwortungsdimension neben Selbst-, Sozial- und Umweltverantwortung (vgl. Höhn 2002a, 2002b). Die Themen, die er dabei aufwirft, haben nicht nur soziale Relevanz, sondern machen deutlich, vor welchen gewaltigen Aufgaben das Subjekt in seiner konkreten Lebensgestaltung steht. Dazu gehören Befristung,

Knappheit, Zeitdruck und Zeitmangel, aber auch Unsicherheit und Risiko wie nicht zuletzt Beschleunigung und ihr Gegenüber, die Momente des Innehaltens oder Sich-Zeit- Lassens. So bestimmt Höhn auch die Christliche Sozialethik in einem genuin christlichen und das heißt anamnestischen, kairologischen und eschatologischen Zeitverständnis.

Höhn verbindet in seinen Arbeiten die Reflexion auf den Menschen mit der Analyse sozialer Bezüge und Bedingungen. Menschliches Dasein, das macht er ein ums andere Mal deutlich, ist in der Moderne zwar individuell verfasst und normiert, zugleich aber nur als vergesellschaftetes zu verstehen: „Die größeren individuellen Freiheitsräume sind eingelassen in eine spezifische Vergesellschaftung menschlicher Lebensverhältnisse und abhängig von den Leistungen sozialer Funktionssysteme (z. B. Wirtschaft, Bildung, Medizin)" (Höhn 2014, S. 30).

Die Bewältigung des befristeten Daseins aus dem Geist der Existentialpragmatik

Schon im Untertitel *Konturen einer neuen Tugendethik* des Bandes *Das Leben in Form bringen* legt Höhn eine Spur seiner Reflexion auf die Lebenskunst. Er knüpft an die moderne Reflexion auf das Leben an, die viele Lebenskunstkonzepte auszeichnet, und verbindet diese mit der klassischen Tradition ethischen Nachdenkens auf das Leben, der Tugendethik. Zu Lebenskunst wie Tugendethik bringt sich Höhn allerdings kritisch in Stellung. Ausgehend von der Frage „Was kann ein Mensch tun, damit es ihm gut geht und sein Dasein möglichst gut ausgeht?" (Höhn 2014, S. 9) legt er vielmehr eine eigene theoretische Auseinandersetzung mit der Praxis guten Lebens vor.

Kritik: Lebenskunst welchen Lebens?

86-mal fällt in dem Band *Das Leben in Form bringen* der Begriff *Lebenskunst*. Zumeist als Gegenstand kritischer Reflexion. Höhn reflektiert zwar in seinem Band viele Lebenskunstansätze auf das gelingende und glückende Leben. Dennoch unterscheidet sich sein Ansatz fundamental von anderen Lebenskunstkonzepten.

Höhn sieht als ‚Geburtsstunde' der modernen Lebenskunst die Kritik an den Versprechungen der Moderne, dass nun „die Zeit gekommen sei, in der es leicht falle, ein eigener Mensch zu sein" (ebd., S. 10). Denn die moderne Nötigung zur Selbstbestimmung und Selbstwahl stößt auf individuelle und gesellschaftliche Grenzen. Hier, so Höhn, „bieten sich seit geraumer Zeit Anleitungen zur Lebenskunst als Problemlöser an" (ebd., S. 10). Dabei greifen viele Lebenskunstkonzepte auf tugendethische Entwürfe der Antike und des Mittelalters zurück. Ein problematischer Weg. Denn zum einen, so Höhn, reichen moderne Lebenskunstkonzepte an das Niveau der tugendethischen Problembearbeitung „bei weitem nicht heran" (ebd., S. 11). Und zum anderen weichen sie der zentralen Frage meist aus, was es heißt, sein Dasein als Mensch in einer Welt „angesichts vielfacher Begrenzungen führen zu müssen“ (ebd., S. 10).

Ähnlich wie klassische Reflexionsmodelle auf das gelingende Leben wollen moderne Lebenskunstkonzepte vielmehr „zeitgemäße Ratschläge für ein gelingendes Leben geben“ (ebd., S. 39). Dazu, so Höhn, müssen sie einerseits „die gesellschaftlichen Umstände im Blick haben, die dieses Gelingen entscheidend beeinflussen“ (ebd.) und andererseits müssen sie angeben können, „wie es eigentlich gehen könnte: Mensch zu sein“ (ebd.). Hier greift, so Höhns Diagnose, die Lebenskunst des ausgehenden 20. und beginnenden 21. Jahrhunderts statt des antiken Kollektivsingulars *Mensch* auf das „Ich-Verstärkerwort“ (ebd., S. 40) *Selbst* zurück. Statt ‚den‘ Menschen zu adressieren, nimmt die Lebenskunst somit das in den Blick, um das es beim Selbst gehen kann: „um Selbsterfindung und Selbstgestaltung, um Selbstverwirklichung und Selbstbehauptung, um Selbstwahrnehmung und Selbststilisierung, um Selbstsorge und Selbstmanagement“ (ebd.).

Doch trotz dieses anthropologischen Fokus konstatiert Höhn mit Wolfgang Kersting ein grundlegendes Problem: Viele zeitgenössische Lebenskunstentwürfe lassen anthropologische Parameter vermissen, die auch nicht durch die Betonung einer *Ästhetik der Existenz* ausgeglichen werden können (vgl. ebd., S. 41). Gerade wenn Menschen angesichts sozialer Verwerfungen, globaler Konflikte, politischer Unsicherheit und ökonomischen Herausforderungen wie auch „im Wissen um tiefe Risse in ihrer Biographie das Projekt eines selbstbestimmten und sinnerfüllten Lebens nicht aufgeben wollen“ (ebd., S. 10), reicht es nicht, nur wohlfeile Ratschläge zu geben. Wer, so Höhn, einer Vorstellung des guten Lebens nachgehen will, der braucht dafür gute Gründe. Genau diese aber fehlen in vielen Entwürfen zur Lebenskunst. Der Sozialethiker kritisiert, dass den modernen Lebenskunstkonzepten und ihren Absichten zur Beratung und Hilfestellung zur Bewältigung alltäglichen Lebens „ohne eine philosophisch geleitete Reflexion der anthropologischen, epistemologischen, handlungs- und rationalitätstheoretischen Bezüge ethischer Lebenskönnerschaft […] die valide Basis [fehle]“ (ebd., S. 42).

Gerade dies aber will Höhn mit seinem Ansatz leisten: „Eine zeit- und sachgemäße Rekontextualisierung von Anthropologie und Ethik“ (ebd., S. 43). Diese beinhaltet, einerseits jenseits des Individuellen das Gemeinsame des Menschen in den Blick nehmen zu können. Andererseits aber will sie eine Anbindung an die Ethik herstellen, ohne die „meist nur Ratschläge im Rang von Kalendersprüchen und Binsenweisheiten übrig [bleiben]“ (ebd.).

Kontextualisierung: *Turn around*

Hans-Joachim Höhns Konzept durchzieht ein *cantus firmus*: Dass der Mensch als Subjekt seines eigenen guten Lebens stets auch im Kontext seiner sozialen Bedingungen verstanden werden muss. Nicht umsonst arbeitet der Philosoph drei zentrale *turns* der neueren Geistesgeschichte heraus, die diese Verknüpfung verdeutlichen: den *pragmatic turn*, den *cultural turn* und den *religious turn*.

Höhns eigenes Konzept einer Lebenskönnerschaft beruht auf dem *pragmatic turn*, der zu den zentralen Wendungen der Philosophie des 20. Jahrhunderts gehört. Mit ihm wird „die soziale Selbstkonstitution des Menschen im Kontext intersubjektiver Lebens- und Handlungsformen zur Geltung gebracht“ (ebd., S. 48). Zudem markiert er die Abwendung von einer essentialistischen Definition des Menschen. Statt „Was ist der Mensch?“ fragt die pragmatische Anthropologie, welche Umstände menschliches Dasein prägen, was konkretes Menschsein ermöglicht, was Menschen zu sich selbst und anderen kommen lässt – eine zentrale Voraussetzung für die Rede vom guten Leben.

Der *cultural turn* hingegen steht für eine „spezifische Wendung bei der Beschreibung sozialer und kultureller Phänomene“ (ebd., S. 110). Mit ihm wird in fundamentaler Art und Weise allen scheinbar zeitlosen, wesenhaften oder allgemeingültigen Erkenntnissen eine Absage erteilt. An ihre Stelle tritt die Einsicht, dass jede Wahrnehmung, Betrachtung und gegenständliche Auseinandersetzung immer schon kulturell kontaminiert ist. Wirklichkeit ist nicht an sich vorhanden, sondern immer nur konstruiert. Sie ist stets in kollektive und symbolische Strukturen, Sinnsysteme und Lebenswelten eingebunden. Für die Frage nach dem guten Leben heißt dies: Neben die Aufmerksamkeit für Prinzipien und Kriterien des Guten und Richtigen tritt die kritische Reflexion auf bestimmte Leitbilder und Modelle des Guten und Richtigen – und damit auch auf die ethische Lebenskunst.

Mit dem Terminus des *religious turn* wiederum wird ganz grundsätzlich die Schwierigkeit markiert, dass das menschliche Leben Limitationen ausgesetzt ist. Sie lassen die Vernunft und damit auch das vernunftgeleitete Leben an seine Grenzen kommen.

> Die Vernunft führt den Menschen ans Limit des Möglichen. Und ihr Vermögen, der existentialen Limitationen menschlichen Daseins Herr zu werden, ist ebenfalls begrenzt – prinzipiell und faktisch. Sind dann aber überhaupt der Vernunft kontrafaktische Vollzüge zumutbar, die sich auf etwas richten, das außerhalb der von ihr ermittelten Gelingensbedingungen steht? Steht dies nicht auch im Widerspruch zu einem Autonomieverständnis, das dem Vernunftsubjekt untersagt, etwas zu tun, das sich abseits der rational abgeleiteten bzw. abgesicherten Ermöglichungsbedingungen bewegt? (ebd., S. 159).

Auf der Suche danach, wie sich das individuelle Leben diesseits seiner Begrenztheit, Zufälligkeit und Endlichkeit „als letztlich zustimmungsfähig“ (ebd.) erweist und angenommen werden kann, kommen religiöse Reflexionen in den Blick. Zwanglos knüpft Höhn hier an Versuche an, wie sie etwa Jürgen Habermas unternommen hat. Dieser erörterte vor allem die Relevanz des Religiösen für die fundamentalen Grundlagen des demokratischen Rechtsstaates wie auch für sozial- und strukturethische Fragen. Höhn geht allerdings einen Schritt weiter und fragt nach der Relevanz „religiös grundierte[r] Entwürfe gelingenden Lebens für die ethische Selbstvergewisserung des Subjekts“ (ebd., S. 165). Dennoch ist ihm nicht an einer wie auch immer gearteten Rettung der Religion für Lebenskönnerschaft oder Ethik gelegen. Denn: „Moral lässt sich ‚ohne Gott‘ praktisch leben und ebenso ‚ohne Gott‘ theoretisch begründen, wenngleich der Daseinsgrund des moralischen

Subjekts nicht wiederum im Phänomen der Moralität rekonstruiert werden kann" (ebd., S. 173).

So kann der christliche Glaube, das zeigt Höhn nachvollziehbar, den formalen ethischen Kriterien auch ein materiales Ethos zur Seite stellen, dem Erkenntnisvermögen des Menschen auch ein „Erfüllungsvermögen" (ebd., S. 176) anbieten, und nicht zuletzt der praktischen Vernunft die außerhalb ihrer eigenen Moralität liegenden „prä- und metarationalen Ressourcen" (ebd., S. 178) aufzeigen. Höhn fasst das so zusammen: „In kaum einem anderen Bereich ist die Vernunft so sehr auf ein solches Anderes angewiesen wie beim kontrafaktischen Bemühen um den guten Ausgang eines befristeten Daseins. Hier wird etwas erhofft, dessen Gelingensbedingungen außerhalb der Reichweite der Vernunft liegen" (ebd., S. 179).

Fundierung: Existentialpragmatik

Lebenskunst wird bei Höhn als Konzept der Lebenskönnerschaft entwickelt, in dem die Güte des Lebens, die Möglichkeiten und Limitierungen menschlichen Daseins, ethische Normierung und Formierung wie auch transzendente Momente miteinander verknüpft sind. Für eine solche Grundlagenreflexion greift Höhn auf „das Methoden- und Begriffsinstrumentarium einer philosophischen Existentialpragmatik" (ebd., S. 10) zurück.

Mittels der *Existentialpragmatik* soll es gelingen, „die elementaren Bedingungen, Ermöglichungs- und Vollzugsweisen des Menschseins" (ebd., S. 47) zu identifizieren. Nur so lässt sich evaluieren, was menschliches Dasein „eigentlich bedeutsam" (ebd.) macht:

> Der Mensch ist derart am Leben, dass er sein Leben führen muss im Umgang mit dem, was mit ihm in seiner Welt wirklich und möglich ist. Er bringt dies jedoch nicht in monologischer Selbstbezüglichkeit zustande, sondern im Horizont einer sozio-kulturell imprägnierten Lebenspraxis. Trans- und intersubjektive Verhaltensrelationen strukturieren die Formen seines In-der-Welt-Seins (ebd., S. 57).

Vor diesem Hintergrund bestimmt Höhn als Kernthese der genuin existentialpragmatischen Bestimmung menschlichen In-der-Welt-Seins: „Dasein heißt ein sprachvermitteltes Verhältnis haben (in Beziehung stehen) zu dem, was [ist]" (ebd., S. 54). Kurz: Menschsein zeichnet sich durch Relationalität aus, ist mithin bezüglich zu verstehen:

> Das Bei-sich-Sein eines Subjekts ist nicht ablösbar von seinem Bezogensein auf naturale und personale bzw. soziale Andersheit innerhalb eines bestimmten Zeithorizontes. Sich derart *zur* Welt zu verhalten, ist konstitutiv dafür, wie der Mensch *in* der Welt und er *selbst* ist. Am Leben sein heißt […] sich zu diesen Beziehungen nochmals in vielfacher Weise in ein Verhältnis setzen zu können (ebd., S. 55).

Die relationale Verfasstheit des Menschen ist bestimmt durch Selbst und Anderheit, Zeit und Raum, Sprache und Bedeutung, durch Individualität und Sozialität, Temporalität und Naturalität: das „ontologische Substrat menschlicher

Lebensverhältnisse“ (ebd., S. 66). Dieses lässt sich auch als „Vierfachheit von Weltbezügen, Handlungsinteressen, Wertpräferenzen und Rationalitätsmustern“ (ebd., S. 104) beschreiben, die aus der Struktur der existentialen Grundsituation des Menschen herauspräpariert werden können. Allerdings macht Höhn darauf aufmerksam, dass jenseits bloß rationaler Bestimmungen des Mensch-Seins auch die Affektivität, also Emotionen und Gefühle, erkenntniskonstitutiv und handlungsleitend sind.

Nicht zuletzt aber sind es die allen Daseinsvollzügen zugrundliegenden Limitationen, die menschliches Sein bestimmen. Dazu zählt neben vielen anderen Begrenzungen vor allem die grundsätzliche Endlichkeit des Menschen. Sie ist nicht nur limitierend, sondern kann den Menschen gerade in Bezug auf die Lebenskönnerschaft antreiben:

> Der Mensch kommt als Sterblicher zur Welt. Aber bis zu dem Zeitpunkt, an dem er sie wieder verlassen muss, hat er mit sich und seinem Leben viel vor. Er will ein selbstbestimmtes und freies Leben führen. Er will herausfinden, was eigentlich in ihm steckt und was er aus sich machen kann. Da er nicht nur (s)ein eigenes Leben führen will, sondern auch das Eigene leben will, muss er herausfinden, worin seine Eigenheiten liegen (Höhn 2018b, S. 302).

So lässt sich die adverbiale Frage nach dem, wie man gut lebt, mit Verweis auf die Begrenztheit menschlichen Lebens beantworten. Gut leben kann heißen: „Handle so, dass Du, wenn du stirbst, sagen kannst, dass du das Maximum aus Deiner Lebenszeit herausgeholt hast“ (Höhn 2014, S. 13). Wie also der Mensch etwas aus dem machen kann, was die natürliche Evolution aus ihm gemacht hat, das lässt sich als zentrale Aufgabe der Lebenskönnerschaft herausarbeiten. Mit Höhn (ebd., S. 102): „Hauptanliegen des existentialpragmatischen Ansatzes ist es, der relationalen Verfassung menschlichen Daseins sowohl hinsichtlich seines Gewordenseins als auch hinsichtlich seines Werdenkönnens gerecht zu werden.“

Dieses Werden des Menschen bestimmt Höhn als Fähigkeit der Kultivierung. Will sich der Mensch als Selbst nicht nur finden, sondern auch behaupten, so ist es ihm, der sein Leben gut gestalten will, aufgegeben, seine naturalen Lebensverhältnisse und seine Umwelt zu gestalten, seine persönlichen Fähigkeiten auszubilden, seine sozialen Beziehungsformen auszubauen und die Ausdrucksformen seiner kulturellen und geschichtlichen Identität zu kultivieren (ebd., S. 105–107).

Lebenspraxis: Ein eigener Mensch sein

Die Existentialpragmatik bietet, so ordnet Höhn seine grundlegenden Reflexionen zum menschlichen Dasein ein, ein Koordinatensystem „innerhalb dessen sie sagen kann, wie es geht, ein Mensch zu sein“ (ebd., S. 109). Doch aus dem „existentialpragmatisch rekonstruierten Ensemble von Weltbezügen, Handlungsinteressen und Rationalitätsformen [...] ergeben sich lediglich Beurteilungskriterien für Daseinsorientierungen, Wertsetzungen und Verhaltenserwartungen“ (ebd.).

Kurz: Was material dazu gehört, ein gutes Leben zu finden und zu führen, das kann existentialpragmatisch nicht identifiziert werden. Damit stellt sich die Frage, wie vernünftige Gründe denn überhaupt handlungsleitend werden können. Höhn setzt zur Beantwortung dieser Frage bei traditionellen Tugendethiken an. Denn es zeichnet diese Modelle aus, dass sie nicht nur Tun und Sollen, sondern auch Tun und Können zusammenbringen: „In den klassischen Entwürfen einer moralischen Lebenskönnerschaft zeigen Tugenden an, was zur optimalen Ausführung des Eigenseins des Menschen und seiner Eigenheiten gehört“ (ebd., S. 116).

Das macht die Tugendkonzepte bis in die Gegenwart hinein attraktiv. Sie werden als Modelle angesehen, wie sich das Individuum einerseits nicht über die eigenen Triebe, Launen und Leidenschaften selbst aus dem Blick verliert, und wie es andererseits nicht einfach in die Falle „gesellschaftlicher Verhaltenserwartungen (Fremdbestimmung von außen)“ (ebd., S. 118) tappt. Tugendethiken verstehen sich vielmehr als Antidot zu allen inneren und äußeren Kräften, die von dem gelingenden Selbst- und Weltverhältnis abbringen.

Vor dem Hintergrund einer de-essentialisierten Anthropologie aus dem Geist der Existentialpragmatik sieht Höhn allerdings keinen Weg, die Tugendethik klassischer Prägung für die Lebenskönnerschaft zu revitalisieren. Vielmehr müssen in einer „existentialpragmatischen Neuformatierung“ die klassischen Tugenden so neu aufgesetzt werden,

> dass sie auf die relational-reflexive Struktur menschlicher Weltbezüge, Handlungsinteressen, Wertpräferenzen und Rationalitätsformate bezogen werden. Tugenden […] dienen der ‚Ertüchtigung‘ des Subjekts zu einer selbstbewussten Daseinsführung angesichts der existentialen Limitationen des Daseins sowie jener Zumutungen, die sich aus der Vergesellschaftung menschlicher Lebensbedingungen ergeben (ebd., S. 124).

Darüber hinaus stehen Tugenden für die grundsätzliche Notwendigkeit, dass Menschen Haltungen entwickeln müssen, die der individuellen Lebensführung erst „über längere Zeit Kontur verleihen“ (ebd.). Zentraler Bestandteil dieser Haltungen ist die Dimension der Balance zwischen bestimmenden und zugleich gegenläufigen Prozessen, Kräften und Einflüssen im Menschen und in seinem Umfeld. In Höhns existentialpragmatischem Tugendkonzept steht damit das Label *Tugend* für „moralische Intelligenz“ (ebd., S. 129), für die Antwort auf die Frage, „wie man es fertig bringt, Moralität und Rationalität in Einklang zu bringen“ (ebd., S. 131).

Vor diesem Hintergrund kann Höhn ganz praktisch „analog zu klassischen Tugendtafeln eine Zuordnung von existentialen und limitativen Bestimmungen des Daseins, von Rationalitätsformaten und Tugend-/Laster-Dispositionen“ (ebd., S. 134) vornehmen. Dies konkretisiert Höhn in „Handlungsmaximen ethischer Lebenskönnerschaft“ (ebd.), die durchaus in Nähe zur sonst von Höhn kritisierten Lebenshilfeliteratur steht. Handlungsmaxime wie „Verfolge Deine materiellen Interessen mit Tatkraft und Augenmaß!“ (ebd., S. 135) oder „Bemühe Dich um eine gerechte Teilhabe an knappen sozialen Gütern und Lebenschancen“ (ebd., S. 136), illustrieren die existentialpragmatische Lesart der Tugenden, der es

> um ein prozedurales Konzept eines guten Lebens, d.h. um die Vollzugsform des menschlichen Lebens [geht]. Ein solches Konzept von Lebenskönnerschaft sagt nicht, zu was man es im Leben bringen oder was man vollbringen sollte. Vielmehr zeichnet es eine besondere

Form des Umgangs mit den Grund- und Grenzbestimmungen des Lebens als die dem Menschen am ehesten entsprechende Art und Weise aus, sich zum Leben in seiner Ganzheit zu verhalten (ebd., S. 138).

Gutes Leben heißt dann, seinem Leben eine Form zu geben, in der vieles, aber nicht alles erreicht wird, in der Leben allem Negativen zum Trotz bejaht werden kann, in der gelebt werden kann trotz des Misslingens von rational begründeten Projekten: Denn diese Form des eigenen Lebens „erlaubt es dem Menschen, auch im Scheitern sich selbst noch achten zu können" (ebd.).

Diesseits und jenseits der Vernunft: Transzendenz

Höhn Argumentation ist säkular. Gott als Grund einer „Bestimmung des moralisch Guten" (ebd., S. 169) wird dabei nicht benötigt. Ganz im Gegenteil: Moralische Verbindlichkeit gibt es nach Höhn nur auf der Basis des Nichtwiderspruchsprinzips. Dennoch ist der Rekurs auf Gott in ethischen Fragen und damit auch in Fragen der Lebenskönnerschaft möglich – wenn er präzise verortet wird. Hier kann Höhn deutlich machen, dass der Glaube zwar in Fragen der Normbegründung obsolet ist. Aber er kann gerade den meist formalen und prinzipienorientierten Ethikkonzepten dabei helfen, die Voraussetzungen zu entschlüsseln, die gegeben sein müssen, „dass moralische Subjekte überhaupt einen ‚sensus' für moralische Belange entwickeln" (ebd., S. 174). Zudem hilft der Glaube, drei Fragen zu beantworten: die Frage nach den Bedingungen für die praktische Umsetzung moralischer Normen, die Frage nach den Gründen für das Scheitern moralischer Praxis sowie die Frage nach der Überwindung des garstigen Grabens zwischen sittlicher Erkenntnis, Tun und Wollen. Diese drei Fragen markieren, so Höhn, „die Schnittstellen von Vernunft und Glaube, an denen die ethische Relevanz des Glaubens demonstriert werden kann, ohne die Autonomie der praktischen Vernunft in Frage zu stellen" (ebd.).

Glaube kann damit zum einen in Fragen der Lebenskönnerschaft einen Beitrag zur Überwindung von Hemmnissen und Blockaden moralischer Praxis bieten. Zum anderen ermöglicht es Glaube, dass Menschen angesichts der Begrenztheit jeder menschlichen Daseinsoptimierung Hoffnung schöpfen können (ebd., S. 185).

Damit greift Höhn auf eine der klassischen theologischen Tugenden zurück. Neben Glaube und Liebe kommt gerade der Hoffnung im tugendethischen Kanon christlicher Prägung ein besonderer Stellwert zu. Sie ist nach Höhn der Grund, warum Menschen trotz aller Limitationen, die den Versuch der Lebenskönnerschaft begleiten, „widerständig am Projekt der Daseinsakzeptanz" (ebd., S. 195) festhalten können. Im Wissen um die unentrinnbare Vergänglichkeit des eigenen Daseins ermöglicht es die Hoffnung, bewusst leben zu können, ermöglicht es, „im Vergänglichen die Gegensatz-Einheit von Vergangenheit und Zukunft [zu] erkennen und in der jeweiligen Gegenwart sich auf die Gegensatz-Einheit von Vergangenheit und Zukunft widerständig ein[zu]lassen" (ebd.).

Das ist alles anders als irrational. Ganz im Gegenteil: Vernunft muss sich, so argumentiert Höhn, gerade um der Moralität willen auf ein „Außerhalb" beziehen: „In der religiösen Sprache steht das Wort ‚Gott' für jenen außerhalb der Vernunft liegenden Grund, der die Hoffnung rechtfertigt, dass die Vernunft kann, was sie von sich aus soll" (ebd., S. 216).

Formatierung des Lebens zwischen Theorie und Praxis

Höhns Reflexion auf die Frage „wie man es am besten anstellt, auf menschliche Weise am Leben zu sein" (ebd., S. 9), ist in mehrfacher Hinsicht bemerkenswert.

- Auch wenn der Titel *Das Leben in Form bringen* an lebenspraktische Literatur erinnert und die Idee evoziert, hier würden Ratschläge zur Einübung einer erfolgreichen Praxis gegeben, legt Höhn doch den Fokus seiner Betrachtungen auf die theoretische Fundierung der Praxis des Guten.
- Zwar nimmt Höhn dabei durchaus die Praxis konkreter Subjekte in den Blick, fordert von Lesenden allerdings nicht weniger als eine „intellektuelle Eigenbeteiligung" (ebd., S. 12), da nicht gute Theorien über das Gelingen des Lebens entscheiden, sondern das eigene Zutun bei ihrer praktischen Umsetzung erst Gutes entstehen lassen kann.
- Höhn stellt seine Reflexionen in den Kontext moderner theoretischer Lebenskunstkonzepte, grenzt sich aber von diesen in mehrfacher Hinsicht ab: Sein Entwurf müht sich an einer zeitgemäßen und reflexiv überzeugenden Neubestimmung des Subjekts der Lebenskunst ab – ein Umstand, der in vielen Lebenskunstwerken unterbelichtet bleibt. Zudem stellt er explizit den Konnex zwischen Anthropologie, Lebenskunst und Ethik her, der ebenfalls – gerade hinsichtlich der Ethik – in manchen Lebenskunstwerken zugunsten einer individuellen Bestimmung des Guten zurückgedrängt wird.
- Neuere tugendethische Ansätze liefern für Höhn einerseits die Blaupause für seine Überlegungen. Andererseits aber macht Höhn deutlich, dass sich das Potenzial der Tugenden erst dann völlig entfalten kann, wo es sich existentialpragmatisch entschlüsseln lässt.
- Schließlich antwortet Höhn auf die vielen Lebenskunstwerken innewohnenden Fragen nach den Grenzen des eigenen Lebens, der eigenen Vernunft und des eigenen Könnens explizit aus einer theologisch-religiösen Perspektive.

Das Leben in Form bringen stellt so vor allem eine Grundlagenreflexionen auf die aktuelle und herausfordernde Frage nach dem guten Leben bereit. Es bietet eine Relektüre der Tugendethik „im Hinblick auf ihren theoretischen Ertrag für Fragen der Lebenskunst" (Klöcker 2015, S. 62). Dabei gelingt Höhn auch eine überzeugende Bestimmung und zugleich Begrenzung des Religiösen in Blick auf normative Fragen der Lebenskunst und Lebensformung. Die Kompetenzen des theologisch fundierten Zugriffs auf Fragen der Lebenskunst kann er u. a. dahin plausibel fokussieren, „an der Überwindung von Hemmnissen und Blockaden moralischer Praxis zu arbeiten und Menschen angesichts der Begrenztheit jeder menschlichen Daseinsoptimierung Hoffnung zu geben" (Kohl 2014, S. 93).

Zudem kann Höhn nachvollziehbar die enge Verbindung von individueller Lebensformung und sozialen Dispositionen und Begrenzungen deutlich machen. Lebensführung, Lebenskunst und Lebensform sind nicht jenseits des sozialen Rahmens individuellen Gut-Seins und Richtig-Handeln zu haben.

Dennoch lassen sich Ausstände und Anfragen formulieren. Zu nennen ist hier sicherlich die Praxisferne des Entwurfs. Zwar betont Höhn den reflexiven Ansatz seiner Überlegungen. Doch da, wo es konkret wird, wo er ausgehend von seinem existentialpragmatischen Tugendkonzept „eine Zuordnung von existentialen und limitativen Bestimmungen des Daseins, von Rationalitätsformaten und Tugend-/Laster-Dispositionen" (Höhn 2014, S. 134) vornimmt, da bleiben die „Handlungsmaximen ethischer Lebenskönnerschaft" (ebd.) ausgesprochen blass. Sicher, Höhn weist darauf hin, dass die Handlungsmaximen „in Form und Inhalt bewusst die Brücke zur Lebenshilfeliteratur" (ebd.) schlagen. Doch Formulierungen wie: „Verfolge Deine materiellen Interessen mit Tatkraft und Augenmaß!" (ebd., S. 135), „Verzichte darauf, Dir andere Menschen gefügig zu machen!" (ebd., S. 136) oder „Finde Dich nicht ab mit den Verhältnissen, wie sie sind, sondern stelle Dir vor, wie sie sein könnten." (ebd., S. 137) kommen über den Status der vormals kritisierten Lebenshilferatgeber kaum hinaus.

Darüber hinaus stellt sich die Frage, ob der trotz aller Weitung vorherrschende Fokus auf das Subjekt der Lebensformung nicht auch selbstbeschneidend ist. Gerade in Bezug auf die sozialethische Expertise des Autors läge die Möglichkeit nahe, nach den Potentialen der Lebensformung durch soziales Miteinander zu fragen. Hier wird das weite Feld des ethischen Lernens betreten. Aus pädagogischer Sicht wird das so ausbuchstabiert:

> So können Tugenden – insbesondere die Aspekte Klug- bzw. Vernunftgemäßheit und Gerechtigkeit – als Kriterienraster dienen, um menschliche Handlungsweisen hinsichtlich „des Guten" einzuschätzen. Sie eröffnen dementsprechend Optionen, „Vor-Bilder" in ihrer Vorbildhaftigkeit zu bewerten, wobei dadurch Bewertungsmaßstäbe, die die Lernenden selbst ansetzen, nicht übergangen werden dürfen (Lindner 2015, S. 233).

Diese Möglichkeit der Lebensformung auch in Auseinandersetzung mit anderen Subjekten, eine Art Kollektivität des Anspruchs des guten Lebens jenseits des normativ-heteronomen, wird indes bei Höhn nicht thematisiert. Hier könnte allerdings der Autor auch auf seine zentrale Überlegung verweisen, die für jede Theorie gilt: „Ohne intellektuelle Eigenbeteiligung […] wird aus ihr [der Theorie, d.V.] nichts Ganzes werden. Und ohne eigenes Zutun bei ihrer praktischen Umsetzung wird aus ihr auch nichts Gutes werden" (ebd., S. 12).

Insofern sind es vielleicht diese und andere Ausstände in Höhns Konzept der Lebensformung, die den Ball an alle Lesenden zurückspielen: Die Praxis der Lebensführung ist Geschäft jedes einzelnen Individuums.

Literatur

Höhn, H.-J. (1985). *Kirche und kommunikatives Handeln. Studien zur Theologie und Praxis der Kirche in der Auseinandersetzung mit den Sozialtheorien Niklas Luhmanns und Jürgen Habermas'*. Frankfurt am Main: Knecht.

Höhn, H.-J. (1990). *Vernunft – Glaube – Politik. Reflexionsstufen einer Christlichen Sozialethik.* Paderborn u.a: Schöningh.

Höhn, H.-J. (1991). Im Zeitalter der Beschleunigung. Konturen einer theologischen Sozialanalyse als Zeitdiagnose. *Jahrbuch für Christliche Sozialwissenschaften, 32*, 245–264.

Höhn, H.-J. (Hrsg.). (1997). *Christliche Sozialethik interdisziplinär.* Schöningh: Paderborn.

Höhn, H.-J. (2001). *Ökologische Sozialethik. Grundlagen und Perspektiven.* Paderborn: Schöningh.

Höhn, H.-J. (2002a). Die Zeit der Gesellschaft. Sozialethik als Zeitdiagnose. *Jahrbuch für Christliche Sozialwissenschaften, 43*, 260–287.

Höhn, H.-J. (2002b). Ökonomie der Zeit – Ökologie der Zeit. In H. Schmidinger (Hrsg.), *Wovon wir leben werden. Die Ressourcen der Zukunft* (S. 49–84). Innsbruck/Wien: Tyrolia.

Höhn, H.-J. (2006). *Zeit-Diagnose. Theologische Orientierung im Zeitalter der Beschleunigung.* Darmstadt: WBG.

Höhn, H.-J. (2007). *Postsäkular. Gesellschaft im Umbruch – Religion im Wandel.* Paderborn u.a.: Schöningh.

Höhn, H.-J. (2014). *Das Leben in Form bringen. Konturen einer neuen Tugendethik.* Freiburg: Herder.

Höhn, H.-J. (2015). Mensch sein können – im Spannungsfeld von Lebenskunst und Tugendethik. In M. Kühnlein & M. Lutz-Bachmann (Hrsg.), *Vermisste Tugend? Zur Philosophie Alasdair MacIntyres* (S. 471–488). Wiesbaden: Berlin University Press.

Höhn, H.-J. (2016a). Das Leben gut sein lassen!? Perspektiven ethischer Zeitdiagnostik. In S. Herzberg & H. Watzka (Hrsg.), *Transzendenzlos glücklich? Zur Entkoppelung von Ethik und Religion in der postchristlichen Gesellschaft* (S. 169–200). Münster: Aschendorff.

Höhn, H.-J. (2016b). Was sollen wir tun? – Was dürfen wir hoffen? Humanität und Transzendenz. In G. Hoff (Hrsg.), *Prekäre Humanität* (S. 45–75). Innsbruck/Wien: Tyrolia.

Höhn, H.-J. (2018a). Eigenes Leben – eigener Glaube. Neue Formen religiöser Sinnsuche und Evangelisierung. In T. Möllenbeck & L. Schulte (Hrsg.), *Zeugnis. Zum spirituellen Ursprung und zur Präsenz des Christlichen* (S. 11–29). Münster: Aschendorff.

Höhn, H.-J. (2018b). Identität – Authentizität – Spiritualität. *Pastoralblatt, 70*(10), 302–307.

Höhn, H.-J. (2018c). *Ich: Essays über Identität und Heimat.* Würzburg: echter.

Höhn, H.-J. (2019). Schluss machen – oder: Von der Kunst, mit dem Aufhören anzufangen. *Lebendige Seelsorge, 70*(11), 115–119.

Höhn, H.-J. (2021a). Mach's gut!? Gelingendes Leben und europäische Moderne. In C. Tauchner (Hrsg.), *Gutes Leben. Zwischen Machbarkeit und Verletzlichkeit* (S. 75–85). Siegburg: F. Schmitt.

Höhn, H.-J. (2021b). Tugendethik. In K. Lindner & M. Zimmermann (Hrsg.), *Handbuch ethische Bildung* (S. 65–71). Tübingen: Mohr.

Höhn, H.-J. (2022). Gut gemacht!? Sinnbedingungen der Daseinsoptimierung. In C. Mandry & S. Meyer-Ahlen (Hrsg.), *Ermutigung zur Verantwortung* (S. 17–28). Münster: Aschendorff.

Klöcker, K. (2015). Rez. zu Höhn, Hans-Joachim: Das Leben in Form bringen. Konturen einer neuen Tugendethik. *Theologische Revue, 111*, 60–62.

Kohl, B. (2014). Rez. zu Hans-Joachim Höhn, Hartmut Rosa. *Wort und Antwort, 55*(2), 92–93.

Lindner, K. (2015). „nur noch kurz die Welt retten" – oder: zum Potenzial eines Lernens an Vorbildern. In R. Englert et al. (Hrsg.), *Ethisches Lernen* (S. 129–138). Neukirchen-Vluyn: Neukirchener Theologie.

Klaas Huizing. *Lebenslehre. Eine Theologie für das 21. Jahrhundert* (2022) 9

Peter Bubmann

Religiöse Inspiration für die Lebenskunst

Klaas Huizings theologische ‚summa', sein von ihm selbst als „adipös geratene[] Lebenslehre" (Huizing 2024, S. 17) apostrophiertes 775 Seiten starkes systematisches Hauptwerk (Huizing 2022) darf als eine der innovativsten kreativen Gesamtdarstellungen des christlichen Glaubens und Lebens der Gegenwart gelten. Huizing nimmt viele Vorüberlegungen früherer Publikationen, vor allem aus seinen theologischen Qualifikationsschriften (Huizing 1992, 1996a) sowie seiner dreibändigen *Ästhetischen Theologie* (Huizing 2000a, 2002, 2004) auf. Auch wenn der Begriff der ‚Lebenskunst' in diesem Werk nicht strukturierend im Zentrum steht, ist es doch naheliegend, ihn auf diese Leitperspektive hin zu deuten. Dafür gibt es mehrere Gründe:

Zum einen liegen gleichsam zeitlich rahmend vom Ende der 1990er-Jahre und in der jüngsten Zeit programmatische Beiträge Huizings vor, in denen er die Grundanliegen seiner Theologie mit dem Lebenskunst-Diskurs zusammendenkt und die Leitmetaphorik der Lebenskunst explizit positiv aufnimmt:

> Theologie als universitäre Wissenschaft wird ihre Aufgabe darin finden, eine Theorie der Lebenskunstschulung aufzuschreiben, und zwar als eine Wahrnehmungslehre, als Ästhetik der Lebenskunst, die bewußt macht, welche Gestalt urbildlich gelingendes Leben zum Ausdruck bringt, so daß der Leser das auflesbare Sinngebilde in seine Lebensfigur einzeichnet und nachzeichnet. Andere Jahrhunderte hätten hier die Trias ‚Bildung – Einbildungskraft – Einbildung' aufgerufen (Huizing 1999, S. 286).

P. Bubmann (✉)
Institut für Praktische Theologie im Fachbereich Theologie, Friedrich-Alexander-Universität Erlangen-Nürnberg, Erlangen, Deutschland
E-Mail: peter.bubmann@fau.de

G. Gödde, J. Zirfas (Hrsg.), *Schlüsselwerke der Kritischen Lebenskunst II*, Schriften zur Kritischen Lebenskunst,
https://doi.org/10.1007/978-3-662-72440-8_9

„Ich werbe für eine dezidiert theologische Lebenskunst, jetzt aber nicht prophetisch, sondern weisheitlich organisiert als Lebenslehre (vgl. Huizing 2022), die auf eine vertikale Resonanzachse (…) Wert legt“ (Huizing 2025, S. 14). Und als eschatologische Vision erscheint in diesem Beitrag metaphorisch die „himmlische Lebenskunst“ (ebd., S. 21).

Bereits im ersten Band seiner dem Hauptwerk vorausgehenden *Ästhetischen Theologie* (Huizing 2000a) findet sich im Kontext der Explikation der Grundthese „Theologie = Ästhetik“ (ebd., S. 15) der Satz, das Christentum sei „anfänglich eine schriftvermittelte Wahrnehmungs- und Lebenskunst“ (ebd., S. 16; ähnlich Huizing 2004, S. 54, 127; 2014, S. 242; 2019 wählt er für die Theologie des Jakobusbriefes anlässlich einer Predigthilfe den Leitbegriff der *ars vivendi* (Huizing 2019).[1]

Zum anderen diskutiert Huizing (2022) selbst, dass sein Lehrer Hermann Timm für die Anliegen, die Huizing theologisch bewegen, „mit Vorliebe von Lebenskunst“ (ebd., S. 571, Anm. 24) gesprochen habe. Er selbst meint zwar: „*Lebenslehre* hat gegenüber den Begriffen der *Lebensführung* und der *Lebenskunst* den entscheidenden Vorteil, mit dem Begriff der Lehre nachdrücklich auf die *pädagogische Tönung* einer Weisheitstheologie hinzuweisen“ (ebd., S. 21). Das allerdings scheint mir ein Missverständnis zu sein, wird doch schon seit Jahrzehnten die pädagogische Dimension des Lebenskunstdenkens mit Leitbegrifflichkeiten wie ‚Lebenskunstbildung‘ bzw. ‚Lebenskunst-Lernen‘ unterstrichen (Bubmann 2025; Zirfas 2025).

Schließlich nimmt schon literarisch-gattungsmäßig Huizings ‚Lebenslehre‘ Elemente autobiographischer Bezogenheit auf, wie sie für Lebenskunstliteratur typisch ist: Es geht immer auch exemplarisch-anregend um das Leben des Autors selbst, am deutlichsten in seiner ‚Lebenslehre 2‘ als „Slimfitausgabe“ (so Huizing 2024, S. 17 über Huizing 2022). Darin werden autobiographische Beschreibungen von Erfahrungen mit „Orte(n) des Heiligen“ (Huizing 2024, S. 17) kombiniert mit Übungsanleitungen für Lesende, z. B. zum „Wahrnehmen mit dem Leib“ (ebd., S. 42–55) und mit Angeboten der Reflexion von Deutungsangeboten des Lebens. Huizing schreibt eine Theologie, die sich autobiographisch ‚ich‘ zu sagen traut und dazu Verweise auf eigene Entwicklungsphasen einbaut: „eine vorpubertäre evangelikale Phase“ (Huizing 2022, S. 570, Anm. 13), das Leiden an der „Sünden-Strafpredigt“-Kultur seiner Jugend (ebd., S. 18), oder auf die Glückserfahrung bei der Geburt der zwei Töchter (vgl. ebd., S. 218); ähnlich bereits in früheren Publikationen in mehreren eingestreuten „Bekenntnissen eines Lesers“ (Huizing 2004) oder wenn Huizing das „Genre *personal essay*“ (2009, S. 18) wählt und Familiengeschichten einflicht. Zusätzlich fügt er belletristische Lesefrüchte mit biographischer Relevanz hinzu, weil an den literarischen (Lebens-)Geschichten das Leben modellhaft erlernbar sei, und ihm Romane wie Kunst überhaupt neben den biblischen Geschichten „*als Wege und Realisationsformen des Heiligen*“ (Huizing 2022, S. 31) gelten. Und on-top kommen noch E-Mails seitens der Studierenden und des Verlagslektors, die zu Zuspitzungen und verständlichen Zusammenfassungen animieren. Am Ende stehen gar noch veritable Lebenskunstratschläge als ein „Reader's Digest einer

[1] In allen folgenden Zitaten aus den Werken Huizings stehen die Kursivsetzungen bereits im Original.

weisheitlichen Leib-Theologie" (ebd., S. 560–568). Das ist insgesamt inhaltlich wie formal ein weitreichendes Angebot, Lebenskunstoptionen theologischer Provenienz ins Spiel der Lebenskunst-Diskurse zu bringen.

Unterwegs zur Lebenslehre

Klaas Huizing, geboren 1958, stammt aus Nordhorn, nahe der niederländischen Grenze, und ist durch eine calvinistische Herkunft geprägt – die er intensiver in seinen zahlreichen Romanen (u. a. in *Das Testament der Kühe* 2020), aber auch in Seitenbemerkungen seines Hauptwerks (etwa Huizing 2022, S. 18–19) bearbeitet. Durch Konversion zum Luthertum etwa im Jahr 1992 lenkt er diese Prägung schließlich auch äußerlich sichtbar in andere Richtung. Er studierte von 1977 bis 1986 Philosophie und Theologie in Münster, Kampen (Niederlande), Hamburg, Heidelberg und München. Neben seiner Heidelberger philosophischen Promotion im Jahr 1986 über *Das Sein und der Andere. Lévinas' Auseinandersetzung mit Heidegger* (1988) und der theologischen Promotion (1989) in München über *Das Erlesene Gesicht. Vorschule einer physiognomischen Theologie* (1992) erfolgte ebenfalls in München die Habilitation 1993 mit einer Arbeit über *Homo legens. Vom Ursprung der Theologie im Lesen* (1996a). In Romanen wie *Der Buchtrinker* (1994), *Das Buch Ruth* (2000c) oder *Auf Dienstreise* (2000b) werden auch autobiographische Erfahrungen aus dieser theologischen Vita mehr oder weniger maskiert verarbeitet (etwa die Studienzeit in Heidelberg und die Zeit in München).

Für die Ausarbeitung seiner Lebens-Theologie entscheidend ist seine Mitarbeit als Assistent und Oberassistent beim Systematischen Theologen *Hermann Timm* in München (1988–1995). In dieser Zeit war die Evangelische Systematische Theologie in München durch Vertreter unterschiedlicher Denkrichtungen prominent vertreten, so dass man sich als ‚Münchner' (und darüber hinaus auch in der evangelischen Theologie deutscher Sprache insgesamt) zu diesen ‚Schulen' zu positionieren hatte: *Wolfhart Pannenberg* (1967–1994 an der LMU in München) beharrte auf der Vernunfthaftigkeit des Theologischen und postulierte, Gottes Offenbarung ereigne sich durch die ganze Geschichte hindurch und könne erst vom Ende her, also eschatologisch richtig verstanden werden. *Trutz Rendtorff* (1968–1999 an der LMU in München) arbeitete stark mit den Begrifflichkeiten der „Lebensführung", die er systematisch ausdifferenzierte in das ‚Gegebensein', das ‚Geben des Lebens' sowie die ‚Reflexivität des Lebens' (Rendtorff 1991; positiv aufgenommen in Huizing 2022, S. 22). Hier lag also der Leitbegriff des Lebens, den Huizing ins Zentrum seines Werks stellt, in ethischer Fassung bereits stark in der Luft. *Falk Wagner* habilitierte sich 1972 in München und verfolgte bis zu seinem Wechsel nach Wien 1988 als Mitarbeiter und Professor das Projekt einer anspruchsvollen spekulativen Religionsphilosophie der Freiheit ausgehend von einer bewusstseinstheoretischen, subjektphilosophischen Fichte- und Hegel-Relektüre, die am Ende dann kaum mehr die Texte des Alten Testaments benötigte, was Huizing deutlich kritisiert (vgl. 2022, S. 76).

Der aus Heidelberg nach München gewechselte Timm nahm in diesem komplexen Geflecht der Münchner Theologie eine Außenseiterposition ein. Er verfolgte das Projekt einer phänomenologisch geschulten „Phänomenologie des Heiligen Geistes" (Timm 1985, 1992). Die Aufmerksamkeit für Naturfrömmigkeit und Leibfreundlichkeit, für weisheitliche Schöpfungstheologie und Pneumatologie verdankt Huizing vor allem ihm. Timm war es auch, der als einer der ersten in der Evangelischen Theologie (noch vor und unabhängig von Wilhelm Schmids Veröffentlichungen) explizit den Begriff der ‚Lebenskunst' nutzte, um das „Evangelium als ABC religiöser Lebenskunst" (Timm 1996) zu profilieren. „Dem Lehrer Hermann Timm" (Huizing 2022, S. 4) widmet Huizing denn (neben seinen eigenen Enkeln) auch sein Hauptwerk (vgl. S. 427) und greift ihn inhaltlich immer wieder auf (explizit ebd., S. 427–432, autobiographisch Huizing 2009, S. 117–118).

In seiner von ihm selbst als „Lebenslehre 2" (Huizing 2024, S. 17) ausgewiesenen jüngeren Werk positioniert sich Huizing explizit gegenüber der Wort-Gottes-Theologie Karl Barths, der universalgeschichtlichen Theologie Wolfhart Pannenbergs und Versuchen, die Transzendenz vor allem in der Lebensführung zu verorten, sowie gegen eine bewusstseinstheoretische Fassung von Religion im Sinne Falk Wagners (so auch Huizing 2022, S. 22), indem er seine eigene theologische Position als *leibphänomenologische* Theologie und damit in der Spur Hermann Timms zusammenfassend charakterisiert:

> *Transzendenz wird vor Ort des Leibes als Ur-Raum der Resonanz des Göttlichen oder Heiligen ausgemacht. Nicht primär im Bewusstsein, nicht im Wort Gottes als Anrede, nicht in der Geschichte, sondern im Leib: Im leiblichen Spüren erschließen sich primordial Zugänge zur Transzendenz.* Das ist die Pointe einer *Theologie als Leibphänomenologie: Religion ist* – ich folge Schmitz – *Verhalten aus der Betroffenheit von Göttlichem* als affektiver Betroffenheit mit unbedingtem Ernst (Huizing 2024, S. 172; ähnlich Huizing 2022, S. 22).

Lebenslehre. Eine Theologie für das 21. Jahrhundert

Die Selbstapostrophierung theologischer Autoren zu Propheten – exemplarisch an Karl Barth und seinen Adepten ‚aufgespießt' – will Huizing nicht mitmachen und kritisiert deutlich die Selbststilisierung „eines prophetischen kirchlichen ‚Wächteramtes'" (Huizing 2022, S. 18).[2] Stattdessen ordnet er sich dem Rollenbild der Weisheitstheologie zu. „Der Idealtypus des Weisheitstheologen arbeitet nicht mit Zerrüttungs- und Drohvokabular, sondern wirbt (gelegentlich auch nachdrücklich) um Zuspruch" (S. 19).

Huizing setzt bei Erfahrungen des Heiligen ein, wie sie der Theologe und Religionswissenschaftler Rudolf Otto (1869–1937) in seinem Hauptwerk zum ‚Heiligen' beschrieb. Angeregt durch seinen Lehrer Hermann Timm wendet sich Huizing dabei vor allem den „zwischenfallartige(n) Erfahrungen in der Lebenswelt" (S. 20; vgl. Timm 1983) zu, die Heiliges als existentielle Erfahrung evozieren, und dabei „einen *Lebenssinn*, eine *Lebensrichtung* oder ein *Lebensbild* vor Augen stellen, mit

[2] Belege ohne Jahreszahl entstammen im Folgenden alle Huizing 2022.

dem ich mich spielerisch als Lebensform identifiziere", ebd.). Mit dem Philosophen und Leibphänomenologen Hermann Schmitz (1928–2021), der für Huizing zum ‚Mastermind' wird (und ihn selbst damit zum „Schmitzianer" werden lässt, S. 22), will Huizing die „Erfahrung des Heiligen als eigentümliche Atmosphäre der leiblichen Betroffenheit" (S. 20) qualifizieren. Der eigene Leib wird als „*Urmedium* und *Resonanzraum*" (ebd.) numinoser Erfahrungen und der Transzendenzerfahrung ausgewiesen. Dem entspricht ein terminologischer Shift von der Glaubenslehre hin zur „*Lebenslehre*" (S. 21). Ziel solcher Lebenslehre ist eine präventive „*Bewahrung* des Heils" (nicht eine Wiedererlangung des Heils nach Verlust durch Sünde, S. 29).

Der weite Lebensbegriff wird in dieser systematischen Theologie strukturiert über „präpositional-relationale[] Ausrichtungen: *Leben von und leben in* [hier ordnet Huizing die Fragen der Vorgegebenheit wie der Geschöpflichkeit des Lebens ein; P.B.], *leben mit und leben für* [hier werden die sozialen Bezüge und die exemplarische Lebensorientierung durch Leitbilder wie Jesus Christus, dem nachgefolgt werden kann, eingetragen; P.B.], *leben durch* [hier geht es um die einwohnenden und einleibenden Kräfte, die neue Lebensaufbrüche ermöglichen; P.B.] und *leben bei* [nämlich bei Gott und in seiner Ewigkeit; unter diesem Stichwort etabliert Huizing eine neue Lehre von der Unsterblichkeit des Leibes (!); P.B.]" (S. 22).

Mit der Figur der vor Gott tanzenden Frau Weisheit aus Prov 8 will Huizing das vorsehende und begleitende Handeln Gottes für die eigene Lebensführung thematisieren. Und damit zugleich einer eher optimistischen Anthropologie das Wort reden, die die menschliche „*Entwicklungsfähigkeit*" (S. 25) in den Vordergrund rückt. Dem entspricht seine Zielvorstellung für eine „leibsensible, genussfreudige Theologie" (S. 26). Gegenüber todesverdrängenden „überhitzten Selbstoptimierungsversuchen am Ende der neoliberalen Epoche" (S. 26) grenzt sich Huizing zugleich deutlich ab: „*Statusverzicht* oder *Selbstzurücknahme* ist ein Movens meiner Lebenslehre, die Selbstsorge steht im Dienst einer Teilhabe aller an einer gerechten und nachhaltigen Welt" (ebd.). Und: „Theologie, das ist die Pointe, ist die lebensdienliche Rationalisierung von lebenswichtigen Kontingenzerfahrungen" (S. 27).

Leiberfahrung und Religion im Interesse der Lebensschulung

Gefühle, die als „überpersönliche, räumlich ergossene Atmosphären" (Schmitz, zit. nach S. 55) verstanden sind, vermitteln das Göttliche leiblich. Wobei zwischen der Ergriffenheit durch diese Gefühle und ihrer Wahrnehmung, die auch Distanzierung erlaubt, zu unterscheiden sei. Gefühle ergreifen den Leib, wobei sie Bewegungssuggestionen mit sich führen (vgl. S. 63). Mit der Hochwertung der Gefühle und Atmosphären geht eine Fokussierung auf das „ich hier jetzt" (S. 56 mit Schmitz) einher und also eine Verankerung in der Gegenwart, die sich elementar „*im geschenkten Urexistential des Atmens*" (S. 57), also im leiblichen Vollzug des Ein- und Ausatmens verdichtet. Hierin ereignet sich die für die personale Entwicklung entscheidende Polarität aus „primitiver und entfalteter Gegenwart" (S. 58 mit Schmitz). Personale Regression in Situationen, in der die Herrschaft über die Situation entwunden ist, und Aufbrüche in entfaltete Gegenwart, die sich neuer Resonanzen für Umwelt und leiblicher Kommunikation verdanken, ergänzen sich.

Neben der leibphänomenologischen Gefühls- und Atmosphärentheorie sind es die Impulse zur *„spielerischen Identifizierung"* (S. 67), die Huizing von Schmitz übernimmt. Es geht im Leben von Kindheit an immer wieder um ein „Darstellungsspiel", welches sich „mit letztem Ernst spielerisch mit einer Person identifiziert" und so versucht, „diese spielerische Identifizierung im Leben darzustellen" (ebd.). Über Schmitz hinausgehend nimmt Huizing Impulse von Gernot Böhmes auf, wenn mit dem Stichwort der *„Inszenierung"* (S. 68) eine „Ergänzung der Rezeptionsästhetik durch die Produktionsästhetik" (ebd.) angestrebt wird.

Produktionsästhetik des Heiligen – fundamentaltheologische Pflöcke im Diskurs um die Bedeutung der Schrift und die Macht der Sünde

Gegen systematisch-dogmatische Positionen, die allein auf die Passivitätserfahrung im Glauben abheben und einer abstrakten Rede von Gabe und Rechtfertigung verfallen, verweist Huizing auf die bewusst intendierte Wirkungsqualität biblischer Texte, „von produktionsästhetisch gebildeten Literaten verfasst und dazu eingesetzt, religiöse Erfahrung zu inszenieren" (ebd., S. 48). Biblische Texte sind dazu gemacht, selbst bei ihren Rezipierenden religiöse Wirkungen zu erzielen. Dass es darum geht, vom literarischen „‚Plakat der christlichen Liebe'" (Schmitz, zit. nach S. 68) her „vergleichbare Gefühlsqualitäten in der Lebenswelt herauszuspüren" (S. 68) und dadurch das Heilige zu inszenieren, ist bereits die Grundthese seiner *Ästhetischen Theologie* (Huizing 2000a, 2002, 2004) und seiner Beschäftigung mit dem Evangelisten Lukas (Huizing 1996b, S. 86–87, 108–109, 185–186, 191).

Narrative Texte wie das Portrait Jesu von Nazareths durch den Evangelisten Lukas vermitteln die „Kraft", „um als Lesende künftig mit den Augen dieses Weisheitslehrers auf die Welt zu schauen" (S. 80). So erhalten die Lesenden „eine narrative Identität" (S. 102). Im Durchgang durch aktuelle Erkenntnisse der exegetischen Forschung hält Huizing im Blick auf etwa die Pentateuch-Erzählungen fest, dass sie „das Ergebnis literarischer Konstruktion [seien], die nicht Geschichte nachzeichnen, *sondern Literatur schaffen wollte*" (S. 81). Die Grundfrage der alttestamentlichen Theologie (wie der systematischen Theologie Huizings) ist daher nicht die nach der Historizität der Geschichten, sondern die Frage nach den Wirkabsichten der biblischen Schriftsteller. Alles dient einem „weisheitlich schulenden Zweck" (S. 87). Biblische Texte wollen *„die instabile conditio humana ausleuchten und zugleich Wege zur guten Lebensführung anbieten"* (S. 85). Es geht mithin darum, aus den biblischen Geschichten die „richtige Konsequenz" für das eigene Leben „zu ziehen, also eine Neujustierung der Lebensorientierung vorzunehmen" (S. 93). Das bedeute im Fall der Gleichnisse im Lukas-Evangelium konkret, auf die Ehr-Vorstellungen der Zeit zu verzichten und Statusverzicht zu üben, um neue Lebensmöglichkeiten für alle zu generieren. Natürlich können die biblischen Autoren die intendierte religiöse Wirkung in der Lebensführung ihrer Adressaten auch nicht einfach garantieren, schaffen dafür jedoch eine „*Option*" (S. 95).

Die Lehre von der Sünde, die üblicherweise in dogmatischen Systemen erst später im Rahmen der Anthropologie thematisiert wird, versetzt Huizing bewusst in seine fundamentaltheologischen Anfangskapitel. Das ist konsequent, weil sein Vorschlag, Vorstellungen unüberwindbarer existentieller Sündenverfallenheit ins Museum zu verfrachten bzw. zu berenten (vgl. S. 107–108), eine grundlegende Weichenstellung gerade im Blick auf die Erwartungen an eine pädagogische Lebenslehre darstellt. Die Frage nach der überhaupt verbleibenden positiven Handlungsfreiheit menschlicher Subjekte angesichts ihrer Fehlbarkeit gehört ja zu den philosophischen wie theologischen Grundfragen. Es ist eines von Huizings Hauptanliegen, einer zu radikalen Sündenlehre und essentialisierenden Vorstellungen von Schuld-Verfallenheit den Kampf anzusagen (vgl. Huizing 2017 und auch im ethischen Hauptwerk *Scham und Ehre*, 2016, S. 16–17). Er ordnet sich entsprechend selbst einem „Sündenräumdienst" (S. 17) zu.

Die häufig als ‚Sündenfallgeschichte' (Gen 3) eingeordnete Geschichte von Paradies und Vertreibung liest Huizing entsprechend nicht als Ätiologie des Bösen in der Welt, sondern als Geschichte des Strebens nach Weisheit als der verantwortlichen Unterscheidung von Gut und Böse (vgl. S. 185). Gen 4 hingegen (der Brudermord Kains an Abel) thematisiere in der Tat den ersten Fall der Sünde, wolle als Geschichte hingegen gerade pädagogisch-präventiv darauf verweisen, dass Schuld entsteht, „*wenn Scham in Schuld verschoben wird*" (S. 113; dazu ausführlich Huizing 2016, S. 65–76), wenn also die auf Charakteränderung zielende Schamerfahrung, von Gott vorgeführt zu sein, nicht ausgehalten und produktiv in eigenes verändertes Verhalten und Charakterstärkung überführt wird, sondern verkürzend die Schuld bei anderen oder beim Bruder gesucht wird. Der Sinn von Gen 4 sei ein präventiv-weisheitlich-pädagogischer. Vor allem durch Kunsterfahrung, und damit auch durch die narrativen Bibeltexte wie Gen 4, sei eine „*wohlwollende Beschämung möglich*" (S. 114), die dann zur Charakterformung führen kann. Hingegen bestehe Sünde gerade darin, solche Schamerfahrung zu vermeiden und auf der „Petrifizierung des eigenen Selbstbildes" (ebd.) zu beharren. Huizing will gegen die pessimistische christliche Anthropologie der Sündenverfallenheit auf einen „präventive(n) Umgang mit der Sündenproblematik" setzen und also „auf Sündenverhinderungsstrategien" (S. 115). Ein Dazulernen scheint ihm möglich, auch wenn es dazu „freilich Bildung, also Hilfe von außen" (S. 117) brauche. Die Figur ‚Gott' in der Kain/Abel-Story erfülle genau diese Funktion des hilfreichen Weisheitslehrers. Entsprechend laute der „*weisheitliche Imperativ*"*:* „Herrsche über die Sünde" (S. 118). Gegen überzogen pessimistische Anthropologien setzt Huizing voraus: „Charakterformung, sprich tugendethische Bildung ist schlicht sinnvoll" (S. 119). Freiheit sei zwar eine „labile, eine geschenkte Freiheit", doch lasse sie sich „tugendethisch stabilisieren" (S. 130).

Weisheitliche Gotteslehre

Für Huizing steht nicht die metaphysische Frage nach Gottes Sein und Werden im Vordergrund seiner Dogmatik. Keine *„metaphysische Wesenheit*" bezeichne der Begriff Gott, sondern *„die Deutung und Versprachlichung der Heiligkeitserfahrungen, die als Gefühlsmächte oder Atmosphären anmuten und sich in einem Bild verdichten*" (S. 180). Er konzipiert die Gotteslehre daher *„als Typologie von Heiligkeitsatmosphären,* die in unterschiedlichen Epochen prominent wirksam waren" (S. 144). Dazu gehören auch priesterliche wie prophetische Heiligkeitsatmosphären (wie die JHWH-Offenbarung in Ex 6,3 oder der ‚Kampf am Jabbok' aus Gen 32). Doch Huizings Hauptinteresse gilt den Weisheitstheologen der Bibel, deren verschiedene Hauptanliegen und Profile er unter Bezug auf exegetische Literatur darlegt (vgl. S. 162–172).

Schöpfungslehre als Lehre vom begleitenden Handeln Gottes

Unter der Überschrift „Und sie tanzte vor Gott" legt Huizing ein Plädoyer für eine erneuerte „weisheitliche Schöpfungstheologie" (S. 178–235) vor. Nicht Gen 1 oder 2, sondern die Szene aus Prov 8, wo Frau Weisheit noch vor der Erschaffung der Welt vor Gott tanzt, wird zum Schlüsseltext (vgl. S. 186–197). Diese weisheitliche Schöpfungserzählung wird von Huizing in *„erotische(r) Lesart*" (S. 178) interpretiert. „Gott schafft sich eine Muse, die ihn inspiriert" (S. 224). Mithin erweist sich die Schöpfung als elementar *„relationales Geschehen*" (ebd.). *„Die Welt gründet auf Eros, Tanz, Spiel und Kreativität. Die Frau Weisheit ist das Bild für das erotische und kreative Muster der Welt, das den (andächtigen) Genuss erschließt*" (S. 195, ähnlich S. 223). Die weisheitstheologische Beschreibung des Tanzes der Weisheit vor Gott erlaube es, „Heiligkeitserfahrungen als atemberaubende Erfahrungen von kräftigender Kreativität in der Lebenswelt als Ausdruck des gemeinsamen schöpferischen Wirkens von Gott und Frau Weisheit zu deuten" (S. 180). Zugleich werde die Weisheit zur Lehrerin in der Lebenslehre: „Frau Weisheit als Tänzerin und Lehrbeauftragte" (S. 186). Lehrend liege ihre Aufgabe darin „für einen weisheitlichen Lebensvollzug zu *werben* und zugleich das Böse zu hassen" (S. 224) mithin „präventiv gewendet, vor Unbill [zu] schützen und Kontingenzrisiken [zu] minimieren" (S. 191).

„Weisheitliche Andacht" (S. 181) könne insbesondere im Medium von „Kunst, die irritiert" geschehen, sei sie doch als „Praktik des begleitenden Handelns des Göttlichen in der Welt" (ebd.) zu interpretieren. Denn „irritierende Kunst" könne „Wahrnehmungsblockaden abbauen und neue Orientierungen anbieten, die Haltungen einzuleiten erlauben, die zum schonenden Handeln [der gefährdeten Schöpfung gegenüber; PB] drängen" (S. 211). Dass Kunst die *„Grundbewegtheit des Lebens* zwischen Möglichkeit und Notwendigkeit" (Huizing 2004, S. 42) abbilden könne und daher, zumindest wenn das *„Lebensganze*" (ebd.) in den Blick gerate, sehr nahe an die Religion heranrücke, unterstreicht Huizing bereits wiederholt in seinen früheren Werken zur ästhetischen Theologie (etwa Huizing 2004, S. 131, 133).

Die Schöpfungslehre wird in dieser weisheitlichen Fassung aus der Klammer der Frage nach dem Anfang der Welt und aus linearen heilsgeschichtlichen Entwicklungsschemata (Schöpfung, Fall, Erlösung) gelöst und auf das erhaltende und begleitende Handeln Gottes durch die Geschichte konzentriert (vgl. S. 208). Gott zeige sich im begleitenden Schöpfungshandeln „in plötzlichen Kreativitätsschüben, den Einbrüchen des Neuen in Wissenschaft und Kultur, in kreativen und verwundernden Begegnungen, die selbstredend kritisch auf ihre Lebensdienlichkeit befragt werden müssen" (S. 561).

In der Lehre vom Menschen fokussiert Huizing ebenfalls auf die positiven Aspekte von „Kreativität, Lebendigkeit und Entwicklungsstärke" (S. 243). Statt sich in unlösbaren abstrakten Fragen nach menschlichem Leid und der Gerechtigkeit Gottes (Theodizee) zu verlieren, plädiert Huizing für „ein Praktischwerden der Theodizee", was heißt: „das Kontingenzrisiko für Leid zu senken" (S. 300). Menschen als „Co-Kreatoren" sind vor allem aufgerufen, „Kontingenzen wie Überschwemmungskatastrophen, Tsunamis, Krankheiten, Pandemien präventiv zu behandeln und damit Leid zu mindern" (S. 302).

Ausführlich wird in diesen anthropologischen Passagen die Neue Phänomenologie der Leiblichkeit von Hermann Schmitz präsentiert (vgl. S. 260–276). Als Schlüsselbegriff leiht sich Huizing die „spielerische Identifizierung" (S. 273). Spielerische Rollenübernahme sei das ganze Leben wichtig. Existentiell bedeutsame Begegnungen (insbesondere die Paarbeziehung) dienten dazu, „sich gegenseitig einen Leiteindruck [zu] vermitteln" und damit „Möglichkeitsspielräume" (S. 275) für das Sich-Entwerfen zu eröffnen. Gerade der christlich glaubende Mensch lebe von einer spielerischen Identifizierung mit Jesus Christus.

Plakatierung der Liebe in Jesus Christus

Jesus ist für Huizing – neutestamentliche Forschung aufgreifend – weniger Prophet, keinesfalls Priester, auch kein Asket oder primär Wundertäter, sondern zunächst Lehrer. „Genauer: Er war Weisheitslehrer. [...] Jesus ist, so die Pointe, eine personale Verdichtung der Weisheitstradition" (S. 101). Das Neue Testament stelle ihn primär „als Weisheits- und Tugendlehrer" (S. 103) vor, doch könne er auch priesterliche und prophetische Perspektiven in sich aufnehmen.

Mit Schmitz sieht Huizing in Jesus Christus eine „Inkarnation der Liebesatmosphäre" und damit ein „hoch attraktives Angebot für eine spielerische Identifizierung, die einen jemeinigen Leiteindruck und ein Selbstverstehen eröffnet. Das vom ‚plakatierten Jesus', wie Schmitz gerne sagt, enthusiasmierte Leben wird dann eine individuelle Darstellung der durch Jesus Christus erschlossenen Lebensrichtung" (S. 69). Wenn Huizing Jesus derart als *„Plakat der Liebe"* (S. 324) vorstellt, dann möchte er ihn auf den lebensfrohen Jesus konzentrieren und nicht auf den leidenden Gekreuzigten. Gegen traditionelle Fixierungen der Rolle und Funktion Jesu als sündenüberwindender Heilsbringer im Sinne einer Versöhnungs- oder Stellvertretungschristologie (vgl. S. 363) folgt Huizing den Spuren seiner optimistischeren Anthropologie und will den plakatierten Jesus als präventiv wirkendes

Modell einer „Gegenkultur“ (S. 331) einsetzen, der, indem er mehr Freude in die Welt bringt, schuld- und leidvermindernd wirkt.

Vor allem dem Lukas-Evangelium entnimmt Huizing neben der Einübung von Freude als das zweite Motiv seiner Christologie den geburtlichen Statusverzicht Gottes (Gottes Geburt im Kind in der Weihnachtsgeschichte). Priesterliches, prophetisches und weisheitliches Denken fließen bei der inszenierten Darstellung der Person Jesu zusammen, allerdings bewusst ohne die Absicherung durch mächtige Institutionen. Jesus lasse sich gemäß dieser lukanischen Inszenierung auch selbst hinterfragen und zu „einer radikalen Öffnung seiner Arbeitsplatzbeschreibung“ (S. 361) nötigen – nämlich der Ausdehnung seiner Sendung auch zu den Nicht-Juden, wozu Huizing die Geschichte von der Begegnung mit der kanaanäischen Frau (Mt 15, 21–28) interpretierend heranzieht (vgl. S. 346–348, 361).

Die in Jesus plakatierte Liebe soll nun im christlichen Leben zur Darstellung gebracht, zur Lebenskunst der Tat werden (vgl. S. 351, wo Huizing auch den Begriff der Lebenskunst zitierend aufnimmt). In früheren Publikationen (vgl. Huizing 2000a, S. 23–27, 140; 2002, S. 19, 35–36) benutzt er dafür zentral die Metaphorik der ‚Wiedergeburt‘, die sich im Leser der Schrift ereignen soll, der mithin „das Drama der Wiedergeburt aufführen“ soll (Huizing 2000a, S. 244), was auf „Lebensstil“ und „Lebenskunst der Wiedergeborenen“ (ebd., S. 163) ziele. Kreuz und Tod Jesu sind und bleiben allerdings Ausdruck von Gewalt. Soll diese Gewalt nicht das letzte Wort behalten, sei die Vorstellung eines über den Tod hinaus resonanzfähigen individuellen Lebens zwingend, mithin ein „*notwendiges Postulat*“ (S. 354). Die Erzählungen von der Präsenz des Auferstandenen lösen dieses Postulat für Huizing narrativ ein. Huizing kann und will damit nicht den Streit darüber lösen, ob es sich bei diesen Auferstehungsgeschichten um subjektive oder objektive Visionen handelt. Die postulierte „*konstante[] Resonanz*“ (S. 355) des Lebens Jesu verlange diese Pointe. Verabschiedet werden müsse hingegen die „Idee, Jesus sei die letztgültige Selbstoffenbarung Gottes“ (S. 562) wie auch Christologien, die im stellvertretenden Sühnetod und in seiner Stellvertretung das Zentrum des Glaubens sehen.

Wie gelangt dieser Jesus als Realisation des Heiligen zu uns Heutigen? Dabei spielen künstlerische und literarische Darstellungen für Huizing eine besondere Rolle. „Bilder, Architektur, Musik (Kunst überhaupt) senden durch ihre Gestaltverläufe Bewegungssuggestionen an den Betrachter“ (S. 366–367), die am eigenen Leib wirken und Transzendenzerfahrungen auslösen können. Insbesondere die Romane von John Maxwell Coetzee haben es Huizing angetan (vgl. S. 375–411). Der Literatur als „Aufschwunggeschäft“ und Realisationsform des Heiligen überlässt Huizing auch das letzte Wort seiner Lebenslehre vor dem Fazit (S. 522–558).

Universale und schöpfungsorientierte Pneumatologie

Das geisttheologische Kapitel „Geistbraus. Eine weisheitliche Pneumatologie“ (S. 414) fokussiert nicht allein auf die Person Jesu Christi, sondern will die Vielfalt möglicher religiöser Erfahrungen aufgreifen und gibt mögliche Antworten auf die Frage nach dem „leben durch“ (S. 413–480). Damit ist zugleich eine

„medientheoretische Reflexion" (S. 418) impliziert, die die Vermittlung göttlicher Botschaften ganz grundsätzlich bedenkt.

Im Alten Testament sei der Heilige Geist zwar zunächst gedacht als „ein exklusives Medium der Kraftübertragung an Individuen oder auch Gruppen, um sie für bestimmte Aufgaben [...] auszurüsten" (S. 426). Und im neuen Testament komme er als Gabe unterschiedlicher Charismen in den Blick. Dennoch will Huizing in schöpfungstheologischer Deutung und Prov 8 aufgreifend von der der Welt eingeschriebenen „Kreativität, Lebendigkeit und Entwicklungsfähigkeit" ausgehen und damit einer „*Universalisierung des Geistzugangs*" das Wort reden, die nicht mehr allein auf den „Umweg über die Christologie" (ebd.) angewiesen sei. Denn die Geisterfahrung sei „der Welt als Signatur eingeschrieben" (S. 432).

Dazu rekurriert er ausführlich auf die „Phänomenologie des Heiligen Geistes" seines Lehrers Hermann Timm (S. 427–432). Dieser habe es als seine Aufgabe als Theologe gesehen, „Phänomene so aufzubereiten, dass ein religiöses Erlebnis überhaupt erst möglich und Evidenz evoziert wird, damit der *spiritus creator* seine Performance hat" (S. 429). Damit habe Timm bereits vor der Begriffskarriere des Performativen in den Kulturwissenschaft intensiv nach den Möglichkeiten der szenischen Dramatisierung des Heiligen gefragt. Aus der immer noch stark auf prophetische Gotteserfahrung hin angelegten Theorie des Heiligen bei Rudolf Otto werde bei Timm eine weisheitstheologische Umordnung von der Vertikale in die Horizontale vollzogen. Es gehe nun um die lebensordnende Kraft des Numinosen. Als Spurenleser des Heiligen verbleibe Timm allerdings zu stark im „ästhetisch-sentimentalistischen Diskurs" (S. 431), also letztlich in romantischer Erschließung von Natur und Festerfahrungen. Demgegenüber will Huizing stärker die „ethische Praxis" und damit auch den „normativen Einschlag" der Weisheit thematisieren, was eben auch „tugendethische Anstrengung" (ebd.) erfordere.

Die Ethik hat Huizing mit einem eigenen umfangreichen Opus bedacht (vgl. Huizing 2016), das eigentlich ebenfalls der ‚Lebenslehre' zuzurechnen wäre und im Hauptwerk von 2022 auch immer wieder aufgegriffen wird. Es geht ihm darum, „eine religiöse Tugendethik für die Gegenwart im konstruktiven Rückgang auf die biblische Kernvokabel der *Scham*" (S. 79) zu entwickeln. Denn abseits vieler zeitgebundener Vorstellungsgehalte der biblischen Texte sind doch auch anthropologische Konstanten in den zentralen Texten, etwa der Story von Kain und Abel, enthalten, die auch heute präventiv das eigene Handeln steuern können. Daher zeigt sich Huizing „hinsichtlich der präventiven Lösungskompetenz der Weisheitsautoren" als „optimistisch" (ebd.).

Mit Hermann Schmitz bringt Huizing den Heiligen Geist als Affizierung eines Gefühls und einer Atmosphäre ins Spiel und zwar als „Atmosphäre der Freude, [...] in die man hineingerät" (S. 447), eine Freude, die Ausdruck einer „gerichtete(n) Weitung" (S. 450) und damit „als Anfang des Neuen erfahren wird" (ebd.). „Immer geht es dabei um Resonanzerlebnisse, die ein sensibler Leib aufnimmt und Relationen oder Einleibungen herstellt, die nicht nur auf Menschen und menschliches Leben beschränkt bleiben, sondern viele Spielformen des Lebens aufnehmen" (ebd.).

Ein möglicher Ort solcher Resonanzen sind dabei auch „gelungene Kirchenbauten als Inszenierungen religiöser Erfahrung" und der „Gottesdienst als *egalitä-*

res Festspiel, das den Schwerpunkt von der Thanatologie zur Natalität verlagert" (S. 562, ähnlich S. 456) und mit Predigt und Abendmahl und den anderen Elementen „einer glückenden Festspielfeier" (S. 473) dem Leben „*einen gemeinschaftlich gestützten Richtungssinn* vorgibt" (ebd.). Die sichtbaren Kirchbauten sind also nicht überflüssig, sondern sogar notwendig „als Realisationen des Heiligen" (S. 456). Und das gottesdienstliche Fest lädt ein zur spielerischen Identifizierung verschiedener Zeiten und führt gerade dadurch in eine Hochstimmung (vgl. S. 460). Glaube sei eben nicht nur Geschenk oder Gabe, sondern ereigne sich dort, wo religiöse Erfahrungen bewusst inszenatorisch vorbereitet und durchgeführt werden. Zu diesem Zweck bedürfe es dann auch der Institution Kirche. Dass solche Inszenierungskunst kritisch zu prüfen sei, weil sie eben auch anderen Zwecken wie etwa einst den Nazi-Aufmärschen in Nürnberg dienen konnte, räumt Huizing auf studentische Nachfrage sofort ein. Nötig sei daher „eine *kritische Theorie der Atmosphären*" (S. 474).

Ewiges Leben und die Unsterblichkeit des Leibes

Die Frage, wie das endzeitliche „*leben bei*" (nämlich bei Gott) zu denken sei, und wie man dorthin übersetzen könne, behandelt Huizings Kapitel von den letzten Dingen (vgl. S. 481–521). Die Fragen nach Auferstehung oder Unsterblichkeit seien in den letzten Jahrzehnten vor allem in die Popkultur ausgewandert. Demgegenüber profiliert Huizing die durchaus in sich differenzierten biblischen Spuren der Entwicklung von Jenseitshoffnungen und fügt eine kleine Forschungsgeschichte des theologischen Nachdenkens über Eschatologie samt aktueller Neuvorschläge hinzu (vgl. S. 493–507). Diese schwanken zwischen teils symboltheoretisch unterfütterten präsentischen Formen von Eschatologie, universalgeschichtlichen Zukunftsvorstellungen, Theorien der Unsterblichkeit der Seele und Ganztod-Theorien. Angeregt von Texten Jürgen Habermas' will Huizing die Fragen nach der „rettenden oder ausgleichenden Gerechtigkeit" (S. 507) neu gewichten. Wenn Sünde im Kern die „Petrifizierung des eigenen Selbstbildes" (ebd.) meine, müsse Erlösung von solcher Festschreibung im eschatologischen Geschehen primär in den Blick geraten.

Wieder gibt Hermann Schmitz die Richtung vor (vgl. S. 508–518). Dieser deutet die Auferstehung als „Ausbleiben der Zukunft" und mithin als konsequentes „Ausbleiben des Neuen" (S. 510), völliges Schweigen aller Rede und damit als grundlegende Wandlung der Zeitform der Welt überhaupt. Jüngstes Gericht und Auferstehung fallen zusammen. Der Leib (der nicht mit dem tast- und sichtbaren Körper identisch ist, sondern durch atmosphärische Verbindungen über ihn hinausreicht, vgl. S. 515) wird unsterblich. Für Huizing wird so allerdings die Idee einer rettenden Gerechtigkeit noch nicht wirklich denkbar. Provokativ und innovativ plädiert er „für eine Unsterblichkeit des Leibes als *Erlösung* von der Festschreibung durch die Geschichte" und zugleich für Vorstellung einer „reinen Atmosphäre der göttlichen Liebe" (S. 562), die Vergebung für alle Menschen, selbst die Täter, kurzum die „Allversöhnung" (S. 517) bereithält. Zugleich ereignet sich ein „Verwandlungsprozess" (S. 515), in Verlauf dessen man im Angesicht der Anderen, deren Leben man beschnitten oder verunmöglicht hat, seiner eigenen „Verfehlung ansichtig“ (ebd.) wird. Mit dem Vokabular seiner Ethik nennt Huizing diesen Prozess „*Re-Shaming*“ (S. 516). Die Opfer aber können vergeben, weil sich alle in einer „übermächtige(n) Liebesatmosphäre“ (ebd.) vorfinden, in der „Freiheit und Freude herrscht. Diese Atmosphäre darf man Gott nennen“ (ebd.).

Regeln der ‚Lebenskunst'

Am Ende seines Hauptwerks lässt sich Huizing, aufgefordert durch einen Studenten dazu hinreißen, 12 Lebensregeln mit Erläuterungen zu notieren (vgl. S. 563–568), die von „Werden Sie ein Besinnungs-Biest“ über „Betreiben Sie Leibpflege“ und „Prüfen Sie Angebote spielerischer Identifizierung“ bis zur Rückfrage „Ist der plakatierte Jesus Christus für Sie ein religiöses Role-Model?“ und zur Empfehlung „Prüfen Sie das abenteuernde Angebot eines ewigen Leibesleben“ reichen. Abschließend empfiehlt er als Lebensmotto die Love-Parade-Trias „Friede, Freude, Eierkuchen“.

Anstiftung zum Weiterdenken

Huizings Lebenslehre ist schon innertheologisch ein Meilenstein: Mit ihr liegt eine durch und durch weisheitlich getönte und pneumatologisch fundierte systematische Theologie vor. Diese muss nicht mehr in idealistisch-philosophischer Engführung auf das Erkenntnissubjekt oder auf spekulative Geschichtstheorien rekurrieren, auch sich nicht sündenfixiert auf das Moralische konzentrieren, sondern lässt die Vielzahl religiöser Erfahrungen mitten im Leben zum Ausgangspunkt auch der Gottesvorstellungen und Gestaltwerdungen von Transzendenzerfahrungen werden. Und sie weiß dabei in großer Breite biblische Traditionen aufzunehmen. Ein solcher Ansatz kann plausibel machen, warum religiöse Erfahrungen und christliche Glaubensorientierungen das einzelne wie gemeinsame Leben bereichern können und insofern einen Beitrag zur konkreten, durchaus kritischen, weil gerechtigkeits- und leidsensiblen Lebenskunst leisten können. „Das Leben wird tiefer und erfüllter“ (Huizing 2022, S. 20). Diese Form anthropologisch-pneumatologischer Theologie vermeidet überzogene Wahrheitsansprüche theoretischer Vernunft und setzt auf Evidenzen religiöser Erfahrungen mitten im Leben. Eine solche systematische Theologie ist nicht nur bibeltheologisch, sondern auch praktisch-theologisch und darüber hinaus interdisziplinär vielfältig anschlussfähig.

Gerade weil Huizing in der Spur der von ihm stark rezipierten biblischen Weisheitstheologie eine Theologie anvisiert, die „pädagogisch wertvoll“ (2022, S. 21) sein will und auf „pädagogische und moralische Bildung“ (S. 70) zielt, ist sein Hauptwerk auch abseits seiner internen begrifflichen Strategien für den interdisziplinären Lebenskunstdiskurs anregend und wertvoll, bedenkt es doch Grundfragen gegenwärtiger Lebenskunsttheorie: die Bedeutung von Leiblichkeit und Wahrnehmung mitten in der alltäglichen Lebenswelt, von Transzendenzwahrnehmung und

Erleben des ‚Heiligen' mitten im Leben, von Endlichkeit und Gebrochenheit, von Scham und Schuld, von Handlungsfähigkeit/Freiheit und Lernprozessen guten Lebens sowie kreativitätsentfaltendem Empowerment zum Leben, was eben nicht mit schlichter leistungsorientierter Lebensoptimierung zu verwechseln ist.

Was der Systematische Theologe sprachmächtig als Lebenslehre sortiert, kennt die akademische Praktische Theologie allerdings schon länger. Bereits ab den 1990er-Jahren hat der von Huizing nur am Rande zitierte (vgl. 2004, S. 90; 2022, S. 579, 586), für die evangelische Praktische Theologie höchst einflussreiche Göttinger Theologe Manfred Josuttis ausführlich die Phänomenologie von Hermann Schmitz in seine Publikationen zur Praktischen Theologie wie Pastoraltheologie im Wirkbereich des Heiligen eingebracht (Josuttis 1991, S. 32–35; 1996, S. 112–113, 123–124), und dabei ganz analog zu Huizing auch auf das produktionsästhetische Interesse einer Anleitung zur „Religion als Handwerk" zugespitzt (Josuttis 2002, S. 79–81 zu Schmitz). Allerdings fehlen dort noch Bezüge zum Lebenskunstdiskurs.

Auch eine derart weit ausgreifende und theologisch wie philosophisch abgesicherte Lebenslehre bleibt immer geprägt durch biographische Zugänge, Entscheidungen und Zufälle. Es ist ein großer Vorteil, dass Huizing diese Imprägnierungen nie verdeckt, sondern biographisch oder fiktional-literarisch einarbeitet und so erkennbar macht. Deshalb ist diese Lebenslehre auch erweiterbar und ergänzbar durch weitere, auch nicht-theologische Zugänge – ja verlangt eigentlich danach. Lohnenswert wäre es, die von Huizing im Unterschied zu Literatur und Film, Theater und Tanz wenig thematisierte Musik (in ihren vielen Spielarten), insbesondere das Singen, als Form der „Einstimmung ins Heilige" (Bubmann 2002; vgl. auch Bubmann 2022 sowie bereits Josuttis 1991, S. 173–204) innerhalb einer Lebenskunst-Theologie zu thematisieren. Unter den Sinnen dominiert bei Huizing klar der Sehsinn. Auch hier sind Erweiterungen des leibsensiblen Programms von Huizing, etwa zur religiösen Valenz des Hörens (vgl. bereits Josuttis 1991, S. 205–229), gut vorstellbar für eine Theologie oder auch Philosophie der Lebenskunst, die die „Vernunft und alle Sinne" (Röhring 2008) bedenkt.

Huizings sprachmächtiger und zugleich eingängiger, dialogischer und selbstironischer Schreibstil lädt dazu ein, sein Programm einer phänomenologisch geschulten weisheitlichen Lebenslehre fortzuschreiben. Ergo: Let's do it!

Literatur

Bubmann, P. (2002). *Einstimmung ins Heilige. Die religiöse Macht der Musik* (Herrenalber Forum 31). Karlsruhe: Evang. Akad. Baden.

Bubmann, P. (2022). *Musik. Spiritualität. Lebenskunst. Studien zu Ästhetik und Musik aus theologischer Perspektive* (Beiträge zu Liturgie und Spiritualität, 35), (Hrsg.), v. A.-S. Markert & S. von Münster. Leipzig: EVA.

Bubmann, P. (2025). Lebenskunstbildung aus christlicher Perspektive. In P. Bubmann & T. Roser (Hrsg.), *(Un-)Endlich leben. Theologie im Dialog mit Philosophie, Pädagogik und Therapeutik* (S. 247–257). Stuttgart: J.B. Metzler.

Huizing, K. (1988). *Das Sein und der Andere. Lévinas' Auseinandersetzung mit Heidegger*. Frankfurt am Main: Athenäum.

Huizing, K. (1992). *Das Erlesene Gesicht. Vorschule einer physiognomischen Theologie*. Gütersloh: Gütersloher Verlagshaus.
Huizing, K. (1994). *Der Buchtrinker. Zwei Romane und neun Teppiche*. München: Knaus.
Huizing, K. (1996a). *Homo legens. Vom Ursprung der Theologie im Lesen*. Berlin: de Gruyter.
Huizing, K. (1996b). *Lukas malt Christus. Ein literarisches Porträt*. Düsseldorf: Patmos.
Huizing, K. (1999). Der urbildliche Lebenskünstler oder: Die Aufweichung der systematischen Theologie zur Lebenskunstschulung. In D. Neuhaus & A. Mertin (Hrsg.), *Wie in einem Spiegel ... Begegnungen von Kunst, Religion, Theologie und Ästhetik* (S. 285–286). Frankfurt am Main: Haag und Herchen.
Huizing, K. (2000a). *Ästhetische Theologie. Der erlesene Mensch* (Bd. 1). Stuttgart/Zürich: Kreuz.
Huizing, K. (2000b). *Auf Dienstreise. Roman*. München: Goldmann btb.
Huizing, K. (2000c). *Das Buch Ruth. Roman*. München: Knaus.
Huizing, K. (2002). *Ästhetische Theologie. Der inszenierte Mensch. Eine Medienanthropologie* (Bd. 2). Stuttgart/Zürich: Kreuz.
Huizing, K. (2004). *Ästhetische Theologie. Der dramatisierte Mensch. Eine Theater-Anthropologie. Ein Theaterstück* (Bd. 3). Stuttgart/Zürich: Kreuz.
Huizing, K. (2009). *„Fürchte dich nicht". Die Kunst der Entängstigung*. Frankfurt am Main: edition chrismon.
Huizing, K. (2014). Die Kunst der Aufmerksamkeit. Versuch zu Medienreligion und Medienethik. In U. Kropac & B. Sill (Hrsg.), *Zeitzeichen* (S. 221–245). St. Ottilien: EOS.
Huizing, K. (2016). *Scham und Ehre. Eine theologische Ethik*. Gütersloh: Gütersloher Verlagshaus.
Huizing, K. (2017). *Schluss mit Sünde! Warum wir eine neue Reformation brauchen*. Hamburg: Kreuz.
Huizing, K. (2019). Gerne handeln ohne Ansehen der Person! Die ars vivendi des Jakobusbriefes. 18. Sonntag nach Trinitatis Jak 2,14–16. *Göttinger Predigt-Meditationen, 73*(4), 456–462.
Huizing, K. (2020). *Das Testament der Kühe. Roman*. Tübingen: Klöpfer.Narr.
Huizing, K. (2022). *Lebenslehre. Eine Theologie für das 21. Jahrhundert*. Gütersloh: Gütersloher Verlagshaus.
Huizing, K. (2024). *Verzaubert leben. Eine Roadmap zum Heiligen*. Gütersloh: Gütersloher Verlagshaus.
Huizing, K. (2025). Lebensspiel und Lebensfülle. Oder: Wie gelingt das Leben, bitteschön? In P. Bubmann & T. Roser (Hrsg.), *(Un-)Endlich leben Theologie im Dialog mit Philosophie, Pädagogik und Therapeutik* (S. 13–23). Stuttgart: J.B. Metzler.
Josuttis, M. (1991). *Der Weg in das Leben. Eine Einführung in den Gottesdienst auf verhaltenswissenschaftlicher Grundlage*. Gütersloh: Christian Kaiser.
Josuttis, M. (1996). *Die Einführung in das Leben. Pastoraltheologie zwischen Phänomenologie und Spiritualität*. Gütersloh: Gütersloher Verlagshaus.
Josuttis, M. (2002). *Religion als Handwerk. Zur Handlungslogik spiritueller Methoden*. Gütersloh: Gütersloher Verlagshaus.
Rendtorff, T. (1991). *Ethik. Grundelemente, Methodologie und Konkretionen einer ethischen Theologie, Bd. I + II* (2., überarb. und erw. Aufl., Theologische Wissenschaft, Bd. 13,1 u. 13,2). Stuttgart/Berlin/Köln: Kohlhammer.
Röhring, K. (2008). *Vernunft und alle Sinne. Eine theologisch-ästhetische Betrachtung der fünf Sinne*. München: Allitera.
Timm, H. (1983). *Zwischenfälle. Die religiöse Grundierung des All-Tags*. Gütersloh: Mohn.
Timm, H. (1985). *Phänomenologie des Heiligen Geistes. Das Weltquadrat. Eine religiöse Kosmologie* (Bd. 1). Gütersloh: Mohn.
Timm, H. (1992). *Phänomenologie des Heiligen Geistes. Von Angesicht zu Angesicht. Sprachmorphische Anthropologie* (Bd. 2). Gütersloh: Mohn.
Timm, H. (1996). C'est la vie. Das Evangelium als ABC religiöser Lebenskunst. *Pastoraltheologie, 85*(6), 204–210.
Zirfas, J. (2025). Pädagogik der Lebenskunst. Eine kleine anthropologische Kartographie. In P. Bubmann & T. Roser (Hrsg.), *(Un-)Endlich leben Theologie im Dialog mit Philosophie, Pädagogik und Therapeutik* (S. 237–245). Stuttgart: J.B. Metzler.

Wolfgang Klafki. *Neue Studien zur Bildungstheorie und Didaktik. Zeitgemäße Allgemeinbildung und kritisch-konstruktive Didaktik* (1991)

10

Jörg Zirfas

Der Pädagoge und Erziehungswissenschaftler Wolfgang Klafki hat in seinen Schriften kein Modell oder Programm einer pädagogischen Kritischen Lebenskunst veröffentlicht. Will man ein Thema seiner Arbeiten in den Mittelpunkt rücken, dann ging es ihm vor allem um eine Verbesserung der Schule als Bildungsort. Insofern finden wir in seinen pädagogischen Bemühungen drei Ausgangspunkte: Bildung als Grundlage, Schule als Bildungsinstitution und Didaktik als Vermittlung von Bildung.

Klafki steht damit in einer abendländischen Tradition der Pädagogik, in der die Frage nach der Bildung (gr. *paideia*, lat. *cultura animi*, ahd. *bildunga*, mhd. *bildunge*) jahrhundertelang mit der Frage nach dem guten und richtigen, schönen und bejahenswerten Leben einherging (vgl. Zirfas, 2011). In diesem Sinne lässt sich behaupten, dass es sich in Fragen der Bildung über Jahrhunderte hinweg auch und in der Regel implizit um eine *Anleitung zur Lebenskunst* handelte. Immer ging und geht es in Fragen des wahren, guten und schönen Lebens auch um Fragen von Entwicklung und Bildung und damit um die Vermittlung von Fähigkeiten und Wissensbeständen, die den Menschen helfen sollen, ihrem Leben eine gute Form zu geben. Der Mensch ist schließlich das Tier, das das Leben erst lernen muss (vgl. Zirfas, 2008). Doch während in früheren Jahrhunderten der Zweck der Lebenskunst in einem allgemeingültigen religiösen, gesellschaftlichen oder philosophischen Ideal bestand, rückt in der Moderne der individuelle Mensch mit seinen ihm eigenen Möglichkeiten in den Mittelpunkt (vgl. Zirfas, 2025).

Klafki nimmt diese Tradition in seinem Werk implizit auf und entwickelt anhand eines neu pointierten Bildungsbegriffs eine seinerzeit neue Schulform, eine humane

J. Zirfas (✉)
Department für Erziehung- und Sozialwissenschaften, Universität zu Köln,
Köln, Deutschland
E-Mail: joerg.zirfas@uni-koeln.de

G. Gödde, J. Zirfas (Hrsg.), *Schlüsselwerke der Kritischen Lebenskunst II*,
Schriften zur Kritischen Lebenskunst,
https://doi.org/10.1007/978-3-662-72440-8_10

und demokratische, integrierte Gesamtschule, und eine neue Didaktik, die er als bildungstheoretische Didaktik versteht und zunächst in den 1960er-Jahren zu einer Didaktischen Analyse (1963, S. 135–142) und dann in den 1980er-Jahren zu einer Kritisch-Konstruktiven Didaktik (1991, S. 83–138) ausarbeitet.

Klafki im Folgenden als Pädagogen *und* Erziehungswissenschaftler zu verstehen, soll auf einen feinen, aber wichtigen Unterschied aufmerksam machen. Der Begriff „Pädagogik" leitet sich vom griechischen „pais agein", der „Führung des Knaben" ab und hat somit traditionell einen starken Bezug auf die Erziehung des Kindes. In diesem Sinne wird Pädagogik oftmals mit der erzieherischen Praxis und ihrer normativen Ausgestaltung in Verbindung gebracht. Der Begriff der „Erziehungswissenschaft" wird dagegen häufig mit einem breiteren Fokus assoziiert, da sie den gesamten Lebenslauf mit allen seinen relevanten Entwicklungs- und Lernunterstützungsprozessen umfassen soll. Sie wird oftmals mit einer theoretischen oder empirischen Rekonstruktion der erzieherischen, sozialisatorischen, didaktischen etc. Praxis identifiziert. Klafki repräsentiert beide Begriffe: Den normativen, erzieherischen Anspruch der Pädagogik, der sich vor allem auf die Bildung von Kindern und Jugendlichen bezieht und den erziehungswissenschaftlichen Anspruch, der sich der historischen und empirischen Aufarbeitung der Erziehungswirklichkeit verdankt.

Der Begriff der Kritik setzt sowohl an der Pädagogik wie an der Erziehungswissenschaft an. Pädagogisch-normativ ist die kritische Frage, wie Schule und Unterricht jedem einzelnen Schüler gerecht werden und seine Selbst- und Mitbestimmungsmöglichkeiten entfalten können; historisch-hermeneutisch und erziehungswissenschaftlich-empirisch sind die kritischen Fragen danach, was die Bildung von Kindern und Jugendlichen verhindert und wie Bildungsbarrieren abgebaut werden können. In der kritischen Perspektive verortet sich Klafki nicht nur in der Geschichte der kritischen Pädagogen wie Rousseau, Schleiermacher oder Bernfeld, sondern im Rahmen der Kritischen Theorie, die v.a. die gesellschaftliche und die ideologiekritische Perspektive stark gemacht hat (ebd., S. 109–114). Das heißt, dass Klafki, anders als viele seiner Vorläufer im Bildungsdenken, den politisch-gesellschaftlichen Kontext von Bildung konsequent mitdenkt: „Die zunehmende Verwirklichung der Selbstbestimmung für alle Menschen ist aber an den Abbau von Herrschaft von Menschen über Menschen, der ökonomischen Ausbeutung, der gesellschaftlichen Ungleichheit, positiv gewendet: an den Aufbau einer sozialen Demokratie gebunden" (ebd., S. 110). Dabei ist eine ideologiekritische Perspektive notwendig, die unreflektierte soziale Interessen in der Bildung und das bewusste Manipulieren von pädagogisch Handelnden in den Blick nimmt (Klafki, 1976, S. 50–55).

Seine Leistungen als Erneuerer des Bildungsdenkens und der Bildungspolitik sowie als Reformer von Schule und Didaktik müssen vor dem Hintergrund dieses kritischen Anspruchs an die Pädagog:innen gesehen werden, der diesen normativverantwortliche und gesellschaftskritische Kriterien für eine schulische Praxis an die Hand geben wollte. Für Klafik sind Bildungsfragen Gesellschaftsfragen und Gesellschaftsfragen Bildungsfragen.

Biografie und Werk

Wolfgang Klafki gilt als einer der wichtigsten Erziehungswissenschaftler der zweiten Hälfte des 20. Jahrhunderts. Er hat als Bildungsreformer und Wissenschaftler die Bildungspolitik und Theoriebildung der Erziehungswissenschaft bis in die Gegenwart beeinflusst (vgl. für das Folgende den Wikipediaeintrag, 2024 und das biographische Interview mit ihm in Klafki, 2002, S. 220–230). Geboren 1927 war seine Schulzeit durch den Nationalsozialismus und seinen Vater, den Gymnasiallehrer Adolf Klafki geprägt. Schon als 16-Jähriger äußerte er den Wunsch, Lehrer zu werden. Nach dem Krieg, den er als Luftwaffenhelfer und beim Militär erlebte, begann er zum Sommersemester 1946 eine Ausbildung zum Volkschullehrer an der Pädagogischen Hochschule in Hannover, die er nach vier Semestern mit dem 1. Lehrerexamen abschloss. Hier kommt er in Kontakt mit den sog. Geisteswissenschaftlichen Pädagogen, wie etwa Herman Nohl, Wolfgang Flitner und Theodor Litt, aber auch mit den pädagogischen Klassikern wie Johann Heinrich Pestalozzi und Friedrich Herbart und schließlich mit den Reformpädagogen um Hugo Gaudig, Georg Kerschensteiner und Friedrich Otto. Er arbeitet anschließend vier Jahre als Volksschullehrer in Lindhorst und Lüdersfeld bei Hannover und zeichnet sich schon während dieser Zeit durch seinen demokratischen Unterrichtsstil und seinen engagierten Einsatz für die einzelnen Schüler:innen aus.

Die geisteswissenschaftliche Perspektive verfolgt er weiter ab 1952 mit einem Aufbaustudium der Pädagogik in Göttingen bei Erich Weniger und in Bonn bei Litt. 1957 veröffentlicht er dann seine bedeutsame Dissertation *Das pädagogische Problem des Elementaren und die Theorie der kategorialen Bildung*, die von Weniger betreut wurde. Seit 1956 hat er eine Assistentenstelle an der Pädagogischen Hochschule in Hannover inne und wird dort 1960 zum „außerplanmäßigen Dozenten" ernannt. Er wechselt dann schon bald 1961 nach Münster, wo er seine Habilitationsschrift zum Thema „Dialektik und Pädagogik" (von Ernst Lichtenstein betreut) ausarbeitet. 1963 folgt er einem Ruf auf einen Lehrstuhl der Pädagogik an der Universität in Marburg, den er bis zu seiner Emeritierung 1992 innehat.

Von der Geisteswissenschaftlichen Pädagogik und der Reformpädagogik geprägt, wird dann in den 1960er-Jahren die Kritische Theorie der Frankfurter Schule (genannt werden hier die Philosophen Theodor W. Adorno, Max Horkheimer, Jügen Habermas, und die Pädagogen Heinz-Joachim Heydorn, Herwig Blankertz, Klaus Mollenhauer, Karl Nipkow; vgl. Klafki, 2002, S. 18 f.) das heißt, der Zusammenhang der Pädagogik mit Gesellschaft und Politik für ihn bedeutsam. Damit rücken neben den *geisteswissenschaftlichen* Prinzipien des Verstehens, des pädagogischen Bezugs, der relativen Eigenständigkeit der Pädagogik, der Historizität und der Normativität und den *reformpädagogischen* Ideen einer Reform von Schule, einer offenen, flexiblen Didaktik und einer Gleichrangigkeit von intellektueller und praktischer Bildung, auch *kritische Forderungen* nach dem Praxis- und Bildungsbezug, der Chancengleichheit und Bildungsgerechtigkeit, nach Aufklärung, Diskursivierung, Humanisierung und Demokratisierung der Schule in den Fokus seiner Überlegungen (vgl. ebd., S. 12–38, 85–111).

Klafki war bildungspolitisch in Bezug auf Schulpolitik und Didaktik äußerst wirkmächtig. Seine *Didaktische Analyse* aus den 1950er-Jahren hat ebenso viele Lehrergenerationen beeinflusst wie seine Konstruktive Didaktik aus den 1980er-Jahren. Klafki nahm 1970 durch seine kritisch-konstruktive Begleitung auf die Entwicklung der integrierten Gesamtschule Einfluss und leitete ab 1972 das Marburger Grundschulprojekt, in dem innovative Konzepte und komplexe Didaktiken für den Sachunterricht entwickelt wurden. Er war Mitbegründer des Bundes demokratischer Wissenschaftlerinnen und Wissenschaftler (BdWi) und wurde in verschiedenen Bundesländern in Kommissionen zur Entwicklung von Bildungsplänen berufen (vgl. NRW, *Zukunft der Bildung – Schule der Zukunft,* 1995). Seit 1990 war er Mitglied im Wissenschaftlichen Beirat der Laborschule Bielefeld. Klafki erhielt neben dem Bundesverdienstkreuz 1. Klasse eine Reihe von Auszeichnungen und Ehrendoktorwürden sowie die Ernennung zum Ehrenvorsitzenden auf Lebenszeit der Deutschen Gesellschaft der Erziehungswissenschaft.

Im Folgenden beziehe ich mich vor allem auf den ersten drei der *Neuen Studien*, die Klafki selbst in seiner Einleitung zur zweiten Auflage von 1991 als „Grundlegung“ aller weiteren Beiträge versteht (1991, S. 10): „Die Bedeutung der klassischen Bildungstheorien für ein zeitgemäßes Konzept allgemeiner Bildung“ (ebd., S. 15–41), „Grundzüge eines neuen Allgemeinbildungskonzepts. Im Zentrum: Epochaltypische Schlüsselprobleme“ (ebd., S. 43–81) und „Grundzüge kritisch-konstruktiver Didaktik“ (ebd., S. 83–138). Die anderen sieben Studien, die er in den Teilen „Elemente kritisch-konstruktiver Didaktik“, „Unterrichtsplanung und Unterrichtsanalyse“ sowie „Innere Schulreform“ präsentiert, werden – wie von ihm selbst vorgeschlagen – nur als „Detaillierungen“ einzelner Momente der „Grundlegung“ behandelt. Auch andere Schriften – vor allem die *Studien* (1963) und die *Schultheorie* (2002) – werden in diesem Sinn herangezogen. Dabei wird insgesamt die Intention verfolgt, die Kontinuitäten und Zusammenhänge einer bildungstheoretischen, schulpädagogischen und didaktischen Lebenskunst von Klafki herauszuarbeiten – die die Brüche und Differenzen seiner Entwürfe m.E. bei weitem überwiegen.

Bildung als selbstbestimmte und solidarische Entwicklung

Klafki entwickelt sein Bildungsdenken vor dem Hintergrund der klassischen Epoche der Pädagogik von 1770 bis 1830, in der Autoren wie Kant, Goethe, Wieland, Herder, Fichte, Schiller, Humboldt, Pestalozzi, Herbart, Fröbel und Schleiermacher – um nur diese zu nennen (Klafki, 1991, S. 15–40, 45–49) – den modernen Bildungsgedanken im Kontext von drei historischen Tendenzen formulierten: in der Entwicklung der bürgerlichen Gesellschaft, die sich gegen Absolutismus und Feudalherrschaft zur Wehr setzt; in der Entwicklung der technisch-industriellen Welt, die große instrumentelle Folgen für den Einzelnen zeitigt, und in der Entwicklung eines neuen aufklärerischen, vernünftigen Selbstbewusstseins, das sich gegen die Vorherrschaft von Religion und Moral herausbildet. Aus diesen Entwicklungen liest Klafki ein Moment des klassischen Bildungsdenkens heraus:

> daß der Mensch als ein zu freier, vernünftiger Selbstbestimmung fähiges Wesen verstanden werden müsse, daß ihm die Realisierung dieser Möglichkeit als Bestimmung „aufgegeben“ ist, so aber, daß er sich diese Bestimmung letztlich nur wiederum selbst geben könne, schließlich, daß Bildung zugleich Weg und Ausdruck solcher Selbstbestimmungsfähigkeit sei (ebd., S. 20).

Neben dieser Errungenschaft des klassischen Denkens werden noch drei weitere Momente genannt, die für eine moderne Bildungsidee und -praxis unverzichtbar erscheinen. Wenn die intendierte Bildung zur Selbstbestimmungsfähigkeit im Prinzip für alle Menschen Gültigkeit beanspruchen kann und soll, dann muss Bildung als allgemeine Bildung konzipiert werden, d. h. als Bildung für alle. Und diese Bildung für alle zur Selbstbestimmungsfähigkeit ist nur möglich, wenn sie im Medium des Allgemeinen erfolgt, das meint von historischen Objektivationen von Humanität und Menschlichkeit erfolgt, also einer „auf wechselseitig anerkannte, damit aber immer auch begrenzte Freiheit, auf Gerechtigkeit, kritische Toleranz, kulturelle Vielfalt, Abbau von Herrschaft und Entwicklung von Friedfertigkeit, mitmenschliche Begegnung, Erfahrung von Glück und Erfüllung hin orientierte, vernunftgeleitete Selbstbestimmung“ (ebd., S. 23): das ist das zweite Moment (vgl. ebd., S. 20–25).

Dabei ist das intendierte Selbst der Selbstbestimmung nicht als ein solipsistisches oder egoistisches zu verstehen, sondern als eine ‚allgemeine Individualität‘, die in der Kommunikation und Kooperation mit anderen Individuen zu erfolgen hat. Der Einzelne ist dann gebildet, wenn er seine Identität im Umgang mit anderen Menschen, Nationen, Völkern und Kulturen erworben hat – was im Sinne der klassischen Bildungstheoretiker auf die Utopie eines friedlichen und freien Zusammenlebens aller Menschen hinauslaufen sollte (ebd., S. 28): das ist das dritte Moment.

Schließlich geht es darum, dass im angesprochenen Zeitraum allgemeine Bildung auch im Sinne einer anthropologischen Perspektive gedacht worden ist, nämlich als Entfaltung aller menschlichen „Kräfte“ (Humboldt) oder Fähigkeiten. Hier greift Klafki auf die abendländische anthropologische Tradition zurück, die den Menschen (von Platon bis in unsere Zeit) in eine erkennende und denkende, eine moralische und handelnde und eine emotionale und ästhetische Dimension eingeteilt hat (vgl. Zirfas, 2024). Bildung muss mithin so konzipiert werden, dass die kognitive, intellektuelle Bildung, die praktische (moralische) Bildung und die ästhetische Bildung gleichermaßen zur Geltung kommen sollen: das vierte Moment.

Klafki macht nun sehr deutlich (1991, S. 36–40, 48 f.), dass die klassische Periode des Bildungsdenkens die sozialen und politischen Implikationen ihres Bildungsverständnisses nicht hinreichend reflektiert hat, so dass der Widerspruch zwischen individuellen Entwicklungsmöglichkeiten auf der einen und gesellschaftlicher, politischer und geschlechtlicher Ungleichheit auf der anderen Seite kaum Bearbeitung fand und daher auch die Fähigkeiten am Abbau sozialer Ungleichheiten mitzuwirken, kaum entwickelt worden sind (vgl. Burghardt & Zirfas, 2025). Diese Kritik muss eine moderne Neukonzeption von Bildung aufgreifen und aufarbeiten.

Deutlich wird bislang, dass Klafki seine Bildungsüberlegungen in einem historischen Horizont verortet, den er für unverzichtbar dafür hält, eine zeitgenössische plausible Idee von Bildung zu entwickeln. Die genannten Momente der allgemeinen Selbstbestimmung, des allgemeinen Mediums, einer allgemein-verbindlichen Orientierung und der allgemeinen Fähigkeiten sind Errungenschaften des Bildungsdenkens, das auch heute nicht preisgegeben werden darf. Zudem hält er auch Bildung als zentralen und integralen Orientierungsbegriff für die Pädagogik für unverzichtbar, bündelt und orientiert dieser Begriff doch alle pädagogischen Bemühungen im Sinne einer regulativen Idee (Klafki, 1991, S. 44; vgl. 1963, S. 38 f.). Und schließlich ist drittens Bildung ein unverzichtbarer Begriff, weil er von „Hause aus" kritisch ist: gegenüber Macht- und Herrschaftsinteressen, gegenüber Instrumentalisierung und Ungleichheit und gegenüber Einseitigkeit und Ideologisierung.

Vor diesem historischen Hintergrund entwickelt Klafki sein Bildungsverständnis als Zusammenhang von drei Grundfähigkeiten: als Selbstbestimmungsfähigkeit über Lebensformen und Sinnperspektiven, als Mitbestimmungsfähigkeit hinsichtlich der gemeinsamen (politischen, kulturellen etc.) Verhältnisse und als Solidaritätsfähigkeit, die für diejenigen eintritt, die wegen „Unterprivilegierung, politischer Einschränkungen oder Unterdrückungen" (1991, S. 52) nicht oder kaum in der Lage sind, ihre Selbst- und Mitbestimmungsmöglichkeiten wahrzunehmen.

Was Klafki hier als Bildungsmodell konzipiert, ist – ohne dass dies ausgewiesen wird – eine pädagogische Version der französischen Revolution: *liberté*, *égalité* und *fraternité* oder der Freiheit der Selbstbestimmung, Gleichheit der Mitbestimmung und Brüderlichkeit der Solidarität. An einigen anderen Stellen reduziert Klafki diese drei Grundfähigkeiten auf zwei, die Selbstbestimmung und die Solidarität und versteht wiederum die Mitbestimmung als Teil einer solidarischen Bildung (s. u.).

Neben dieser sozio-politischen Erwiterung des klassischen Bildungsbegriffs bekommt der Begriff der Allgemeinbildung noch eine andere Prägung. Beibehalten werden die Bestimmungen einer Bildung für alle und die Bildung in allen Grunddimensionen menschlicher Interessen und Fähigkeiten, doch die Bildung im Medium des Allgemeinen, die in der klassischen Zeit an geschlossenen, eindeutigen Begriffen der Humanität (Herder), der Vernunft (Kant) und der Kultur (Humboldt) orientiert war, wird von Klafki als offener, beweglicher Horizont von „epochaltypischen Schlüsselproblemen" der Gegenwart und der vermutlichen Zukunft entworfen (ebd., S. 56–69).

Im 19. Jahrhundert lautete die Antwort auf die Kanon-Frage, welche „Objektivierungen der bisher erschlossenen Menschengeschichte" am besten geeignet erscheinen würden, „dem sich Bildenden Möglichkeiten und Aufgabe einer Existenz in Humanität, in Menschlichkeit aufzuschließen" (23), dahingehend, dass es darauf ankommt, die Vermittlung eines göttlich-universalistischen Horizonts von Menschenwürde und Humanität (Herder), die Aufklärung des kategorischen Imperativs (Kant) oder die individualistische Entwicklung vor allem kultureller Fähigkeiten (Humboldt) voranzutreiben. Demgegenüber geht es Klafki jetzt darum, ein historisches Bewusstsein zu vermitteln, die „Einsicht in die Mitverantwortlichkeit aller" angesichts der Probleme und die „Bereitschaft, an ihrer Bewältigung mitzuwirken", umzusetzen (ebd., S. 56).

Damit wird der inhaltlich-verbindliche Kanon der Bildung erstens von der Vergangenheit auf die Gegenwart und Zukunft verschoben (vgl. Klafki, 1963, S. 9–24,

114). Zweitens wird Bildung nicht mehr an eine harmonistische Zielvorstellung (der Humanität etc.), sondern an eine Haltung gebunden, der es gelingt, Spannungen unterschiedlicher Ansprüche anzuerkennen, zu diskutieren und zu bewältigen (ebd., S. 96). Und schließlich drittens ist diese Bildungskonzeption als offene konzipiert, das meint, dass der Stand des historisch-kulturellen Wissens, Könnens, Urteilens und Bewertens sich wandelt und dementsprechend immer wieder neue Antworten – auch der Bildung – verlangt (ebd., S. 98).

Diese Perspektive ist anschlussfähig an die von Klafki schon in den 1960er-Jahren entwickelte Theorie der kategorialen Bildung, die auch in den neueren Konzeptionen bedeutsam bleibt: In *kategorialer* Hinsicht erscheint der Bildungsprozess als doppelseitige Erschließung von Selbst und Welt (ebd., S. 43 f.): die Welt wird für das Subjekt aufgeschlossen (Krieg und Frieden, Umwelt und Medien etc.) und das Subjekt wird für die Welt aufgeschlossen (durch neue Wahrnehmungen, Handlungsspielräume, Bedeutungen: subjektive und soziale Dimension).

Schule als humane und demokratische Institution

Klafki fragt schon Anfang der 1960er-Jahre: Kann die Schule ein Ort sein, an dem die Schüler:innen „leben lernen" können, an dem sie lernen können, ernst und heiter zu sprechen, zu schreiben und zu rechnen für den privaten und beruflichen Bereich, zu singen und Musik zu hören, literarische Interessen auszubilden und nicht zuletzt: „verantwortlich mitzudiskutieren, wählen und handeln zu können im politischen Geschehen" (Klafki, 1963, S. 111)?

Diese pädagogische Aufgabe ist vor dem Hintergrund von vier sozialen Funktionen auszubuchstabieren, die Schule in modernen Gesellschaften erfüllen muss: 1. einer Qualifizierungs- und Ausbildungsfunktion hinsichtlich der Produktion und Reproduktion einer Gesellschaft, 2. einer Selektions- und Allokationsfunktion hinsichtlich der Berufs- und Sozialstruktur, 3. einer Integrations- und Legitimationsfunktion hinsichtlich des politisch-gesellschaftlichen Systems und 4. einer Tradierungsfunktion hinsichtlich kultureller Lebens- und Diskursformen (vgl. Klafki, 2002, S. 43–57; mit Bezug auf Forschungen von Fend, 1980 und Roeder und Leschinsky, 1983). Wichtig erscheint, dass diese gesellschaftlichen Funktionen prinzipiell in keinem hierarchischen Verhältnis stehen, aber je nach historisch-kultureller Situation unterschiedlich gewichtet werden; dass sich pädagogische Aufgaben und Möglichkeiten von Schule von diesen Funktionen nicht einfach ableiten lassen und dass die pädagogischen Funktionen von Schule sich wiederum nicht unabhängig von diesen Funktionen formulieren lassen, sondern sich in ein kritisch-dialektisches Verhältnis zu ihnen begeben müssen (vgl. ebd., S. 44 f.).

Vor diesem Hintergrund entwirft Klafki sein Modell der humanen und demokratischen Schule, die sich analytisch (und das meint: nicht immer trennscharf) in eine Institution ausdifferenzieren lässt, die als humane Schule den individuellen Möglichkeiten der Selbstbestimmung und die als demokratische Schule den sozialen Möglichkeiten der Mitbestimmung und Solidarität gerecht werden soll. Kurz, die Schule soll ein Ort werden, der immer individueller und zugleich immer sozialer wird (Klafki, 1989, 2002, S. 66–69, 138–145). Wenn sie ein solcher Ort werden soll, muss erst das vorherrschende Leistungsverständnis kritisch hinterfragt werden.

Kritik an der Leistungsschule

In diesem Kontext von Bildung und Bildungsgerechtigkeit spielt das sog. *Leistungsprinzip* eine entscheidende kritische Rolle. Denn über die Feststellung von schulischen Leistungen werden Bildungswege eröffnet oder geschlossen und soziale und ökonomische Positionen in der Gesellschaft (nicht) vergeben. Dieses historisch im 18. Jahrhundert durchaus emanzipatorische Prinzip, das eine Errungenschaft der bürgerlichen Gesellschaft gegenüber dem feudalistischen System darstellt, gerät in dem historischen Augenblick (und das meint: schon im 19. Jahrhundert) in die Kritik, in dem es selbst wiederum als Ausdruck der Interessen des Bürgertums, des Obrigkeitsstaates oder der Wirtschaft verstanden wird (Klafki, 1991, S. 211 ff.). Klafki sieht kritisch: Leistung wird damit früh zu einem Stabilisierungsfaktor der Antidemokratie; über die Standardisierung von Leistungen werden die Einzelnen als isolierte Subjekte selbst für den Erfolg oder Misserfolg verantwortlich gemacht und Leistung wird mit einem anthropologischen Begabungsbegriff zusammengedacht, der legitimiert, dass mehr als 90 % der Kinder des Kleinbürgertums und der Arbeiterschaft keinen Zugang auf eine höhere Schulbildung erhalten (ebd., S. 213–221).

Das Problem einer eindeutigen und objektiven Qualifizierung von Bildungsleistungen betrifft unter Gesichtspunkten einer humanen und demokratischen Schule nicht nur die Frage der individuellen Selbsteinschätzung oder des Vergleichs mit konkurrierenden Anderen, sondern vor allem den Sachverhalt, dass die Leistung unter modernen Bedingungen zu jenem Prinzip stilisiert worden ist, mit dem soziale Gerechtigkeit versprochen wird. Als Prinzip verspricht die Leistung eine soziale Gerechtigkeit, weil ihre Ungleichheiten anscheinend nur den Individuen selbst zugerechnet werden können. Der Einzelne muss nur besser sein als andere und das liegt jeweils in den Händen des ‚Leistungssubjekts'.

Dieser Idee kann von drei Seiten widersprochen werden (ebd., S. 221–225, 237; vgl. Schäfer, 2023): Einerseits gibt es keinen wissenschaftlich und pädagogisch eindeutigen Maßstab von Leistung – die sich wiederum an der Individualität, an der Gruppe oder an Standards binden lässt. Zum zweiten bildet die Voraussetzung dieses Gerechtigkeitsprinzips die Fiktion einer Gleichheit der Leistungssubjekte, denn jede:r soll im Prinzip die gleiche Chancen haben, die geforderten Leistungen auch zu erbringen. Dieser bürgerlich-emanzipatorischen Perspektive wird nun seit langem entgegengehalten, dass auch unter modernen Bedingungen eine für diese Form des Gerechtigkeitsprinzips vorausgesetzte Gleichheit der Chancen nicht gegeben sei (vgl. Bourdieu und Passeron, 1971). Und zum dritten unterstellt diese Gerechtigkeitsvorstellung, dass Leistungen auf ein einzelnes Individuum zurückgerechnet werden können. Viel plausibler erscheint es dagegen, von einem sozialen Leistungsbegriff auszugehen, wonach Leistung ein Gemeinschaftsprodukt sei: „Das Leben liegt niemals allein in eigener Hand, es ist maßgeblich Ergebnis der Unterstützung durch andere, wobei manchen viel geholfen wird und anderen deutlich weniger“ (Verheyen, 2018, S. 205). Diese Einsicht plädiert mithin für eine kritische Verwendung des Begriffs Leistung, gerade im Blick auf die soziale Gerechtigkeit, „um für durchlässigere Karrierewege für alle, bessere Bezahlung für viele und höhere staatliche Leistungen für jene zu streiten, die aus verschiedenen Gründen nicht erwerbstätig sind, aber möglicherweise oder gerade deswegen viel für andere tun“ (ebd., S. 203).

Als der entscheidende Prädikator für Leistungen und Kompetenzerwerb in der Schule erwies und erweist sich nicht der sozioökonomische und auch nicht der Migranten-Status, sondern das kulturelle Kapital im Sinne Pierre Bourdieu (2011), das in den Formen des objektivierten Kulturkapitals (Bücher, Bilder etc.), des institutionalisierten Kulturkapitals von Titeln, Stellen und Abschlüssen, aber v.a. im Sinne des inkorporierten Kulturkapitals (sprachliche, soziale, körperliche Bildung), das v.a. durch familiäre Erziehung vermittelt wird, vorliegt.

Dagegen formuliert Klafki die Idee einer „Leistungsschule“, die Leistung nicht ablehnt, aber völlig anders gewichtet, da deren Aufgaben im Rahmen der Selbst- und Mitbestimmungsfähigkeit formuliert werden (Klafki, 1991, S. 225–237), und damit Abstand nimmt 1. von formalisierten, schematisierten Leistungskriterien, die sich häufig nur auf intellektuelle Prozesse beziehen; 2. von wettbewerbs- und konkurrenzorientierten Modellen, die gegenseitige Hilfe, Kooperation und Solidarität untergraben; 3. von pauschalen Leistungszielen und Beurteilungen zu ausdifferenzierten Lernzielen und Testverfahren, an deren Entwicklung auch Schüler:innen beteiligt werden sollen; 4. von der Standardisierung von Leistungsanforderungen zur Individualisierung der Lernprozesse und Leistungsbewertung: „Die Leistungsbeurteilung soll in erst Linie Informationen *für* das Kind liefern, nicht *über* das Kind“ (ebd., S. 234).

Im Zentrum erfährt die Leistung ihren Sinn nicht durch sich selbst, sondern dialektisch durch ihre Gegenpole: „von ihrem Beitrag zur Erhöhung der Qualität des Lebens, von der Erfahrung des Glücks, der Freude des Könnens, der erfüllten Gegenwart und vom Spiel her“ (ebd., S. 246). Das bedeutet, dass eine Schule dann ‚gut‘ ist, wenn in ihr nicht nur viel geleistet, sondern auch viel „musiziert, gespielt, bildnerisch gestaltet, gelacht, geplaudert“ (Klafki, 1989, S. 71) wird.

Humanisierung als Entwicklung der individuellen Selbstbestimmung

Wie können Schüler:innen ihr Handeln als eine ernsthafte Aufgabe begreifen, oder als Bewährungsprobe oder Hingabe an Forderungen, denen sie sich stellen müssen? Und wie können sie sich in der Schule über ihr Engagement und ihre Verantwortung im Klaren werden, die sie auch außerhalb der Schule leisten müssen (vgl. Klafki, 1963, S. 62)? Klafki geht es um ein „elementares“ Sich-Engagieren und Verantwortung-Übernehmen des Einzelnen innerhalb und außerhalb der Schule, wozu die Schule sowohl die praktischen und reflexiven wie emotionalen Gelegenheiten von Erfahrungen entwickeln muss (ebd., S. 71). Unter dem Begriff Engagement wird

„ein Sich-Einsetzen in dem Bewußtsein der Ernsthaftigkeit des Handelns und des mit ihm verbundenen Sprechens und zugleich in dem *Bewußtsein, daß in solchem Einsatz der Handelnde nicht nur mit partiellen Funktionen, sondern als ganze Person betroffen ist*", verstanden (ebd., S. 52). Engagement und Reflexion sind wechselseitig aufeinander angewiesen, insofern Engagement ohne Reflexion „blind" und Reflexion ohne Engagement „leer" bleibt (ebd., S. 53).

Vor diesem Hintergrund hat sich eine entscheidende pädagogische Funktion der Schule nach Klafki mit den Ansprüchen der Kinder und Jugendlichen selbst auseinanderzusetzen und die Möglichkeiten ihres „Rechtes auf Selbstbestimmung, Glück, Entscheidungs- und Handlungschancen zu erhalten" (Klafki, 2002, S. 57). Das wiederum bedeutet, die vier genannten gesellschaftlichen Funktionen von Schule in ein kritisches Verhältnis pädagogischer Verantwortung zu setzen, und nach deren Bedingungen der Möglichkeit für Selbst- und Mitbestimmung, nach Abbau von Herrschaft und Entwicklung von Alternativen zu fragen (ebd., S. 58).

Wer die individuellen Ansprüche von Kindern und Jugendlichen in den Mittelpunkt rückt – und das ist seit Jean-Jacques Rousseaus Entdeckung der Kindheit ein durchgängiger Topos der Pädagogik – gerät fast automatisch in ein Spannungsverhältnis mit gesellschaftlichen, ökonomischen oder politischen Ansprüchen. Oftmals als „doppeltes Mandat" der Pädagogik – sowohl für das Kind wie für die Gesellschaft zu handeln – ausformuliert, betont Klafki immer wieder die Individualität der Lernvoraussetzungen, -interessen, -prozesse und -ziele. Die Berücksichtigung der Individualität bedeutet für die Lehrenden weniger das Erteilen eines curricular orientierten Unterrichts, sondern das verstehende Eingehen auf alle Schüler:innen.

> In Wahrheit dürfte die Atmosphäre einer humanen Schule, eines humanen Unterrichts, der von pädagogischem Verstehen geprägt ist, höchstwahrscheinlich eine der entscheidenden Voraussetzungen dafür sein, dass Lerninhalte und Lernprozesse den Schüler/innen nicht äußerlich bleiben, also nur als Pflichtprogramm absolviert werden, sondern dass die Lernenden die Bedeutsamkeit dieser Inhalte und Prozesse für die Entwicklung *ihres* Selbst- und Weltverständnisses, *ihres* Könnensbewusstseins und *ihrer* Lernbereitschaft erfahren können (vgl. Klafki, 2002, S. 182).

Unter dem hier erwähnten pädagogischen Verstehen begreift Klafki den zeitlich unabschließbaren und begrenzt-erkennenden Versuch, die Situation der Kinder und Jugendlichen von deren Seite zu erfassen und zugleich die schulischen Anforderungen nicht aus dem Blick zu verlieren (ebd., S. 179). Pädagogisches Verstehen umfasst dabei den Schüler wie das Kind oder den Jugendlichen, ist mithin auf ein ‚ganzheitliches' Verstehen ausgelegt. Zum pädagogischen Verstehen gehören zum einen eine teilnehmend-offene Beobachtung und ein Umgang, in dem es um das Erspüren und Vermuten von kindlichen und jugendlichen Interessen, Ängsten und Möglichkeiten geht, zweitens eine Reflexion der gemachten Vermutungen und Erkenntnisse, die man am besten in einer Gruppe von Lehrenden miteinander diskutiert, um auch auf andere und neue Interpretationsmöglichkeiten hingewiesen werden zu können. Drittens gehören zum pädagogischen Verstehen auch individuelle Berichte zum „Lernvorgang" der einzelnen Schüler:innen, in denen nicht nur die schulischen Leistungen, sondern auch die individuellen und sozialen Entwicklungen einen wichtigen Platz einnehmen (vgl. ebd., S. 176–195). Und schließlich lässt sich dazu auch noch viertens die „dominant positive Einstellung“ (Klafki, 1989, S. 57) rechnen, die die Mehrheit der Lehrer:innen den Schüler:innen entgegenbringt, was sich u. a. durch eine Fokussierung auf alle Schüler:innen, die leistungsstarken wie -schwachen und durch eine selbstkritische Haltung der eigenen Arbeit gegenüber auszeichnet (ebd., S. 58).

Demokratisierung als Entwicklung der Mitbestimmung

„*Der inhaltliche und organisatorische Aufbau der Bildungsarbeit*“, so heißt es schon in den frühen *Studien*, „sollte geradezu das *Paradigma einer demokratischen, mobilen Gesellschaft der Gleichberechtigten und sozial Gleichwertigen* sein, weil nur in einer solchen Gesellschaft die personale Freiheit des einzelnen, zu der der Erzieher dem jungen Menschen verhelfen will, gewährleistet ist“ (Klafki, 1963, S. 97).

Klafki formuliert fast dreißig Jahre danach neun Thesen einer demokratischen Schule, die hier summarisch zusammengefasst werden (vgl. ebd., S. 59–61). Demokratisch ist eine Schule dann, wenn

- sie die Spannungen und Diskrepanzen zwischen dem programmatischen Selbstverständnis der Gesellschaft und ihrer Wirklichkeit bewusst hält;
- sie Schüler:innen in gesellschaftliche Kontroversen und Konflikte einführt;
- sie um der Schüler:innen willen Alternativen zum Bestehenden entwickelt;
- sie der außerschulischen Wirklichkeit in Nähe und Distanz verbunden bleibt;
- sie den Schüler:innen neue positive Erfahrungen (etwa durch angstfreies, solidarisches Lernen) ermöglicht;
- sie die Schüler:innen als ganzheitliche Wesen in ihren kognitiven, emotionalen, motorischen, sozialen und praktischen Möglichkeiten ernst nimmt;
- sie im Kern ein entdeckendes und verstehendes sowie exemplarisches Lernen praktiziert;
- sie eine Schule permanenter Reform und Selbstreflexivität ist (vgl. auch ebd., S. 66–69, 138–145).

Die Frage einer Demokratisierung der Schule bezieht sich auf alle Ebenen der Schule, auf die Schulaufsicht, die Schulverwaltung, die Schulforschung, die Eltern, die Lehrer:innen und eben auch die Schüler:innen. Die Frage nach ihrer Gleichberechtigung und Gleichwertigkeit berührt Fragen nach sozialer, aber auch nach Bildungsgerechtigkeit. Dabei weist Klafki einerseits darauf hin, dass die einschlägigen Forschungen seit den 1960er-Jahren (und man muss ergänzen: bis heute) belegen, dass Schule einen Reproduktionsfaktor sozialer Ungleichheit darstellt, insofern Schüler:innen aus spezifischen Klassen und Schichten, aber auch hinsichtlich Geschlecht, Behinderung und Migration systematisch benachteiligt werden. Andererseits weist er auch darauf hin, dass Schule diese Benachteiligung wohl kaum „aus der Welt schaffen kann“, da die Ungleichheit der Bildungschancen in umfassenden schicht- und klassenspezifischen Ungleichheitsverhältnissen verankert ist (vgl. Klafki, 2002, S. 72–74). Was bleibt, ist der Versuch, der ungleichen Verfasstheit der Gesellschaft eine Form der pädagogischen Korrektur und Kompensation entgegenzusetzen, denn ansonsten „verlängert sie die in der primären Sozialisation immer schon angelaufenen Selektions- und Allokationsprozesse, verstärkt sie ggf. noch, institutionalisiert sie und rechtfertigt sie scheinbar durch die Erteilung vermeintlich objektiver Zeugnisse und Berechtigungen" (ebd., S. 49).

Und umgekehrt kommt einerseits dem sozialen Lernen eine entscheidende positive Rolle zu, den Interaktionen zwischen Schüler:innen verschiedener Klassen und Schichten sowie den Erfahrungen mit der Unterschiedlichkeit und Gemeinsamkeit von individuellen Stärken und Schwächen im Kontext von schulischen Anforderungen (ebd., S. 74). Zweitens geht es auch um die Vermittlung von gemeinsamen Erkenntnissen und Einstellungen, um selbstbestimmt und solidarisch an Entscheidungen mitwirken zu können (ebd.). Beide Momente schränken den Individualanspruch an Förderung ein und verlangen, dass man die eigenen Fähigkeiten auch für diejenigen einsetzt, die eine besondere Unterstützung brauchen. Dahinter steht die (kantische) Idee, dass die Selbstverwirklichung der Einzelnen wechselseitig aufeinander angewiesen ist (ebd., S. 75). Um eine soziale, demokratische Einstellung zu entwickeln, soll eine „*relativ lange Konstanz und Intensität des Miteinander-Umgehens*" (ebd., S. 77) zwischen den Schüler:innen und zwischen diesen und den Lehrkräften praktiziert werden. Damit versteht sich eine demokratische Schule als permanenter Aushandlungsraum unterschiedlicher Interessen, die für sich unter jeweils spezifischen Bedingungen möglichst faire Kompromisse für alle Beteiligten finden muss.

Leider sieht die Realität an Schulen immer noch anders aus: Hier lässt sich insgesamt eine Fülle von Strategien einer „verordneten", einer „simulierten", einer „disziplinierenden", einer „instrumentalisierten" und einer „kontrollförmigen" Partizipation finden (vgl. Helsper et al. 2001; Budde, 2010), die daran zweifeln lassen, ob man es hierbei überhaupt noch mit Partizipation oder eher wohl mit ihrer Ideologie zu tun hat. Noch schärfer gefasst: „Partizipation kann leider auch als Unterwerfungsgeste und als Akt der Unterdrückung [...] verstanden werden" (Muñoz, 2012, S. 68). In diesem Sinne erstaunt es nicht, dass sich fast 60 Prozent der Schülerinnen und Schüler für ihre Schule nicht verantwortlich fühlen und dass sie die Schule nach Unterrichtsschluss nicht mehr sehen wollen.

Damit sich hier etwas ändert, erscheinen Partizipationsmöglichkeiten von Schüler:innen im Unterricht und in der Schule bedeutsam. Birger (Hartnuß und Stephan Maykus, 2008, S. 85 ff.) listen für diesen Sachverhalte folgende 13 Bedingungen erfolgreicher Partizipation auf: Freiwilligkeit, Ernsthaftigkeit, Wirksamkeit, Nachhaltigkeit, Lebensweltorientierung, Altersorientierung, Differenzierungen (Geschlecht, Kultur etc.), Qualifizierung, pädagogische Begleitung, Sicherstellung finanzieller Ressourcen, Querschnittsaufgabe, Schaffung einer politischen Lobby, (Weiter-)Entwicklung einer Kultur der Beteiligung. Diese lassen sich auch als Qualitätskriterien von unterrichtlicher Partizipation verstehen. Das bedeutet, dass es den professionellen Pädagoginnen und Pädagogen in der didaktischen Interaktion gelingen muss, den fachlichen Unterricht mit den Bedürfnissen der Schülerinnen und Schüler nach Selbst- und Mitbestimmung (soweit als möglich) mit Blick auf diese Kriterien zu vermitteln. Kurzum, pädagogische Partizipation macht erst dann Sinn, wenn sie nicht nur auf eine Partizipation zielt, sondern selbst partizipativ verstanden wird.

Didaktik als kritisch-konstruktive Vermittlung

„Didaktik" wird von Klafki als übergreifender Begriff verstanden, der sowohl die Theorie- und Konzeptentwicklung als auch die Forschung hinsichtlich von Formen intentionaler, systematischer Lehre in Verbindung mit dem sich vollziehenden Lernen bedenkt (Klafki, 1991, S. 91). „Kritisch" und „konstruktiv" ist diese Didaktik aus zwei Gründen: Einerseits deswegen, weil sie die (unzureichende) Realität der (schulischen) Vermittlung immer wieder an den Normen der Selbstbestimmung und Solidarität überprüft und weil sie andererseits Möglichkeiten von Lehr-Lern-Prozessen ermittelt und erprobt, die diesen Normen gerecht werden (ebd., S. 89 f.). Insofern ist auch Klafkis Didaktik geprägt von der zentrierenden Idee der Bildung (Klafki, 1963, S. 91 f.). Diese bestimmt, vor dem Hintergrund gruppenspezifischer und institutioneller Bedingungen, die Entscheidungen über das Thema, die Medien, die Methoden und die Sozialformen des Unterrichts (Klafki, 1991, S. 116–129). „Lernen im Sinne kritisch-konstruktiver Didaktik muß in seinem Kern *entdeckendes* bzw. *nachentdeckendes und sinnhaftes, verstehendes Lernen anhand exemplarischer Themen* sein" (ebd., S. 129; vgl. S. 141–161), das an den Entwicklungsstand der Lernenden anschließt, strukturelle Gesetzmäßigkeiten vermittelt, überwiegend in einem sozialen, kooperativen Rahmen erfolgt und den Lernenden durchaus je unterschiedliche Ziel-Inhalts-Perspektiven eröffnet (ebd., S. 131). Dazu dienen auch Maßnahmen der „inneren Differenzierung", mithin didaktische Maßnahmen (bezüglich der Methoden und Medien oder der Lernziele und -inhalte), die im Rahmen einer gemeinsam unterrichteten Klasse vorgenommen werden, um alle Schüler:innen optimal zu fördern, unterschiedliche Persönlichkeitsdimensionen zu entwickeln, die Selbstständigkeit und die Kooperationsfähigkeit zu fördern und am Abbau von Chancengleichheit zu arbeiten (ebd., S. 175–182).

Klafkis didaktische Konzeption zielt nicht auf die Planung einzelner Unterrichtsstunden, sondern auf größere Zusammenhänge wie die Analyse von Bildungsplänen oder den Unterricht eines ganzen Jahres (ebd., S. 266–284, 305–322). Eine wichtige Unterscheidung ist die zwischen Bildungsinhalten und Bildungsgehalten: Denn für die Bildung sind weniger die speziellen Sachverhalte an sich relevant, sondern die mit ihnen verknüpften generalisierbaren Allgemeinheiten, das meint: Strukturen, Gesetze, Prinzipien, Motive, Methoden, Frageperspektiven, Kategorien und Grenzen (Klafki, 1963, S. 122). In den *Neuen Studien* fokussiert Klafki seine bildungstheoretischen Gedanken auf die zentralen Schlüsselprobleme, an denen die Lernenden exemplarisch die Bildungsinhalte und Bildungsgehalte aufnehmen sollen.

In der nicht abgeschlossenen Liste von Schlüsselproblemen benennt er 1. die Friedensfrage (mit den Fragen nach den Ursachen von Friedensgefährdung und von Kriegen und den moralischen Rechtfertigungen für Kriege); 2. die Umweltfrage (mit den Aspekten der Technisierung, der Ungleichheit, des Fortschritts und Konsums, die zur Umweltzerstörung führen; der Ressourcen- und Umweltverträglichkeit und einer demokratischen Kontrolle); 3. die Ungleichheit (zwischen Klassen und Schichten, Männern und Frauen, behinderten und nicht behinderten Menschen etc.); 4. die technischen Steuerungs-, Informations- und Kommunikationssysteme (d. h. das, was man heute Medienbildung oder auch Digitale Bildung nennt) und 5. die soziale Beziehung von Ich und Du (mit Fragen nach Liebe, Sexualität und Geschlechtlichkeit in Beziehung auf den individuellen Glücksanspruch, die soziale Verantwortung und die Anerkennung des Anderen).

Die Forderung lautet, dass alle Menschen – Kinder, Jugendliche, Erwachsene – in „einige" (Klafki, 1991, S. 62) dieser Schlüsselprobleme so eingedrungen sind, dass sie die damit verbundenen Problematiken erkennen, ein angemessenes Bewusstsein und Urteilsvermögen dazu entwickeln und sich wiederum verantwortlich dazu verhalten. Dazu werden die Leitlinien der Bildungsorientierung in Selbstbestimmungs- und Solidaritätsfähigkeit hinsichtlich der Schlüsselprobleme noch einmal durch Einstellungen und Fähigkeiten konkretisiert, die jeweils eine inhalts- und eine kommunikationsbezogene Seite haben (ebd., S. 63 f.): die Bereitschaft und Fähigkeit 1. zur Kritik (auch zur Selbstkritik) als Überprüfung von Positionen, 2. zur Argumentation als gemeinsamem kritisch prüfendem Diskurs, 3. zur Empathie als Sich-hinein-Versetzen in eine andere Position und 4. zum vernetzenden Denken als Reflexion von Wechselwirkungszusammenhängen.

Kritische Einschätzung

Für eine Kritische Lebenskunst erscheint zunächst der vielfach von Klafki angesprochene methodische Dreischritt von Hermeneutik mit systematisch-historischem Verstehen, empirischer Forschung (quantitativ, qualitativ, handlungsbezogen) und einem gesellschaftskritischen und ideologiekritischem Ansatz als hilfreich (v.a. 1976, S. 57–137; 1991, S. 98–114; 2002, S. 23–37). Man wird ein anspruchsvolles Programm einer zeitgenössischen Kritischen Lebenskunst nicht ausbuchstabieren kennen, ohne diesen Methodenverbund interdisziplinärer Forschung im Blick zu behalten – wobei über Klafki hinaus ergänzende Perspektiven mit aufgenommen werden können, etwa die Dekonstruktion, die Phänomenologie oder die Machtkritik.

Wichtig erscheint zweitens die Fokussierung auf einen Bildungsbegriff, der diesen hermeneutischen, empirischen und kritischen Zugängen gerecht wird und insofern empirisch rekonstruiert, normativ ausbuchstabiert und kritisch gegen Sachverhalte gewendet werden kann. Der Kern des Bildungsdenkens, das um Selbst- und Mitbestimmung zentriert ist, scheint mir dabei in der sozialen und politischen Dimension zu liegen. Pädagogische Lebenskunst zielt hierbei nicht auf ein solipsistisches und narzisstisches Programm, sondern auf den Versuch, durch Partizipation aller gemeinsame demokratische Verhältnisse und Institutionen zu schaffen, die jedem einzelnen die Möglichkeiten eines guten Lebens, d. h. eines Lebens bieten, in dem sich möglichst viele seiner Fähigkeiten und Interessen – gerade auch seiner körperlichen, emotionalen oder ästhetischen – verwirklichen lassen. Ob sich dieser

Bildungsbegriff gegen den derzeitigen Trend einer quantifizierenden, ökonomisierenden und technischen Optimierung von Bildung durchsetzen kann, ist derzeit noch nicht abzusehen (vgl. Koller, 2023).

Drittens: Hierbei wird von Klafki keine spezifische Form der Demokratie adressiert; deutlich wird jedoch, dass Demokratien spannungsgeladene und konfliktuöse Aufgaben und Probleme mit sich bringen, die von den Beteiligten in mühevoller diskursiver Auseinandersetzung „klein gearbeitet werden“ müssen. Demokratie bedeutet Auseinandersetzung und Streit um die richtigen Fragen und Lösungen, und das bedeutet pädagogisch auch die Vermittlung von Einstellungen wie (Selbst-)Kritikfähigkeit, Ambivalenz- und Ambiguitätstoleranz, vernetztes oder utopisches Denken. Wichtig erscheint hierbei die Neugier am Anderen und der immer begrenzte Versuch, die Perspektiven von Anderen einzunehmen, mithin eine Offenheit, die davon ausgeht, dass auch der Andere Recht haben könnte.

Und schließlich wird viertens durch Klafkis pädagogischen Ansatz auch deutlich, dass modernes Bildungsdenken und die Konzeption einer humanen und demokratischen Schule sowie einer kritisch-konstruktiven Didaktik ohne den Bezug zum ‚Globalen‘ nicht auskommen. Die Probleme und Krisen der gegenwärtigen Zeit machen vermutlich noch mehr als zu Klafkis Zeiten deutlich, dass die drängenden Fragen von Krieg und Frieden, Ökonomie und Umwelt, Technik und Medien sowie Ungleichheit und Abhängigkeit nur mit allen Kulturen und Menschen gemeinsam bewältigt und gestaltet werden können. Das stellt gerade die Schulen und die Lehrkräfte noch einmal vor besondere Herausforderungen.

Literatur

Bourdieu, P. (2011). *Wie die Kultur zum Bauern kommt. Über Bildung, Schule und Politik.* Hamburg: VSA.

Bourdieu, P., & Passeron, J.-C. (1971). *Die Illusion der Chancengleichheit.* Stuttgart: Klett.

Budde, J. (2010). Inszenierte Mitbestimmung? – Soziale und demokratische Kompetenzen im schulischen Alltag. *Zeitschrift für Pädagogik, 56*(3), 384–401.

Burghardt, D., & Zirfas, J. (Hrsg.). (2025). Paragrana. Internationale Zeitschrift für Historische Anthropologie. *34.1: Kritik der Ungleichheit.* Berlin: De Gruyter.

Fend, H. (1980). *Theorie der Schule.* München/Wien/Baltimore: Urban & Schwarzenberg.

Hartnuß, B., & Maykus, S. (2008). Wann kann Partizipation gelingen? In A. Backhaus, S. Knorre, H. Brüggelmann, & E. Schiemann (Hrsg.), *Demokratische Grundschule. Mitbestimmung von Kindern über ihr Leben und Lernen* (S. 58–87). Siegen: Universität Siegen.

Helsper, W. (2001). Schülerpartizipation und Schulkultur – Bestimmungen im Horizont schulischer Anerkennungsverhältnisse. In J. Böhme & R.-T. Kramer (Hrsg.), *Partizipation in der Schule. Theoretische Perspektiven und empirische Analysen* (S. 37–48). Opladen: Leske + Budrich.

Klafki, W. (1963). *Studien zur Bildungstheorie und Didaktik.* Weinheim: Beltz.

Klafki, W. (1976). *Aspekte kritisch-konstruktiver Erziehungswissenschaft. Gesammelte Beiträge zur Theorie-Praxis-Diskussion.* Weinheim/Basel: Beltz.

Klafki, W. (1989). Perspektiven einer humanen und demokratischen Schule. In U. Schwänke (Hrsg.), *Innere und äußere Schulreform. Festschrift für Carl-Ludwig Furck* (S. 47–72). Hamburg: Feldhaus-Verlag.

Klafki, W. (1991). *Neue Studien zur Bildungstheorie und Didaktik.* In *Zeitgemäße Allgemeinbildung und kritisch-konstruktive Didaktik* (2. Aufl.). Weinheim/Basel: Beltz.

Klafki, W. (2002). In V. B. Koch-Priewe, H. Stübig, & W. Hendricks (Hrsg.), *Schultheorie, Schulforschung und Schulentwicklung im politisch gesellschaftlichen Kontext. Ausgewählte Studien.* Weinheim/Basel: Beltz.

Koller, H.-C. (2023). Bildung. In M. Dederich & J. Zirfas (Hrsg.), *Optimierung. Ein interdisziplinäres Handbuch* (S. 155–160). Berlin: Metzler.

Leschinsky, A., & Roeder, P. M. (1983). *Schule im historischen Prozeß* (2. Aufl.). Frankfurt am Main/Berlin/Wien: Ullstein.

Muñoz, V. (2012). *Das Meer im Nebel. Bildung auf dem Weg zu den Menschenrechten.* Opladen/Berlin/Toronto: Barbara Budrich.

Schäfer, A. (2023). Leistung. In M. Dederich & J. Zirfas (Hrsg.), *Optimierung. Ein interdisziplinäres Handbuch* (S. 87–92). Berlin: Metzler.

Verheyen, N. (2018). *Die Erfindung der Leistung.* Berlin: Hanser.

Wikipedia. (2024). https://de.wikipedia.org/wiki/Wolfgang_Klafki. Zugegriffen am 15.09.2024.

Zirfas, J. (2008). Leben lernen. Anthropologische Anmerkungen zu einem pädagogischen Thema. In C. Wulf & J. Zirfas (Hrsg.), *Paragrana. Internationale Zeitschrift für Historische Anthropologie Band 17. Heft 2: Leben* (S. 78–91). Berlin: Akademie.

Zirfas, J. (2011). Bildung. In J. Kade, W. Helsper, C. Lüders, C. B. Egloff, F. O. Radtke, & F. W. Thole (Hrsg.), *Pädagogisches Wissen. Erziehungswissenschaft in Grundbegriffen* (S. 13–19). Stuttgart: Kohlhammer.

Zirfas, J. (2024). Die Natur(en) des Menschen. In O. Bilgi, C. Huf, M. Kluge, U. Stenger, C. Stieve, & U. Wehner (Hrsg.), *Zur Verwobenheit von Natur und Kultur. Theoriebildung und Forschungsperspektiven in der Pädagogik der frühen Kindheit* (S. 20–35). Weinheim/Basel: Beltz Juventa.

Zirfas, J. (2025). Herausforderungen der Lebenskunst. In P. Bubmann & T. Roser (Hrsg.), *(Un-) Endlich leben. Theologie im Dialog mit Philosophie, Pädagogik und Therapeutik* (S. 25–33). Berlin: Metzler.

11 Herbert Marcuse. *Der eindimensionale Mensch. Studien zur Ideologie der fortgeschrittenen Industriegesellschaft* (1964)

Moritz Krebs

Zur Aktualität Herbert Marcuses

Die Publikationen der älteren Kritischen Theorie, in denen ihre bekanntesten theoretischen Positionen entwickelt wurden, haben – nach jahrzehntelangen, oft sehr kontrovers geführten Auseinandersetzungen – in vielen Fällen disziplinenübergreifend den Status von Klassikern zugeschrieben bekommen. Dies kann entweder milde waltendes, insbesondere antiquarisch motiviertes Interesse mit sich bringen oder auch zu Versuchen führen, die Relevanz und Aussagekraft für zeitgenössische Fragestellungen aufzuzeigen. Im Falle der Schriften von Herbert Marcuse (1898–1979) war seit den frühen 1980er-Jahren die Tendenz zu beobachten, dass außer von kleiner werdenden Zirkeln affiner Expert:innen seine Theorie als verfehlt oder *grosso modo* veraltet angesehen worden ist und dies weitgehend unabhängig davon, ob es nun um seine Beiträge zur Hegelrezeption, zum Autoritarismus, zur Psychoanalyse oder zur Analyse moderner Industriegesellschaften ging.

Jürgen Habermas hat den zwischenzeitlichen Stillstand in der Rezeption als Zeichen eines „überprägnanten Einflusses" beschrieben, durch den das Profil des wissenschaftlichen Autors häufig hinter die Rolle des politisch aktiven Inspirators zurücktrat (Habermas 1998, S. 232 f.), sodass mit der Entwertung seines politischen Engagements auch eine Entwertung seiner philosophischen Lehre einherging (ebd., S. 233). Das gilt für das hier behandelte, im Original auf Englisch 1964 publizierte und bekannteste Buch *Onedimensional Man*, aber auch die im Vergleich von Habermas als bedeutender angesehenen Bücher *Reason and Revolution* von 1941 und *Eros and Civilization* von 1955 (ebd., S. 234).

M. Krebs (✉)
Department für Erziehung- und Sozialwissenschaften, Universität zu Köln | Triforum |, Köln, Deutschland
E-Mail: mkrebs3@uni-koeln.de

G. Gödde, J. Zirfas (Hrsg.), *Schlüsselwerke der Kritischen Lebenskunst II*, Schriften zur Kritischen Lebenskunst,
https://doi.org/10.1007/978-3-662-72440-8_11

Die Voreingenommenheit gegenüber der politischen Rolle des Autors muss aber überprüft werden, zumal viele der von Marcuse beschriebenen Tendenzen sich empirisch bestätigt haben. So tritt die Einheit von Produktivität und Destruktivität im globalisierten Kapitalismus jüngeren Datums noch deutlicher zutage; Produktivkräfte entfesseln die Produktionsverhältnisse und das von Marcuse kritisierte produktivistische Modell gesellschaftlicher Emanzipation ist noch fraglicher geworden (ebd., S. 235 f.). Habermas attestiert Marcuse auch eine realistische Einschätzung von Protestpotentialen in den USA der 1960er-Jahre, wo eine integrierte Mehrheit marginalisierten Minderheiten ohne Drohpotential gegenüberstand. Marcuse stellte daher verelendungstheoretische Positionen infrage und setzte Hoffnung auf die „moralische Sensibilität" (ebd., S. 236) marginalisierter Gruppen. Kritik von Habermas an Marcuse richtet sich auf die Frage nach der Gewaltanwendung, deren Behandlung bei Marcuse – insbesondere in politischen Interventionen – Habermas auf ein mit Hannah Arendt vergleichbares „vernunftautoritäres und geistelitäres Verständnis von Philosophie und Aufklärung" (ebd., S. 238) zurückführt.

Marcuses Analyse hat dennoch einen auch heute noch relevanten Wahrheitsgehalt, der insbesondere in der Diagnose der Verbindung zwischen der Produktivität wirtschaftlichen Wachstums und der Destruktivität der gesellschaftlichen Folgen liegt. Durch das „Bild einer totalitär geschlossenen Gesellschaft" (ebd.) wollte Marcuse für nicht mehr wahrgenommene Phänomene sensibilisieren, die heute noch viel präsenter vor Augen liegen (ebd., S. 239). So haben Standortkonkurrenz und politischer Deregulierungswettlauf zu „obszönen Gewinnen und dramatischen Einkommensdisparitäten, zur Verwahrlosung kultureller Infrastrukturen, zu steigender Arbeitslosigkeit und zur Marginalisierung einer wachsenden Armutsbevölkerung" (ebd.) geführt. Zudem wird durch den Neoliberalismus und die damit verbundene pessimistische Anthropologie die Gewöhnung an einen „neuen Weltzustand" befördert, „in dem soziale Ungleichheit und Exklusion wieder als Naturtatsachen gelten" (ebd.).

Im Sinne dieser implizierten Aktualität soll im Folgenden Marcuses bekanntestes Werk *Der eindimensionale Mensch* im Mittelpunkt stehen, das sich insbesondere am Beispiel der USA mit der kritischen Analyse fortgeschrittener Industriegesellschaften befasst und insofern für die Perspektive einer Kritischen Lebenskunst einschlägig ist, als Marcuse selbst an mehreren Stellen in diesem Text auf die Bedeutung einer sowohl kollektiv als auch individuell gedachten „Kunst des Lebens" für den emanzipatorischen Zielhorizont eines „befriedeten Daseins" (Marcuse 2014, S. 245–247) hinweist. Welchen Stellenwert dieser Gedanke hat, soll im Gesamtkontext des Buches gezeigt werden. Dazu wird zunächst der Begriff der Eindimensionalität geklärt, um anschließend Grundidee und Hauptthesen darzulegen. Auf dieser Basis werden, der Struktur des Textes folgend, wesentliche Positionen und Argumente sowie einige Aspekte der Rezeption skizziert um deutlich zu machen, welche Bedeutung eine neue theoretische und praktische Vernunft, mithin eine neue Anthropologie, für Marcuse in der Beförderung der Lebenskunst hat.

Zum Begriff der Eindimensionalität

Der Begriff der Eindimensionalität geht auf frühere Arbeiten Marcuses zurück und kann verstanden werden als ein „Verlust der Dimension des Negativen" (Freytag, 2008, S. 39; vgl. ebd., S. 39–46), der eine „Paralyse der Kritik" erzeugt, wie Marcuse ausführt (Marcuse, 2014, S. 11–20). Während auf der Höhe der Diskussion um das Buch in den späten 1960er-Jahren orthodox-marxistische Rezipierende wie der Philosoph Hans-Heinz Holz den Begriff als „feuilletonistisch" (Holz, 1968, S. 10) kritisierten – Holz sprach von einer „Metapher, die nicht trifft" und einem „falsche[n] Bild" (ebd.) und schlug gleich für Erscheinungsformen der Gesellschaft, die auf „einer Verstehensebene" angeordnet seien, alternativ den Begriff „einspurige Gesellschaft" vor (ebd., S. 12) – meint Eindimensionalität bei Marcuse zunächst die Einebnung der Differenz zwischen individuellen und gesellschaftlichen Bedürfnissen (Stederoth, 2006, S. 149; vgl. Marcuse, 2014, S. 17 f.). Marcuse nimmt eine psychoanalytische Fundierung dieser Einebnung vor. Er kann zeigen, „in welcher Weise die Bedürfnisstruktur des Individuums selbst von gesellschaftlichen Strukturen abhängt und mit diesen in eine Historizität gestellt ist, die Triebe und Wünsche der Menschen mithin eine Plastizität aufweisen, die sie einerseits zur mechanischen Eingliederung in die große Apparatur befähigt, in der andererseits aber auch die Potenz liegt, sie grundsätzlich in einen nicht-repressiven Zustand zu überführen" (Stederoth, 2006, S. 150). Die Rolle des Vaters bei der Ablösung des Lustprinzips durch das Realitätsprinzip wird dabei immer mehr durch den Einfluss abstrakter Herrschaft ersetzt. Dadurch wird die Triebunterdrückung nicht mehr auf eine konkrete Person bezogen (ebd.). Nun bilden die Strukturbedingungen der Massenkultur bereits die Umwelt der frühen Kindheit. Daraus resultiert dann eine „von früh an konformierte Bedürfnisstruktur", die später eine passgenaue Entsublimierung ermöglicht (ebd., S. 151).

Kerngedanke bei Marcuse ist der fortwährende „Versuch, die geschichtliche Praxis als Befreiung in ihren innersten Antrieben zu denken" (Braun, 1989, S. 205). Dies korrespondiert mit Marcuses Verständnis von Philosophie als „Sorge um das Glück des Menschen" (ebd.). Aufgabe einer „eingreifenden" Philosophie, wie Marcuse sie versteht, ist die „Reflexion auf die geschichtlich gegebene praktische Möglichkeit" (ebd., S. 209). Dem liegt die anthropologische Annahme vom Menschen als einem transzendierenden Wesen zugrunde, das „zwei Dimensionen hat" (ebd., S. 211): Wirkliches Transzendieren ist dann historisch-praktisch und nicht ontologisch-phantastisch. Auch Kultur als Glücksversprechen hat zwei Dimensionen – sie ist Ausdruck der je zugrundeliegenden materiellen Verhältnisse und „immanente Gestaltung der Transzendenz" (ebd.) –, während in der affirmativen Kultur das Glücksversprechen scheinhaft bleibt (ebd.). Der kritische Gehalt eines Kulturprodukts wird durch seine affirmative Funktion in der Gesellschaft bedingt (Bundschuh, 1998, S. 211). Wenn die geistige Kultur durch die materielle Kultur übernommen wird – für Marcuse ein Kennzeichen der eindimensionalen Gesellschaft –, wird die Spannung zwischen geistiger und materieller Kultur, also Kultur und Zivilisation, reduziert (ebd., S. 212). Auch der notwendige Raum, um Autonomie und Opposition entwickeln zu können, geht durch die Nivellierung der Kultur verloren (ebd., S. 213). Phantasie und Einbildungskraft unterliegen dem Realitätsprinzip zwar weniger und ursprünglich bestand eine Trennung zwischen der Phantasie und materiellen Bedürfnissen. Unter den Bedingungen des technologischen Fortschritts geht diese Trennung jedoch verloren und die Bilder werden durch die „Logik und Wahrheit" (Marcuse, 2014, S. 260) der Technologie präformiert und schmälern dadurch die freie Entwicklungsfähigkeit (Bundschuh, 1998, S. 215). Insgesamt geht es Marcuse um die Sorge um das menschliche Glück und in diesem Sinne um die Orientierung an einer Veränderung der materiellen Daseinsverhältnisse (Braun 1989, S. 212): „Man deutet Marcuses Intention am angemessensten, wenn man seine Theorie als Kritik versteht, die sich gegen die kapitalistische Welt der Tatsachen wendet, um das triebdynamische Streben nach Glück der Entfremdung als die eigentliche historische Möglichkeit entgegenhalten zu können. Marcuses Theorie ist Kritik im genauen Sinn, ein Scheiden (krinein, Krisis) des Möglichen vom Gegebenen" (ebd., S. 216).

Grundidee und Hauptthesen

Vor dem Hintergrund zweier Haupttendenzen in der fortgeschrittenen Industriegesellschaft, dass nämlich einerseits eine qualitative Änderung unterbunden werden kann und dass andererseits Kräfte und Tendenzen vorhanden sind, diese Unterbindung aus den Bedürfnissen heraus zu durchbrechen, formuliert Marcuse in *Der eindimensionale Mensch* eine Alternative der Emanzipation (Bundschuh, 1998, S. 193). Maßstab der Beurteilung des Gegenwärtigen ist dabei nicht die „Folie der befreiten Gesellschaft", denn das würde dem Prinzip immanenter Kritik widersprechen (ebd.). Wenn jedoch immanente Kritik an Grenzen stößt, ist ein normativer Maßstab nötig, der gewonnen werden kann aus der „Konfrontation der Wirklichkeit mit den Idealen einer Gesellschaft" (ebd., S. 194). Dies setzt eine Differenz zwischen beiden voraus, die in der eindimensionalen Gesellschaft ideologisch eingeebnet ist. Dadurch wird zwar einerseits die Entfaltung der Bedürfnisse stillgestellt, die Kritik der Gesellschaft ist jedoch durch Außenseiter möglich (ebd.).

Marcuse unterscheidet drei Komponenten der Eindimensionalität (Braun 1989, S. 213): *Erstens* die Stimulierung falscher Bedürfnisse in ökonomischer, politischer und psychologischer Hinsicht durch Formen technologischer Kontrolle, also die Konstitution des gesellschaftlichen Ganzen durch das Triebgeschehen der repressiven Entsublimierung, *zweitens* die Erscheinungsformen eindimensionalen Denkens und *drittens* die geschichtliche Möglichkeit der „Katastrophe der Befreiung" (Marcuse, 2014, S. 236 ff.). Dabei ist das Buch nicht grundlegend ökonomiekritisch angelegt, sondern methodisches Fundament einer Theorie der Bedürfnisse (Braun 1989, S. 213), wobei Marcuse in der eindimensionalen Gesellschaft und im positiven Denken eindimensionaler Philosophie die geschichtliche Äußerung falscher Bedürfnisse sieht und im „Streben nach sinnlichem Glück in gesellschaftlicher Freiheit" das Aufscheinen wahrer Bedürfnisse (ebd., S. 214).

Er betont die Grenzen der analytischen Kraft des traditionellen Marxismus und kehrt von der politischen Ökonomie zur Philosophie zurück, die aus seiner Sicht aber geschichtlich Stellung beziehen muss (Schmidt, 1992, S. 39). Die Welt analysiert Marcuse als System von Herrschaft und Kontrolle. Demgegenüber entwickelt er eine Anthropologie aufbegehrender Lebenstriebe, die der Stabilisierung des Systems und der Legitimation der Herrschaftsbeziehungen durch Fortschritt in der wissenschaftlich-technischen Entwicklung entgegensteht (ebd., S. 40). Marcuse beschreibt Technik als geschichtlichen Entwurf (ebd., S. 41). Dieses Konzept tritt hier gegenüber der Marxschen Idee der Dialektik von Produktivkräften und Produktionsverhältnissen als geschichtlicher Antrieb in den Vordergrund mit dem Ziel, „geschichtliche Grenzen von Strukturen aufzuzeigen, die den Anschein erwecken, als seien sie jeglichem Wandel entrückt" (ebd.). Zugleich zielt Marcuse auf die Möglichkeit eines alternativen gesellschaftlichen Entwurfs, durch den ein „befriedetes Dasein" erschließbar werden soll. Es geht ihm also um ein Festhalten an „unverwirklichten Möglichkeiten der Menschheit" (ebd., S. 42).

Ideologiekritik – die „Verflüssigung des festen Sachverhalts" (Marcuse, 2014, S. 199) – wird für Marcuse zur ersten Aufgabe der Philosophie (Bundschuh, 1998, S. 195). Um das kollektive Bewusstsein der fortgeschrittenen Industriegesellschaft analysieren zu können (ebd., S. 193), muss die im Bewusstsein „erscheinende Gegenständlichkeit" (ebd., S. 196) als im historischen Prozess entstanden erklärt werden. Zentral ist die „Irrationalität der Rationalität" in der modernen Industriegesellschaft, deren „Struktur keine rationalen Zwecke mehr verfolgt" (ebd.).

Vor diesem Hintergrund haben Protest und Transzendenz ihre Negativität zum Status quo verloren (Marcuse, 2014, S. 33 f.). Weil die einzelne Rationalität im Sinne des irrationalen Ganzen wirkt, die gewählten technischen Mittel das Ganze bestimmen und das technologische Apriori damit zum politischen Apriori wird, geraten historische Alternativen ins Hintertreffen (Claussen, 1981, S. 152 f.). Detlev Claussen zufolge analysiert Marcuse in *Der eindimensionale Mensch* „eine Gesellschaft, die nicht nur ihre Alternative zerstört, sondern auch das Bedürfnis danach" (ebd., S. 153). Denn die Destruktion liegt im Verhältnis von Rationalität und Irrationalität begründet und muss vom eindimensionalen Menschen verdrängt werden (vgl. Marcuse, 2014, S. 103). Die eindimensionale Welt beschreibt Marcuse als abgeriegelte Welt der reduzierten Erfahrung von täglicher Mühe und Bequemlichkeit (Claussen, 1981, S. 154). Während Faschismus als „Eindimensionalisierung der Welt mit technischen *und* terroristischen Mitteln" verstanden werden kann, ist der Verzicht auf terroristische Mittel nach innen effektiver (ebd., S. 157). Die „Effizienz der bestehenden technologischen Organisation" sorgt für die „Aufsaugung jeder Alternative", z. B. in Form der Integration der Arbeiterschaft (ebd.). Arbeiter:innen werden „Anhängsel des technischen Apparats" und „Objekt[e] des technischen Prozesses" (ebd., S. 158) und die Erfahrung des Klassengegensatzes tritt in den Hintergrund (ebd., S. 159): „Herrschaft wird in Verwaltung überführt. Die kapitalistischen Herren und Eigentümer verlieren ihre Identität als verantwortliche Kräfte; sie nehmen die Funktion von Bürokraten in einer körperschaftlichen Maschine an" (Marcuse, 2014, S. 52). Eindimensionalität bedeutet, dass die Introjektion dieser Herrschaftsform mechanische Reaktionen befördert (Claussen, 1981, S. 159). Menschen werden unter den Bedingungen technologischer Organisation zu Objekten (ebd., S. 161) eines Zwecke setzenden Apparats (Marcuse, 2014, S. 170 f.) und die

„allseitige Leistungsfähigkeit und Produktivität des Apparats, unter den sie subsumiert werden, verschleiern die den Apparat organisierenden partikularen Interessen“ (ebd., S. 183). Für Marcuse muss die Richtung des Fortschritts geändert werden und andere als repressive Bedürfnisse müssen entwickelt werden, auch weil die technologische Rationalität ein falsches Bild der Natur und ihrer „unendlichen Ausbeutbarkeit“ (Claussen, 1981, S. 166) erzeugt. Dazu ist es erforderlich, kritisches Bewusstsein und existentielles Leiden in Bezug zueinander zu setzen (ebd., S. 166 f.).

Als Hauptthesen in *Der eindimensionale Mensch* lassen sich festhalten: dass

1. technologische Rationalität als Herrschaftsinstrument dient: Kultur, Politik und Wirtschaft verdichten sich zu einem umfassenden System, in dem menschliches Leben auf Effizienz und Produktivität reduziert wird, sodass Alternativen immer randständiger werden;
2. Bedürfnisse manipuliert werden können: durch Werbung und Medien erzeugte falsche Bedürfnisse halten Menschen in einem Zustand der Zufriedenheit und tragen zur Aufrechterhaltung des gesellschaftlichen Status quo bei;
3. kritisches Bewusstsein durch die gesellschaftlichen Verhältnisse beschränkt wird: gesellschaftliche Institutionen tragen durch die Vermittlung von einheitlichen normativen Orientierungen zu Konformität und Kontrollierbarkeit, auch zur Unterdrückung von Opposition und Individualität, bei;
4. repressive Toleranz geübt wird: repressive Toleranz bedeutet, dass Freiheiten in vielerlei Hinsicht begrenzt sind und nur zugelassen werden, wenn sie keine Bedrohung für bestehende Machtstrukturen darstellen;
5. eine Notwendigkeit zur Befreiung besteht: die Thematisierung abweichender oder auch diskreditierter Meinungen und Sachverhalte sowie strukturell unterbelichteter sozialer und politischer Fragen ist zentral.

Von höchster Bedeutung ist in diesem Text also, wie ein grundlegender Wandel in der Welt möglich sein könnte (Árneson, 1971, S. 207), wenn einerseits Tendenzen zur Sprengung der Verhältnisse vorhanden sind und andererseits die fortgeschrittene Industriegesellschaft qualitative Änderungen unterbindet (Marcuse, 2014, S. 17). Während das unmittelbare Elend zurückging, auch für untere Schichten wachsende Konsumption zu verzeichnen war und durch den technischen Fortschritt die unmittelbaren Produzenten nicht mehr im gleichen Maße bloßes Rohmaterial im Produktionsprozess waren, blieb doch die Irrationalität des gesellschaftlichen Ganzen (Árneson, 1971, S. 207 f.):

> Die Irrationalität zeigt sich in der fortwährenden Unterordnung aller Lebensäußerungen der Individuen unter ein ihnen entfremdetes und undurchsichtiges Ganzes, in der unauflöslichen Verbindung von Produktivität und Destruktivität, in der Tatsache, daß Wohlstand und Fortschritt in einem kleinen Teil der Welt mit Elend und Stagnation in ihrem größeren Teil verkoppelt sind. Eher als durch eine Globalrationalisierung wird also die heutige Gesellschaft durch eine neue Verbindungsweise von Rationalität und Irrationalität charakterisiert (ebd., S. 208 f.).

Wenn die Erhaltung und Perfektionierung der technologischen Basis stärkere Auswirkungen auf das „Handeln aller gesellschaftlichen Gruppen" hat als spezielle Interessen (ebd., S. 210), dann bestimmt das gesellschaftliche Sein weniger das Bewusstsein. Das Bewusstsein wird daher immer mehr grundlegend von Systemimperativen geprägt (ebd.): „Das Ergebnis ist nicht Anpassung, sondern *Mimesis*: eine unmittelbare Identifikation des Individuums mit *seiner* Gesellschaft und dadurch mit der Gesellschaft als einem Ganzen" (Marcuse, 2014, S. 30; Herv. i. Orig.). Und wenn – wie Marcuse betont – in Philosophie und Kunst die die bestehende Welt transzendierenden Momente verloren gehen und zugleich repressive Bedürfnisse der Erhaltung und Ausdehnung des Systems dienen, müssen abweichend zum klassischen Marxismus Bedürfnisse vom Maßstab der Kritik auch zum Gegenstand der Kritik werden (Árneson, 1971, S. 211). Grundlegende Veränderungen machen für Marcuse nämlich einen Bruch mit dem Alltäglichen erforderlich, eine neue Konzeption oder einen neuen Entwurf menschlicher Existenz (ebd., S. 212). Die materialistische Fundierung dieser Position liegt darin, dass Marcuse die Entwicklung des Wertverhältnisses von der Verselbstständigung des Arbeitsprozesses hin zu einer indirekten und negativen Form der Vergesellschaftung in der Warenproduktion beschreibt (ebd., S. 215): Die wissenschaftlich-technische Revolution tendiert dazu, älteren Erscheinungsformen des Wertverhältnisses die Legitimation zu entziehen, und ist zugleich die Verwirklichung seines Wesenskerns (ebd., S. 216). Während der früher für den Kapitalismus maßgebliche gesellschaftliche Kontext an Bedeutung verliert und vom technischen Apparat absorbiert wird (ebd., S. 223), ist für Marcuse der menschlichen Welt eine „quasitranszendentale Grundstruktur eigen", durch die sich Möglichkeiten der gesellschaftlichen Subjekte ergeben (ebd., S. 236).

Zum Aufbau des Buches

In der „Vorrede" (Marcuse, 2014, S. 11–20) spricht Marcuse von der Beobachtung einer Paralyse, also Lähmung der Kritik. Diese führt er zurück auf die Beschaffenheit der modernen Industriegesellschaft, die er als eindimensionale Welt beschreibt. Damit meint Marcuse die Einschränkung von Autonomie und kritischer Reflexion des Individuums. Fortschritt sowie die allgegenwärtige Technologie, die eigentlich befreiend von harter Arbeit und Zwang wirken könnte, dienen sozialer Kontrolle und der Festigung bestehender Machtstrukturen. Zentral ist für ihn dabei die Manipulation von Bedürfnissen. Und der Schein einer rationalen Gesellschaft zerstört das Fundament der Ideologiekritik, die ja auf rationale Auseinandersetzung mit den nicht verwirklichten Möglichkeiten setzt. Marcuse kritisiert, dass die Illusion von Freiheit und Zufriedenheit vorherrscht. Der Konsum suggeriert Glück, während die Menschen ihre Autonomie verlieren und sich an gesellschaftliche Anforderungen anpassen. Das Bedürfnis, die Lebensweise zu ändern, tritt dadurch in den Hintergrund.

Im ersten Abschnitt des Oberkapitels „Die eindimensionale Gesellschaft" mit dem Titel „Die neuen Formen der Kontrolle" (ebd., S. 21–38) führt er die Unterscheidung zwischen wahren und falschen Bedürfnissen ein. Während falsche

Bedürfnisse wie etwa Konsumgüter oder oberflächliche Vergnügungen gesellschaftlich erzeugt sind, Konformität befördern und damit zur Stabilisierung des Status quo beitragen, werden von ihm als wahr bezeichnete Bedürfnisse wie Freiheit, Kreativität und individuelle Entfaltung unterdrückt, da sie die bestehende Ordnung infrage stellen könnten. Er betont dabei aber die Historizität der Bedürfnisse: „‚Wahrheit' und ‚Falschheit' der Bedürfnisse bezeichnen in dem Maße objektive Bedingungen, wie die allgemeine Befriedigung von Lebensbedürfnissen und darüberhinaus [!] die fortschreitende Linderung von harter Arbeit und Armut allgemeingültige Maßstäbe sind" (ebd., 26). Als falsche, repressive Bedürfnisse sieht er etwa das Bedürfnis nach „Produktion und Konsumtion von unnützen Dingen; das Bedürfnis nach abstumpfender Arbeit, wo sie nicht mehr wirklich notwendig ist; das Bedürfnis nach Arten der Entspannung, die diese Abstumpfung mildern und verlängern; das Bedürfnis, solche trügerischen Freiheiten wie freien Wettbewerb bei verordneten Preisen zu erhalten, eine freie Presse, die sich selbst zensiert, freie Auswahl zwischen gleichwertigen Marken und nichtigem Zubehör bei grundsätzlichem Konsumzwang" (ebd., S. 27). Dabei haben Formen der Konsumtion in der Überflussgesellschaft einen doppelten Effekt, indem sie materielle Bedürfnisse befriedigen und Identifikation mit der herrschenden Ordnung herstellen, eine Konditionierung, die von Massenmedien intensiviert wird. Der Kapitalismus durchdringt mit Hilfe technischer Effizienz alle Lebensbereiche, die dadurch auch besser kontrollierbar werden.

So bildet sich eine eindimensionale Welt, in der eine subtile, aber umfassende Kontrolle möglich wird. Diese Kontrolle tritt hervor in scheinbaren Fortschritten, die jedoch Freiheit und Autonomie einschränken. Technologischer Fortschritt dient also in vielen Fällen der Herrschaft, Kontrolle und Manipulation. Durch die Unterordnung der Bedürfnisse unter gesellschaftliche Anforderungen werden kritische Reflexionsfähigkeit und Autonomieentwicklung gehemmt und zugleich illusionäre Zustände der Zufriedenheit befördert, die zur Legitimation und Stabilisierung bestehender Machtstrukturen beitragen. Es entsteht ein „Muster *eindimensionalen Denkens und Verhaltens*, worin Ideen, Bestrebungen und Ziele, die ihrem Inhalt nach das bestehende Universum von Sprache und Handeln transzendieren, entweder abgewehrt oder zu Begriffen dieses Universums herabgesetzt werden" (ebd., S. 32, Herv. i. Orig.).

Unter der Überschrift „Die Abriegelung des Politischen" (ebd., S. 39–75) untersucht Marcuse, wie die politische Sphäre durch das Kapitalverhältnis durchdrungen ist. Er befasst sich mit der Frage, wie durch die Verschmelzung von öffentlichen und privaten Interessen und verstärkt durch technische Rationalität und Automatisierung grundlegende Opposition geschwächt wird. Der Kapitalismus drängt zur technischen Rationalität und verkörpert sich im Produktionsapparat, der das öffentliche und private gesellschaftliche Dasein umfassend prägt. Tendenzen zur Automatisierung sieht Marcuse ambivalent. Automatisierung könnte prinzipiell die Arbeitslast verringern und Raum für echte Freiheitszugewinne schaffen, wird jedoch in der kapitalistischen Gesellschaft zur Verstärkung von Abhängigkeit genutzt. Gebremste Automatisierung zur Beibehaltung von Lohnarbeitsverhältnissen wiederum trägt ebenfalls zur systemischen Stabilisierung bei. Die politische Sphäre wird so

„abgeriegelt", dass grundlegende Widersprüche verdeckt und Alternativen in den Hintergrund treten. Jede Form von auf grundlegenden Wandel zielender Opposition kann so durch Konsum und Anpassung neutralisiert werden. Einen Ansatzpunkt für die Überwindung des konformen, verwalteten Umgangs mit Bedürfnisbefriedigung sieht Marcuse in der Transformation des Wohlfahrtsstaates, dessen Errungenschaften er bei aller Kritik an seiner systemstabilisierenden Wirkung hochschätzt, zumal der Preis für die Zerstörung der erkämpften sozialstaatlichen Zivilisierung des Kapitalismus zu hoch wäre. Eine Verwaltung durch plurale Institutionen hält Marcuse denn auch in jedem Fall für besser als eine durch totale Institutionen, und Rechtsstaatlichkeit für viel besser als eine Herrschaft über dem Gesetz oder ohne Gesetz.

Im Abschnitt „Der Sieg über das unglückliche Bewußtsein" (ebd., S. 76–102) beschreibt Marcuse das unglückliche Bewusstsein, also die Zerrissenheit zwischen Wunsch und Wirklichkeit, als einen Motor für kulturellen und politischen Wandel. Dieser Wandel ist im von ihm untersuchten gesellschaftlichen Rahmen jedoch immer weniger zu beobachten. Repressive gesellschaftliche Strukturen kontrollieren Wünsche und Triebe, erscheinen aber als wünschenswert. In der Folge passen sich Menschen an die systemischen Strukturbedingungen an, da durch repressive Entsublimierung individuelle Wünsche und Triebe – in Kulturindustrie und Befreiung suggerierenden Vergnügungen – direkt kanalisiert und kontrolliert werden. Alternativen und Kritik werden dadurch verdrängt, ein konformistisches glückliches Bewusstsein kann entstehen. Auch Kultur und Kunst verlieren in seinem Blickwinkel ihre transformative Kraft, da sie dadurch konsumierbar gemacht werden, dass kritische Inhalte in Unterhaltung umgewandelt und damit entschärft werden. Die moderne Konsumgesellschaft erzeugt so eine Illusion von Individualität und Freiheit.

Im Kapitel „Die Absperrung des Universums der Rede" (ebd., S. 103–138) geht es um die Unterwerfung des Denkens unter gesellschaftliche Rahmensetzungen. Kritisches Denken und gesellschaftlicher Wandel werden so verhindert. Marcuse nennt als Beispiele für sprachliche Eindimensionalisierung den Fokus auf Funktionalität, Abkürzungen und Vereinheitlichungen, aber auch die Reduktion von Reflexion, Abstraktion, Entwicklung und Widerspruch und betont die Notwendigkeit, sprachlich Widersprüche und Kritik auszudrücken, aber auch die Bedeutung der Sensibilität für historische Erfahrung. Begriffe werden ihrer Tiefe beraubt, wodurch Widersprüche und Alternativen verdeckt werden. Beispiele wie „saubere Bombe" oder „harmloser atomarer Niederschlag" verdeutlichen diese Manipulation. Der politische wie der kommerzielle Sprachgebrauch sind durch eine selbstimmunisierende Vereinigung von Gegensätzen geprägt und überwältigend konkret. Die vorherrschend magisch-rituelle Sprache ist durch Wiederholungen und scheinbar harmonische Begriffe geprägt und „operationelle Termini" (ebd., S. 123) leisten einem „ideologischen Empirismus" (ebd., S. 138) Vorschub.

Im ersten Abschnitt des zweiten Überkapitels „Das eindimensionale Denken" mit dem Titel „Negatives Denken: die besiegte Logik des Protests" (ebd., S. 139–158) geht es Marcuse um eine kritische Methode, die Widersprüche in der bestehenden Realität aufdeckt und das Gegebene infrage stellt. Diese hält er für historisch zentral und unabdingbar für gesellschaftliche Veränderungen. Demgegenüber fördert die technologische Rationalität Anpassung statt Kritik und legitimiert die bestehende Ordnung. Kritik und Protest werden systematisch blockiert und neutralisiert, Alternativen werden unterdrückt. Damit wird radikaler Wandel verhindert. Die Verdrängung des negativen Denkens stabilisiert bestehende Machtstrukturen. Marcuse tritt daher ein für die Verbindung von Wahrheit und gutem Leben nach antikem Vorbild, die er aber anders als in der antiken Philosophie als gültig für alle begreift. Dazu muss die Differenz zwischen der Kontingenz einer empirischen Situation und ihrem Potential verstanden werden. Damit verbindet Marcuse das Verständnis der Idee als „vom Denken geschaute Wahrheit", als „Potentialität" (ebd., S. 148).

Im Abschnitt „Vom negativen zum positiven Denken: technologische Rationalität und die Logik der Herrschaft" (ebd., S. 159–183) werden technologische Rationalität und Wissenschaft als Herrschaftsmittel beschrieben. Technologische Rationalität stärkt die Abhängigkeit von Herrschaftsstrukturen, denn sie fungiert als totalitäres Prinzip, das andere Formen der Vernunft verdrängt. Während Wissenschaft und Technik an sich wertfrei und neutral sind, erhalten sie eine politische Dimension durch die Art und Weise, wie sie angewandt werden. Dies hat auch Auswirkungen auf die Sozialität, indem an die Stelle persönlicher Abhängigkeit die Quantifizierbarkeit von Merkmalen tritt. Menschen werden quantifizierbar als „Einheiten abstrakter Arbeitskraft, berechenbar in Zeiteinheiten" (ebd., S. 171). Das „technologische Apriori" wird zu einem „politischen Apriori" (ebd., S. 168) und die „befreiende Kraft der Technologie" transformiert sich als „Instrumentalisierung des Menschen" in eine „Fessel der Befreiung" (ebd., S. 174). Der Prozess technologischer Rationalisierung muss für Marcuse daher immer auch als politischer Prozess verstanden werden.

„Der Triumph des positiven Denkens: eindimensionale Philosophie" (ebd., S. 184–214) heißt der Teil des Buches, in dem Marcuse positives Denken – hier gemeint: die deskriptive Fokussierung auf bestehende Tatsachen – als dominante Ideologie charakterisiert, die die Gesellschaft stabilisiert und Alternativen ausschließt. Er kritisiert hier die Tendenz in Philosophie und Wissenschaft, nur den Status quo des Gegebenen und Empirischen zum Gegenstand zu machen. Er geht davon aus, dass das Denken dadurch im Rahmen des Bestehenden verbleibt. Moderne Philosophie trägt aus seiner Sicht so zum eindimensionalen Denken bei, dass die philosophische Analyse auf eine therapeutische Funktion reduziert wird, die abweichendes Verhalten beseitigt, und dass Konzepte, die die Verhältnisse infrage stellen, verhindert werden. Die Bedeutung des negativen Denkens sieht Marcuse in der Notwendigkeit, über die gegebene Realität hinauszugehen, und in der Macht der Negation als grundlegendes Prinzip der Vernunft. Darüber hinaus bedarf es für Marcuse einer Vorstellung des Utopischen als einer wesentlichen Grundlage, um gesellschaftlichen Wandel zu ermöglichen. Das Fehlen utopischen Denkens trägt demgegenüber zur Akzeptanz der bestehenden Verhältnisse bei. In der fortgeschrittenen Industriegesellschaft wird weniger das Irrationale und Abseitige, sondern das Rationale zum Mittel der Mystifizierung. Auch Begriffen wie „Gesellschaft" kann eine mythologische Qualität zukommen. Marcuse setzt daher auf eine der Sache nach politische Philosophie, deren Begriffe bereits die politische Dimension des Denkens und der Sprache reflektieren.

Im ersten Abschnitt des Oberkapitels „Die Chance der Alternativen“ mit dem Titel „Das geschichtliche Engagement der Philosophie“ (ebd., S. 215–235) beginnt Marcuse mit einer Kritik an Formen analytischer Philosophie, denen er vorwirft, komplexe Allgemeinbegriffe bzw. Universalien wie „Geist“ und „Bewusstsein“ ihrer tieferen gesellschaftlichen Bedeutung und kritischen Funktion zu berauben. Für Marcuse können Allgemeinbegriffe nämlich nicht losgelöst von den gesellschaftlichen Bedingungen ihrer Zeit betrachtet werden, weil sie historisch und gesellschaftlich spezifisch sind, ihnen kommt ein „geschichtlicher Charakter“ (ebd., S. 229) zu. Bei wichtigen philosophischen Begriffen bezeichnet das Abstrakt-Allgemeine „Potentialitäten in einem konkreten, historischen Sinne“ (ebd., S. 225). So zielt der philosophische Begriff „Mensch“ auf vollentwickelte Anlagen (ebd., S. 226). Der Rahmen begrifflicher Geltung wird durch Stoff und Struktur der Geschichte gebildet (ebd., S. 229 f.): Der „zutiefst geschichtliche Charakter der philosophischen Begriffe“ bestimmt für Marcuse „gerade den Grund für ihre objektive Gültigkeit“ (ebd., S. 229). Damit lassen sich anhand von Allgemeinbegriffen gesellschaftliche Widersprüche sichtbar machen, um im zweidimensionalen Verhältnis zwischen Aktualität und Potentialität Veränderungen anzustoßen. So schreibt Marcuse der Philosophie eine utopische Dimension zu, die darin liegt, Möglichkeiten zur Veränderung sichtbar zu machen und nicht nur abstrakte theoretische Überlegungen anzustellen, mithin das Potential für Transformation und Emanzipation zu erkennen. Wenn das Irrationale der bestehenden Wirklichkeit erkannt wird, verleiht der geschichtliche Charakter „den Begriffen, die diese Wirklichkeit erfassen, ihre kritische Intention“, die Marcuse ausgehend vom Konzept der bestimmten Negation „bestimmte Wahl“ nennt (ebd., S. 233). Damit möchte Marcuse den „Einbruch der Freiheit in die historische Notwendigkeit“, also Möglichkeiten unter gegebenen, spezifischen Bedingungen betonen (ebd.) und zeigen, dass durch Erschließung des unglücklichen Bewusstseins eine kollektive Praxis in Aussicht stehen könnte.

Als „Die Katastrophe der Befreiung“ (ebd., S. 236–257) beschreibt Marcuse die erforderlichen Wendepunkte und grundlegenden Brüche, um Emanzipation zu ermöglichen. Er nennt negatives Denken als Bedingung für gesellschaftlichen Fortschritt. Ebenso müssen bestehende Verhältnisse – etwa mit Blick auf die Lebensweise, auf Institutionen und Wertorientierungen – grundlegend infrage gestellt werden. Die Schwierigkeit liegt nun darin, dass Kritik und Negation gesellschaftlich absorbiert werden und dadurch Negation positiv gewendet werden kann. Befreiung kann für Marcuse nur erfolgen durch qualitativ andere Bedürfnisse, denn die tiefgreifende Veränderung der Gesellschaft erfordert neue Bedürfnisse, die nicht auf Konsum, Funktionalität und Effizienz abzielen, sondern auf Autonomie, Solidarität und menschliche Erfüllung. Hier sieht er marginalisierte und unterdrückte Gruppen als Chance für die Entwicklung von alternativen Perspektiven. Auch Kunst und utopisches Denken können dabei helfen. Technologische Rationalität beinhaltet auch ein Potential zur Befreiung vom positiven Denken. Auf Grundlage einer neuen Orientierung kann sie die menschlichen Bedürfnisse nach Freiheit und Selbstbestimmung fördern. Ein „befriedetes Dasein“ würde in weniger Ausbeutung und mehr Freiheit für alle Menschen bestehen. Dazu ist für Marcuse eine „Kunst des Lebens“ (Marcuse, 2014, S. 249) erforderlich, ein Gedanke, den Marcuse mit Blick auf Alfred North Whiteheads Verständnis von Vernunft als Funktion der Lebenskunst entwickelt (ebd., S. 239). Es bedarf für ihn also einer neuen Richtung des technologischen Fortschritts, zu deren Entwicklung Autonomie und die Neubestimmung der Bedürfnisse elementar sind. Ebenso bedarf es aus seiner Sicht des Distanzgewinns gegenüber Inhalten und Struktur der Medien wie der Infragestellung der Eigendynamik des Konsums. Und gegenüber der ungeschützten Privatsphäre betont Marcuse die Wichtigkeit des privaten Rückzugsraums:

> Sicher ist eine freie Gesellschaft durch mehr und grundlegendere Errungenschaften gekennzeichnet als durch private Autonomie. Und doch beeinträchtigt deren Fehlen selbst die augenfälligsten Institutionen der ökonomischen und politischen Freiheit – dadurch, daß in ihren verborgenen Wurzeln keine Freiheit anerkannt wird. Die massive Vergesellschaftung beginnt zu Hause und hemmt die Entwicklung des Bewußtseins und Gewissens. Autonomie zu erreichen, erfordert Bedingungen, unter denen die unterdrückten Dimensionen der Erfahrung wieder lebendig werden können [...] (ebd., S. 256).

Im „Beschluß“ (ebd., S. 258–268) knüpft Marcuse an diesen Gedanken an, indem er die „phantastischen und wahnwitzigen Aspekte“ in der Rationalität der eindimensionalen Gesellschaft mit dem Bereich des Irrationalen – der Kunst und Ästhetik – als mögliche Quelle des wirklich Rationalen und damit der Förderung der Lebenskunst kontrastiert (ebd., S. 258). Hier sieht er noch Möglichkeiten, sonst Unnennbares zu nennen (ebd.). Denn selbst die Einbildungskraft ist in anderen Bereichen längst zum „methodisch mißbraucht[en]“ Instrument geworden (ebd., S. 259). Für Marcuse sind daher für die Suche nach Alternativen eine befreite Imaginationsfähigkeit und die ästhetische Dimension von hoher Bedeutung. Eine wichtige Herausforderung sieht er im Umgang mit bestehenden, sich aber auch dynamisch verändernden Institutionen und in der notwendigen Auseinandersetzung mit emanzipatorisch zielführenden institutionellen Bedingungen. Die Ausgangsbedingungen, die Marcuse hervorhebt, sind „zunehmende Irrationalität des Ganzen, Verschwendung und Restriktion der Produktivität, das Bedürfnis nach aggressiver Expansion, die beständige Bedrohung durch Krieg, verschärfte Ausbeutung, Entmenschlichung“ (ebd., S. 263). Marcuse betont, dass es keinen Automatismus zur Befreiung gibt, dass die Widersprüche der fortschrittlichen Industriegesellschaft in der „allgegenwärtigen Leistungsfähigkeit des gegebenen Lebenszusammenhangs“ (ebd., S. 264) aber immer das Potential der „geschichtlichen Alternative“ (ebd., S. 263) in sich bergen. Auch wenn Kritische Theorie „keine Begriffe“ besitzt, „die die Kluft zwischen dem Gegenwärtigen und seiner Zukunft überbrücken könnte“ (ebd., S. 268), kann sich Kritik auf eine transformative Praxis auswirken. Weil aber die Einsicht in die „Notwendigkeit der Veränderung [...] niemals genügt [hat], die möglichen Alternativen zu ergreifen“ (ebd., S. 264), bleibt für Marcuse offen, ob Ansätze zur „Großen Weigerung“ (ebd., S. 268) bereits der Beginn einer politischen Praxis organisierter Individuen sind, „in der die grundlegenden gesellschaftlichen Institutionen entwickelt, bestimmt, aufrechterhalten und verändert werden“ (ebd., S. 261).

Rezeption und Kritik

Marcuse möchte den Begriff der Vernunft aus den „inhärenten Emanzipationspotentialen“ heraus entfalten (Schmid Noerr, 1990, S. 169). Medium zur Artikulation einer vernünftigen Einrichtung der Welt ist der zwanglose Prozess der „Willensbildung autonomer Individuen“ (ebd.), für den Marcuse die Unterscheidung zwischen wahren und falschen Bedürfnissen einführt. Wenn der vorherrschende instrumentelle Vernunft-Begriff mit Repression verbunden ist (ebd., S. 173) und der Spätkapitalismus zur „Beseitigung jeder Idee seiner Transzendierung“ (ebd., S. 174) tendiert, entscheidet sich die Beurteilung gesellschaftlicher Zustände „an der Vermeidung individuellen Leidens oder der Ermöglichung individuellen Glücks“ (ebd., S. 175). Es entsteht jedoch eine aporetische Spannung, wenn Marcuse einerseits einen „tiefsitzenden Konformismus“ diagnostiziert und gleichzeitig aus diesen Verhältnissen heraus ein Widerstandspotential begründen möchte. Anders formuliert stellt sich die Frage, wie eine Bezugnahme auf die Rebellion der Triebe möglich ist, wenn diese als zweite Natur die Subjektlosigkeit festigen. Einwände dieser Art wurden etwa von Jürgen Habermas, Claus Offe, Stefan Breuer und Seyla Benhabib vorgebracht (ebd., S. 191). Gunzelin Schmid Noerr geht jedoch davon aus, dass die aporetische Zuspitzung vermeidbar ist, wenn eine Neubestimmung der Stellung der Utopie gegenüber der Gesellschaftstheorie und Politik gelingt (ebd., S. 193).

Frühere prominente kritische Auseinandersetzungen mit Marcuses Text stammen neben derjenigen von Hans-Heinz Holz von Paul Mattick (1969) und Alasdair MacIntyre (1971). Letzterer übt grundlegende Kritik an Marcuses „Kritik der modernen Gesellschaft“ wie auch an Marcuses „Kritik der modernen Philosophie“ (MacIntyre, 1971, S. 80–112). Allein schon die Existenz und Rezeption des Buches konterkariert für MacIntyre die These von der Unterwerfung des Denkens unter gesellschaftliche Kontrolle (ebd., S. 81). Die von Marcuse vertretene Ansicht, dass die Freiheit von materiellem Mangel von einer Voraussetzung aller anderen Freiheiten zu einem Antrieb „zur Herstellung von Abhängigkeit“ (ebd.) wird, hat für MacIntyre ebenso paradoxen Charakter wie die Unterscheidung zwischen wahren und falschen Bedürfnissen (ebd., S. 83; vgl. Marcuse, 2014, S. 25). Und die Auffassung Marcuses, dass Menschen ihre Entscheidungen zwar selbst treffen müssen, dies aber nicht immer frei von Zwang tun können, und dass wahre Bedürfnisse grundsätzlich bestimmbar sind, hält MacIntyre für in ihren Konsequenzen elitär (MacIntyre, 1971, S. 83). MacIntyre unterstellt Marcuse elitäre Umerziehungsgedanken, die die menschlichen Subjekte in ihrer Autonomie nicht ernst nehmen: „Man kann die Menschen nicht von oben her befreien; auf dieser fundamentalen Stufe kann man sie nicht umerziehen. Wie schon der junge Marx erkannte, müssen die Menschen sich selbst befreien. Die einzige Erziehung, die befreit, ist Selbsterziehung“ (ebd., S. 120).

Die Ideen Marcuses, dass nicht ein Verschwinden der Klassen, sondern die Teilhabe an den der Erhaltung des Bestehenden dienenden Bedürfnissen ermöglicht wird, dass Freizeit in der verwalteten Welt nicht unbedingt freie Zeit ist, sondern auch Freizügigkeit als Herrschaftsinstrument dienen kann, dass die Freigabe der Libido, die Entsublimierung auch repressiven Charakter haben kann, dass der ideologische Konflikt zwischen Arbeit und Kapital durch partielle, kontrollierte Teilhabe stillgestellt wird, all dies glaubt MacIntyre als in der Sache falsch markieren zu können (ebd., S. 84–87). Insbesondere stört er sich an der von Marcuse bereits 1934 thematisierten Kontinuität zwischen Liberalismus und autoritären Tendenzen. Marcuse verwische damit wesentliche Unterschiede zwischen liberalen und autoritären Gesellschaften. MacIntyre behauptet zudem, dass für Marcuse liberale Institutionen der Anfang von totalitären Institutionen sind (ebd., S. 90). Es sprechen aus seiner Sicht folglich „starke Gründe" dafür, Marcuses ganze Anschauung über fortgeschrittene Industriegesellschaften abzulehnen (ebd., S. 88–91), denn „andere Faktoren als Technologie" wie zum Beispiel politische Tradition, kulturelle Institutionen, dezisive Handlungen könnten wegen der offenkundigen Brüche und Disharmonien „eine wichtige kausale Rolle spielen" (ebd., S. 94) und Veränderungswille könne dadurch entstehen, dass Gesellschaften nicht nur Bedürfnisse und Wünsche erzeugten, die sie erfüllen können, sondern auch solche, die sie nicht erfüllen können (ebd.).

Für wichtiger noch hält MacIntyre aber, dass Marcuse in unzulässiger Weise die neuere Philosophie, insbesondere die Sprachphilosophie und auch die Wissenschaftstheorie mit einer unkritischen philosophischen Haltung in Zusammenhang bringe (ebd., S. 96–112). Marcuse sei anmaßend in seiner Kritik und habe, wie Horkheimer und Adorno auch, keine Kenntnis von Logik (ebd., S. 101). Er bringe Probleme der Sprache, des Denkens und der Ontologie durcheinander (ebd., S. 111): „Marcuse versucht, die spezifische Kritik an spezifischen Gesellschaftsordnungen sowie das Bewußtsein, diese verändern zu müssen, in die Philosophie einzubeziehen. Aber indem er die Ansprüche der Philosophie übertreibt, verfehlt er das, was Philosophie leisten kann" (ebd., S. 107).

Während der sachliche Teil der Einwände, die sich auf Marcuses Kritik an der neueren Philosophie richten, etwa in Habermas' theoretischem Projekt seit der *Theorie des kommunikativen Handelns* einen wichtigen Bezugspunkt finden, sind die Kritikpunkte an Marcuses gesellschaftstheoretischen und politischen Thesen zum Teil wohl auf Missverständnisse zurückzuführen. So bedeutet für Marcuse die Abschwächung des ideologischen Konflikts zwischen Kapital und Arbeit nicht den Rückgang jeglichen ideologischen Konflikts und schon gar nicht von materiellen Konflikten. Auch wird in Auseinandersetzung mit Marcuses *Der Kampf gegen den Liberalismus in der totalitären Staatsauffassung* (Marcuse, 1965) und auch Äußerungen zu diesem Thema in *Der eindimensionale Mensch* deutlich, dass für Marcuse nicht jede Art liberaler Institution der Anfang von totalitären Institutionen ist, zumindest nicht im Sinne politischer totalitärer Herrschaft, und dass in diesem Zusammenhang auch eine Differenzierung zwischen politischem und ökonomischem Liberalismus vorgenommen werden muss. Auch das Attribut „repressiv" der repressiven Entsublimierung ist durchaus wörtlich als „zurückdrängend, eindämmend" zu verstehen, in dem Sinne, dass es nicht um eine gewaltförmige Praxis gehen muss. Vor dem Hintergrund heutiger medialer Möglichkeiten und ihrer Einbindung in komplexe, den Alltag durchdringende Geschäftsmodelle wäre die Bedeutung der repressiven Entsublimierung erneut zu diskutieren. Und den von Marcuse beschriebenen stillgestellten Veränderungswillen unter Bedingungen der Eindimensionalität betreffend ist festzuhalten, dass unter gegebenen gesellschaftlichen Bedingungen erzeugte, aber nicht unter diesen Bedingungen erfüllbare Bedürfnisse durchaus zu Veränderungswillen führen können und führen. Dies muss aber nicht unbedingt mit emanzipatorischen Zielen verbunden sein, sondern kann auch zu autoritären Weltdeutungen und Ressentiment Anlass geben. Und dem Vorwurf der elitären Umerziehungsgedanken lässt sich entgegenhalten, dass es Marcuse ja gerade um die Möglichkeitsbedingungen einer auf emanzipatorische Veränderungen, also dem Stand der gesellschaftlichen Entwicklung nach mögliche Minderung von Leid und Zwang zielende Bewusstseinsbildung geht, die über die Sensibilisierung für das Leid erschließbar wird.

Hans-Heinz Holz gibt zu bedenken, dass der neue Menschentyp – der eindimensionale Mensch –, der nicht mehr nein sagen kann oder will, die Regulierung jeder Wachstumsstörung der Produktivität durch den Weltmarkt zur Bedingung hat und dass die Intensivierung des Existenzkampfs – statt der Abschaffung und Befriedigung von Bedürfnissen auf erweiterter Stufenleiter – nicht unbedingt das revolutionäre Bewusstsein und die Bewusstseinsbildung in der von Marcuse beschriebenen Weise hemmt (Holz, 1968, S. 13 f.): „Die Verletzbarkeitsgrenze des Menschen, an der sein Widerstand geweckt wird, betrifft viele Ebenen seiner gesellschaftlichen Existenz: vom nicht gewährten Recht bis zur beschädigten Gesundheit" (ebd., S. 19).

Für Paul Mattick wird Kritische Theorie zu einer „schöne[n] Geste" (Mattick, 1969, S. 8), wenn die „Transzendierung der herrschenden Verhältnisse" aus diesen Verhältnissen heraus passieren müsste und Kritische Theorie keine Begriffe zur Überwindung des Abstands zwischen Gegenwärtigem und Zukünftigem besitzt (ebd.). Damit kritisiert er eine mangelnde Praxisorientierung von Marcuses Analyse. Er merkt auch an, dass die Steigerung der Produktivität in sogenannten kommunistischen Ländern und im westlichen Kapitalismus nicht zwangsläufig „zu weiterer Stabilisierung und gesellschaftlicher Integration" (ebd., S. 11) führt, sondern eher zum Gegenteil, weil der Kapitalismus nicht allein durch Produktion und Produktivität angetrieben wird, sondern durch „Profiterzielung durch Kapitalakkumulation" (ebd.). Mattick betont, dass die Bedürfnisse großer Unternehmen den allgemeinen Bedürfnissen entgegenstehen und es damit zu Konflikten um die Rolle des Staates, zu politischen Kämpfen um die Begrenzung oder Ausweitung staatlicher Eingriffe kommt, sodass etablierte Verhältnisse innerhalb des bestehenden Rahmens verändert werden (ebd., S. 16). Während Marcuse zur Zeit der Abfassung seines Buches aufgrund der in den USA beobachteten Tendenzen ähnlich wie Hannah Arendt in *Vita activa* die Frage in den Raum stellt, was passiert, wenn in der technisierten Massengesellschaft die Arbeitszeit zugunsten der Freizeit auf ein Minimum sinkt, stellt Mattick dem in fast schon prophetisch wirkender Korrektur entgegen: „Die technische Revolution, die eine Verkürzung der Arbeitszeit zugunsten der Freizeit erfordert, ist nicht mit dem Kapitalismus vereinbar" (ebd., S. 20). Dies sieht auch Marcuse so, der mit Marx festhält, dass die Maschine niemals Mehrwert erzeugt: Mehrwert ist immer „Ergebnis der Ausbeutung lebendiger Arbeit" (Marcuse, 2014, S. 48). Obwohl Automatisierung sich im Kapitalismus nicht voll entfalten kann, bleibt Marcuse bei seiner Einschätzung, dass einstweilen Automatisierung ein Mittel zur „Stabilisierung" und „Integration" darstellt (Mattick, 1969, S. 38). Dies ist ein Gedanke, der eng mit Marcuses Analyse der ideologischen Präformierung verbunden ist. So resümiert auch Mattick: „Die eindimensionale Gesellschaft existiert nur als Ideologie; in jeder anderen Hinsicht bleibt sie eine kapitalistische Gesellschaft im ursprünglichen Sinne" (ebd., S. 64). Und Marcuses Position einschränkend fügt er hinzu: „Die ideologische Konformität ist nur in Zeiten des Wohlstands möglich; sie wird in anderen Zeiten wieder aufgelöst" (ebd.). Hier ließe sich noch ergänzen, dass sie auch unter synchron auftretenden Ungleichzeitigkeiten (Bloch) durchaus möglich ist und dass auch Formen von Veränderungswillen konformistisch sein können (s. dazu den autoritarismustheoretischen Begriff der „konformistischen Rebellen").

Beförderung der Lebenskunst durch neue theoretische und politische Vernunft

Marcuses Idee einer Beförderung der Lebenskunst durch die Vernunft ist eng mit dem Gedanken einer „neuen Anthropologie" verbunden, da die Vernunft mit dem dreifachen Impuls verbunden ist zu leben, gut zu leben und besser zu leben (Marcuse, 2014, S. 239). Bereits in *Vernunft und Revolution* hatte Marcuse die Möglichkeit, menschliche Bedürfnisse zu befriedigen, als „dem Verwertungsprozess äußerlich" (Schmidt, 1973, S. 35) bestimmt. Und die „Zerstörung der *natürlichen Lebensgrundlagen* der Gesellschaft" (ebd., S. 40, Herv. i. Orig.) zeigt die Bedeutung der Position von Marx in den Pariser Manuskripten, dass Wissenschaft nicht als dem Subjekt und der Sache äußerliche Erkenntnisse, sondern als „*begriffene* und *gewußte* Bewegung" des konkreten *Werdens* verstanden werden muss (zit. nach ebd., S. 42; Herv. i. Orig.). Marcuses anthropologischer Ansatz liegt darin, die Tiefendimension menschlicher Existenz über die Auseinandersetzung mit dem Einzug der Gesellschaft ins Unbewusste zu erschließen (ebd., S. 56). Für ihn setzt eine befreite Gesellschaft bzw. Emanzipation – nietzscheanisch gesprochen – die Umwertung der Werte, eine neue Anthropologie voraus (ebd., S. 60). Als Alternative zum eindimensionalen Menschen müsste sich ein neuer Entwurf, ein neuer Menschentypus entfalten, der kein Leiden schaffen will, eine klare Vorstellung von Freude und Lust hat und mit anderen an einer sozialen und natürlichen Umwelt arbeitet, die das ermöglicht (ebd., S. 61).

Marcuse benutzt den Terminus „Entwurf", um „Autonomie und Kontingenz" miteinander zu verknüpfen (Marcuse, 2014, S. 18, Fn 2; Bundschuh, 1998, S. 205). Ein auf Überschreitung des Bestehenden zielender Entwurf muss für ihn mit realen Möglichkeiten übereinstimmen (Marcuse, 2014, S. 232). Zugleich darf eine Alternative nicht „den erreichten zivilisatorischen Standard aufgeben" (Bundschuh, 1998, S. 205). Die Überwindung der etablierten Gesellschaftsform kann nur in kollektiver gesellschaftlicher Produktivität geschehen und setzt die Entwicklung einer adäquaten Theorie der bestehenden Gesellschaft voraus, die auf die Ermöglichung freier Entwicklung und Individualität zielt (ebd.). Marcuse bestimmt die höhere Rationalität des transzendenten Entwurfs durch Werturteile, die er zu Beginn von *Der eindimensionale Mensch* nennt: „1. das Urteil, daß das menschliche Leben lebenswert ist oder vielmehr lebenswert werden kann oder sollte. […] 2. das Urteil, daß in einer gegebenen Gesellschaft spezifische Möglichkeiten zur Verbesserung des menschlichen Lebens bestehen sowie spezifische Mittel und Wege, diese Möglichkeiten zu verwirklichen" (Marcuse, 2014, S. 12 f.). Stefan Bundschuh zufolge werden diese Werturteile für Marcuse zum „Leitfaden der Anthropologie in praktischer Absicht" (Bundschuh, 1998, S. 206).

Es besteht für Marcuse die Möglichkeit einer kollektiven Wahl, wobei die gegen einen absoluten Determinismus gerichtete Infragestellung der Rechtfertigung vergangener Verbrechen zentral ist (Marcuse, 2014, S. 233 f.). Der Zweck rechtfertigt also nicht die Mittel. Weil er hier auf den Anspruch der Verantwortung insistiert, bewegt sich das Subjekt für Marcuse folglich in der Triade aus „Verantwortung, Freiheit und Bewußtsein" (Bundschuh, 1998, S. 206). Dies ist insbesondere gegenüber Vorstellungen einer zwangsläufigen Herausbildung historischer Alternativen hervorzuheben. Während sich etwa bei Georg Lukács die Auffassung findet, dass sich das Bewusstsein auf die Höhe der Zeit erheben muss, beschreibt Marcuse die Identität von objektiver und subjektiver Entwicklung, eine totale „Durchsetzung der Herrschaft als Vernunft" (ebd., S. 207), sodass das Bewusstsein der Objektivität widerstehen muss, um sie zu überwinden (ebd.). Während die Gesellschaft Möglichkeiten der Transformation aus sich selbst entwickelt, sind die Revolutionierung individueller Bedürfnisse und ein neuer technologischer Entwurf in Marcuses Verständnis die Voraussetzungen für die Verwirklichung in einem bewussten Akt (ebd., S. 208).

Emanzipatorische Praxis umfasst dabei zwei Ebenen. So materialisiert sich Freiheit durch materielle Befriedigung und eine nichtrepressive Sublimierung wird durch freie Entfaltung der Bedürfnisse ermöglicht (Marcuse, 2014, S. 245). Ziel der Technik wäre eine „Befriedigung der materiellen Bedürfnisse des Menschen" (ebd., S. 246) und damit die „Einlösung des Materialismus" (Bundschuh, 1998, S. 209). Ein zeitkritischer Materialismus beinhaltet die Notwendigkeit der Negation des Vorrangs des Objekts vor dem Subjekt. Für die Überschreitung des Etablierten sind Bewusstsein und Phantasie erforderlich (ebd.). Natur bleibt in diesem Verständnis ein zu beherrschendes Objekt, dem aber auch ein Eigenrecht eingeräumt werden soll (ebd., S. 210). Das Subjekt kann sich verändern durch Veränderung des Verhältnisses zwischen freier Zeit und Arbeitszeit, wenn freie Zeit nicht reine Vorbereitung auf die Arbeitstätigkeit ist (ebd., S. 211). In diesem Sinne versteht Marcuse „private Autonomie" (Marcuse, 2014, S. 256) als Bestandteil einer freien Gesellschaft. Es geht also auf subjektiver Ebene auch um eine Kultivierung der Muße, deren materielle Voraussetzungen zugleich gewährleistet werden müssen.

Literatur

Árneson, J. P. (1971). *Von Marcuse zu Marx. Prolegomena zu einer dialektischen Anthropologie.* Neuwied/Berlin: Luchterhand.

Braun, E. (1989). Der zweidimensionale Mensch. Über herbert marcuses begriff des wesens. In G. Flego & W. Schmied-Kowarzik (Hrsg.), *1988 Eros und Emanzipation. Marcuse-Symposion in Dubrovnik* (S. 205–226). Gießen: Germinal.

Bundschuh, S. (1998). *„Und weil der Mensch ein Mensch ist". Anthropologische Aspekte der Sozialphilosophie Herbert Marcuses*. Lüneburg: zu Klampen.
Claussen, D. (1981). Im Universum der totalen Verdinglichung. In D. Claussen (Hrsg.), *Spuren der Befreiung. Herbert Marcuse: Ein Materialienbuch zur Einführung in sein politisches Denken* (S. 152–167). Darmstadt: Luchterhand.
Freytag, T. (2008). *Der unternommene Mensch. Eindimensionalisierungsprozesse in der gegenwärtigen Gesellschaft*. Weilerswist: Velbrück Wissenschaft.
Habermas, J. (1998). Die verschiedenen Rhythmen von Philosophie und Politik. In J. Habermas (Hrsg.), *Die postnationale Konstellation. Politische Essays* (S. 232–239). Frankfurt am Main: Suhrkamp.
Holz, H. H. (1968). *Utopie und Anarchismus. Zur Kritik der kritischen Theorie Herbert Marcuses*. Köln: Pahl-Rugenstein.
MacIntyre, A. (1971). *Herbert Marcuse*. München: dtv.
Marcuse, H. (1965). Der Kampf gegen den Liberalismus in der totalitären Staatsauffassung [1934]. In H. Marcuse (Hrsg.), *Kultur und Gesellschaft 1* (S. 17–55). Frankfurt am Main: Suhrkamp.
Marcuse, H. (2014). *Der eindimensionale Mensch. Studien zur Ideologie der fortgeschrittenen Industriegesellschaft* [1964/1967]. Springe: zu Klampen.
Mattick, P. (1969). *Kritik an Herbert Marcuse. Der eindimensionale Mensch in der Klassengesellschaft*. Frankfurt am Main: Europäische Verlagsanstalt.
Schmid Noerr, G. (1990). *Das Eingedenken der Natur im Subjekt. Zur Dialektik von Vernunft und Natur in der Kritischen Theorie Horkheimers, Adornos und Marcuses*. Darmstadt: WBG.
Schmidt, A. (1973). *Emanzipatorische Sinnlichkeit. Ludwig Feuerbachs anthropologischer Materialismus*. München: Hanser.
Schmidt, A. (1992). Herbert Marcuse. Versuch einer Vergegenwärtigung seiner sozialphilosophischen und politischen Ideen. In Institut für Sozialforschung (Hrsg.), *Kritik und Utopie im Werk von Herbert Marcuse* (S. 11–50). Frankfurt am Main: Suhrkamp.
Stederoth, D. (2006). Bildung aus der Eindimensionalität. Herbert Marcuses Beitrag zu einer kritischen Bildungstheorie. In H. Eidam & T. Hoyer (Hrsg.), *Erziehung und Mündigkeit. Bildungsphilosophische Studien* (S. 145–162). Berlin: Lit.

Rollo May. *Die Suche des Menschen nach sich selbst* (1953) 12

Dennis Sölch

Zur Person

Im Juli 1943 wird bei Rollo Reece May Tuberkulose diagnostiziert. Der junge Autor, der sich bereits mit zwei Büchern zur Psychologie und psychologischen Beratung einen Namen gemacht hatte, fand sich für die nächsten anderthalb Jahre in einer prekären Situation wieder. Wenige Jahre vor der Entwicklung eines wirksamen Antibiotikums war Tuberkulose noch immer nicht heilbar. Die Therapie bestand wesentlich darin, einen Lungenflügel künstlich zum Kollabieren zu bringen, um die Krankheit mit monatelanger Ruhe an frischer Luft ausheilen zu lassen. Im Falle von May, der seine mäßig fortgeschrittene Tuberkulose im Trudeau Sanatorium am Saranac Lake in den Adirondack Mountains auskurierte, betrug die Überlebenswahrscheinlichkeit ungefähr 50 %. Anderthalb Jahre lang, in denen er weder seine neugeborenen Zwillinge sehen noch die Arbeit an seiner Dissertation substanziell weiterführen kann, lebt May im permanenten Bewusstsein seines möglichen baldigen Todes. Während er auf Heilung hofft, hat er viel Zeit, um auf sein bisheriges Leben zurückzublicken, das sich über weite Strecken als eine rastlose Suche verstehen lässt.

Seine Kindheit erinnert May als schwierig und bedrückend. Am 21. April 1909 als zweites von fünf Kindern in Ada, Ohio, geboren, wächst er in einem konservativ christlichen Umfeld im Mittleren Westen der Vereinigten Staaten auf. Schläge, Streit und dramatische Selbstmorddrohungen seiner Mutter prägen das Familienleben, die Kinder bleiben oftmals sich selbst überlassen. Nach der Hochschule beginnt May 1926 mit dem Studium der freien Künste am *Michigan State College of*

D. Sölch (✉)
Heinrich-Heine-Universität Düsseldorf, Düsseldorf, Deutschland
E-Mail: dennis.soelch@hhu.de

G. Gödde, J. Zirfas (Hrsg.), *Schlüsselwerke der Kritischen Lebenskunst II*, Schriften zur Kritischen Lebenskunst,
https://doi.org/10.1007/978-3-662-72440-8_12

Agriculture and Applied Science und wechselt zwei Jahre später an das private *Oberlin College*, das zugleich progressiv und stark vom christlichen Aktivismus geprägt ist. Über Seminare und außeruniversitäre Workshops beginnt er sich für psychologisch informierte Seelsorge zu interessieren. Da sich mit diesem Interesse allerdings noch keine klare berufliche Perspektive verbindet, arbeitet er nach dem Studium zunächst als Lehrer an einer Missionsschule nahe Thessaloniki in Griechenland. In seiner freien Zeit wendet er sich einerseits der Malerei zu und bereist wiederholt mit der *International School of Art* Osteuropa, andererseits fährt er regelmäßig nach Wien, um dort Vorlesungen zu Psychologie und Psychotherapie bei Alfred Adler und Leonard Seif zu hören, die er später durch die Lektüre der Schriften von Sigmund Freud, Otto Rank und Carl Gustav Jung vertieft. Eine Analyse mit Seif hilft ihm zudem, einen Lebensweg einzuschlagen, auf dem er selbst therapeutisch tätig werden kann.

Bei seiner Rückkehr nach New York inmitten der Großen Depression schreibt er sich 1933 erneut an der Universität ein. Am *Union Theological Seminary* studiert er unter anderem bei Reinhold Niebuhr und schließt eine lebenslange Freundschaft mit Paul Tillich, den er später in zwei Büchern ehren wird. Zugleich beginnt er als Coach an Hochschulen und im YMCA zu arbeiten und trägt auf diese Weise zur Etablierung einer frühen Form der psychosozialen Beratung bei. Auch nach seiner Ordination zum Pfarrer hält er öffentliche Vorträge über die Verbindung von Psychotherapie und geistlicher Seelsorge, deren Destillat er 1939 unter dem Titel *The Art of Counselling* publiziert. 1941 ergreift er schließlich die Möglichkeit, sich an der Columbia University über ein neu eingerichtetes PhD-Studium zum klinischen Psychologen weiter zu qualifizieren. Nicht zuletzt aufgrund der Tuberkuloseerkrankung kann er die Dissertation zwar erst 1949 abschließen, arbeitet zu diesem Zeitpunkt jedoch bereits seit drei Jahren in eigener therapeutischer Praxis.

In den Folgejahren avanciert May zu einem der bekanntesten und einflussreichsten Psychotherapeuten Amerikas. Dazu tragen vor allem seine Bücher bei, die fast alle ein breites Publikum erreichen und deren erfolgreichstes mit dem Titel *Love and Will* mehr als sechs Monate lang auf der Bestsellerliste der *New York Times* rangiert. Im Laufe seines Lebens verbindet er in mehr als zehn Werken existenzielle Themen, kulturelle Diagnosen, therapeutische Fallberichte und philosophische Reflexionen auf eine Weise, die einerseits komplexe Sachverhalte allgemeinverständlich darstellt, andererseits aber auch die umfassende lebensweltliche Bedeutung der Psychologie deutlich macht. Zudem gastiert er wiederholt im Fernsehen, wo er beispielsweise über den Zusammenhang von Angst und Kreativität oder über die psychologische Dimension der Mythologie spricht, und lässt Lehreinheiten und Fallbesprechungen für seine Supervisionsgruppen auf Video aufzeichnen.

Mindestens ebenso bedeutsam wie seine therapeutische Praxis, seine Professur in New York, Gastprofessuren und Lehrtätigkeiten in Harvard, Princeton, Yale und anderen renommierten Universitäten sowie Buchpublikationen und Fernsehauftritte sind Mays politische und institutionelle Verdienste um die psychologische Psychotherapie in den Vereinigten Staaten. Als Vorsitzender des *Joint Council of New York State Psychologists on Legislation* gelingt es ihm erfolgreich, das jahrelange Bemüihen psychiatrischer Lobbygruppen, jede Form von Psychotherapie an ein medizinisches Studium oder medizinische Supervision zu knüpfen, zurückzudrängen. 1958 wird in New York dank seiner Initiative schließlich ein Gesetz verabschiedet, das die bis dato weitgehend unregulierte therapeutische Praxis durch die Einführung verbindlicher Berufsstandards ordnet und den Fortbestand eigenständiger psychologischer Psychotherapie sichert (vgl. Schlett, 2021, S. 159–183). Gemeinsam mit Abraham Maslow und Carl Rogers gehört er darüber hinaus 1961 zu den Gründungsmitgliedern der *Association for Humanistic Psychology*, die sich als Alternative zu Behaviorismus und Psychoanalyse versteht (vgl. Kriz, 2023, S. 30–32) und seit ihrer Gründung das *Journal of Humanistic Psychology* herausgibt. Mit Clark Moustakas und James Bugental ruft May zudem das *Saybrook Institute* für Humanistische Psychologie an der California State University ins Leben, das 1987 zu seinen Ehren das Rollo May Center etabliert (vgl. Bugenthal, 1996, S. 418).

Seinen Lebensabend verbringt May in Kalifornien, wo er seit 1974 in dritter Ehe lebt und sowohl in eigener Privatpraxis als auch am *Saybrook Institute* tätig ist. Neben zahlreichen Ehrungen, darunter mehr als zehn Ehrendoktorwürden, wird ihm 1987 die Goldmedaille der *American Psychological Association* für sein Lebenswerk verliehen. Am 22. Oktober 1994 stirbt Rollo May im Kreis von Familie und engen Freunden, darunter Irvin D. Yalom und seine Frau Marilyn (vgl. Abzug, 2021, S. 333–334), im Alter von 85 Jahren.

Zum Gesamtwerk

Rollo May gilt als Vater der Existenziellen Psychotherapie in Amerika. Sie rückt die subjektive Erfahrung des einzelnen Menschen, das Streben nach Authentizität und die Unhintergehbarkeit von Sinnfragen in den Mittelpunkt, steht also der Humanistischen Psychologie von Abraham Maslow und Carl Rogers ebenso nahe wie der Logotherapie Viktor E. Frankls oder der Daseinsanalyse von Medard Boss und Martin Heidegger. Die Grundlage für Mays einflussreiches Werk wird bereits in seiner Dissertation *The Meaning of Anxiety* gelegt, die in systematischer Auseinandersetzung mit biologisch-medizinischen, psychologischen, psychoanalytischen und kulturgeschichtlichen Theorien einen integrativen Angstbegriff entwickelt. Das Buch ist gleichermaßen von Sören Kierkegaards *Der Begriff Angst* und Freuds *Hemmung, Symptom und Angst* inspiriert und wird von May selbst rückblickend gerne angesehen „als das erste, das eine echte Vereinigung von Psychologie und Philosophie vollzieht“ (May, 1974, S. 22).[1] Zumindest für den amerikanischen Raum dürfte diese Charakterisierung durchaus zutreffen. Zugleich finden sich hier bereits jene drei Schwerpunkte angesprochen, die in den weiteren Schriften in unterschiedlichen Hinsichten entfaltet werden, nämlich erstens eine Entpathologisierung von Angst, zweitens eine Reformulierung metapsychologischer Zusammenhänge unter Rekurs auf existenzphilosophische Theorien und Konzepte sowie

[1] Bei deutschsprachigen Zitaten aus den Werken Mays handelt es sich durchgängig um meine Übersetzungen, DS.

schließlich drittens eine Kontextualisierung von innerpsychischen Konflikten und Herausforderungen unter Berücksichtigung sich verändernder kultureller und soziopolitischer Gegebenheiten.

Die Beschäftigung mit dem Thema der Angst stellt werkübergreifend die wichtigste „bleibende Konstante im Denken Mays" (Saal, 2023, S. 109) dar. Der Tradition folgend, wird Angst, im Unterschied zur Furcht, als objektloses Phänomen ohne spezifischen Gegenstandsbezug verstanden. Sie resultiere aus der Besorgnis des Menschen um einen Wert, den er als wesentlich für seine eigene Existenz ansieht, und zwar unabhängig davon, ob es um die unmittelbare physische Existenz oder einen anderen Wert geht, der konstitutiv für die eigene psychische Identität und Integrität ist. In der Angst sehe sich das Individuum mit der Möglichkeit der eigenen Nicht-Existenz konfrontiert, insofern etwa Liebe, Anerkennung oder eine bestimmte Form von Sinnstiftung für das eigene Personsein wesentlich sein können. Solche Ängste mögen zwar durch äußere Faktoren ausgelöst werden, ihre tieferen Ursachen liegen jedoch in der menschlichen Verfassung selbst begründet. Vor diesem Hintergrund unterscheidet May zwischen „normaler" und „neurotischer" Angst: Normale Angst stehe in einem angemessenen Verhältnis zur tatsächlichen Bedrohung und könne auf der Ebene des Bewusstseins konstruktiv bewältigt werden, während neurotische Angst eine objektiv disproportionale Reaktion auf eine drohende Gefahr darstelle und mittels verschiedener Formen der Einschränkung von Aktivität und Bewusstsein gemanagt werde, wie beispielsweise Hemmungen, Symptomentwicklungen oder zwanghafte Abwehrmechanismen (vgl. May, 1977, S. 193–200). Da menschliche Existenz einerseits von Voraussetzungen abhängt, die sie selbst nicht garantieren kann, und andererseits durch das Wissen um die eigene Endlichkeit immer schon auf die eigene Nicht-Existenz bezogen ist, gehöre also ein gewisses Maß an Angst unweigerlich zum Dasein dazu. Das Ziel jeder Lebenskunst und Therapie kann für May daher nicht in vollständiger Angstfreiheit bestehen, sondern vielmehr komme es darauf an, den einzelnen Menschen in die Lage zu versetzen, sich der eigenen Angst zu stellen und Möglichkeiten zu erkunden, mit ihr umzugehen.

Sein spezifisches Verständnis von Existenz gewinnt Mays existenzieller Ansatz in der Psychotherapie vor diesem Hintergrund dezidiert in Auseinandersetzung mit der europäischen Existenzphilosophie, insbesondere mit Kierkegaard und Heidegger (vgl. Sölch, 2025, S. 176–179). Diese Engführung von Psychologie und Philosophie schlägt sich vor allem in seiner Einschätzung nieder, dass der Mensch als „Sein" (May, 2004, S. 37) betrachtet werden müsse – anstelle der Naturwissenschaft stelle folglich die Ontologie den Leitfaden zum Verständnis des einzelnen Menschen dar. Der existenzielle Ansatz in der Therapie befasse sich zwar mit klassischen psychologischen Kategorien wie Angst, Konflikt oder Hemmung, betrachte sie aber weniger als losgelöstes technisches Instrumentarium denn vielmehr als eingebettet in ein umfassendes Wirklichkeitsverständnis. Das therapeutische Ziel bestehe darin, dem Menschen seinen *„sense of being"* (May, 2015, S. 5; vgl. Reeves, 1977, S. 28) zu Bewusstsein zu bringen, einen Sinn für die je eigene Existenz mit ihren kontingenten Möglichkeiten und Begrenzungen. Diese Empfindung des eigenen Daseins gehe einher mit der Erfahrung von Freiheit und Selbstwirksamkeit bzw. der Fähigkeit, sich zu inneren und äußeren Erlebnissen in Beziehung zu setzen und frei zu ihnen zu verhalten (vgl. May, 1999, S. 57). Erst wenn der Mensch einen Zugang zu dem habe, was ihn jenseits aller konkreten Lebensentwürfe ausmacht, habe er eine Grundlage, um das Verhältnis zu seiner Welt und seinen Mitmenschen aktiv zu gestalten und sich spezifischen Herausforderungen zu stellen. Gleichzeitig sei der Therapeut aufgefordert, sich auf das jeweils einzigartige Sein der Person einzustellen, die ihm in der Praxis gegenübersitzt: „Die zentrale Aufgabe und Verantwortung des Therapeuten besteht darin, seinen Patienten als ein Sein und als ein In-der-Welt-sein zu erfassen" (ebd., S. 156). Stärker als reine Diagnostik und intellektuelle Analyse gewichtet May damit den Aspekt der zwischenmenschlichen Begegnung. Über die Empirie hinaus komme es darauf an, das Woher und Wohin des Klienten, das sich durch keine noch so große Menge an Informationen und Daten vollständig einfangen lasse, mitfühlend zu erfassen.

Existenz findet nicht im luftleeren Raum statt, sondern ist unweigerlich kulturell und historisch situiert. Entsprechend sind auch Ursachen und Erscheinungsformen von Angst kulturell variabel und hängen unter anderem von politischen und technologischen Faktoren ab, wie etwa die Angst vor der nuklearen Katastrophe in der Zeit des Kalten Krieges. Darüber hinaus versucht May jedoch zu zeigen, dass selbst das *Ausmaß* der Ängste einer Person durch die relative Stabilität von Standards und Normen – oder deren Fehlen – in der Kultur bedingt ist (vgl. May, 1977, S. 157; vgl. May, 1996, S. 56), wobei individuelle Denk- und Verhaltensmuster von geschichtlichen Entwicklungen geprägt sind: Während im Österreich Freuds Sinnlichkeit als unästhetisch, wenn nicht gar als unmoralisch galt, sodass die Hauptursache seelischen Leidens in der Anforderung bestand, Sexualität zu unterdrücken (vgl. May, 2009, S. 7–8), sei der Mensch im Zeitalter von Massenkonsum und Massenunterhaltung primär von einem Verlangen nach Anerkennung und Zugehörigkeit getrieben. Die konformistische Neigung, in der Masse aufzugehen und die eigenen Ansichten und Bedürfnisse am gesellschaftlichen Umfeld auszurichten, gehe einher mit einer tiefen Angst vor Einsamkeit, Isolation oder innerer und äußerer Leere. Jede Theorie der Angst sei daher aufgefordert, die dominierenden angstauslösenden Erfahrungen der Gegenwart im Lichte des historischen Kontexts der jeweiligen Kultur zu deuten. Für die eigene Kulturdiagnostik rekurriert May einerseits auf die Erfahrungen seiner Patientinnen und Patienten, die er als besonders sensibel betrachtet, weil bei ihnen die gängigen kulturellen Bewältigungsmechanismen nicht greifen, andererseits auf Zeitungsberichte und anderer Zeitdokumente sowie auf Literatur, Kunst und Philosophie. Besonders in den Werken existenzphilosophischer Autoren wie Friedrich Nietzsche und Albert Camus, aber auch in den Texten Franz Kafkas und Arthur Millers oder den Bildern von Pablo Picasso und Salvador Dalí zeigen sich für ihn in symbolisch kondensierter Form die konfliktbehafteten kulturellen Gegebenheiten der Mitte des 20. Jahrhunderts.

Zur Suche des Menschen nach sich selbst

Mit *Man's Search for Himself* erscheint 1953 das erste Buch Rollo Mays nach Abschluss seiner Dissertation. Für seine Überlegungen kann er einerseits auf mehrjährige therapeutische Erfahrung zurückgreifen, zum anderen kann er hier ohne die formalen Rahmenbedingungen und akademischen Gepflogenheiten minutiöser Belege und Detaildiskussionen einen freieren Umgang mit der Literatur pflegen. Psychologische und philosophische Sachkenntnis verbinden sich entsprechend mit Interpretationen zeitgenössischer Autoren und Künstler, mit eigenen Gedankenexperimenten, Nacherzählungen antiker Mythen und Gesellschaftsdiagnosen zu einem facettenreichen Panorama existenzieller Herausforderungen in der Mitte des 20. Jahrhunderts.

Das Buch gliedert sich in drei Hauptabschnitte. Der erste Teil widmet sich der soziokulturellen Diagnose jener Gegebenheiten, aus denen bestimmte innerpsychische Konflikte erwachsen, sowie der historischen Entwicklung ihrer Veränderungen. Der zweite Abschnitt zielt auf eine philosophisch-psychologische Darstellung dessen, was es heißt, ein Selbst zu werden und ein authentisches Leben zu führen. Der dritte und mit Abstand längste Teil zielt unter der Überschrift „Ziele der Integration" darauf ab, Wege zum Umgang mit den anfangs diagnostizierten Einlassstellen für psychisches Leiden aufzuzeigen.

Die Gesellschaft der Jahrhundertwende, so die Eingangsdiagnose, war vor allem durch das Credo des individuellen Wettbewerbs und den Glauben an die Vernunft gekennzeichnet. Das Leben war auf wirtschaftlichen Erfolg ausgerichtet, der Alltag rigide strukturiert und der einzelne Mensch zumeist, wie von einem Gyroskop stabilisiert, von innen heraus, durch internalisierte Regeln angetrieben (vgl. ebd., S. 7–8). Das Erbe der in der Neuzeit mit René Descartes beginnenden Trennung von Intellekt und Gefühl habe sich in einer Kompartmentalisierung der verschiedenen Lebensbereiche und einer Unterdrückung der instinktiven und sexuellen Seite der Existenz ausgedrückt, die diese Ordnung zu durchbrechen drohte. Diese Repression habe die Hauptursache von Angst und seelischem Leid dargestellt, während ihre Überwindung die Akzeptanz der tabuisierten Wünsche und eine Ganzwerdung im Sinne der Vereinigung von Vernunft und Sinnlichkeit erfordert habe.

Mitte des 20. Jahrhunderts habe sich das kulturelle Setting merklich verschoben. Der individuelle Wettbewerb sei durch den globalen Kapitalismus obsolet geworden, zwei Weltkriege hätten die alte Lebensform zerstört, ohne dass eine neue sich schon deutlich abzeichnen würde. In dieser Zeit des Übergangs und der Orientierungslosigkeit neige der Mensch zum Konformismus. Er richte sich nach der öffentlichen Meinung und der anonymen Masse, werde primär von außen angetrieben und strebe in erster Linie nach Akzeptanz und Zugehörigkeit. Dem Einzelnen mangele es an einem Bewusstsein der Selbstwirksamkeit und einem Zugang zu den eigenen Gefühlen und Wünschen, er leide an innerer Leere, Antriebslosigkeit und Einsamkeit. Diese Monotonie und Entfremdung sei für viele nur durch gelegentliche Entladungen in Form intensiver Gefühlserlebnisse zu ertragen, die May später unter dem Titel *Power and Innocence* mit Fokus auf den Zusammenhang von empfundener Ohnmacht und Gewaltausbrüchen eingehender untersucht (vgl. May, 1988).

Psychologisch komme es vor diesem kulturellen Hintergrund darauf an, das individuelle Selbstsein wiederzuentdecken; anstatt vergeblich die innere Leere durch Konsum oder andere Menschen füllen zu wollen, gelte es, den inneren moralischen und existenziellen Kompass zu finden (vgl. May, 2009, S. 53–54), mithin Konformismus durch Authentizität zu ersetzen.

Was aber heißt es überhaupt, ein Selbst zu sein? Entscheidend für das Verständnis von Selbstsein oder personaler Identität ist für May die Erfahrung des ‚Ich bin', also ein Bewusstsein seiner selbst als getrennt und unabhängig von anderen. Nur wer Erlebnisse, Empfindungen oder Handlungen als die je eigenen verstehen kann, sei auch in der Lage, sich vorübergehend von ihnen zu distanzieren, um sie zu bewerten und zu gewichten. Ein Selbst zu sein bedeute demnach, Möglichkeiten als Möglichkeiten *für sich* zu erfahren, um sie entweder zu ergreifen oder zurückzuweisen. Selbstbewusstsein oder Personsein lassen sich daher auch nicht beweisen, sondern nur aus der Innenperspektive der ersten Person Singular erleben. Sie erweisen sich somit lediglich im Vollzug und gehen jedem Bezug auf Umwelt, Mitwelt und Eigenwelt voraus. Der Mensch ist daher kein Selbst, sondern befindet sich im Prozess der Selbstwerdung, d. h. der Integration aller bewussten und unbewussten Persönlichkeitsanteile, die sich durch innere Erlebnisse und äußere Ereignisse, durch Kommunikation und Reflexion, fortwährend verändern.

Der Vollzugscharakter des Selbstseins steht für May in Kontinuität mit der biologischen Entwicklungsgeschichte des Individuums. Nach der Geburt und der Trennung der Nabelschnur beginne das Kind, körperliche Empfindungen wie Nahrungsaufnahme und Verdauung als die seinen zu erfahren, bevor es mit dem ersten Dämmern des Bewusstseins eines ‚Ich' auch seine geistig-seelische Unabhängigkeit gewinnen müsse. Dieser Prozess der Selbstwerdung vollziehe sich in mehreren Schritten: Auf das Gewahrwerden der eigenen Gefühle einschließlich der eigenen Körperlichkeit folgt ontogenetisch das Erkennen der eigenen Wünsche und Bedürfnisse. In einem weiteren Schritt gehe es dann um das, was Jung kurz zuvor als „Integration des Schattens" (Jung, 2021, S. 32) bezeichnet hatte, also die Wiedergewinnung einer bewussten Beziehung zum persönlichen Unbewussten.

Der Prozess der Bewusstwerdung ist jedoch niemals endgültig abgeschlossen. „[E]ine Person zu werden, eine eigenständige Identität zu entwickeln, ist die ursprüngliche Entwicklung, die in der frühen Kindheit beginnt und sich bis ins Erwachsenenalter fortsetzt, ganz gleich, wie alt man ist" (May, 2009, S. 62). Auch Erwachsene müssen ihre individuelle Freiheit gegenüber konkreten Bezugspersonen oder der abstrakten Masse behaupten, und bis zum letzten Atemzug ist jede getroffene Wahl eine Entscheidung für oder gegen ein größeres Maß an Unabhängigkeit. Ein wachsendes Bewusstsein seiner selbst sei entsprechend weder mit Arroganz noch mit Nabelschau zu verwechseln, sondern bedeute eine Zunahme der Aspekte des eigenen Lebens, die wir beeinflussen und gestalten können. Zugleich ist *prima facie* jeder Schritt in Richtung geistigen Wachstums und größerer Freiheit angstbesetzt (vgl. ebd., S. 59). Angst, soviel war mit Blick auf das Gesamtwerk schon deutlich geworden, ist insofern ein normales Moment bewusster Selbstwerdung, die es auszuhalten gelte, wenn wir nicht in infantilen Abhängigkeiten oder gesellschaftlichen Konformismen verharren wollen. An die Stelle einer einfachen

Dichotomie von psychischer Störung einerseits und geistiger Gesundheit andererseits tritt bei May ein Kontinuum, auf dem existenzielle Herausforderungen einen Grenzbereich darstellen. Die Angst vor dem Tod oder die Verzweiflung angesichts des Gefühls letztlicher Sinnlosigkeit der menschlichen Existenz können sich zwar zu Depressionen oder generalisierten Angststörungen entwickeln, aber erst einmal handelt es sich bei ihnen um nachvollziehbare Reaktionen auf die Erfahrung unserer Endlichkeit und Begrenztheit. Sie sind bleibende Herausforderungen menschlicher Existenz, und ein gewisses Maß an Angst ist ihre normale Begleiterscheinung. Weil sie weder durch rationale Aufklärung beseitigt noch realitätskonform gelöst werden können, sind wir, ob wir wollen oder nicht, dazu angehalten, eine Haltung zu diesen existenziellen Herausforderungen anzunehmen, die es uns erlaubt, mit ihnen zu leben. Lebenskunst ist demnach für ihn, selbst wenn sie beispielsweise Elemente individueller Spiritualität oder gemeinschaftlicher Religion beinhaltet, eine zutiefst philosophische Angelegenheit, die den Menschen idealiter in die Lage versetzt, auch in Phasen der Unsicherheit und Orientierungslosigkeit, die durch fundamentale Lebenskrisen oder Umbrüche hervorgerufen wird, handlungsfähig zu bleiben.

Sich in einer solchen Lebenskunst zu üben, erfordert aus Mays Sicht vor allen Dingen Mut. Es komme ganz konkret darauf an, sich in Entscheidungssituationen zu begeben und der Versuchung zu widerstehen, sich auf abstrakte Gründe und Prinzipien zurückzuziehen, um die eigene Wahl vor sich und anderen zu begründen. Dazu müsse man sich bewusst machen, dass rationale Gründe für beide bzw. alle relevanten Möglichkeiten gefunden werden können. Einzig das eigene Engagement, das entschlossene Wählen einer Option, gebe dann den Ausschlag. Damit soll keinem reinen Dezisionismus das Wort geredet werden. Vielmehr kommt es für May darauf an, sich bewusst den Reaktionen anderer auszusetzen und Zutrauen in die eigene Fähigkeit zu gewinnen, für das einzustehen, was einem selbst angemessen scheint. Letztlich bedeute dies, die „Verantwortung für die eigenen Standards und Urteile zu übernehmen, obwohl man weiß, wie begrenzt und unvollkommen sie sind“ (ebd., S. 179) und immer bleiben werden. Erst das Erlernen von Selbstwirksamkeit ermögliche es, Entscheidungen nicht nur nach Maßgabe dessen zu treffen, was andere vermeintlich von einem erwarten, sondern Gründe unter Rekurs auf die eigenen Werte und Erfahrungen kritisch zu prüfen, zu reflektieren und in einer Weise zu handeln, die von innerer Überzeugung getragen wird. Mit dem Mut zu selbstverantworteten Entscheidungen wachse auch die eigene Freiheit; jede Ausübung von Freiheit erhöhe die Souveränität gegenüber äußeren Standards und Erwartungen und erweitere den Denk- und Handlungsspielraum des eigenen Selbst.

Wer sich bewusst ist, dass letztlich nur er oder sie allein eine Entscheidung zu verantworten hat, gewinne schließlich auch die Freiheit, nicht nur zwischen vorgegebenen Optionen zu wählen, sondern einen eigenen Weg zu finden, der der Lebenserfahrung, den Fähigkeiten und den Zielen des Individuums entspricht. Wachstum, Angst und Mut sind für May insofern die Einlassstellen für das „*kreative Selbstbewusstsein*“ (ebd., S. 101), das als höchstes Stadium der Persönlichkeitsentwicklung jenseits des ‚gewöhnlichen‘ Bewusstseins personaler Identität throne, obwohl es von den meisten Menschen nur selten erlebt werde. Es erlaube das temporäre Überschreiten der üblichen Bewusstseinsgrenzen und das intuitive Erhaschen umfassender Einsichten. Die Tatsache, dass wir unsere Freiheit und Verantwortung, unsere Sterblichkeit und existenzielle Schuld erkennen können, ohne dadurch von ihnen erlöst zu werden, ist für May Ausdruck der unentrinnbaren Tragik des Lebens. Zugleich aber – und hier erweist sich May als geistiger Schüler Friedrich Nietzsches – vermag diese Tragik der Schlüssel zur Größe des Menschen zu sein, insofern das Aufbegehren gegen Tod und Begrenzung der Ursprung aller Kreativität ist. „[A]us der Rebellion entspringt der kreative Akt" (May, 1994, S. 31), und je größer die Angst, der man sich stellt, desto größer auch die schöpferische Leistung.

Die Kunst als wesentliches Betätigungsfeld der Kreativität zielt auf einen Umgang mit Sinnfragen jenseits einer intellektuellen Erkenntnis des Gegebenen; anstatt Fragen, die das Leben als Ganzes betreffen, von außen zu beantworten, transformiert sie die Fülle des Erlebten und Gedachten in etwas Neues. Sie bewahrt vor dem Rückfall in Konformismus und Routinen, weil sie alternative Möglichkeiten aufzeigt, sich sinnvoll zu den Geschehnissen der Welt in Beziehung zu setzen. May, der selbst nicht nur literarisch, sondern auch malerisch aktiv war, macht dabei keinen prinzipiellen Unterschied zwischen Dichtung, bildender Kunst, Tanz, Literatur oder Film. Damit wird freilich nicht nur eine philosophische Grundlegung künstlerischer Therapien angeboten, sondern die Wichtigkeit künstlerischer Tätigkeit für ein gutes Leben überhaupt hervorgehoben. Wenn existenzielle Themen und damit verbundene Ängste zum Leben dazugehören, kreative und künstlerische Tätigkeit aber eine Möglichkeit darstellen, konstruktiv mit dieser Angst umzugehen und dabei Werke zu schaffen, die zugleich auch das Leben anderer Menschen bereichern können, dann sollten künstlerische Tätigkeiten eine zentrale Rolle in jeder Gesellschaft spielen. „Malerei und Musik sind die Stimmen der sensiblen Sprachrohre in einer Gesellschaft, die anderen in der Gesellschaft zutiefst persönliche Bedeutungen vermitteln" (May, 2009, S. 43) und ihnen einen Zugang zur eigenen Innerlichkeit ermöglichen.

Im Kontext einer Kritischen Lebenskunst lesen sich die Ausführungen Mays daher wie ein Plädoyer dafür, Kunst nicht als Wettbewerb aufzufassen, sondern künstlerische und musische Fähigkeiten schon früh pädagogisch zu vermitteln und kulturell zu pflegen. Grundfertigkeiten im Klavierspielen, Tanzen, Dichten oder in anderen künstlerischen Bereichen sind auch dann wichtig, wenn jemand weder Talent noch Interesse hat, zu den Besten zu gehören und die Kunst zur Profession zu machen. Sofern sie ein Mittel darstellen, konstruktiv mit normaler Angst umzugehen, bevor diese zu einer Pathologie anwachsen kann, tut eine Gesellschaft gut daran, sie zu einem Gemeingut zu machen und entsprechend zu kultivieren.

Die Tatsache, dass kreative Menschen nicht nur für sich selbst einen Weg finden können, ihre prekäre Existenz zum Ausdruck zu bringen, sondern in Form von Werken etwas hervorzubringen vermögen, das wiederum eine Bereicherung für das Leben anderer darstellt, verweist auf einen weiteren Aspekt der Kritischen Lebenskunst, der bei May eine zentrale Rolle spielt, nämlich Mythen und Geschichten. Erzählungen sind eine besondere Art von künstlerischem Werk, insofern Daseinsmöglichkeiten dem Menschen zunächst und zumeist über sprachliche Deutungsmuster zugänglich werden. Solche Geschichten, die von individuellen Glaubenssätzen über Dramen und literarische Erzählungen bis hin zu kulturellen Narrativen reichen, fasst May unter dem Begriff der Mythen zusammen. „Mythen sind unsere Selbstdeutungen unseres Inneren in Beziehung zur äußeren Welt. Sie sind Geschichten, durch die unsere Gesellschaft vereint wird" (May, 1991, S. 20).

Wie später Richard Rorty erweist May sich somit als Erbe der Romantik, der individuelle und gemeinschaftliche Orientierung miteinander verwoben sieht. Neben einem Sinn für personale Identität ermöglichten solche Mythen folglich einen Gemeinschaftssinn, und zugleich untermauerten sie geteilte moralische Werte und zeigten Wege auf, wie wir mit dem Mysterium der Veränderung und Entstehung von Neuen umgehen könnten. Die eingangs diagnostizierte Orientierungsmöglichkeit der Übergangszeit in der Mitte des 20. Jahrhunderts hängt daher mit einem Mangel an umfassenden Erzählungen zusammen: Insbesondere der große Mythos des *American Dream* verfange angesichts des globalen Kapitalismus nicht mehr. Da das grundsätzliche Bedürfnis nach Mythen bestehe bleibe, würden die Menschen anfällig für die Pseudo-Mythen politischer Propaganda, solange es keine neuen „authentischen Mythen" (ebd., S. 24) gebe, die eine Vielfalt an miteinander kompatiblen Lebensentwürfen in Übereinstimmung mit den gegenwärtigen kulturellen und technologischen Gegebenheiten eröffnen. Solche Mythen müssten zum einen ein hohes Maß an Selbstwirksamkeit ermöglichen, zum anderen müssten sie, anders als die patriarchalischen Mythen der vergangenen Jahrhunderte, auch dem Leben von Frauen unabhängig von ihrer Beziehung zu Männern Sinn und Bedeutung verleihen. Dieses Desiderat scheint auch heute noch nicht behoben zu sein. Mays Werk bleibt somit eine Mahnung, den kulturellen Kontext, innerhalb dessen spezifische Herausforderungen des Menschseins relevant werden, neu in den Blick zu nehmen und auszuloten, welche Formen des Umgangs mit Populismus, künstlicher Intelligenz und Klimakrise sich als konstruktive gesellschaftliche Orientierungsgrößen anbieten.

Zur Rezeption

Rollo May war ein Pionier für existenzielle Themen in Psychotherapie und Beratung. Er schrieb über die Angst vor dem Tod, Sinnverlust oder das Gefühl innerer Leere, lange bevor andere sich dieser Herausforderung annahmen. Der existenziell-humanistische Ansatz in Psychologie und Psychotherapie wird heute in vielfacher Weise affirmativ fortgeschrieben (vgl. Vogel, 2020 & 2022; Spinelli, 2015), ohne dass die Autorinnen und Autoren sich notwendigerweise explizit auf May beziehen würden. Pointiert ließe sich festhalten, dass er zwar keine Schule im engeren Sinne gegründet hat, dafür aber viele Schülerinnen und Schüler hatte.

Der sowohl in den Vereinigten Staaten als auch im deutschen Sprachraum wohl prominenteste Schüler ist Irvin D. Yalom. Sein opus magnum *Existenzielle Psychotherapie* (2010a) integriert den existenziellen Ansatz in die klinische Psychologie und systematisiert jene Herausforderungen, die in der Verfassung des einzelnen Menschen wurzeln. Während May je nach Kontext eine große Bandbreite von potenziell angstauslösenden Aspekten der menschlichen Existenz anführt, stellen für Yalom der Tod, die Freiheit, die Isolation und die Sinnlosigkeit die vier zentralen

Grundgegebenheiten dar, mit denen jedes Individuum sich in irgendeiner Form konfrontiert sieht und für die es einen ihm selbst angemessenen Umgang finden muss. Der Unterscheidung von normaler und neurotischer Angst folgend, ist dabei auch für ihn der Unterschied von Normalität und Pathologie „quantitativ, nicht qualitativ" (ebd., S. 26).

Darüber hinaus sieht auch er in der Existenziellen Psychotherapie weniger eine spezifische Theorie als vielmehr eine therapeutische Haltung, die sich durch eine hohe Sensibilität für existenzielle Themen auszeichnet. Aufgrund der Einzigartigkeit aller Menschen, die eine Therapie aufsuchen, gebe es schließlich auch kein einheitliches Methodeninventar: Spricht schon May davon, dass es um keine „*Behandlung* im engeren Sinne, sondern um eine Begegnung mit der eigenen Existenz gehe" (May 1996, S. 134), und die Methode sich stets dem situationsangemessenen Verständnis anpassen müsse (vgl. May, 2015, S. 156), so betont auch Yalom: „Es gibt keine Standard-Kollektion existenzieller Methoden; im Gegenteil, diese Methode ist per definitionem unmethodisch" (Yalom, 2010b, S. 23). Technik und Methode gehen der Begegnung nicht voraus, sondern schmiegen sich jeweils dem Verständnis des Seins des Patienten an.

Die immense Bedeutung Mays für die Entwicklung existenzieller Zugänge in der Therapie wird von der Literatur bis heute herausgehoben. Das *Wiley World Handbook of Existential Therapy* würdigt Mays *Existence* dabei ebenso als Grundstein dieser Denkrichtung (vgl. Hoffman et al. 2019, S. 236) wie Kirk J. Schneider und Orah T. Krug (2017, S. 11) in ihrem Lehr- und Überblickswerk *Existential-Humanistic Therapy* und Roger Frie (2012, S. 26) in *Existential Therapy*. Die umfangreiche *History of Existential Psychology* widmet May und seinem intellektuellen Erbe gleich mehrere Seiten und betont dabei mehrfach, dass Mays Schriften in akademischen Kreisen noch immer nicht das Ansehen genießen würden, das sie verdienen (vgl. Kőváry, 2025, S. 246–253).

Bei aller Wertschätzung ist diese Historisierung allerdings insofern besonders bedauerlich, als Rollo May bis heute zu den wenigen Autoren zählt, die in der Psychologie und der Philosophie gleichermaßen zuhause sind. Wenn er auf die Existenzphilosophie rekurriert, dann nicht nur zu illustrativen Zwecken, sondern um ein Bild vom Menschen und seiner Existenz zu gewinnen, das Freiheit und Selbsterfahrung in den Mittelpunkt stellt. Das Selbst ist von dieser Warte aus ein ständiger Prozess, in dem das Individuum sich von selbst zu entfremden droht, also immer wieder um seine Authentizität ringen muss. Dieser Authentizitätsbegriff wird dabei nicht einfach als Übereinstimmung mit einem feststehenden inneren Wesenskern verstanden, sondern als stets nur subjektiv zu beurteilende, niemals gesicherte Passung zwischen gelebter Existenz und innerem Erleben. Sein Ansatz Existenzieller Psychotherapie lässt sich vor diesem Hintergrund als Fortschreibung und Aktualisierung der Existenzphilosophie betrachten (vgl. Sölch, 2023, S. 111), die zugleich den Blick auf die bislang nur unzureichend berücksichtigte psychologisch-therapeutische Dimension existenzphilosophischer Autorinnen und Autoren von Kierkegaard bis Camus lenkt.

Knapp die Hälfte der Werke von May sind in den 1980er-Jahren ins Deutsche übersetzt worden, teilweise sogar mehrfach und unter abweichenden Titeln. Neben dem ganz frühen *Die Kunst der Beratung* (1991) erschienen unter anderem, oft in enger Anlehnung an den Originaltitel, die Übersetzungen *Freiheit und Schicksal – Anatomie eines Widerspruchs* (1983), *Sich selbst entdecken in den Grenzen der Welt* (1986) bzw. *Sich selbst entdecken. Seinserfahrung in den Grenzen der Welt* (1990) sowie *Der verdrängte Eros* (1970) bzw. *Liebe und Wille* (1988). Die Übertragungen sind weitgehend gelungen, weichen jedoch häufig von der einschlägigen philosophischen Terminologie ab und überdecken dadurch leicht, in welchem Maße Mays Überlegungen auf der Auseinandersetzung mit Kierkegaard, Tillich, Heidegger oder anderen beruhen. Die deutschen Ausgaben sind nahezu vollständig vergriffen und werden auch nicht erneut aufgelegt. Das Buch *Man's Search for Himself* gehört zu den Titeln, die bislang noch nicht übersetzt wurden. Da gerade im Kontext Kritischer Lebenskunst noch ungehobene Schätze in seinen Texten schlummern, bleibt zu hoffen, dass dieses Desiderat in den nächsten Jahren beseitigt wird.

Literatur

Abzug, R. H. (2021). *Psyche and soul in America. The spiritual odyssey of Rollo May*. New York: Oxford University Press.

Bugenthal, J. F. T. (1996). Rollo May (1909–1994): Obituary. *American Psychologist, 51*(4), 418–419.

Frie, R. (2012). Existential psychotherapy and post-Cartesian psychoanalysis: Historical perspectives and confluence. In L. Barnett & G. Madison (Hrsg.), *Existential therapy. Legacy, vibrancy and dialogue* (S. 21–33). London/New York: Routledge.

Hoffman, L., Serlin, I. A., & Rubin, S. (2019). The history of existential-humanistic and existential-integrative therapy. In E. V. Deurzen et al. (Hrsg.), *The Wiley world handbook of existential therapy* (S. 235–246). Hoboken, NJ: Wiley Blackwell.

Jung, C. G. (2021). Gesammelte Werke 9.2: Aion. In *Beiträge zur Symbolik des Selbst* [1951]. Ostfildern: Patmos.

Kővári, Z. (2025). *A history of existential psychology. Introduction to existential psychology, Vol. 1*. London/New York: Routledge.

Kriz, J. (2023). *Humanistische Psychotherapie. Grundlagen – Richtungen – Evidenz*. Stuttgart: Kohlhammer.

May, R. (1974). *Paulus. Reminiscences of a friendship* [1973]. London: Collings.

May, R. (1977). *The meaning of anxiety* [1950]. New York: W.W. Norton.

May, R. (1988). *Power and innocence. A search for the sources of violence* [1972]. New York/London: W.W. Norton; auf Deutsch: *Die Quellen der Gewalt. Eine analyse von Schuld und Unschuld*. Wien – München – Zürich: Molden 1974.

May, R. (1991). *The cry for myth*. New York/London: W.W. Norton.

May, R. (1994). *The courage to create* [1975]. New York/London: W.W. Norton; auf Deutsch: *Der Mut zur Kreativität*. Junfermann: Paderborn 1982.

May, R. (1996). *Psychology and the human dilemma* [1967]. New York/London: W.W. Norton; auf Deutsch: Antwort auf die angst. Leben mit einer verdrängten dimension. Stuttgart: Deutsche Verlags-Anstalt 1982.

May, R. (1999). *Freedom and destiny* [1981]. New York/London: W.W. Norton; auf Deutsch: Freiheit und Schicksal. Anatomie eines *Widerspruchs*. Stuttgart: Deutsche Verlags-Anstalt 1986.

May, R. (2004). Contributions of existential psychotherapie. In R. May, E. Angel, & H. F. Ellenberger (Hrsg.), *Existence* [1958] (S. 37–91). Lanham, MD: Rowman & Littlefield.

May, R. (2009). *Man's search for himself* [1953]. New York/London: W.W. Norton.

May, R. (2015). *The discovery of being* [1983]. New York/London: W.W. Norton.

Reeves, C. (1977). *The psychology of Rollo May*. San Francisco: Jossey-Bass.

Saal, C. (2023). *Der Mensch in Zeiten des Umbruchs. Paul Tillich und Rollo May im interdisziplinären Gespräch*. Berlin/Boston: De Gruyter.

Schlett, J. (2021). *Frontier struggles. Rollo May and the little band of psychologists who saved humanism*. Akron: The University of Akron Press.

Schneider, K. J., & Krug, O. T. (2017). *Existential-humanistic therapy* [2010]. Washington, DC: American Psychological Association.

Sölch, D. (2023). Von der Existenzphilosophie zur Existenziellen Psychotherapie. In S. Hüsch & O. Victor (Hrsg.), *Das Konzept ‚Leben' in der Geschichte der Philosophie/Le concept de ‚vie' dans l'histoire de la philosophie* (S. 91–114). Baden-Baden: Ergon/Nomos.

Sölch, D. (2025). Heidegger und die Psychotherapie. Stationen der Begegnung zwischen Philosophie, Medizin und Psychologie. In D. Sölch, E. Brock, G. Gödde, & J. Zirfas (Hrsg.), *Heidegger und die Lebenskunst. Zwischen Existenzdenken und Gelassenheit* (S. 161–184). Stuttgart: Metzler.

Spinelli, E. (2015). Practising existential therapy. In *The relational world* [2007]. Los Aneles/London: Sage.

Vogel, R. T. (2020). *Existenzielle Themen in der Psychotherapie* [2013]. Stuttgart: Kohlhammer.

Vogel, R. T. (2022). *Todesthemen in der Psychotherapie*. Stuttgart: Kohlhammer.

Yalom, I. D. (2010a). *Existenzielle Psychotherapie* [1980]. Bergisch-Gladbach: EHP.

Yalom, I. D. (2010b). *Der Panama-hut oder was einen guten Therapeuten ausmacht* [2002]. München: btb Verlag.

Maurice Merleau-Ponty. *Das Sichtbare und das Unsichtbare* (1964) 13

Johannes Heinrich

Biographisches

Maurice Merleau-Ponty (1908–1961) galt trotz seiner Bekanntheit als überaus privater und zurückgezogener Mensch. Es mutet daher durchaus ironisch an, dass sein unvollendetes und erst nach seinem Tod veröffentlichtes Spätwerk den Titel *Das Sichtbare und das Unsichtbare* trägt. So wie dieses Werk sich ausführlich mit dem Verhältnis von Sichtbarkeit und Nicht-Sichtbarkeit sowie mit der Frage beschäftigt, worin die ‚toten Winkel' unserer Erkenntnis bestehen, so ist Merleau-Pontys privates Leben für viele unsichtbar geblieben. Der französische Philosoph, in dessen Theorien Begriffe wie der der *Zwischenleiblichkeit*, des *Mit-Seins* sowie des *Sozialen* eine solchermaßen hervorgehobene Rolle spielen, war in seinem persönlichen Leben überraschend zurückhaltend und wenig mitteilsam. In diesem Sinne lässt sich mit Gerhard Danzer (2003, S. 34) feststellen: „Wie die Verwicklungen des Maurice Merleau-Ponty in seine Welt und mit seinen Mitmenschen im Detail gewesen sind, bleibt über weite Strecken wahrscheinlich auch in Zukunft im Dunkeln." Seine Freundin Simone de Beauvoir bescheinigte ihm – entsprechend seiner theoretischen Vorliebe für Phänomene wie das der Unsichtbarkeit oder des Schweigens – „sich mehr für die Randbezirke des Denkens, für die dunklen Seiten des Daseins" (de Beauvoir 1966, S. 67) zu interessieren.

Merleau-Pontys akademische Karriere geht schnell voran. So wird er im Jahr 1953 mit 44 Jahren zu dem bis zu diesem Zeitpunkt jüngsten Inhaber des überaus renommierten Lehrstuhls für Philosophie am Collège de France (vgl. Günzel 2007, S. 18). Tragischerweise ist dies auch das Jahr, in dem seine Mutter stirbt, was ihn nachhaltig erschüttert. Ob es an dieser und anderer privater Tragödien oder an der viel Energie beanspruchenden akademischen Tätigkeit gelegen hat: Merleau-Pontys

J. Heinrich (✉)
Berlin, Deutschland

G. Gödde, J. Zirfas (Hrsg.), *Schlüsselwerke der Kritischen Lebenskunst II*, Schriften zur Kritischen Lebenskunst,
https://doi.org/10.1007/978-3-662-72440-8_13

Kreativität wird ab diesem Jahr gebremst. So veröffentlicht er zwar noch viel beachtete Artikel, aber ein weiteres Hauptwerk wie die frühe *Phänomenologie der Wahrnehmung* (1945) erscheint zu seinen Lebzeiten nicht mehr (vgl. ebd., S. 19). Allerdings arbeitete er ab 1959 bis zum Ende seines Lebens an einem weiteren großen Werk.

Doch der Denker, der sein Leben so sehr der Arbeit und der Philosophie gewidmet hatte, soll, so wird vermutet, inmitten der Ausübung seiner Tätigkeit plötzlich an einer Herzattacke verstorben sein (vgl. Bermes 1998, S. 23; Danzer 2003, S. 31). Das „durch Merleau-Pontys Tod abrupt unterbrochene" (Bermes 1998, S. 145) Spätwerk *Das Sichtbare und das Unsichtbare* blieb somit unvollendet. Die posthum erscheinende Ausgabe wird durch *Arbeitsnotizen*, die er in Zusammenhang mit dem geplanten Werk verfasste, ergänzt.

Jedoch ist das Unvollendete seiner Schrift nicht unbedingt als bloßer Nachteil zu verstehen, insofern sein Denken ganz grundsätzlich der Charakter der Unfertigkeit durchzieht. Methodisch handelt es sich bei Merleau-Ponty um ein „offenes und nicht zu Ende gedachtes ‚System' (oder besser: Nicht-System), dem viele Potenzialitäten für eine Weiterentwicklung [...] innewohnen" (Danzer 2003, S. 31). Innerhalb einer solchen generell ‚werdenden Philosophie' kann somit auch leichter eine Unfertigkeit verarbeitet werden. Etwas zugespitzt ließe sich sagen: Das Unabgeschlossene ist geradezu symptomatisch für Merleau-Pontys Denken und ist damit keineswegs als Einwand gegen die Beschäftigung mit seinem von ihm selbst nicht mehr veröffentlichen späten Hauptwerks zu verstehen: „So findet das Denken von Merleau-Ponty, das sich als ständiger Neu-Anfang des Denkens begreifen wollte, im Fragment sinnigerweise auch sein offenes Ende" (Good 1998, S. 257). Simone de Beauvoir vermutete hinter Merleau-Pontys „Vorliebe für Nuancen" (1966, S. 67) sowie der mangelnden Systematik, die sich in seinen Schriften ausdrückte, auch das Zögernde seines Charakters.

In jedem Fall entzieht sich das von Merleau-Ponty eingeforderte *wilde Denken* auch im Stil oft dem Charakter eines logischen Aufbaus, einer notwendigen Fortentwicklung oder einer ordnenden Chronologie. Merleau-Ponty selbst hatte dies – scheinbar in prophetischer Vorwegnahme seines eigenen Todes – in *Das Sichtbare und das Unsichtbare* folgendermaßen formuliert: „Das Ende einer Philosophie ist die Erzählung ihres Anfangs" (Merleau-Ponty 2004, S. 230). Methodisch – und hier sind wir bereits mitten in der (Spät-)Philosophie Merleau-Pontys angelangt – vollzieht sich das Denken des Philosophen in einer „Zirkularität: alles, was auf einer bestimmten Ebene gesagt wird, greift voraus und wird wiederaufgegriffen" (ebd.).

Dieses Vorausgreifen hat über die methodische Bedeutung hinaus auch einen breiteren inhaltlichen Charakter. Es verweist auf Merleau-Pontys Ansicht, wonach wir unhintergehbar und immer schon mit den Anderen verbunden sind, an ihrem Leben teilhaben und mit ihnen fühlen, lange bevor wir uns überhaupt auf eine kognitive oder wissenschaftliche Weise auf die Welt ausrichten. Der Andere ist also schon immer in mir präsent, genauso wie die Vergangenheit immer in meiner Gegenwart enthalten ist. Dieses Verhältnis ist laut Merleau-Ponty reversibel, insofern die Vergangenheit nicht vergangen ist, sondern in mir wiederkehren kann (vgl. ebd.,

S. 307, 310). Genau deshalb kann das Ende einer Philosophie auch an deren Anfang zurückkehren.

Im Folgenden sollen die Termini, die Merlau-Pontys spätes Hauptwerk bestimmen, kurz und kompakt dargestellt werden. Am Ende wird gezeigt, dass diese Begriffe auch in die Ideen der Lebenskunst – im Sinne eines geglückten Lebens, das existenzielle Probleme des Daseins bewältigt – hinüberreichen. Lebenskunst nach Merleau-Ponty ist aufs Engste an die Figur des Anderen gebunden. Und unser unmittelbares Verbunden-Sein mit den Anderen geht bei ihm wiederum auf seinen Begriff des *wilden Seins* zurück.

Das *wilde Sein*

In der Forschung wird im Zusammenhang mit *Das Sichtbare und das Unsichtbare* oft von einer „Wende" (Alloa 2019, S. 43) weg von einer bloßen „Phänomenologie des Leibes" hin zu der Idee des „wilden Seins" (Bermes 1998, S. 52) gesprochen. Die Phänomenologie, zu dessen Hauptvertretern Merleau-Ponty zählt, zeichnet sich dadurch aus, dass Erkenntnis, jenseits vorgefertigter Raster der Vernunft, in erster Linie über die Betrachtung des unmittelbar Gegebenen, der Phänomene, zu erlangen ist. Bei Merleau-Ponty erfährt die Phänomenologie eine besondere Zuspitzung auf die Beschreibung des Leibes.

In seinem frühen Hauptwerk *Phänomenologie der Wahrnehmung* hatte er den Leib noch stärker anhand der Leiblichkeit des Individuums gedacht. In *Das Sichtbare und das Unsichtbare* wird die phänomenologische Beobachtung „auf die sinnliche Welt als solche ausgedehnt" (Alloa 2019, S. 40). Dies hat zur Konsequenz, dass Phänomene, die traditionell in unserem ‚Inneren' vermutet werden (Gefühle, Affekte, Empfindungen), stärker in der ‚äußeren' Welt und bei den Mitmenschen angesiedelt werden. Der Begriff des *wilden Seins* umfasst bei Merleau-Ponty eine „ursprüngliche Sphäre" (Vogelsang 2011, S. 130): „Das wilde Sein [...] ist dort, wo Beobachtender und Beobachtetes noch ungeteilt sind" (ebd.). Wild ist es deshalb, weil es sich nur ohne den Gedanken einer Systematik oder den einer vorgegebenen Ordnung beschreiben lässt:

> Das Erscheinen verfährt hier ungerichtet, wild [...]. In diesem Sinne trifft es, ohne zuvor schon (intentional) gerichtet gewesen zu sein: Es bewegt sich in einem Prozess der Ziellosigkeit, der jede Vorstellung einer gerichteten Ordnung zerstört. Die Erfahrung wird in dieser Bewegung überraschend, indem sie uns jederzeit dort treffen kann, wo wir es vielleicht am wenigsten erwarten (Laner 2014, S. 233).

Das Denken des *wilden Seins* geht aus von der Kritik Merleau-Pontys an seinem eigenen Frühwerk. *Das Sichtbare und das Unsichtbare* ist also deshalb als Schlüsselwerk zu begreifen, weil in ihm zentrale Aspekte seines früheren Werks neu gedacht werden. So weist er darauf hin, dass er in der *Phänomenologie der Wahrnehmung* noch zu sehr von der dualistischen Trennung von ‚Subjekt-Objekt' ausgegangen sei (vgl. Merleau-Ponty 2004, S. 257; vgl. S. 237; Bermes 1998, S. 149). Der Gegenüberstellung von wahrnehmendem Ich und wahrzunehmender Außenwelt setzt

Merleau-Ponty das Konzept eines einheitlichen Seins gegenüber (vgl. Merleau-Ponty 2004, S. 257). In diesem Sinne wird die beschreibbare Wirklichkeit „weniger *in* als *zwischen* den Körpern" (Alloa 2019, S. 45) angesiedelt, in einem Zwischenraum, der von nun an mit dem Terminus des *Fleisches* [*chair*] beschrieben wird, welcher den des Leibes weitestgehend ersetzt.

Der Gedanke einer gegenseitigen Verflochtenheit mit der Welt und mit den Anderen hat auch Konsequenzen für den Bereich der Wahrnehmung und der Sichtbarkeit.

Das Sichtbare und das Unsichtbare

Die Termini des *Sichtbaren* und des *Unsichtbaren* machen nicht nur den Titel seines späten Hauptwerkes aus, sondern spielen in Merleau-Pontys späten Analysen eine entscheidende Rolle. Der Begriff des Unsichtbaren erfährt bei ihm eine aufschlussreiche Umdeutung. Das Unsichtbare ist dem Sein eingeschrieben. Dies bedeutet, dass es „das Unsichtbare *dieser* Welt" (Merleau-Ponty 2004, S. 198) ist. Mit dem Unsichtbaren ist somit nicht etwas angesprochen, das einfach abwesend ist oder etwas, das sich über die Übernahme einer anderen Perspektive sichtbar machen ließe (vgl. Waldenfels 2010, S. 200). Die Ebene des Unsichtbaren „ist also nicht etwas faktisch Unsichtbares wie ein Gegenstand, der hinter einem anderen verborgen ist" (Merleau-Ponty 2004, S. 198). Was nun das Thema der sinnlichen Wahrnehmung betrifft, so erschöpft sich das *Nichtsehen* dementsprechend keineswegs darin, dass mir durch die Einengung des Gesichtsfeldes etwas verschlossen bleibt, das ich über die Veränderung meines Gesichtspunktes sehen könnte (vgl. Waldenfels 2010, S. 201).

Der Hintergrund dieser Überlegungen zum Sichtbaren und zum Unsichtbaren ist Merleau-Pontys grundsätzliche Idee, wonach wir der Welt nicht in einem starren Modus von ‚Subjekt-Objekt' gegenüberstehen, sondern, wenn wir wahrnehmen, immer schon mit der Welt verflochten sind. Diese Verflechtung ist leiblich zu verstehen, baut also auf dem für Merleau-Ponty zentralen Gedanken einer ursprünglichen Zwischenleiblichkeit [*intercorporéité*] auf (vgl. Merleau-Ponty 2004, S. 185). Hiermit geht einher, dass unser Leib stets von den Gesten und Blicken der Anderen beeinflusst ist, welche in uns eine leibliche Reaktion hervorrufen, die wiederum von den anderen wahrgenommen wird, was dann erneut auf uns zurückwirkt (vgl. Fuchs 2024, S. 13). Dieser Vorgang wird z. B. in dem Phänomen der Scham (und der körperlichen Reaktion des Errötens) offensichtlich.

Merleau-Pontys Idee einer Zwischenleiblichkeit impliziert somit auch eine leibliche Responsivität (vgl. Waldenfels 1998), d. h. ein gegenseitiges Abgestimmt-Sein und ein Reagieren aufeinander. In Anbetracht dieser Ausführungen wird deutlicher, warum sich das Unsichtbare für Merleau-Ponty nicht durch eine bloße Modifizierung des Gesichtspunktes oder eine Umkehrung der Perspektive sichtbar machen lässt:

> Das Sichtbare des Anderen ist mein Unsichtbares, mein Sichtbares ist für den Anderen das Unsichtbare; diese Formulierung [...] ist nicht aufrechtzuerhalten. Man muß sagen: das Sein ist dieses seltsame Übergreifen, das bewirkt, daß mein Sichtbares – obwohl es nicht mit dem des Anderen deckungsgleich ist – dennoch für dieses offen ist, daß alle sich zu derselben sinnlichen Welt hin öffnen (Merleau-Ponty 2004, S. 275).

Der Blick und das Sehen des Anderen ist also stets schon mit meinem Sehen verschränkt. Genauso, wie ich dem Anderen also nicht einfach starr und un-empathisch gegenüberstehe, sondern ihn auch *erfühle* und wie ich seinen Blick und mein Sehen in mich aufnehme (z. B. in der Scham), genauso ist das Unsichtbare „nicht das Gegenteil des Sichtbaren" (ebd.). Das Sehen des Anderen geht vielmehr in mich über, ist also nie komplett unsichtbar für mich. Im Vorgang des Sehens offenbart sich also für Merleau-Ponty, dass wir uns gegenseitig nie wirklich fremd sind: „Es allein zeigt uns, daß andersartige, einander ‚äußerliche' und fremde Wesen dennoch durchaus *beieinander* sind, es lehrt uns die ‚Gleichzeitigkeit'" (Merleau-Ponty 2003, S. 313; vgl. Bermes 1998, S. 152–153).

Am Beispiel des Farben-Sehens verdeutlichet Merleau-Ponty anschaulich diese Ausführungen zum Thema der Gleichzeitigkeit und der Gemeinsamkeit:

> Die Farben [...] des Anderen sind, so heißt es, ein absolutes Geheimnis für mich, mir ewig unzugänglich. Das trifft nicht ganz zu, denn um mir davon [...] die bevorstehende Erfahrung zu verschaffen, genügt es, daß ich eine Landschaft betrachte und mit jemandem darüber spreche: sofort geht das, was ich sehe, durch die eingestimmte Tätigkeit seines Leibes und meines eigenen in ihn über. Dieses individuelle Grün der Wiese vor meinen Augen dringt in sein Sehen ein, ohne mein eigenes zu verlassen (Merleau-Ponty 2004, S. 187; vgl. Castoriadis 1986, S. 127).

Dadurch also, dass die habituellen Bewegungen unserer Leiber und unserer Sinnesorgane aufgrund von Gewohnheiten habituell aufeinander abgestimmt sind, ist es möglich, bis zu einem gewissen Grad das zu sehen, was der andere sieht.

Wenn wir sinnlich wahrnehmen, wenn wir *sehen*, so sehen wir also nicht immer nur das direkt vor uns liegende Ding, sondern wir sehen auch immer schon zugleich Elemente, von denen der Andere uns erzählt oder von denen uns andere einmal erzählt haben: das, was kein direktes und unmittelbares Sinnesmaterial ist, sondern das, was von den Anderen zu uns ‚hinüberweht'. Dieses uns von den Anderen Entgegenkommende ist für Merleau-Ponty das *Unsichtbare*. Sehen bedeutet also nicht nur sinnlich das zu sehen, was direkt vor uns liegt: „Sehen heißt, nicht sehen" (Merleau-Ponty 2004, S. 286). Voraussetzung für solche Akte des Hinübergreifens der Anderen auf uns ist das, was Merleau-Ponty das „zwischenleibliche Sein" (ebd., S. 187) nennt: einen „präsumtiven Bereich des Sichtbaren und des Berührbaren, der sich weiter ausdehnt als die Dinge, die ich gegenwärtig berühre und sehe" (ebd.). Das (zwischen)leibliche Sein bewegt sich somit immer auch in dem Bereich des Möglichen, noch nicht Erfüllten. Dieses ‚Noch-nicht' ist nach Merleau-Ponty das Unsichtbare, weil noch nicht sinnlich Wahrnehmbare und bloß Erwartete.

Wir sind immer schon leiblich in der Welt, wenn wir die sog. Dinge der Außenwelt wahrnehmen, da unsere Sinnesorgane (Ohren, Mund, Augen, Hände) selbst Teil der Welt sind. Wir richten uns also niemals objektiv und getrennt von den uns umgebenen leiblichen Lebewesen auf die Welt. In jenem am Beispiel der Farbe Grün verdeutlichten „Übergreifen meiner Wahrnehmungslandschaft auf die der Anderen" im Wahrnehmen „ein- und derselben phänomenalen Landschaft" (Richir 1986, S. 102) zeigt sich bei Merleau-Ponty also der sehr viel grundsätzlichere Gedanke des wechselseitigen „Übergreifen und Überkreuzen von Empfindungen innerhalb des Fleisches meines Leibes" (ebd.). Der Begriff des Fleisches erklärt demnach genauer, inwiefern es zwischen uns und den Anderen zu jenem Übergreifen kommt, in welchem das von ihm Gesehene auch in mein Sehen hinüberreicht.

Das *Fleisch*

Denn der für das unveröffentlichte Spätwerk wohl wichtigste und wirkungsreichste philosophische Begriff ist der des *Fleisches*: „Merleau-Ponty ersetzt und erweitert damit [...] den Begriff des ‚Leibes' als beseelten, empfindsamen Körper" (Günzel 2007, S. 93). Das hat zunächst sprachliche Ursachen. Die französische Sprache kennt keine Unterscheidung zwischen ‚Körper' und ‚Leib', wie dies im Deutschen der Fall ist. Somit ist mit dem französischen ‚corps' zuallererst der leblose Körper, die Leiche angesprochen und erst sekundär ein lebendiger Körper: „Gegenüber dem *Körper* als bloßer Hülle oder Leichnam wird *Leib* im christlichen Kontext für den auferstandenen Körper verwendet und meint im modernen philosophischen Kontext den beseelten oder be*geist*erten Körper" (ebd.). Das französische *chair* bezeichnet sowohl das lebendige Fleisch als auch – ebenfalls religiös konnotiert – die Leiblichkeit oder Leibhaftigkeit, wohingegen *viande* bloß ein lebloses Stück Fleisch meint. Der Begriff vom Fleisch im Sinne von *chair* wird also von Merleau-Ponty gewählt, um sich noch stärker davon abzugrenzen, den Leib möglicherweise als reinen physischen Körper misszuverstehen.

Mit dem Terminus des Fleisches verbindet sich jedoch auch eine inhaltliche Verschiebung gegenüber dem Frühwerk Merleau-Pontys, denn der Fleischbegriff greift weiter als der vom Leib: „Als Fleisch hat der Mensch gleichsam seine Körpergrenze verloren und verschmilzt mit dem Raum" (ebd., S. 95). Hiermit wird somit konkretisiert, was zuvor als ‚Wende' (vgl. Alloa 2019, S. 43) und Radikalisierung von Merleau-Pontys Leibphilosophie bezeichnet worden ist. Mit dem Konzept des Fleisches ist ein unauflösliches „Ineinander von Innen und Außen, Eigenem und Fremden" (Kapust 1998, S. 287) angesprochen. Merleau-Ponty macht deutlich, dass er seinen Begriff des Fleisches sowohl gegen den Begriff des bloßen physischen Körpers als auch gegen das, was er in seinem Frühwerk *Eigenleib* genannt hatte (vgl. Merleau-Ponty 1966, S. 115–118) abgrenzen möchte: „Der wesentliche Begriff für eine solche Philosophie ist der Begriff des Fleisches [*chair*], der nicht objektivierter Körper ist und ebensowenig jener Körper, den die Seele als ihren eigenen denkt" (Merleau-Ponty 2004, S. 326; vgl. Alloa 2019, S. 44).

Wie so oft bemüht Merleau-Ponty (vgl. 1966, S. 117) hierfür das Beispiel der Hand, die die andere berührt, nur dass sich jetzt kein Leib mehr auf etwas noch immer irgendwie Äußerliches richtet, sondern durch das „Überkreuzen von Berührendem und Berührbarem", welches in der Berührung der Hand vor sich geht,

„werden ihre Eigenbewegungen Teil des Universums" (Merleau-Ponty 2004, S. 176). Im Sich-Berühren wird also an dieser Stelle ein „Überschreiten […] zwischen Berührten und Berührenden" (ebd., S. 177) vollzogen, d. h. die Unterscheidung zwischen ‚Ich' und ‚Welt' geht vollends im ‚Dazwischen' des Fleisches auf: „Die Dichte des Leibes wetteifert nicht mit der Dichte der Welt, sondern ist im Gegenteil das einzige Mittel, das ich habe, um mitten unter die Dinge zu gelangen, indem ich mich Welt und sie Fleisch werden lasse" (ebd., S. 178).

Unsere Wahrnehmung der Welt ist laut Merleau-Ponty immer leiblich, d. h. erst über unsere Sinnesorgane, die wiederum selbst Teil der wahrnehmbaren Welt sind, hören und spüren wir die Welt (vgl. ebd., S. 309). Hiermit ist gemeint, dass nicht mehr irgendeine Trennung zwischen mir selbst als wahrnehmenden Subjekt und der Außenwelt als wahrzunehmendes Objekt besteht. Es gibt somit keine ‚Leerstelle' mehr zwischen mir und der Welt: „Wo wollen wir die Grenze zwischen Leib und Welt ansetzen, wenn die Welt Fleisch ist?" (ebd., S. 182). Anders ausgedrückt: ich kann die Welt nur wahrnehmen, weil mein Leib bereits Teil von ihr ist, weil „ich mich Welt […] werden lasse" (ebd., S. 178).

Das, was früher im ‚Ich' verortet wurde (Gedanken, Gefühle, Bilder, Vorstellungen) wird vom späten Merleau-Ponty dementsprechend mehr und mehr in die Welt verlegt: „Die gesehene Welt ist nicht ‚in' meinem Leib" (ebd., S. 182). Dies hat weitreichende Konsequenzen für Fragen der Ethik. Denn insofern in diesem radikalen Schritt auch Gefühle nicht mehr in einem rein privaten ‚Inneren' vermutet werden, sondern gleichermaßen im ‚Draußen' der Welt anzufinden sind, so böte dies auch eine Erklärung dafür, dass und warum ich zu einem authentischen Mitempfinden mit dem Anderen fähig bin. Für das in der Ethik zentrale Problem des Mitleidens wäre dies ein wichtiger Begründungszusammenhang. Mitleiden und Mitempfinden könnten also auf ein leibliches Miteinander- und *Ineinander* zurückgeführt werden, welches ihre Grundlagen in der fleischlichen Verfasstheit unseres Leibes sowie der Welt haben. In der Übersetzung wird das von Merleau-Ponty verwendete Wort „*Ineinander*+" (ebd., S. 226) und auch andere zentrale Begriffe mit einem Pluszeichen versehen und kursiv geschrieben. Dies zeigt an, dass Merleau-Ponty diesen Begriff auch im Original auf deutsch schreibt, womit daraufhin hingewiesen wird, dass er ihn von dem deutsch-österreichischen Philosophen Edmund Husserl entliehen hat, welcher ihn in seinem Denken stark beeinflusste (vgl. Husserl 1954, S. 260).

Bei Merleau-Ponty mündet dieses Ineinander letzten Endes in eine Auflösung und Aushöhlung des Unterschiedes zwischen uns und der Welt:

> *Fleisch der Welt*, beschrieben […] als […] Latenz, Übergreifen – Sodann diese Fragephänomene erneut befragen: sie verweisen auf die *Einfühlung*+ Wahrnehmender-Wahrgenommenes, denn sie besagen, daß wir schon *im* so beschriebenen Sein sind, daß wir *von ihm* sind, daß es zwischen ihm und uns *Einfühlung*+ gibt. Dies besagt: mein Leib ist aus demselben Fleisch gemacht wie die Welt (er ist wahrnehmbar), und dieses Fleisch meines Leibes wird zudem von der Welt geteilt, diese *strahlt es zurück*, greift auf es über, und es greift über auf sie […], sie stehen zueinander im Verhältnis des Überschreitens und des Übergreifens (Merleau-Ponty 2004, S. 313–314; vgl. 2003, S. 256).

Ohne dies selbst explizit auszusprechen, verweist Merleau-Ponty mit diesen Überlegungen auf ein Feld, „das quasi-ethische Aktivitäten und Verhaltungen sichtbar macht, doch argumentiert er selbst nicht auf der Grundlage einer Ethik, die auf Gefühl oder Einfühlung basieren würde" (Kapust 1998, S. 287). Getreu des Mottos von Danzer (2003, S. 31), wonach das unfertige Gedankensystem Merleau-Pontys „viele Potenzialitäten für [...] ein Weiterdenken" in sich birgt, ließen sich solche ethischen Begründungen jedoch problemlos aus dem unvollendeten Spätwerk Merleau-Pontys ableiten.

In Frageform formuliert er, ausgehend vom Beispiel der Selbstberührung der Hände, den zentralen ethischen Absatz aus *Das Sichtbare und das Unsichtbare*:

> Warum kann denn die Synergie nicht auch zwischen verschiedenen Organismen bestehen, wenn sie im Inneren eines jeden möglich ist? Ihre Landschaften verflechten sich ineinander, ihr Tun und ihr Leiden stimmen sich genau aufeinander ab: dies ist möglich, sobald man das Empfinden nicht mehr in erster Linie durch eine Zugehörigkeit zu ein und demselben ‚Bewußtsein' definiert, sondern es im Gegenteil als [...] fleischliches Verhaftetsein vom Empfindendem und Empfundenem, von Empfundenem und Empfindendem versteht (Merleau-Ponty 2004, S. 186–187).

Durch unser leibliches Verflochtensein mit dem Anderen und der Welt sind auch unsere Gefühle, Affekte und Empfindungen nicht mehr im Inneren des Einzelnen (Fuchs 2024, S. 7–10) zu lokalisieren, sondern sie entstehen vielmehr im fleischlichen Ineinander zwischen mir und dem Anderen, zwischen mir und der Welt. Empfindungen sind also gleichzeitig im ‚Inneren', wie sie im ‚Äußeren' sind. Das oben erwähnte Phänomen der Scham zeigt, dass Gefühle auch von den Anderen auf mich übergreifen und dass sie sich mir *einverleiben* können. Hieraus entsteht für Merleau-Ponty quasi automatisch eine ethische Situation: wir sind in unserem Tun und Leiden aufeinander abgestimmt. Wir verstehen und empfinden als ganz natürlicherweise bereits die Empfindungen und das Leiden des Anderen, leiden also mit ihm mit, insofern wir immer schon leiblich auf ihn ‚eingestellt' sind. So ergibt sich das Potenzial einer aus Merleau-Pontys Überlegungen hervorgehenden Mitleidsethik.

Diese Ausführungen Merleau-Pontys zum Themenkomplex des ‚Fleisches' werfen darüber hinaus die Frage auf, ob er damit sagen will, dass auch die eigentlich leblosen Objekte der Welt ein empfindendes Dasein führen. Merleau-Ponty hat jedoch deutlich gemacht, dass es zwar zu einem „Überschreiten" (Merleau-Ponty 2004, S. 177) zwischen der Sphäre des individuellen Leibes (mein Fleisch) und der Welt (das Fleisch der Welt) kommt, dass jedoch deswegen das Fleisch der Welt zwar empfindbar, aber nicht notwendig selber empfindend ist: „Das Fleisch der Welt bedeutet nicht *Sich-fühlen* wie mein Fleisch – Es ist empfindbar und nicht empfindend – Ich nenne es gleichwohl Fleisch [...], um damit auszudrücken, daß es möglichkeitsträchtig [...] ist, daß es also absolut nicht Objekt ist, daß die Seinsart der *bloßen Sache* [...] nur ein partieller und sekundärer Ausdruck desselben ist" (ebd., S. 315–316).

Neben den ethischen Überlegungen zum Verhältnis, das wir zu anderen lebendigen und empfindenden Wesen aufnehmen können, bleibt also die Objektwelt auch bei Merleau-Ponty nicht-empfindend. Fleischlich nennt er sie trotzdem, weil sie Potenziale in sich trägt, da ihre Wesenheit über die objektbezogene, rein gegenwärtige Wahrnehmung der Welt hinausreicht. Es handelt sich also nicht um feststehende und unveränderliche objekthafte Dinge, vielmehr spricht Merleau-Ponty davon, dass die Erscheinungen der Welt *„beseelt"* (ebd., S. 231) seien, also immer schon „‚Leben' in den Erfahrungen" (ebd., S. 316) steckt. Damit ist angesprochen, dass die sinnliche Welt sich uns nicht nur über rein kognitive Erkenntnis der Dinge erschließt, sondern auch über das *Unsichtbare*. Dieses offenbart sich uns über unsere zwischenleibliche Verbundenheit mit den lebendigen Anderen sowie über jenes wechselseitige Übergreifen unserer Wahrnehmungen, das sich hieraus ergibt.

Das Unsichtbare hat auch eine zeitliche Dimension, denn ob und wie wir Dinge wahrnehmen hängt auch von den kulturellen Vorprägungen ab, die ‚hinter' uns liegen: „Das Unsichtbare ist *da*, ohne *Objekt* zu sein […]. Und die ‚sichtbaren Dinge' selbst sind schließlich ebenfalls nur um einen abwesenden Kern herum zentriert […] das unsichtbare Leben, die unsichtbare Gemeinschaft, der unsichtbare Andere, die unsichtbare Kultur" (ebd., S. 290–291). Die hinter uns liegenden Erfahrungen und Vorprägungen der Vergangenheit sind somit mitverantwortlich für die Wahrnehmung des Fleisches.

Zum Begriff der Zeit

Das, was Merleau-Ponty mit jenem *Ineinander* bereits in Bezug auf die Fleischlichkeit der Welt angesprochen hatte, hat somit auch eine zeitliche Komponente. Denn die Charakteristika des Fleisches kommen auf eine essenzielle Weise auch der Zeit zu. Laut Esterbauer (2019, S. 139) wird in Merleau-Pontys Zeitbegriff „die Untrennbarkeit von Zeit und Fleisch" angesprochen. Das Fleisch ist somit ontologisch, d. h. seinem Sein nach, zeitlich, demnach vergänglich. Aber es gibt darüber hinaus auch eine wesenhafte Ähnlichkeit von Fleisch und Zeit. Für Merleau-Ponty gibt es nicht nur ein räumliches Übergreifen von ‚Innen und Außen', sondern auch ein zeitliches Übergreifen von Vergangenheit und Zukunft: „Dann sind Vergangenheit und Gegenwart *ineinander*+, jede umgriffen-umgreifend, – und das gerade ist das Fleisch" (Merleau-Ponty 2004, S. 336). Das zentrale Element des Fleisches bzw. des *wilden Seins* ist das Übergreifen. Hiermit gemeint ist eine nicht-zurücknehmbare Beeinflussung des Bereichs des Anderen und der Welt, ein fleischliches Verbunden-Sein mit der Welt. Auch die Zeit zeichnet sich durch ein Übergreifen der Vergangenheit in den gegenwärtigen Moment aus. Hierzu soll erneut eine Stelle aus *Das Sichtbare und das Unsichtbare* zitiert werden, diesmal jedoch unter dem Vorzeichen der Zeitlichkeit: *„Fleisch der Welt*, beschrieben (im Verhältnis zur Zeit, Raum, Bewegung) als Sonderung […] Latenz, Übergreifen. Sodann diese Fragephänomene erneut befragen: sie verweisen auf die *Einfühlung*+ Wahrnehmender-Wahrgenommenes, denn sie besagen, daß wir schon *im* so beschriebenen Sein sind, daß wir *von ihm sind"* (ebd., S. 313).

Das fleischliche Verbunden-Sein mit der Welt ist also letzten Endes auch darauf zurückzuführen, dass wir *schon* im Sein sind, also unser Umgehen mit der Welt auf einem *immer schon* leiblichen In-der-Welt-Sein beruht. Dies bedeutet zeitlich gesprochen: Unser jetziges Sein geht auf frühere Stufen unseres Seins und unseres Miteinander-Seins zurück. Unser individuelles Dasein verweist immer auf eine größere, über uns hinausreichende Struktur zurück: „Hier gibt es kein Problem des *alter ego*, weil nicht *ich* sehe oder *er* sieht, sondern weil uns beiden eine anonyme Sichtbarkeit [...] innewohnt, und zwar dank dieser / ursprünglichen Eigenschaft, die dem Fleisch eigen ist, das zwar hier und jetzt ist, und doch in alle Räume und Zeiten ausstrahlt, das zwar Individuum ist, aber auch Dimension und Universelles“ (ebd., S. 187).

Zeitlichkeit und Lebenskunst

Was den zeitlichen Charakter des Seins betrifft, so eröffnet sich in Merleau-Pontys Spätwerk auch die Idee einer philosophischen Lebenskunst, im Sinne einer Bewältigung der Probleme des Daseins sowie der Möglichkeit eines glücklichen Lebens. Für ein solches geglücktes Leben ist der richtige Umgang mit der Zeitlichkeit unseres Daseins von elementarer Bedeutung. Merleau-Ponty verweist in diesem Zusammenhang interessanterweise nicht auf eine philosophische, sondern auf eine literarische Quelle. Dies überrascht angesichts seines oft literarisch und poetisch geprägten Stils jedoch nicht wirklich. Ein solcher, eher beschreibender Stil entspricht zudem viel eher der Methode der Phänomenologie, wonach es um die Betrachtung und Beschreibung des unmittelbar Gegebenen geht. Merleau-Ponty bezieht sich an dieser Stelle auf die *Suche nach der verlorenen Zeit* von Marcel Proust (1994): „die Proustsche Leiblichkeit als Hüterin des Vergangenen, das Eintauchen in ein transzendentales Sein [...] es enthält einen intentionalen Verweis [...] auf [...] eine *Welt* [...] oder ein Sein, wo die Vergangenheit mit der Gegenwart im engeren Sinne ‚simultan‘ ist“ (Merleau-Ponty 2004, S. 308).

In diesem Werk Prousts‘ wird eine durch die sinnlich-leibliche Wahrnehmung (den Genuss von Tee) ausgelöste Flut von Erinnerungen beschrieben, die in eine Zeitlichkeit führt, welche über die gegenwärtige Zeit hinausreicht (vgl. Proust 1994, S. 67). Hiermit ist laut Merleau-Ponty eine mystische Art der Zeit angesprochen, die nicht auf eine konkrete Erinnerung zu reduzieren ist, sondern die uns in eine Zeit leitet, in der die gewöhnlichen Charakteristika der Zeitlichkeit – Vergangenheit, Gegenwart und Zukunft – nicht mehr gültig sind bzw. ineinanderfließen. In Anlehnung an Prousts berühmte Beschreibung der Erinnerung an den Geruch von Weißdornhecken schreibt Merleau-Ponty: „Es gibt eine architektonische Vergangenheit. [...lProust: die *wahren* Weißdornhecken sind die Weißdornhecken der Vergangenheit [...] – Dieses ‚Vergangene‘ gehört einer mythischen Zeit an, der Zeit vor der Zeit, der früheren Zeit, ‚weiter weg als Indien und China‘“ (Merleau-Ponty 2004, S. 307).

Genauso, wie wir ursprünglich eigentlich stets *gleichzeitig* mit den Anderen existieren, die auf uns übergreifen, so existiert Merleau-Ponty zufolge die Gegenwart immer schon „‚simultan‘“ (ebd., S. 308) mit der Vergangenheit und steht mit ihr in einem gegenseitigen Wechselbezug. In dieser zyklischen Vorstellung von Zeit ist Vergangenheit im Jetzt *„noch gegenwärtig"* (ebd., S. 307).

Es wurde auf die Methodik hingewiesen, Merleau-Pontys Denken als „offenes und nicht zu Ende gedachtes ‚System'" (Danzer 2003, S. 31) zu verstehen, „dem viele Potenzialitäten für eine Weiterentwicklung […] innewohnen" (ebd.). In diesem Sinne kann man dessen Ausführungen zur Zeiterfahrung in generellere Überlegungen zur Lebenskunst und zur Lebensbewältigung aus der jüngeren Forschung überführen. Denn anhand jener berühmten Szene der über den Geruchs- und Geschmackssinn ausgelösten Erinnerungsflut aus Marcel Prousts *Auf der Suche nach der verlorenen Zeit* entwirft auch Thomas Fuchs die ganz ähnlich ausgestaltete Vision einer übergeordneten Erinnerung, die über das bloße Erinnern eines einzelnen vergangenen Ereignisses hinausreicht: „Es bedeutet vielmehr das Zusammenfallen von Vergangenheit und Gegenwart zu einer einzigen Zeit, ein Erlebnis, das einen geradezu mystischen Charakter annehmen kann" (Fuchs 2024, S. 403).

Erst in einer so erfahrenen – und wie bei Merleau-Ponty beschriebenen – mystischen Zeitlosigkeit oder Überzeitlichkeit kann sich Fuchs zufolge das Gefühl des Glücks einstellen: „Stattdessen nimmt die Gegenwart Dauer an, und je tiefer das Glück, desto mehr scheint der gegenwärtige Augenblick zu verweilen, ja in eine reine Zeitlosigkeit und Ewigkeit überzugehen. Wir tauchen wieder ein in den primären Zeitstrom, in dem wir selbst die Zeit sind, statt sie zu haben" (ebd., S. 396). Das Glück wird laut Fuchs leiblich erfahren, insofern uns die Zeitlosigkeit zumeist in leiblichen Aktivitäten heimsucht, in denen wir uns selbst und die Zeit um uns vergessen, wie beim Skifahren, beim Tanzen, oder beim Musikmachen, also in Augenblicken der *gelebten* Zeit. Das Glück kann somit durch bewusstes Wiederholen solcher Tätigkeiten auch selbst hergestellt werden. An dieser Stelle kommt die Lebenskunst ins Spiel: „Der angemessene Umgang mit der Zeit ist ein wichtiger Teil dessen, was man als Lebenskunst bezeichnet. Indem wir Zeit aktiv gestalten und unser Leben selbstbestimmt führen, verwirklichen wir uns selbst" (ebd., S. 394).

Aber auch in einer eher passiven, kontemplativen Form kann Glück erfahren werden, wie neben dem Beispiel des Dösens in der Sonne auch die Reflexionen von Proust zeigen: „Der gegenwärtige Moment beglückt auf unnennbare Weise, weil zugleich ein vergangener in ihm wieder lebendig wird, so dass man sich, ähnlich einem Déjà-vu-Erlebnis, leibhaftig in die Vergangenheit versetzt fühlt" (ebd., S. 400–401). Auch diese Form des Glücksempfindens ist leiblich vermittelt, denn angesprochen sind hiermit u. a. sinnliche Geruchs- und Geschmacksempfindungen, welche einen Erinnerungsstrom oder ein Déjà-vu auslösen können. Mit Fuchs und Merleau-Ponty lässt sich also von einem *Gedächtnis des Leibes* (vgl. Merleau-Ponty 1966, S. 214–215; Fuchs 2024, S. 401) sprechen, in dem vormals erlebte und einverleibte Erfahrungen re-aktivierbar sind, und in welchem Glückspotenziale schlummern.

Merleau-Pontys Ausführungen zur Fleischlichkeit sowie zur Erfahrung einer mystischen Zeit – Merleau-Ponty spricht von einem „Eintauchen in ein transzendentales Sein" (2004, S. 308) – gehen somit über in Überlegungen zur Lebenskunst. Denn Lebenskunst ist immer an subjektive Daseinsbewältigung geknüpft. Das Fleisch ist wiederum laut Merleau-Ponty seinem Wesen nach vergänglich. Und jenes Eintauchen in den Augenblick ruft auch deswegen ein Glücksgefühl hervor, weil wir für diesen Augenblick der Vorschau und der Rückschau enthoben sind und somit auch die Vergänglichkeit des Daseins sowie der Tod für uns in diesem Zustand der Selbstvergessenheit vorrübergehend keine Rolle spielen (vgl. Fuchs, S. 398).

Kritik an Merleau-Pontys Begriff der Zeitlichkeit und der Gleichzeitigkeit

Doch die Idee des Übergreifens und des Ineinander-Übergehens hat auch problematische Momente, sowohl was den räumlichen als auch was den zeitlichen Aspekt betrifft. Jacques Derrida (2007) weist unter Bezugnahme auf Merleau-Pontys Wegbereiter Edmund Husserl darauf hin, dass eine direkte Erfahrbarkeit der Empfindungen des Anderen niemals möglich ist (vgl. Derrida 2007, S. 244; Husserl 1952, S. 169). Hieraus leite sich die Unmöglichkeit ab, mit dem Anderen *gleichzeitig* eine Erfahrung zu haben, wie Merleau-Ponty es an diversen Stellen suggerierte (vgl. Derrida 2007, S. 247; Laner 2014, S. 241; Merleau-Ponty 2003, S. 313).

Was hat diese Kritik am Zeitbegriff Merleau-Pontys nun mit der Lebenskunst zu tun? Es ist gezeigt worden, dass Merleau-Ponty nicht nur von einem unauflöslichen räumlichen Ineinander zwischen mir und dem Anderen ausgeht, sondern dass für ihn auch die Zeit der Gegenwart unauflöslich mit der Zeit der Vergangenheit *ineinander* verwoben ist und in sie hinüberreicht. Aufbauend auf diesen Überlegungen Merleau-Pontys ist die Idee entworfen worden, eine Art mystischer und glücklich machender zeitlicher Erfahrung haben zu können, in welcher die Grenzen zwischen Vergangenheit, Gegenwart und Zukunft vorrübergehend als Einheit erfahren werden.

Wenn wir aber nun davon ausgehen, dass eine zeitliche Synchronität zwischen mir und dem Anderen nicht erreicht werden kann, sondern lediglich im Nachhinein angenommen wird, so hat dies auch Konsequenzen für unser rein individuelles Zeitempfinden. Derrida drückt diesen Umstand folgendermaßen aus: „Selbst zwischen mir und mir, wenn ich das sagen kann, zwischen meinem Körper und meinem Körper, gibt es nicht diese ‚ursprüngliche' Zeitgenossenschaft" (Derrida 2007, S. 247). Worauf Derrida mit diesem Punkt hinaus will, ist der Umstand, dass ich, sogar wenn ich mit der linken Hand meine rechte Hand berühre, mich niemals gleichzeitig als Berührender und als Berührter empfinden kann. Ich fühle mich also entweder berührt oder ich spüre den Gegendruck, den die berührte Hand in meiner berührenden Hand auslöst. Gleichzeitig ist die Erfahrung des Berührens und des Berührt-Werdens nicht zu empfinden. Merleau-Ponty selbst hatte eigentlich auf diesen Umstand verwiesen, wenn er schreibt, dass es zwar ein „Überschreiten" (Merleau-Ponty 2004, S. 177) zwischen dem Berührbaren und dem Berührten gibt, aber diese „nicht deckungsgleich" (ebd.; vgl. auch S. 173) sein können. Auch sagt er über das Fleisch, dass dieses „zwar hier und jetzt ist, und doch in alle Räume und Zeiten ausstrahlt" (ebd., S. 187), dass also ein unmittelbares, *gemeinsames* und *gleichzeitiges* Erfahren einer leiblichen Berührung gar nicht möglich sein kann.

Und dennoch kommt Merleau-Ponty, wie bereits weiter oben beschrieben, immer wieder zu einem angeblich ursprünglichen, metaphysischen Ort zurück, in dem Subjekt und Objekt – und somit auch Vergangenheit und Gegenwart – noch als Ganzes existieren: „dort, wo Beobachtender und Beobachtetes noch ungeteilt sind" (Vogelsang 2011, S. 130; vgl. Merleau-Ponty 2004, S. 186). Iris Lander weist in diesem Zusammenhang richtigerweise darauf hin, dass Merleau-Ponty aufgrund seines Ansatzes, die traditionelle Trennung von Subjekt und Objekt radikal aufzulösen, besonders stark auf die Relationalität zwischen ‚Ich' und der Welt abgehoben habe. Bei dieser Fokussierung und Relationalität und Parallelität sei ihm jedoch zuweilen entgangen, dass diese „Parallelisierung [...] vornehmlich auf einer zeitlich nicht näher problematisierten Ebene der Vergleichbarkeit" (Laner 2014, S. 241) stattfände, nämlich der einer „Synchronie" (ebd.). Und von dieser hatte Merleau-Ponty ja eigentlich betont, dass es sie niemals geben kann.

Denn gerade eine gänzliche räumliche und zeitliche Identität zwischen mir und der Welt und den Anderen hielt Merleau-Ponty – bei aller Annäherung an die Welt und den Anderen – letztlich für unmöglich:

> Es ist so, als bildete sich [...] zwischen ihm und uns eine so enge Verbindung wie zwischen dem Meere und dem Strand. Und doch ist es nicht möglich, daß wir in ihm aufgehen, daß es in uns übergeht, denn sonst würde sich das Sehen durch das Verschwinden entweder des Sehenden oder des Sichtbaren im Augenblicke seines Entstehens selbst verflüchtigen (Merleau-Ponty 2004, S. 172–173).

Wenn Beobachtender und Beobachtendes identisch wären, gebe es nach Merleau-Ponty demnach keine Unterscheidung mehr zwischen ihnen und sie würden sich in einem Ganzen auflösen. Trotzdem, und hierhin liegt der Widerspruch, spricht Merleau-Ponty an anderer Stelle durchaus von einer „präreflexiven und präobjektiven Einheit" (ebd., S. 186) sowie von der „Erfahrung eines einheitlichen Leibes angesichts einer einheitlichen Welt" (ebd.).

Obwohl daher Maurice Merleau-Pontys Gedanken über die Zeitlichkeit sehr inspirierend sind, so verwickelt sich sein philosophisches Denken an diesem Punkt doch in einige Selbstwidersprüche. Die philosophische Begründung für jenes Erleben eines ewigen Augenblicks bleibt somit problematisch. Jedoch lässt sich zumindest die Möglichkeit eines vorübergehenden *subjektiven Empfindens* eines solchen Phänomens kaum leugnen.

Ausblick

Somit bleibt von seinem späten Hauptwerk neben der Idee einer mystischen Erfahrung der Vergangenheit im gegenwärtigen Augenblick auch die Vision eines Aufgehens in dem Leib des Anderen. Bei Fuchs ist jenes Gefühl der glücklichen Selbstvergessenheit stärker an Erfahrungen gebunden ist, die der Leib mit sich selbst macht: z. B. beim Skifahren, beim Dösen in der Sonne oder beim Klettern (vgl. Fuchs 2024, S. 392). Lebenskunst ist somit stärker an Eigenmächtigkeit und an ein souveränes Umgehen mit der gelebten Zeit gebunden. Bei Merleau-Ponty hingegen sind diese beglückenden und die Zeit vergessen machenden leiblichen Tätigkeiten mit dem Anderen verwoben. Es deutet sich in diesem Zusammenhang die Utopie eines Einswerdens mit dem Anderen an; eines Einswerdens, welches sich als Erotik oder als Liebe beschreiben ließe. Das Begehren lässt sich hierbei durchaus in den Kontext der Lebenskunst einordnen, insofern es das Leid erzeugende Gefühl der Vergänglichkeit sowie des Getrenntseins vom Anderen vorübergehend aufhebt. Denn wahres Begehren wird von Merleau-Ponty nicht rein egoistisch begriffen. Stattdessen spricht er von der „geduldigen und schweigsamen Arbeit des Begehrens" (Merleau-Ponty 2004, S 189), welche darin besteht, sich leiblich immer mehr und immer genauer auf die geliebte Person einzulassen, um am Ende zu einer größtmöglichen Synchronisation des eigenen Leibes mit dem *fleischlichen* und vergänglichen Leib des Anderen zu gelangen:

> Zum ersten Mal verkuppelt sich der Leib nicht mehr mit der Welt, er umschlingt einen anderen Leib, indem er sich sorgfältig und gänzlich auf ihn einläßt und mit seinen Händen unablässig die seltsame Gestalt nachzeichnet, ihrerseits alles gibt, was sie empfängt, ganz verloren für die Welt und ihre Ziele, fasziniert durch die eigene Beschäftigung, sich mit einem anderen Leben im Sinn treiben zu lassen und sich zum Außen seines Innern und zum Innern seines Außen zu machen. Indem Bewegen, Berühren und Sehen sich fortan auf den Anderen und auf sich selbst einlassen, gehen sie zu ihrer Quelle zurück (ebd., S. 188–189).

Eine geglückte und glücklich machende Lebenskunst nach Merleau-Ponty bestünde demzufolge darin, jenen Zustand der Zeitvergessenheit und des Einswerdens mit dem Anderen anzustreben und möglichst nahe zu kommen, auch wenn eine solche Einswerdung im Grunde niemals vollkommen erfüllbar sein kann.

In seinem Frühwerk hatte Merleau-Ponty noch die ausgestreckte und berührende Hand des Anderen als Hilfe für den Leidenden oder den Erkrankten beschrieben (vgl. Heinrich 2023, S. 312; Merleau-Ponty 1966, S. 195–196). In seinem Spätwerk wird dies noch intensiviert. Ebenso, wie das Konzept des Fleisches den Gedanken des individuellen Leibes aus dem Frühwerk begrifflich radikalisiert und auflöst, so findet nun eine zumindest vorrübergehende Erlösung vom Leiden statt, indem der Einzelne ganz im Leib des Anderen aufgeht, anstatt nur äußerlich von ihm berührt zu werden.

Literatur

Alloa, E. (2019). Maurice Merleau-Ponty II – Fleisch und Differenz. In E. Alloa, T. Bedorf, C. Grüny, & T. N. Klass (Hrsg.), *Leiblichkeit. Geschichte und Aktualität eines Konzepts* (S. 37–52). Stuttgart: Siebeck.

Bermes, C. (1998). *Maurice Merleau-Ponty zur Einführung*. Hamburg: Junius.

Castoriadis, C. (1986). Maurice Merleau-Ponty und die Last des ontologischen Erbes. In A. Métraux & B. Waldenfels (Hrsg.), *Leibhaftige Vernunft. Spuren von Merleau-Pontys Denken* (S. 111–144). München: Fink.

Danzer, G. (2003). *Merleau-Ponty. Ein Philosoph auf der Suche nach Sinn*. Berlin: Kadmos.

De Beauvoir, S. (1966). *Der Lauf der Dinge*. Reinbek bei Hamburg: Rowohlt.

Derrida, J. (2007). *Berühren, Jean-Luc Nancy*. Berlin: Brinkmann & Bose.

Esterbauer, R. (2019). Gegenwart bei der Welt'. Vollzugsidentität als leibliches Geschehen. In R. Esterbauer, A. Paletta, & J. Meer (Hrsg.), *Der Leib und seine Zeit. Temporale Prozesse des Körpers und deren Dysregulation im Burnout und in anderen Leiberfahrungen* (S. 121–149). München: Herder.

Fuchs, T. (2024). *Verkörperte Gefühle. Zur Phänomenologie von Affektivität und Interaffektivität.* Berlin: Suhrkamp.

Good, P. (1998). *Maurice Merleau-Ponty. Eine Einführung*. Düsseldorf/Bonn: Parerga.

Günzel, S. (2007). *Maurice Merleau-Ponty. Werk und Wirkung*. Wien: Verlag Turia + Kant.

Heinrich, J. (2023). Verharren, Erschütterung, Verdrängung. Das Leiden bei Maurice Merleau-Ponty. In G. Gödde, J. Zirfas, & E. Brock (Hrsg.), *Leiden und Lebenskunst. Biographisch-philosophische Studien zu Krisen, Therapien und Wandlungen* (S. 303–315). Berlin: Springer.

Husserl, E. (1952). Ideen zu einer reinen Phänomenologie und phänomenologischen Philosophie. Zweites Buch: Phänomenologische Untersuchungen zur Konstitution. *Husserliana, Bd. IV*. Den Haag: Nijhoff.

Husserl, E. (1954). Die Krisis der europäischen Wissenschaften und die transzendentale Phänomenologie. Eine Einleitung in die phänomenologische Philosophie. *Husserliana. Bd. VI*. Den Haag: Nijhoff.

Kapust, A. (1998). Ethische Revision durch verkehrte Augen. Überlegungen im Umkreis von E. Levinas und M. Merleau-Ponty. In B. Waldenfels & I. Därmann (Hrsg.), *Der Anspruch des Anderen. Perspektiven phänomenologischer Ethik* (S. 271–191). München: Fink.

Laner, I. (2014). Zeichen der Zeit. Zur Zeitlichkeit der Erfahrung bei Derrida und Merleau-Ponty. In M. Staudigl & C. Sternad (Hrsg.), *Figuren der Transzendenz. Transformationen eines phänomenologischen Grundbegriffs* (S. 213–247). Würzburg: Königshausen & Neumann.

Merleau-Ponty, M. (1966). *Phänomenologie der Wahrnehmung*. Berlin: De Gruyter.

Merleau-Ponty, M. (2003). Das Auge und der Geist [1960]. In C. Bermes (Hrsg.), *Das Auge und der Geist. Philosophische Essays* (S. 275–318). Hamburg: Meiner.

Merleau-Ponty, M. (2004). *Das Sichtbare und das Unsichtbare. Gefolgt von Arbeitsnotizen* [1964]. München: Fink.

Proust, M. (1994). *Auf der Suche nach der verlorenen Zeit. Bd. 2: Unterwegs zu Swan*. Frankfurt am Main: Suhrkamp.

Richir, M. (1986). Der Sinn der Phänomenologie in ‚Das Sichtbare und das Unsichtbare'. In A. Métraux & B. Waldenfels (Hrsg.), *Leibhaftige Vernunft. Spuren von Merleau-Pontys Denken* (S. 86–111). München: Fink.

Vogelsang, F. (2011). *Offene Wirklichkeit. Ansatz eines phänomenologischen Realismus nach Merleau-Ponty*. Freiburg im Breisgau: Alber.

Waldenfels, B. (1998). Ethik vom Anderen her. In B. Waldenfels & I. Därmann (Hrsg.), *Der Anspruch des Anderen. Perspektiven phänomenologischer Ethik* (S. 7–15). München: Fink.

Waldenfels, B. (2010). *Phänomenologie in Frankreich*. Berlin: Suhrkamp.

Alexander und Margarete Mitscherlich. *Die Unfähigkeit zu trauern. Grundlagen kollektiven Verhaltens* (1967)

14

Peter Theiss-Abendroth

Einleitung

Heutzutage macht es der Aufsatzband *Die Unfähigkeit zu trauern* aus dem Jahr 1967 von Alexander Mitscherlich (1908–1982) und Margarete Mitscherlich (1917–2012) seinen Befürwortern[1] schwer und seinen Kritikern leicht. Dabei handelt es sich um eine Sammlung von Texten des Autorenpaares über die Schwierigkeiten der westdeutschen Nachkriegsgesellschaft im Umgang mit ihrer nationalsozialistischen Vergangenheit. Vor allem der erste der acht enthaltenen Essays, welcher den Titel „Die Unfähigkeit zu trauern – womit zusammenhängt: eine deutsche Art zu lieben" trägt und in der Originalausgabe etwa 80 von insgesamt 350 Seiten einnimmt, stand von Anfang an im Zentrum der öffentlichen Aufmerksamkeit. Diese nahm den Text, bei dem es sich um einen der wichtigsten Beiträge der deutschen psychoanalytischen Sozialpsychologie handelt, zunächst sehr positiv auf und verhalf ihm bereits in den ersten drei Jahren nach Erscheinen zu einer Auflage von über 100.000 deutschsprachigen Exemplaren sowie zu Übersetzungen in sieben weitere Sprachen (Hoyer 2008, S. 505–506; vgl. Dehli 2007, S. 277; Freimüller 2007; S. 303; Lohmann 1987, S. 98). Während das zeitgenössische mediale Echo auf diesen durchaus komplexen und theoriehaltigen Text – von wenigen rechtsradikalen Stimmen abgesehen – sehr positiv war und der Titel rasch zu einem geflügelten Wort der gehobenen Alltagssprache avancierte, ließ das Interesse kurz darauf bereits abrupt nach.

[1] Wenn wie hier und einer Reihe folgender Stellen aus Gründen der Lesbarkeit nur die maskuline Form explizit erwähnt wird, sind stets alle Geschlechter mit gemeint.

P. Theiss-Abendroth (✉)
Touro University Berlin, Berlin, Deutschland

G. Gödde, J. Zirfas (Hrsg.), *Schlüsselwerke der Kritischen Lebenskunst II*, Schriften zur Kritischen Lebenskunst,
https://doi.org/10.1007/978-3-662-72440-8_14

Mit dem Tod Alexander Mitscherlichs 20 Jahre nach Erscheinen der *Unfähigkeit zu trauern* kam es dann zu einer Welle der kritischen Neubetrachtung seiner Person und seines Hauptwerks, wobei die Akzente nun deutlich anders gesetzt wurden. „In beinahe spiegelbildlicher Umkehrung zur ersten Rezeptionsphase fielen die Urteile über das Buch zwei Jahrzehnte nach der Erstveröffentlichung überwiegend negativ aus" (Hoyer 2008, S. 512). Zudem fällt auf, dass mit den Vertreterinnen und Vertretern der Geschichtswissenschaften und der Psychoanalyse inzwischen zwei Gruppen von Spezialisten der Auslegungskunst sich mit Person und Werk beschäftigen, was sich in einem gespaltenen und skotomisierten Diskurs niederschlägt: hier die Historiker und auch Sozialwissenschaftler, welche die textimmanente psychoanalytische Argumentation wenig zu würdigen wissen; dort die Psychoanalytiker, die ähnlich wie vormals die Mitscherlichs selbst gegenüber den historischen Realitäten, die doch so oft eingefordert werden, bemerkenswert unkonkret und ahistorisch bleiben. Dies bedeutet jedoch nicht, dass sich Kritik und Zustimmung entlang dieser professionellen Linien verteilten; vielmehr überwogen im zeitlichen Abstand die negativen Stimmen. Während z. B. der Psychoanalytiker Tilmann Moser im Text einen „Katalog von Beschimpfungen" sah und den Autoren „unsauberes Denken" vorwarf, attestierte der Erziehungswissenschaftler Timo Hoyer ihm allenfalls Geltung als „anspruchsvolle Zeitgeistliteratur" (Moser 1992, S. 391, 394; Hoyer 2008, S. 515). Doch worum geht es genau?

Zentrale Aussagen der *Unfähigkeit zu trauern*

Bereits der vielzitierte Titel lädt zu Missverständnissen ein. Denn mit der Diagnose fehlender Trauer bezogen sich die Mitscherlichs keineswegs auf eine fehlende Trauer um die Opfer nationalsozialistischer Herrschaft, sondern um den Verlust der vermeintlich geliebten Führerfigur Adolf Hitler. Damit knüpften sie an die zentrale These aus Alexander Mitscherlichs anderem sozialpsychologischen Hauptwerk an, welche die Aushöhlung väterlicher Autorität zu einem Charakteristikum der „vaterlosen Gesellschaft" erklärt hatte (Mitscherlich 1963).[2] In der modernen Massenge-

[2] Die Wendung von der „vaterlosen Gesellschaft" war bereits kurz nach dem Ersten Weltkrieg vom Psychoanalytiker Paul Federn entwickelt worden, besaß bei diesem jedoch eine überwiegend positive Bedeutung: Horizontale Beziehungen (brüderliche Solidarität) sollten die vertikalen Autoritätsstrukturen ablösen (vgl. Freimüller 2007, S. 245; Hoyer 2008, S. 484; Lohmann 1987, S. 94–95) Um das Konzept der psychischen Vaterlosigkeit herum war auch Alexander Mitscherlichs Studie über den CDU-Politiker Rainer Barzel aufgebaut, welche 1966 zunächst in einer Sendung des Magazins „Report" der ARD und kurz darauf gedruckt in der „Zeit" publiziert wurde. Darin wurde Barzel als „geglätteter Mann" und „Mensch der kommenden Angestelltenkultur" abgekanzelt. Im Zentrum von dessen Entwicklung stehe seine Erfahrung, Hitler habe ihm 1939 seinen Vater weggenommen, so dass Barzel seit dem Zusammenbruch des Nationalsozialismus angeblich „ständig auf der Suche nach Vätern ist, die ihm Halt geben" (zit. nach Dehli 2007, S. 271). In Wahrheit kehrte Barzels Vater unbeschadet aus dem Krieg zurück, und das Vater-Sohn-Verhältnis wurde als innig beschrieben. Als Beleg für Barzels Konventionalität und Dogmatismus galt Mitscherlich bei-

sellschaft werde diese Leerstelle durch die Identifikation mit einer Führerfigur gefüllt. Doch diese Identifikation verlaufe anders als jene mit einer väterlichen Autorität, gegen die im ödipalen Drama zunächst protestiert werde, bevor es dann zu einer reifen Form der Identifikation komme. Die Liebe zu einer charismatischen politischen Figur wie Hitler sei von Verschmelzung und Unterordnung unter ein überhöhtes kollektives Ich-Ideal gekennzeichnet („es war herrlich, ein Volk der Auserwählten zu sein"; A. & M. Mitscherlich 1968, S. 25) und trage damit klar narzisstische Züge. Dieser ersten klassisch-freudianischen Denkfigur folgte eine zweite: Denn in der Schrift „Trauer und Melancholie" hatte Freud den Unterschied zwischen diesen beiden emotionalen Zuständen damit definiert, dass in beiden Fällen zwar ein Verlust erlitten worden sei, die Bindung des melancholischen Menschen an das nunmehr verlorene Objekt jedoch narzisstischer Natur gewesen sei, so dass dieser eigentlich einen Ich-Verlust beklage. Im Originalton lautete die eingängige Formel: „Bei der Trauer ist die Welt arm und leer geworden, bei der Melancholie ist es das Ich selbst" (Freud 1916–17, S. 431).

Die für diese narzisstische Bindung bzw. „deutsche Art zu lieben" typische Ambivalenz, die Freud ausführlich beschrieben hatte, sei verdrängt; die dahinter verborgene Aggression werde abgespalten und nähre den Judenhass, so die Analyse der Mitscherlichs. Als Konsequenz hätten die (West-)Deutschen nach dem Tod Hitlers und dem Ende der nationalen Größenphantasien eigentlich in eine tiefe Melancholie oder, in moderner Terminologie, eine Depression fallen oder aber gar den Verlust der Führerpersönlichkeit betrauern müssen. Doch das Gegenteil sei zu beobachten: In geradezu manischer Form hätten sie sich auf den materiellen Wiederaufbau gestürzt, während sie zugleich von einem „psychischen Immobilismus", einem Fehlen von Kreativität und Spontaneität geprägt seien, das der zugrundeliegenden Abwehr von „Scham, Schuld und Angst" zuzurechnen sei (A. & M. Mitscherlich 1968, S. 34). Vor allem die nationalsozialistische Vergangenheit werde „entwirklicht" und schrumpfe zu einer irrelevanten Zwischenperiode wie die „Dazwischenkunft einer Infektionskrankheit in Kinderjahren" (ebd., S. 25). Zusammenfassend seien es die Mechanismen von Derealisierung, Verleugnung und Verdrängung, die zum Tragen kämen (ebd., S. 40–46; vgl. Brede 2019, S. 893–898).

Die empirischen Belege dieser starken Thesen suchten die Autoren einerseits in der bundesrepublikanischen Tagespolitik, andererseits bei der klinischen Arbeit mit ihren Patientinnen und Patienten. Zu der politischen Kategorie gehörten die zu jener Zeit noch fehlende Akzeptanz der Oder-Neiße-Grenze, der in der Hallstein-Doktrin festgelegte Alleinvertretungsanspruch der Bundesrepublik oder auch die Stigmatisierung von Emigranten der Nazizeit wie z. B. Willy Brandt, alles drei politische Umstände, die sich nur wenige Jahre nach der Erstveröffentlichung grundlegend wandeln sollten. Das klinische Material hingegen bestand aus drei von etwa 4000

---

spielsweise dessen Festhalten an der katholischen Soziallehre. Für diese Behauptungen erntete der Autor damals überwiegend wütenden Protest, und auch seine Biographen in der jüngeren Vergangenheit beurteilen seine „Fernanalyse" als problematisch (ebd.; Freimüller 2007, S. 348–352; Hoyer 2008, S. 544–556; vgl. Lübbe 1981, S. 32; dagegen Lohmann 1987, S. 110). Selbstkritische Äußerungen Mitscherlichs zu diesem Vorgang sind hingegen nicht überliefert.

Fällen der Heidelberger Psychosomatischen Klinik ausgesuchten kasuistischen Darstellungen, die zur Demonstration der konstatierten „Techniken der Entwirklichung" angeführt wurden (A. & M. Mitscherlich 1968, S. 46–57).[3] Dieser Abschnitt ist mit dem heutigen psychoanalytischen Wissen jedoch nur noch schwer zu lesen und gehört gewiss zu den schwächsten Teilen der Abhandlung; der Kritik von Moser, der hier „diffamierende Formulierungen" und „aktive Schuldsuche" im Spiel sieht, oder von Dehli, der meint, „einem der Patienten näherten sie sich inquisitorisch", ist kaum zu widersprechen (Moser 1992, S. 397–398; Dehli 2007, S. 280).

Generell lässt sich feststellen, dass die Mitscherlichs so vorgingen, wie es klinische Psychoanalytikerinnen und Psychoanalytiker in der Regel tun: Sie beschrieben die Symptome, die wie so häufig in der analytischen Praxis gerade in einer Leerstelle, einer Abwesenheit – hier: der fehlenden Fähigkeit zur Trauer – bestanden, benannten die zugrundeliegenden Ängste und stellten mit der Annahme von Abwehrmechanismen eine kausale Verknüpfung zwischen beidem her. Zu einem solchen klinischen Prozedere gehört auch ein Therapieplan, und diesen blieben die Mitscherlichs nicht schuldig. Er bestand in der Forderung nach einer nachholenden Trauerarbeit, nicht um den konkreten Verlust Hitlers natürlich, aber einer Trauer um das eigene verlorene narzisstische Ich-Ideal, das „in der Vorstellung von uns selbst als Herrenmenschen zentriert" gewesen sei. So kamen sie zu der nur scheinbar paradoxen und oft missverstandenen Forderung: „Vielmehr müßten wir die Einfühlung in uns selbst erweitern [...]" (A. & M. Mitscherlich 1968, S. 83). Nur auf diese Weise könne die Realität wirklich anerkannt werden.

Im Vergleich mit anderen Autoren der analytischen Sozialpsychologie wie beispielsweise Erich Fromm mache gerade diese therapeutische Haltung, so betonte Jürgen Habermas, die Stärke von Mitscherlichs Ansatz der analytischen Sozialpsychologie aus, denn dieser „erschließt [...] den emanzipatorischen Sinn der Theorie vom Boden der klinischen Erfahrung her" (Habermas 1983, S. 356) und – so die hier zu entwickelnde These – legt das Potential dessen offen, was die Psychoanalyse auch zu einer überindividuellen Lebenskunst beitragen kann.

Entstehungskontexte

Die Ursprünge seiner psychoanalytisch informierten Sozialpsychologie lassen sich bei Alexander Mitscherlich bis in die frühe Nachkriegszeit zurückverfolgen. Er selbst verwendete damals noch den von Freud inspirierten Begriff einer „Psychologie der Massen", der bei Mitscherlich in den 1950er-Jahren durchaus noch einen elitären und abfälligen Tonfall trug und seine intellektuelle Herkunft aus dem nationalrevolutionären Pathos von Ernst Jünger sowie der nationalbolschewistischen Gedankenwelt von Ernst Niekisch – mit beiden hatten ihn vor dem Krieg persönliche

[3] Als empirischen Beleg seiner Aussagen zur „Vaterlosen Gesellschaft" vier Jahre vorher hatte Alexander Mitscherlich 30.000 Stunden psychoanalytischer Behandlungserfahrung angeführt (vgl. Dehli 2007, S. 248, FN 10).

Freundschaften verbunden – verriet (Dehli 2007, S. 35–82, 245–260; Freimüller 2007, S. 35–49, 233–244; Hoyer 2008, S. 39–42, 116–136). Doch unter dem Einfluss der Psychoanalyse auf der einen, in Auseinandersetzung mit den nationalsozialistischen Verbrechen auf der anderen Seite durchlief er einen eindrucksvollen Reifungsprozess und „fand sein ureigenstes Thema in der Psychopathologie der verborgenen Kostenseite gesellschaftlichen Fortschritts", wie sein Biograph Martin Dehli treffend feststellte (2007, S. 249).

In diesem Zusammenhang standen auch seine Untersuchungen zur deutschen *Unfähigkeit zu trauern*, welche er gemeinsam mit seiner Frau Margarete Mitscherlich(-Nielsen) 1963 zu entwickeln begann und im folgenden Jahr an der Yale University unter dem Titel „A Defence Against Mourning. A Contribution to the Study of Psychological Processes in Groups" erstmals vortrug. Doch ihre Analysen waren natürlich auch in einen breiteren Diskurs der Nachkriegszeit eingewoben, der das Geschehene in seiner Monstrosität mit politologischen, soziologischen und auch psychologischen Mitteln zu begreifen suchte. Dabei stechen zwei ältere Texte anderer Autoren als wenn auch nicht explizit benannte Bezugspunkte der Argumentation der Mitscherlichs hervor und lieferten die Stichworte, an die ihr Denken anknüpfte.

So berichtete Hannah Arendt bereits 1950 von ihrer Reise durch das zerstörte Nachkriegsdeutschland in einem Beitrag für das jüdisch-amerikanische Magazin „Commentary" über ihre Beobachtung einer „fehlende(n) Trauer um die Toten" im Rahmen einer „genuinen Unfähigkeit zu empfinden" bei den Westdeutschen (Arendt 1950, S. 343; vgl. Dehli 2007, S. 276, Fn 7; Norberg 2011).[4] Sie diagnostizierte eine „Realitätsflucht" und untersuchte die möglichen „Instrumente", welche ihre deutschen Gesprächspartner dafür einsetzten und deren wichtigstes die „Geschäftigkeit" sei (Arendt 1950, S. 345–346, 350). Auch wenn Arendt hier ansatzweise psychologisch argumentierte und die Mitscherlichs anderthalb Jahrzehnte später in einer ähnlichen Diktion genau die hier aufgeworfenen Fragen vertieft untersuchen sollten, galt Arendts Hauptinteresse der politischen Philosophie vor allem totalitärer Gesellschaften, wozu nach ihrer Auffassung die Psychoanalyse nichts wirklich beizutragen habe (vgl. Norberg 2011, S. 18, Endnote 10).

Dies war durchaus anders bei dem anderen zentralen Text, der als verborgener Bezugspunkt für die „Unfähigkeit zu trauern" diente, dem Aufsatz „Was bedeutet: Aufarbeitung der Vergangenheit" von Theodor W. Adorno aus dem Jahr 1959. Zum Frankfurter Institut für Sozialforschung und seinen Vertretern hatte seit dessen Rückkehr aus dem Exil und Neugründung im Jahr 1951 durchaus eine enge inhaltliche und vorübergehend auch räumliche Nachbarschaft bestanden. Allerdings spielte die Psychoanalyse bei diesen nur eine begrenzte Rolle im Sinne einer Hilfswissenschaft, und selbst diese sollte im Laufe der 1950er-Jahre an Bedeutung verlieren. So argumentierte auch Adorno in seinem vielbeachteten Beitrag von 1959, der mitten in eine Welle von Hakenkreuzschmierereien und Synagogenschändungen fiel, vor allem mit den objektiven gesellschaftlichen Bedingungen (Adorno 1977; vgl. Claussen 2003, S. 396; Hoyer 2008, S. 417; Freimüller 2007, S. 286–293, 314; Lausberg 2014). Dennoch ist sein Text voll von psychoanalytischen Denkfiguren,

[4] Hier wie im Folgenden alle Übersetzungen aus dem Amerikanischen durch den Autor.

an welche die Mitscherlichs anknüpfen sollten. So schrieb auch Adorno etwa von „narzißtischen Triebregungen der Einzelnen", die „Ersatzbefriedigung mit dem Ganzen" fänden, wobei „dieser kollektive Narzißmus [...] durch den Zusammenbruch des Hitlerregimes aufs schwerste geschädigt" worden sei; zudem beschrieb er den „Nationalismus als paranoides Wahnsystem [...], der die anderen verfolgt, auf die er projiziert, was er selber möchte" (Adorno 1977, S. 561, 563). Die Mitscherlichs sollten diese isolierten psychoanalytischen Theorieelemente aufgreifen und sie – mit den Mitteln der Psychoanalyse – in ein weitgehend kohärentes sozialpsychologisches Narrativ einbinden. Anders formuliert: Wo Adorno den „Verblendungszusammenhang" aufzuklären versuchte, arbeiteten die Mitscherlichs an der „Auflösung von Lebenslügen" (Adorno 1977, S. 563; Lohmann 1987, S. 111).

Historische Horizonte

Bei allen intertextuellen Bezügen lag doch gerade die Stärke der Intellektualität, wie die Mitscherlichs sie praktizierten, in ihrem konkreten geschichtlichen Bewusstsein – auch wenn sie die historischen Anknüpfungspunkte in der *Unfähigkeit zu trauern* nur andeuteten. Doch vor allem Alexander Mitscherlich hatte sich bereits auf diesem Feld ausgezeichnet. Ursprünglich hatte er Historiker werden wollen, wobei seine geplante Dissertation wegen des Todes seines Doktorvaters scheiterte. Erst im zweiten Anlauf nahm er das Studium der Medizin auf, und dies auch nur mit begrenztem Interesse. Diese Konstellation machte ihn besonders geeignet für eine Leistung, mit der er in der unmittelbaren Nachkriegszeit hervortrat: Im Auftrag der „Arbeitsgemeinschaft der Westdeutschen Ärztekammern" war er 1946 und 1947 gemeinsam mit der Ärztin Alice von Platen-Hallermund und seinem Assistenten, dem damaligen Medizinstudenten Fred Mielke, bei den Nürnberger Ärzteprozessen als Beobachter und Berichterstatter tätig. Teilweise mit Mielke gemeinsam veröffentlichte Mitscherlich mehrere Presseartikel sowie im Laufe der Jahre insgesamt drei Monographien, welche als Zwischen- bzw. Abschlussberichte die Ärzteverbrechen in den spezifischen Zusammenhang einer logischen Konsequenz aus der naturwissenschaftlich-objektivierenden Haltung der modernen Medizin stellten und diese damit als Ganzes angriffen. Diese radikale Wahrheitssuche trug ihm eine Reihe scharfer, mitunter juristisch geführter Konflikte mit führenden Vertretern der zeitgenössischen Medizin, darunter auch Ferdinand Sauerbruch, ein und isolierte ihn innerhalb seiner Kollegenschaft, denen er als Nestbeschmutzer galt und die in den zweifelsfrei verbrecherischen Handlungen der Angeklagten lieber individuelle Ethikverstöße sehen wollten (Dehli 2007, S. 145–175; Hoyer 2008; 376–429; Freimüller 2007, S. 97–133; Lohmann 1987, S. 69–76; Roelcke & Lepicard 2009). Zugleich lieferte diese vernichtende Analyse der damaligen Schulmedizin den moralischen Bezugsrahmen für Mitscherlichs Projekt einer subjektzentrierten psychosomatischen Medizin.

Während die Bundesrepublik in den 1950er-Jahren außenpolitisch um Westintegration und Aussöhnung mit den jüdischen Überlebenden rang, bemühten sich innenpolitisch starke Kräfte um eine Revision der Nürnberger Urteile, sowohl jener aus dem Hauptverfahren wie auch aus den Folgeprozessen wie dem Ärzteprozess, von dem Mitscherlich berichtet hatte. Ein frappantes Beispiel dafür war der zu jener Zeit wie Mitscherlich an der Heidelberger Fakultät wirkende Juristenkreis, der erfolgreich massiven „Amnestielobbyismus" mit dem Ziel einer Freilassung der nationalsozialistischen Täter betrieb (Glahé 2024). Eine entscheidende Wendung sollte die deutsche wie internationale Diskussion dann 1961 mit dem Jerusalemer Verfahren gegen Adolf Eichmann erfahren. Besondere Kontroversen löste der Prozessbericht Arendts aus, die darin von der „Banalität des Bösen" schrieb (Arendt 2013). In einer Rezension für das Nachrichtenmagazin „Spiegel" bezog Mitscherlich damals dezidiert Stellung für Arendt und ihre um Wahrheitssuche bemühte Haltung (Mitscherlich 1965).

Die Ergreifung Eichmanns in Buenos Aires war unter anderem auf einen Hinweis des hessischen Oberstaatsanwalts Fritz Bauer zurückgegangen, mit dem Mitscherlich wie auch Adorno gut bekannt waren. Bauer war auch der maßgebliche Initiator des Frankfurter Auschwitzprozesses 1963–1965. Auch dieses Verfahren zählt zum zeitgenössischen Hintergrund, der die Mitscherlichs beim Versuch antrieb, in der *Unfähigkeit zu trauern* die merkwürdige Indifferenz weiter Bevölkerungsanteile zu analysieren.

Ein halbes Jahrhundert später: Was bleibt?

Bei all diesen Einbindungen in den damaligen Entstehungshorizont stellen sich die heutigen Leserinnen und Leser die Frage nach dem fortwirkenden und erosionsbeständigen Substrat dieses Versuchs einer Tiefenbohrung in die kollektive Verfasstheit der bundesrepublikanischen Gesellschaft während der Ära Ludwig Erhards und Kurt Georg Kiesingers. Bereits beim Erscheinen der US-amerikanischen Ausgabe 1975 sah sich das Autorenpaar einem gewissen Rechtfertigungsdruck gegenüber, den es beantwortete, indem es im neu aufgesetzten Vorwort „die im Titelaufsatz entfaltete Grundthese zu einem Deutungsmuster von transhistorischer und transnationaler Gültigkeit (erklärte)", so ihr Biograph Hoyer (2008, S. 506).

Doch zur Überprüfung dieses hohen Anspruchs muss der Text erst einmal von zahlreichen Aussagen und Forderungen befreit werden, die sich inzwischen als obsolet erwiesen haben. Viele der in der *Unfähigkeit zu trauern* explizit enthaltenen politischen Forderungen wie die Anerkennung der Oder-Neiße-Grenze oder auch die Wahl eines Emigranten der Nazizeit in ein hohes Staatsamt wurden in den von der Sozialdemokratie geprägten 1970er-Jahren zur Selbstverständlichkeit, ebenso ein Ende der „Dressaterziehung" in deutschen Bildungseinrichtungen, welche die Autoren 1967 noch beklagten. Auch wissen wir heute, dass Ressentiments nicht nur aus übermäßig autoritären Strukturen entstehen, die ein Ventil für den resultierenden Triebüberschuss brauchen, sondern Ergebnis eines komplexen intrapsychischen wie gesellschaftlichen Bedingungsgefüges sind.[5] Schließlich ist in der bundesdeutschen

[5] So kritisiert der amerikanische Historiker Anson Rabinbach zu Recht die fehlende Unterscheidung zwischen konservativ-autoritären und faschistischen Charakterstrukturen bei den Mit-

Linken das Pathos der Befreiung in der Gegenwart häufig dem Ruf nach Regulierung und Kontrolle gewichen.

Was bleibt? Gewiss auch keine weitere „Frankfurter Schule", allen Erfolgen Alexander Mitscherlichs bei der Etablierung der universitären Psychoanalyse zum Trotz (Dehli 2007, S. 187–244; Freimüller 2007, S. 189–232, 434; Schröter 1999; dagegen Vogt 2009, S. 78–80). Seinen Kritikern zufolge scheiterte das bereits an seiner fehlenden Methodik, die ein systematisches Forschungsprogramm in seiner Nachfolge ermöglicht hätte; nirgendwo legte Mitscherlich Rechenschaft ab, wie er den kühnen Sprung von der Psychologie des Individuums zu der der Gemeinschaft und von dort gar zu jener der Gesellschaft begründete, von einigen allgemeinen Anmerkungen über Regressionsphänomene in „Massen" abgesehen (z. B. Mitscherlich 1984, S. 211–232). Dies stieß bereits früh auf Kritik, so etwa bei seinem Vortrag 1964 in Yale durch den emigrierten Psychoanalytiker Henry Lowenfeld (Heinrich Löwenfeld).

Doch vielleicht kann die Ethnopsychoanalyse hier einen Ausweg bieten: Wahrscheinlich hätte sich Mitscherlich dem Misstrauen des Ethnopsychoanalytikers Georges Devereux angeschlossen, der in den Verhaltenswissenschaften die Betonung einer (Pseudo-)Methodologie unter den Verdacht stellte, hier habe die Angst vor dem Untersuchungsgegenstand einen Gegenübertragungswiderstand hervorgerufen und zu einer von den Ängsten des Untersuchers diktierten Selektion der wahrgenommenen Daten geführt, welche nicht angemessen reflektiert, sondern hinter einem Anspruch auf vermeintliche Objektivität verborgen werde (Devereux 1992, S. 109–129; zu Mitscherlichs Interesse an Devereux s. Habermas 1983, S. 363). Dagegen hat die Ethnologie das Modell der „dichten Beschreibung" entwickelt, welches übereinander gelagerte Bedeutungsebenen unter Verwendung verschiedener Methodiken aufzuschlüsseln und die Position wie auch die Reaktionen des Forschers bzw. der Forscherin mit zu berücksichtigen sucht. Ziel sind keine allgemeingültigen Aussagen oder valide Prognosen, sondern eine vertiefte Deskription sowie punktuelle Interpretation des Gegenstands. Genau dies gelte, so der Ethnopsychoanalytiker Paul Parin, für die *Unfähigkeit zu trauern* (Parin 1983).

Vielleicht hilft es aber auch, etwa eine weitere Jahrhunderthälfte zurückzugehen und Sigmund Freud selbst danach zu befragen, wie man dem Beitrag der beiden Mitscherlichs am besten gerecht wird. Hatte Freud doch in seiner bahnbrechenden Studie „Jenseits des Lustprinzips" einleitend gelassen formuliert: „Was nun folgt, ist Spekulation, oft weitausholende Spekulation, die ein jeder nach seiner besonderen Einstellung würdigen oder vernachlässigen wird. Im weiteren ein Versuch zur konsequenten Ausbeutung einer Idee, aus Neugierde, wohin das führen wird" (Freud 1920, S. 23). Dieser spielerische Umgang mit den eigenen Ideen, die Freud immerhin auch in Reaktion auf einen Krieg entwickelt hatte, fehlte den Mitscher-

---

scherlichs und weist auf den Anti-Traditionalismus der Nazi-Ideologen hin (Rabinbach 1995, S. 322–323). Für die Sexualität hat die amerikanische Historikerin Dagmar Herzog (2021) zeigen können, dass die Politik der Nazis zwar widersprüchlich, aber allgemein sehr viel permissiver war als gedacht und die Prüderie der Ära Adenauer eher als Reaktion darauf denn als Fortsetzung dieser Sexualpolitik gelten kann.

lichs. Ihre Studie zur *Unfähigkeit zu trauern* trägt vielmehr den Charakter einer ernsthaft vorgetragenen psychoanalytischen Deutung, mittels welcher sie die kollektive Vergangenheit zu rekonstruieren versuchten, um den Patienten Deutschland in der Gegenwart zu heilen. Doch ist sie mehr als eine spekulative Phantasie der Autoren?

In einem späten Aufsatz unternahm Freud Überlegungen zu den Verifizierungskriterien für (Re-)Konstruktionen in der Analyse und stellte dafür die Reaktion seiner Analysanden in den Mittelpunkt (Freud 1937). Dabei zählen weder unmittelbare Zustimmung noch Ablehnung als maßgeblich, sondern die Art und Weise, wie die Person affektiv mit dem mitgeteilten Material umgeht. Und die andauernde Intensität der von der *Unfähigkeit zu trauern* ausgelösten positiven wie negativen Bewertungen spricht allein schon dafür, dass die Mitscherlichs mit ihrer großen Spekulation etwas Wichtiges getroffen haben und dass vielleicht der eine oder andere Irrtum, wie schon Freud über die rekonstruktiven Deutung meinte, sich von alleine erledige.

Natürlich sind die Thesen der Mitscherlichs anschlussfähig an eine Analyse der gegenwärtig wieder erstarkenden faschistoiden und reaktionären Tendenzen, die eine Welt von morgen mit den Rezepten von gestern (oder vorgestern) zu gestalten versuchen. Doch darum soll es hier nicht gehen. Vielmehr, so die hier vertretene These, liegt das Besondere und für die Lebenskunst Bedeutsame an der *Unfähigkeit zu trauern* darin, dass und wie das Autorenpaar das reflexiv gewendete Projekt der Aufklärung, also die psychoanalytische Selbstaufklärung, in den öffentlichen Raum trug. Ihr Text wurde häufig als Anklage gelesen, was auch entsprechende Passagen nahelegen. Doch im Kern fordern sie Empathie bzw. „Einfühlung" – sie nutzen noch den deutschen Begriff – in die innere Welt der Täter und bieten die Aufhellung der Verstrickungen als radikale und einzig erfolgversprechende Kur an. Dies erinnert an die kühle Sentenz ihrer Zeitgenossin Ingeborg Bachmann: „Die Wahrheit ist dem Menschen zumutbar" (Bachmann 2016).

Dabei geht es den Mitscherlichs allein um die heilende Wahrheit ihrer selbst. Diesen Selbstbezug hat insbesondere Anson Rabinbach klar benannt, indem er zwei Typen der „anamnestischen Solidarität" gegenüber den Toten und Überlebenden des Holocaust unterschied: Auf der einen Seite stünden die gerechtfertigten Ansprüche der Überlebenden nach einer konkreten Form der Sühne oder Entschädigung[6]; auf der anderen Seite befänden sich die moralischen Verpflichtungen gegenüber den Opfern, welche primär der Reparatur und Humanisierung der Zivilgesellschaft (der ehemaligen Täter) dienten (Rabinbach 1995, S. 326). Wie es der Zufall wollte, fanden in der jungen Bundesrepublik im „Weltdorf Heidelberg" die beiden führenden deutschen Vertreter der jeweiligen Ansätze innerhalb der psychologischen Medizin auf engstem Raum zusammen: Während Alexander Mitscherlich die psychosomatische Abteilung an der Heidelberger Universitätsklinik nach dem Krieg auch mit amerikanischen Spendengeldern aufbaute und sie bis zu seiner Berufung nach Frankfurt 1967 auch leitete, arbeitete gleich nebenan das bundesweit

[6] Der im deutschen Diskurs über lange Zeit übliche Begriff der „Wiedergutmachung" wird wegen der Vermessenheit seiner wörtlichen Bedeutung heute vermieden.

führende Team um den Reformpsychiater Walter von Bayer an der Entwicklung eines psychiatrischen Traumabegriffs, indem er sich intensiv mit den Erfahrungen der Überlebenden und ihren Ansprüchen im Rahmen des Bundesentschädigungsgesetzes auseinandersetzte (Kretz 2004; Theiss-Abendroth 2024). Doch das Verhältnis der beiden Protagonisten war von persönlicher Antipathie und beruflicher Nichtbeachtung gekennzeichnet (Hoyer 2008, S. 445; Freimüller 2007, S. 215, 354, 390; Weinberger & Dieckhöfer 2004).[7]

Wie hart Alexander Mitscherlich, der in jungen Jahren zwar immun gegen die Verführungen des Nationalsozialismus, aber keineswegs gegen jene andere antidemokratischer Strömungen von Jünger oder Niekisch war, sich seine eigenen Wahrheiten abrang, davon berichten seine späteren Biographen. Dass auch ihm die eine oder andere Lebenslüge in seiner Selbstaufklärung entging, kann nur jene verstören, die in ihm eine idealisierte Führerfigur sehen wollten (Brecht 1995; Dehli 2007; Lohmann 2009; Rabinbach 1995).

Wahrheit, Tugend und gelingendes Leben

Die 1967 von den Mitscherlichs vorgetragene Einsicht, dass traumatische Gewalt nicht nur ihre Opfer, sondern auch die jeweiligen Täter tief beschädigen kann, hat inzwischen Eingang in den psychopathologischen Diskurs gefunden und wird unter Begriffen wie Tätertrauma, *moral injury* oder *moral healing* verhandelt (McGlothlin 2020). Doch das kollektive moralische Versagen von „Hitlers willigen Vollstreckern" (Goldhagen 2012), der moralische Absturz eines großen europäischen Landes stellte das Autorenduo vor die fundamentale Frage, ob und ggf. wie eine moralische Restitution der Täternation Deutschland überhaupt vorstellbar sein könnte. Ihre Antwort transzendierte die übliche Logik von Schuldanerkennung und Sühne; vielmehr lag sie in einer radikalen Wahrheitssuche insbesondere nach dem Narzissmus der Täterinnen und Täter im Dienst einer „psychoanalytischen Konstruktion des Fortschritts" (Habermas nach Freimüller 2007, S. 430). Doch was kann die psychoanalytische Selbstaufklärung eigentlich zu einem gelingenden Leben genau beitragen?

Freud hat im Laufe seines Lebens verschiedene Antworten darauf zu geben versucht, am treffendsten bereits in einer relativ frühen Arbeit, den *Studien über Hysterie*, wo er im Schlusssatz bescheiden damit warb, „daß viel damit gewonnen ist, wenn es uns gelingt, Ihr hysterisches Elend in gemeines Unglück zu verwandeln" (Freud 1895, S. 312). Diese Begrenzung auf die Vermeidung unnötigen Leidens entspricht weitgehend dem Anliegen einer sich kritisch reflektierenden Lebenskunst, wie sie beispielsweise der Philosoph Wolfgang Kersting vertritt, indem er feststellt:

[7] Es ließe sich postulieren, dass die Ausrichtung der beiden Ärzte diametral entgegengesetzt war: So leistete von Bayer mit seinem Beitrag zur „Wiedergutmachung" Enormes für die Reputation der ethisch schwer beschädigten deutschen Medizin im Ausland; er war der erste deutsche Psychiater nach dem Krieg, der in ein hohes internationales Amt gewählt wurde. Mitscherlich hingegen zielte auf ein Wiedergutwerden der Deutschen.

„Und dabei sind die Unglücksminderungsfertigkeiten aufgrund der massiven Fremdbestimmtheit unseres Lebens wichtiger als die Glücksbeförderungsfertigkeiten" (Kersting 2016, S. 86).

Doch welche Rolle spielt die eigene moralische Integrität bei der Frage nach einer „Lebenskönnerschaft" (ebd., S. 10–11), individuell wie kollektiv? Die für das Individuum zuständige klinische Theorie der Psychoanalyse beantwortet diese Frage ohne Zögern: Der psychische Aufwand, eine reale Schuld zu verdrängen, lässt das Ich verarmen und fordert einen hohen Preis. Kollektiv kann schon eine oberflächliche Empirie bestätigen, wie uneingestandene koloniale Gewalt und verleugnete Genozide die Nationen der Täter verfolgen, wenn auch möglicherweise erst in den nächsten Generationen. Insofern kann das von den Mitscherlichs betriebene Projekt der Wiedergutwerdung Deutschlands mittels analytischer Einsicht in die eigenen Verstrickungen mit dem Bösen in Form eines destruktiven Narzissmus als ein Projekt höchster Lebenskunst betrachtet werden. Wohnt ihm auch ein Glücksversprechen inne?

Alexander Mitscherlich, der die Erhellung seiner eigenen Verstrickungen weit, wenn auch unvollständig betrieb, strebte nach Tugendhaftigkeit und starb dennoch nach allem, was uns seine Biographen mitteilen, nicht als glücklicher Mensch (Hoyer 2008, S. 586–597; Lohmann 1987, S. 120–121).[8] So resümiert auch der Philosoph Otfried Höffe am Ende seiner Untersuchung zum Zusammenhang zwischen Tugend und Glück: „Die Tugend bleibt zwar eine notwendige Bedingung für ein gelungenes Leben und vermag es trotzdem […] nicht zu garantieren. […] Die eudaimonistische Folge (sc: der Abhängigkeit von äußeren Umständen) liegt nahe. Für die Theorie der Lebenskunst lautet sie: Die Tugend ist das Beste, was der Mensch für das Gelingen seines Lebens in der Hand hat, sie reicht aber für das gelungene Leben nicht aus" (Höffe 2016, S. 352–353). Mithin haben Alexander und Margarete Mitscherlich mit ihrem großen Entwurf einer Deutung der untergründigen Verwerfungen in der westdeutschen Nachkriegsgesellschaft aufgewiesen, wie nach der Katastrophe von Auschwitz ein Rückweg in den Zustand relativer Tugendhaftigkeit und moralischer Integrität gelingen könnte. Andere Faktoren wie glückliche Umstände, Gelassenheit oder „Widerfahrnisbewältigungskompetenz" (Kersting 2016, S. 86; Höffe 2016, S. 347–352) bleiben hingegen für die Kunst, ein gelingendes Leben zu führen, unentbehrlich.

Literatur

Adorno, T. W. (1977). Was bedeutet: Aufarbeitung der Vergangenheit [1959]. In v. G. Kadelbach (Hrsg.), *Ders., Erziehung zur Mündigkeit. Vorträge und Gespräche mit Hellmut Becker 1959–1969* (S. 555–572). Frankfurt am Main: Suhrkamp.

[8] Trotz seiner intensiven Auseinandersetzung mit dem Thema der Vaterschaft zählt dieser Aspekt wohl eher nicht zu den gelungenen Aspekten seines Lebens. Alexander Mitscherlich hatte sieben Kinder mit drei Frauen; sein Sohn Thomas Mitscherlich aus der zweiten Ehe setzte sich in seinem Dokumentarfilm „Vater und Sohn" kritisch mit ihrer Beziehung auseinander (Hoyer 2008, S. 593–594).

Arendt, H. (1950). The Aftermath of Nazi Rule. *Commentary, 10*, 342–353.

Arendt, H. (2013). *Eichmann in Jerusalem. Ein Bericht von der Banalität des Bösen [1964]*. München: Piper.

Bachmann, I. (2016). *Die Wahrheit ist dem Menschen zumutbar. Essay, Reden, Kleinere Schriften*. München: Piper.

Brecht, K. (1995). In the Aftermath of Nazi-Germany: Alexander Mitscherlich and Psychoanalysis – Legend and Legacy. *American Imago, 52*(3), 291–312.

Brede, K. (2019). „Die Unfähigkeit zu trauern" – eine verstörende historisch-psychologische Zeitdiagnose. *Psyche – Zeitschrift für Psychoanalyse, 73*, 883–907.

Claussen, D. (2003). *Theodor W. Adorno. Ein letztes Genie*. Frankfurt am Main: Fischer.

Dehli, M. (2007). *Leben als Konflikt. Zur Biographie Alexander Mitscherlichs*. Göttingen: Wallstein.

Devereux, G. (1992). *Angst und Methode in den Verhaltenswissenschaften [1967]* (3. Aufl.). Frankfurt am Main: Suhrkamp.

Freimüller, T. (2007). *Alexander Mitscherlich. Gesellschaftsdiagnosen und Psychoanalyse nach Hitler. Beiträge zur Geschichte des 20. Jahrhunderts, Bd. 6*. Göttingen: Wallstein.

Freud, S. (1895) *Studien über Hysterie* (Bd. 1, S. 45–312). Frankfurt am Main: Fischer 1999.

Freud, S. (1916–17). *Trauer und Melancholie* (Bd. 10, S. 428–446). Frankfurt am Main: Fischer 1999.

Freud, S. (1920). *Jenseits des Lustprinzips* (Bd. 13, S. 1–69). Frankfurt am Main: Fischer 1999.

Freud, S. (1937). *Konstruktionen in der Analyse* (Bd. 16, S. 43–56). Frankfurt am Main: Fischer 1999.

Glahé, P. (2024). *„Amnestielobbyismus für NS-Verbrecher". Der Heidelberger Juristenkreis und die alliierte Justiz 1949–1955*. Göttingen: Wallstein.

Goldhagen, D. J. (2012). *Hitlers willige Vollstrecker. Ganz gewöhnliche Deutsche und der Holocaust*. München: Pantheon.

Habermas, J. (1983). Bemerkungen zu Alexander Mitscherlichs analytischer Sozialpsychologie. *Psyche – Zeitschrift für Psychoanalyse, 37*, 352–363.

Herzog, D. (2021). *Die Politisierung der Lust. Sexualität in der deutschen Geschichte des 20. Jahrhunderts [2005]*. Gießen: Psychosozial-Verlag.

Höffe, O. (2016). Macht Tugend glücklich? In W. Kersting & C. Langbehn (Hrsg.), *Kritik der Lebenskunst* (2. Aufl., S. 342–355). Frankfurt am Main: Suhrkamp.

Hoyer, T. (2008). *Im Getümmel der Welt. Alexander Mitscherlich – Ein Porträt*. Göttingen: Vandenhoeck & Ruprecht.

Kersting, W. (2016). Einleitung: Die Gegenwart der Lebenskunst. In W. Kersting & C. Langbehn (Hrsg.), *Kritik der Lebenskunst* (2. Aufl., S. 10–88). Frankfurt am Main: Suhrkamp.

Kretz, H. (2004). Psychiatrie im Umbruch. Von Walter Ritter von Baeyer (1904–1987) gingen wesentliche Impulse für die Entwicklung der deutschen Psychiatrie nach 1945 aus. *Ärzteblatt, PP, 3*(12), 559–560.

Lausberg, M. (2014). Schändung der Kölner Synagoge vor 55 Jahren – ein kritischer Rückblick. *Hagalil, 17*(12), 2014.

Lohmann, H.-M. (1987). *Alexander Mitscherlich. Mit Selbstzeugnissen und Bilddokumenten*. Hamburg: Rowohlt.

Lohmann, H.-M. (2009). Eine „Idealbesetzung". Alexander Mitscherlich und die deutsche Nachkriegspsychoanalyse. *Psychoanalyse im Widerspruch, 41*, 35–47.

Lübbe, H. (1981). Verdrängung – oder die Heilmethoden kritischer Nationaltherapeuten. In *Ders., Zwischen Trend und Tradition. Überfordert uns die Gegenwart?* (S. 22–37). Zürich: Edition Interfrom.

McGlothlin, E. (2020). Perpetrator Trauma. In C. Davis & H. Meretoja (Hrsg.), *The Routledge companion to literature and trauma* (S. 100–110). London: Routledge.

Mitscherlich, A. (1963). *Auf dem Weg zur vaterlosen Gesellschaft. Ideen zur Sozialpsychologie*. München: Piper.

Mitscherlich, A. (1965). Einfühlung in den Angeklagten. *Der Spiegel, 5*(1965), 27.1.1965.

Mitscherlich, A. (1984). *Der Kampf um die Erinnerung. Psychoanalyse für fortgeschrittene Anfänger [1974]* (2. Aufl.). München: Piper.
Mitscherlich, A., & Mitscherlich, M. (1968). *Die Unfähigkeit zu trauern. Grundlagen kollektiven Verhaltens*. München: Piper.
Moser, T. (1992). Die Unfähigkeit zu trauern: Hält die Diagnose einer Überprüfung stand? Zur psychischen Verarbeitung des Holocaust in der Bundesrepublik. *Psyche – Zeitschrift für Psychoanalyse, 46*, 389–405.
Norberg, J. (2011). Perspectives on postwar silence: Psychoanalysis, political philosophy, and economic theory. *German Politics & Society, 101, 29*(4), 1–20.
Parin, P. (1983). Psychoanalyse als Gesellschaftskritik im Werk von Alexander Mitscherlich. *Psyche – Zeitschrift für Psychoanalyse, 37*(4), 364–373.
Rabinbach, A. (1995). Response to Karen Brecht, „In the Aftermath of Nazi Germany: Alexander Mitscherlich and Psychoanalysis – Legend and Legacy“. *American Imago, 52*(3), 313–328.
Roelcke, V., & Lepicard, E. (2009). Die Dokumentationen des Nürnberger Ärzteprozesses 1946/47 im internationalen Kontext und Alexander Mitscherlichs Programm einer systematisierten Selbstreflexion in der Medizin. *Psychoanalyse im Widerspruch, 41*, 15–33.
Schröter, M. (1999). Zurück ins Weite: Die Internationalisierung der deutschen Psychoanalyse nach dem Zweiten Weltkrieg. In H. Bude & R. Greiner (Hrsg.), *Westbindungen. Amerika in der Bundesrepublik* (S. 93–118). Hamburg: Hamburger Edition.
Theiss-Abendroth, P. (2024). Die Entschädigung nationalsozialistischen Unrechts als Katalysator eines Paradigmenwechsels. Ein Beitrag zur Psychiatriegeschichte der frühen Bundesrepublik. *Psychiatrische Praxis*. https://doi.org/10.1055/a-2407-7941
Vogt, R. (2009). Die Unfähigkeit zu trauern. *Psychoanalyse im Widerspruch, 41*, 69–81.
Weinberger, F., & Dieckhöfer, K. (2004). Ergänzungen und Korrekturen (Leserbrief zu Kretz, Psychiatrie im Umbruch). *Deutsches Ärzteblatt, 101, 51–52*, A 3483–A 3484.

Klaus Mollenhauer. *Vergessene Zusammenhänge. Über Kultur und Erziehung* (1983)

15

Hans-Rüdiger Müller

Wenn die Frage nach der „Kritischen Lebenskunst“ auf die Voraussetzungen und „praktischen Herangehensweisen“ an ein „erstrebenswertes und geglücktes Leben“ zielt, in dem „das Wahre und Gute“ gegenüber dem „Schönen und Beglückenden“ in den Hintergrund tritt (so im Exposé der Herausgeber zu diesem Band), dann wird man Klaus Mollenhauer wohl kaum als den Verfechter einer solchen – ungebrochenen – Konzeption moderner Lebensformen anführen können. Allenfalls als Utopie mag ihm so etwas in den Sinn gekommen sein, stand ihm doch das Diktum Adornos näher, dass es „ein richtiges Leben im falschen“ nicht wirklich geben könne. Gleichwohl war ihm die Intention, die Praxis alltäglicher Lebensführung und ihrer Probleme, insbesondere der ihr inhärenten Bildungsprobleme, nicht allein von einem auf theoretischem und praktischem Urteil, einem auf rationaler Erkenntnis und moralischer Argumentation beruhendem Denken aus zu bestimmen, nicht fremd. Das Subjekt, sein Empfinden, sein Leiden, seine Bedürftigkeit, sein Potenzial, seine Verletzlichkeit, seine Deutung der Welt und seine Vorstellung von einem sinnhaften Leben spielen in seinem Werk eine ebenso wichtige Rolle, wie die Ansprüche der historischen Lebensform, mit der es unausweichlich konfrontiert ist und in der es sein Leben zu führen hat. Sowohl in anthropologischer als auch in gesellschaftlicher und kulturhistorischer Sicht sah er die individuelle Lebensführung sich im Spannungsfeld zwischen Subjektivem und Objektivem abspielen, in der Bearbeitung der Aporien und Paradoxien, die das moderne Leben grundlegend kennzeichnen. Die Kunst des Lebens könnte dann nur darin bestehen, in diesem Feld der Widersprüche, Gegensätze und Unvereinbarkeiten einen Weg zu finden, der – unter Wahrung des aufklärerischen Ethos des Humanen – keine der beiden Seiten der an-

H.-R. Müller (✉)
Universität Osnabrück, Fachbereich: Erziehungs- und Kulturwissenschaften, Osnabrück, Deutschland
E-Mail: ruediger.mueller@uni-osnabrueck.de

G. Gödde, J. Zirfas (Hrsg.), *Schlüsselwerke der Kritischen Lebenskunst II*, Schriften zur Kritischen Lebenskunst,
https://doi.org/10.1007/978-3-662-72440-8_15

deren aufopfert. Eine dauerhafte Harmonisierung schien ihm demgegenüber nicht möglich. Die wissenschaftliche Beobachtung und Analyse hat dann so gesehen die Aufgabe, die historischen Bedingungen und Möglichkeitsräume eines solchen fortgesetzten Strebens nach Ausgleich dessen, was stets in Widerstreit liegt, oder anders gesagt: eines gelingenden Lebens im Widerstreit, zu untersuchen.

Hinweise zu Biografie und Werk

Klaus Mollenhauer (1928–1998) gehörte, wie er selbst gelegentlich betonte, ebenso wie etwa der Bildungssoziologe Ralf Dahrendorf und der Sozialphilosoph Jürgen Habermas, der sogenannten Flakhelfergeneration an. Es war die jüngste Generation,deren Mitglieder mit 16 oder 17 Jahren noch am Ende des zweiten Weltkriegs zum Militärdienst eingezogen wurden und als Flakhelfer die Flugabwehr unterstützen mussten, die den Rückzug der deutschen Truppen in dem längst verlorenen Krieg begleitete. Diese Erfahrung der Absurdität des Krieges in jungen Jahren und der gesellschaftlich-kulturellen Ortlosigkeit prägten seine damalige Lebenshaltung, öffneten ihn für neue Erfahrungen mit der von den Nationalsozialisten als „entartet" bezeichneten Kunst, mit der neueren Musik, mit der Lyrik beispielsweise Paul Celans und mit der Literatur des Französischen Existenzialismus. Sie machten ihn zudem neugierig auf politische Fragen und stützten sein Engagement in der „bündischen Jugend", die aus der Jugendbewegung in den ersten Jahrzehnten des 20. Jahrhunderts stammte. Zur Pädagogik kam er eher zufällig (seine Abiturnoten reichte nicht aus für den Zugang zum Studium der Chemie). Er machte an der PH Göttingen eine Ausbildung zum Volksschullehrer, war ab 1950 kurzzeitig im Bremer Schuldienst tätig und studierte dann in Hamburg Pädagogik, Geschichte und Psychologie. Nebenbei engagierte er sich in der Jugendarbeit und verlagerte sein Interesse mehr und mehr von der Schule zur Sozialpädagogik. Ab 1954 setzte er sein Studium an der Universität Göttingen mit den Fächern Pädagogik, Literaturwissenschaft und Soziologie fort. 1958 promovierte er mit einer Arbeit mit dem Titel *Die Ursprünge der Sozialpädagogik in der industriellen Gesellschaft.* Als einer der wenigen an westdeutschen Universitäten lehrenden Sozialpädagogen suchte er kontinuierlich den Bezug zur Praxis der außerschulischen Jugendarbeit und zur *Gilde Sozialarbeit*, in der sich ein Forum des Austausches zwischen sozialpädagogischen Praktikern und Wissenschaftlern entwickelte. Zunächst noch Assistent bei Erich Weniger und Heinrich Roth in Göttingen wechselte er 1962 als akademischer Rat an die Freie Universität Berlin und wurde 1965 auf eine Professur an die PH Berlin berufen. Inzwischen hatte er sich als Vertreter einer neuen Richtung innerhalb der Pädagogik, der von der Kritischen Theorie der Frankfurter Schule inspirierten *Kritischen Erziehungswissenschaft,* einen Namen gemacht. Weitere Stationen waren die Universität Kiel (ab 1966) und die Universität Frankfurt (ab 1969). 1972 kehrte er mit seiner inzwischen sechsköpfigen Familie als Universitätsprofessor an die Universität Göttingen zurück, wo er sich neben der Sozialpädagogik wieder verstärkt mit Fragen der Allgemeinen Pädagogik und der ästhetischen Bildung befasste. Als Erziehungswissenschaftler hat er den pädagogischen Diskurs über vier Jahrzehnte wesentlich mitgeprägt, wobei neben der Monografie *Erziehung und Emanzipation* insbesondere auch sein Buch *Vergessene Zusammenhänge* eine nachhaltige Wirkung auf den Fachdiskurs entfaltete.

Um zu untersuchen, inwieweit *Vergessene Zusammenhänge* eine Idee der Lebenskunst beinhalten, ist es ratsam, das Werk zunächst in seinem werkbiografischen und disziplinhistorischen Kontext zu betrachten. Was hat Mollenhauer damals, zu Beginn der 1980er-Jahre, dazu veranlasst, dieses Werk zu verfassen? Auf welche wissenschaftliche und kulturelle Diskursformation antwortet das Buch? Wie reiht es sich in die Entwicklung von Mollenhauers Nachdenken über Bildung und Erziehung ein? Welche Richtung weist es der künftigen Diskussion pädagogischer Probleme? Und in welcher Weise berühren diese Entwicklungen die Thematik einer reflexiven Lebenskunst?

Das Werk ist in einer gesellschaftlich-kulturellen Situation in der alten Bundesrepublik entstanden, die, nach zwei Jahrzehnten eines relativ kontinuierlichen wirtschaftlichen Wachstums, des zunehmenden Wohlstands breiterer Bevölkerungsschichten, der politisch-demokratischen, kulturell-emanzipativen und pädagogisch-autoritätskritischen Erneuerung, von unterschiedlichen Krisenphänomenen gekennzeichnet war. Mit den ökonomischen Einbrüchen etwa der Ölkrise und der zunehmenden Arbeitslosigkeit, der militärischen Aufrüstung in Ost und West und der hervortretenden Risiken einer fortschreitenden Umweltbelastung wurde nicht nur der weitere Fortschritt fraglich, auch die Hoffnungen auf eine zunehmend gerechtere, friedlichere, freiere Gesellschaft schwanden. Von einer „Neue[n] Unübersichtlichkeit" war die Rede (Habermas 1985), von einer „Krise des Wohlfahrtsstaates" und einer „Erschöpfung utopischer Energien" (ebd., S. 141).

Für den pädagogischen Diskurs dieser Zeit lassen sich drei Aspekte besonders hervorheben: eine Veränderung im Erscheinungsbild der jungen Generation (der sogenannten No-future-Generation), das Ende der Bildungsreformbestrebungen in der politischen Sphäre (Raith 1979) und das Fragwürdigwerden einer emanzipatorischen pädagogischen Praxis und ihrer theoretischen Fundierung. Auf der einen Seite hatte sich aus der (eigentlich pädagogisch anspruchsvollen) antiautoritären Erziehungspraxis zum Teil eine Vorstellung des Umgangs von Erwachsenen und Kindern entwickelt, die weitgehend auf die Selbststeuerung der kindlichen Entwicklung setzte und erzieherische Eingriffe für überflüssig oder sogar schädlich hielt. Unter dem Namen der *Antipädagogik* (vgl. von Braunmühl 1975) plädierten die Vertreter dieser Richtung für einen Verzicht auf jegliche pädagogische Steuerung des Heranwachsens. Auf der anderen Seite forderten Vertreter einer konservativen Richtung in vehementer Abgrenzung von der autoritätskritischen Tradition des vorangegangenen Jahrzehnts wieder mehr „Mut zur Erziehung" (Lübbe et al. 1978). Diese konservative Strömung setzte sich für eine Rückbesinnung auf die Tugenden des Fleißes, der Disziplin und der Ordnung als Zielorientierungen der Erziehung ein und forderte eine vorbehaltlose Anerkennung der Autorität der Erwachsenen in den Erziehungsverhältnissen. Indessen sorgten Teile der jungen Generation durch gewaltförmige Aktionen in den Metropolen für öffentliche Aufregung, wobei das jugendliche Verhalten eher als expressiven Ausbruch von Frustration und Unzufriedenheit gesehen wurde, denn als politisch zielgerichteten Protest (rückblickend:

Willems 1997), wie er sich etwa ein Jahrzehnt zuvor in der Schüler- und Studentenbewegung artikulierte. Kulturell äußerte sich die Mentalität der jungen Generation unter anderem in den provokanten Ausdrucksformen der Punks und der Skinheads.

Angesichts der öffentlichen Aufregung und der unübersichtlichen Heterogenität politischer und pädagogischer Reaktionen auf diese Entwicklungen zeichnet Mollenhauer in der Einleitung zu den *Vergessenen Zusammenhängen* (1983) ein desolates Bild der damaligen Diskurslage: „Die öffentliche Erörterung von Fragen der Erziehung und Bildung stellt sich als ein ziemlich verworrener Diskurs dar, gelegentlich als Panorama von Monologen, in den vielen politisch-pädagogischen Zirkeln immer wieder vorgetragen – und die Wissenschaft nehme ich dabei nicht aus" (ebd., S. 15f.). Und nicht nur „die Wissenschaft", auch seine eigene wissenschaftliche, von einer abstrakten sozialwissenschaftlichen Terminologie geprägte Theoriebildung (vgl. etwa die Monografien *Erziehung und Emanzipation* und *Theorien zum Erziehungsprozess*, Mollenhauer 1968, 1972), mit der er sich, wie manche seiner Kollegen, von der unter Ideologieverdacht gestellten Sprache der geisteswissenschaftlichen Pädagogik frei machen wollte, unterzog er dabei einer kritischen Revision. In einem wenige Jahre nach dem erstmaligen Erscheinen der *Vergessenen Zusammenhänge* mit Theodor Schulze geführten Gespräch, räumt er rückblickend ein: „Wenn man den Eindruck hat, daß die Form der geisteswissenschaftlich-pädagogischen Rede zuviele Ungenauigkeitsbestandteile enthält, dann lag es vielleicht nahe, die Zuflucht bei einer sozialwissenschaftlichen Stilisierung der Sprache zu suchen. Heute finde ich, daß das der schlimmste Fehler gewesen ist, weil mit dieser Veränderung der Sprache zugleich Probleme zum Verschwinden gebracht wurden" (Mollenhauer & Schulze 1987, S. 56).

Die *Vergessenen Zusammenhänge* können daher als ein Versuch verstanden werden, den genuin in der pädagogischen Praxis sich zeigenden Problemen des Heranwachsens und des Generationenverhältnisses im wissenschaftlichen Diskurs wieder mehr Gewicht zu verleihen und sich dabei einer Sprache zu bedienen, die, ohne an Präzision zu verlieren, eine allzu weitgehende Abstraktion meidet, indem sie sich näher an der konkreten Erfahrung der kulturellen Lebensform und der von ihr hervorgebrachten Erziehungswirklichkeit ausrichtet.

Seine Absicht ist es, „die in der sozialwissenschaftlichen Forschung und Theorie verbreitete Sprache abstrakter Etikettierungen zu vermeiden, ohne damit auch Genauigkeit und Gültigkeit aufs Spiel zu setzen, Erfahrungen auszudrücken, ohne Erfahrungskitsch zu produzieren" (Mollenhauer 1983, S. 12). Diese Intention begründet auch sein methodisches Vorgehen: „Ich werde das dadurch versuchen, daß ich so häufig wie möglich pädagogische oder pädagogisch bedeutsame Dokumente vorstelle und interpretiere, sowohl aus verschiedenen Epochen der europäischen Geschichte als auch von verschiedener Art" (ebd.).

Anhand der Analyse kultureller Dokumente, d. h. von Kunstwerken aus der Kunstgeschichte, Beispielen aus der belletristischen und autobiografischen Literatur, von philosophischen und pädagogischen Quellentexten wie Schulordnungen und Armenordnungen, rekonstruiert Mollenhauer den Wandel der historisch geprägten Lebensformen und der mit ihnen zusammenhängenden Probleme der Bildung und Erziehung seit dem Mittelalter über die frühe Neuzeit und die Aufklärungsepoche bis in die Krise der Moderne im 20. Jahrhundert. Zentrales Thema ist dabei die sukzessive Freisetzung der Gestaltungskraft der Menschen aus den religiös und kulturell vorbestimmten Ordnungen, die damit verbundenen Unsicherheiten, aber auch die Herausforderung, an der künftigen Entwicklung der Lebensverhältnisse selbst aktiv teilnehmen zu können und auch im Hinblick auf die eigene Lebensführung zu müssen. Damit stehe die Erziehung der nachwachsenden Generation vor einer neuen, einer doppelten Aufgabe. Die erwachsene Generation muss die zukunftsfähigen Bestände der überlieferten Kultur an die nachwachsende Generation vermitteln, aber so, dass die Entwicklungspotenziale der Kultur wie auch des einzelnen Menschen nicht verschüttet werden, sondern für den weiteren Prozess der kollektiven wie auch der individuellen Lebensführung fruchtbar werden können.

Dass dies nicht ohne Widersprüche, Paradoxien und Aporien geht, liegt auf der Hand. Wie können die Selbstbestimmung des Subjekts und seine Fremdbestimmung durch die Kultur und die sie repräsentierende Generation zusammengeführt werden? Wie kann der Mensch in ein operatives Verhältnis zu den Bedingungen seiner Existenz gelangen, wenn er schon beim Erwerb der Sprache mit ihren grammatischen, semantischen und pragmatischen Strukturen in die Ordnung der Lebensform eingepasst wird? Wie kann er seine subjektive Erfahrung der Welt gegenüber den objektivierenden Deutungen geltend machen, die seine soziale Umgebung hierfür bereithält? Wie kann er sich als Quelle seines Tuns verstehen, wenn er doch schon aufgrund seiner leiblichen Existenz verwoben ist mit der Welt, der er sich gegenübersieht? Wie soll der Einzelne im Umgang mit diesen Fragen zu einer konsistenten Lebensführung unter den gegebenen Verhältnissen gelangen? Und wie kann dieser Prozess, der Bildungsprozess des Einzelnen, sinnvoll unterstützt werden in einer modernen Kultur, die ihre Versprechen der Freiheit, der Selbstbestimmung, der Gerechtigkeit und der Gegenseitigkeit im geschichtlichen Fortgang immer wieder aufs Neue unterläuft? Fragen dieser Art deuten, so meine ich, auf die Nähe der von Mollenhauer in den *Vergessenen Zusammenhängen* vorgestellten Überlegungen zur Thematik einer Kritischen Lebenskunst hin. Dies soll im Folgenden unter verschiedenen Blickrichtungen auf dieses Werk ausgearbeitet werden.

Darstellung als Schlüsselwerk der Lebenskunst

1. Einer der bedeutsamsten Begriffe im Gesamtwerk Mollenhauers ist der Begriff der Emanzipation. Nicht nur taucht dieser Begriff in einem seiner am meisten rezipierten Werke, der 1968 erstmals erschienenen Monografie *Erziehung und Emanzipation*, auf. Er wurde auch disziplingeschichtlich in dieser Zeit zum Etikett einer einflussreichen Richtung innerhalb der Pädagogik, der emanzipatorischen Erziehungswissenschaft. Die Attraktivität dieses Begriffes lag damals in seiner Affinität zu dem von Jürgen Habermas formulierten Postulat eines emanzipatorischen Erkenntnisinteresses (Habermas 1968), das der Pädagogik eine Möglichkeit bot, die empirische Beschreibung und Analyse der Erziehungswirklichkeit mit der Legitimation pädagogischer Handlungsziele zu verbinden und so die Kluft zwischen pädagogischer Theorie und pädagogischer Praxis aufzu-

heben, indem beide auf die Idee eines besseren, von ungerechtfertigter Herrschaft freien Lebens ausgerichtet sind. Zwar vermeidet Mollenhauer den Begriff der Emanzipation in den *Vergessenen Zusammenhängen*, weil er als Teil eines sozialwissenschaftlichen Jargons in die Pädagogik übernommenen worden sei und die genuin pädagogischen Fragen eher verdecke als aufschlösse. Aber die *Idee* der Emanzipation, verstanden als eine Form der kritisch prüfenden Distanzierung des Menschen von der kulturellen Tradition und ihrer Relevanz für einen Fortschritt im kollektiven wie auch im individuellen Leben, möchte er dennoch nicht aufgeben – allerdings nicht im Sinne einer Negation der überlieferten kulturellen Gehalte, sondern im Sinne einer reflexiven Auseinandersetzung mit der bestehenden Lebensform und ihrer Geschichte.

Direkt angesprochen auf die Frage, warum der Begriff der Emanzipation nicht mehr unter den Leitbegriffen der *Vergessenen Zusammenhänge* auftauche, antwortete Mollenhauer: „Wissenschaftssoziologisch oder wissenschaftsgeschichtskritisch denke ich, daß es etwas mit einer ‚Wende' zu tun hat. [...] Dennoch denke ich nicht, daß dieses Buch eine Abwendung vom Begriff der Emanzipation ist; es bedeutet für mich eher einen Weg, den ich erst *noch einmal* gehen muß, um dahin zu kommen, um einen substanziellen Begriff von ‚Emanzipation' zu gewinnen" (Mollenhauer & Schulze 1987, S. 64), und ferner: „Ein Mißverständnis ist es auf jeden Fall, zu meinen, die unter dem Namen ‚Emanzipation' zusammengefaßten Bestrebungen seien schon eine begründete Antwort auf die Fragen nach dem ‚guten Leben'. Sie sind ein Teil dieser Fragen" (Mollenhauer 1985, S. 46). Nicht der Distanzierungsakt allein führt schon zum besseren Leben, sondern erst – und dies auch nur der Möglichkeit nach – die offene Auseinandersetzung mit der eigenen Geschichte.

Was aber heißt das für das pädagogische Verhältnis von Erwachsenen zu den Heranwachsenden, die – je nach Entwicklungsstand und Erfahrungshintergrund – noch nicht oder erst nur begrenzt über das Wissen und die kognitiven Fähigkeiten verfügen, diese Auseinandersetzung produktiv zu führen? Das ist eine der grundlegenden Fragen, denen sich die Erziehung in der Geschichte der Moderne konfrontiert gesehen und auf die sie im Laufe dieser Geschichte unterschiedliche Antworten gefunden habe. Und es ist eben deshalb auch ein Grundthema der *Vergessenen Zusammenhänge*. Ein Wandel der Kultur zum Besseren hin, eine Veränderung der gesellschaftlichen Verhältnisse hin zu einem besseren Leben, erfolgt durch das Nadelöhr des Generationenverhältnisses. Das heißt durch den Wechsel der Generationen, von denen die ältere die jüngere nicht nur auf das Neue vorzubereiten, sondern auch in die Lage zu versetzen habe, diesen Weg des Fortschritts später selbst zu tragen. Mollenhauer argumentiert hier dicht an der Erziehungstheorie Friedrich Schleiermachers (1957), in der sich die erziehungspraktischen Probleme widerspiegeln, die sich der Kultur der Moderne zu Beginn des 19. Jahrhunderts unter dem Eindruck der Ideale der Aufklärung, der zunehmenden Industrialisierung, des Aufstiegs des Bürgertums und der Forderungen nach einer republikanisch verfassten Gesellschaft für breite Teile der Bevölkerung stellten, sowohl im Hinblick auf ihre soziale Situation und ihre gesellschaftliche Stellung, als auch im Hinblick auf die Führung des eigenen Lebens.

2. Aber wie, wo und mit welchen Mitteln wurde eine solche am Fortschritt orientierte Auseinandersetzung mit der kulturellen Tradition geführt? Welche unterschiedlichen Vorstellungen davon wurden im Laufe der Moderne entwickelt? Und welche setzten sich durch? Welche Vorstellungen von einem Weg zum guten Leben blieben in der historischen Entwicklung auf der Strecke? Mit welchen Konsequenzen? Und welche Bedeutung hat dies für die pädagogischen Probleme, denen wir uns heute gegenübersehen?

Um diese Fragen zu klären, verlässt sich Mollenhauer in den *Vergessenen Zusammenhängen* wie oben erwähnt nicht allein auf die pädagogischen und gesellschaftshistorischen Metadiskurse. Seine Absicht ist es, dichter an den konkreten Kulturerfahrungen und deren Ausdruck in Literatur, Malerei oder anderen Kulturprodukten zu argumentieren, und zwar gerade auch deshalb, weil diese seiner Ansicht nach andere Problemgehalte und Problemsichten zur Sprache bringen als die wissenschaftlichen Fachdiskurse, und weil die Kultur und das Leben der Menschen sich im Widerstreit dieser Diskursformen entwickelt. Dennoch verzichtet er nicht auf Hilfsmittel aus Philosophie und Wissenschaft. So interpretiert Mollenhauer ein Zitat aus den von Augustinus im Jahre 397 verfassten *Bekenntnissen*, in dem dieser den Vorgang des kindlichen Spracherwerbs als eine erste und fundamentale Auseinandersetzung des aktiven Ich mit den in der Sprache der Erwachsenen präsentierten kulturellen Bedeutungszusammenhängen, also ihrer Lebensform, beschreibt. Dabei sei die spannende Frage, wie denn „die Quelle, aus der das Ich sein Tätigsein gewinnt“ (Mollenhauer 1983, S. 29), zu denken sei.

Von dieser Frage geleitet rekurriert Mollenhauer auf ein Theorem aus der philosophischen Anthropologie Helmuth Plessners, die exzentrische Positionalität des Menschen (Plessner 1928). Einerseits leben wir, so fasst er Plessners Gedanken zusammen, in einem beseelten Leib, der uns fraglos als Grundlage unserer Existenz gegeben ist. Andererseits sprechen wir gewöhnlich davon, dass wir einen Körper und ein seelisches Innenleben haben, so als handele es sich um etwas Objektives, dem unser Ich gegenübersteht. Mögen die Menschen auch in ihrer leibseelischen Verfasstheit einzigartig sein, so haben sie doch diese exzentrische Position gemeinsam: eine mit anderen geteilte Sphäre (das „Wir“ bzw. der „Geist“, so nennt es Plessner), in der der Blickpunkt, von dem wir uns auf unsere je einzigartige Existenz wie auch auf die Existenz der anderen beziehen, zu verorten ist. Das Ich, das sich auf seine leibseelische Existenz zurückbezieht, teilt mit dem Ich der anderen diesen Blick von außen. Und die Sprache, die uns als Ordnungssystem dient, und die dabei die mit anderen geteilte Lebensform als ein komplexes Geflecht von kulturellen Bedeutungen repräsentiert, gehört dieser dritten Sphäre zu. „Wir, als Menschen, sind uns selbst in dreifacher Weise gegeben: als lebendiger Körper, als Lebendiges im Körper (‚Innenleben oder Seele‘) und als das sprechende Ich, das gleichsam auf beides ‚sehen‘ kann“ (ebd., S. 29). Wenn vom Ich die Rede ist, dann seien damit stets diese drei Aspekte gemeint, die wir in dem Bemühen, unser Leben zu führen, unentwegt aufeinander beziehen, ohne sie je deckungsgleich werden lassen zu können.

Käte Meyer-Drawe hat in diesem Zusammenhang und mit ausdrücklicher Bezugnahme auf Mollenhauers bildungstheoretische Schriften von einer „Not der Lebenskunst" (Meyer-Drawe, 2000) gesprochen. Mollenhauer plädiere dafür, „Bildung nicht länger als Identitätsfindung und Selbstsuche eines verirrten Geistes aufzufassen, sondern als eine spannungsreiche Lebenskunst, in der Heranwachsende lernen, die konflikthafte Beziehung von Leibhaben und -sein, die sie sind, zu gestalten" (ebd., S. 147). Und weiter: „Bildung bedeutet in dieser Perspektive [...] Gestaltung einer unausweichlichen Fremdheit mit uns selbst, also eine konflikthafte Lebensformung unter historischen, gesellschaftlichen, aber auch naturgegebenen Bedingungen" (ebd., S. 154).

Und eben dieses Verständnis von Bildung spiegelt sich in den *Vergessenen Zusammenhängen*, genauer gesagt: in den kulturhistorischen Analysen zu der Frage, in welchen historischen Figurationen sich in der Geschichte der Moderne die „konflikthafte Lebensformung" des Einzelnen typischerweise darstellte, welche Bildungsprobleme daraus entstanden sind, wie diese sich in den Dokumenten dieser Zeit repräsentiert finden, und welche Anstrengungen die Kultur unternommen hat, hierauf in ihrer erzieherischen Praxis zu reagieren.

3. Zwei Modalitäten einer solchen erzieherischen Praxis werden von Mollenhauer in den *Vergessenen Zusammenhängen* unterschieden, die Präsentation und die Repräsentation der kulturellen Lebensform der Erwachsenen gegenüber den Heranwachsenden. Der Modus der Präsentation ist historisch und kulturübergreifend gesehen der grundlegende Modus. „Ein notwendiges, nicht hintergehbares Element allen Erziehungsgeschehens ist die Tatsache, daß wir, die Erwachsenen, die Gestalt unseres eigenen Lebens den Kindern gegenüber präsentieren" (Mollenhauer 1983, S. 32). Der Erziehungsmodus der Präsentation beruht auf dem Zusammenleben der Generationen in einem überschaubaren sozialen Kontext wie zum Beispiel der Familie oder dem Volksstamm. In statischen Kulturen wie etwa der mittelalterlichen Gesellschaft, reichte dieser Modus der Enkulturation aus. Als Beispiele führt Mollenhauer u. a. die mittelalterliche Bauern- oder Handwerkerfamilie an, in der Familienleben, Arbeit und religiöse Praxis an einem Ort miteinander verbunden waren. Das, was für die spätere Lebensführung wichtig war, die familialen Beziehungen, die Sicherung der wirtschaftlichen Existenz, die Lokalisierung der eigenen Person in einem sinnstiftenden kosmologischen Zusammenhang, konnte in dem gemeinsam geteilten Alltag unmittelbar gelernt werden. Die Kunst des Lebens bestand darin, sich mit dem Platz zu arrangieren, den man qua Geburt und Tradition in der Gesellschaft einnahm.

Das änderte sich mit dem Anbruch moderner Lebensformen zu Beginn der Neuzeit – zunächst in den ökonomisch und demografisch wachsenden mittelalterlichen Stadtkulturen und Handelszentren wie Florenz, Venedig oder Nürnberg, dann sich immer weiter ausbreitend durch die beginnende Industrialisierung, die staatliche Zentralisierung und den Aufstieg des Bürgertums bis hin zur modernen Gesellschaft des 19. und 20. Jahrhunderts. Familienleben und Arbeit traten räumlich und zeitlich immer mehr auseinander, die räumliche Mobilität nahm mit der Ausweitung der Handelswege zu, Wissenschaften und Philosophie begannen sich aus den Dogmen von kultureller Tradierung und Religion zu lösen und einem eigenen Rationalitätsanspruch zu folgen, der technische Fortschritt führte zu gravierenden Veränderungen in der Arbeitswelt und anderen gesellschaftlichen Sphären, kurz: Kultur und Gesellschaft nahmen immer mehr an Komplexität zu und setzten eine auf Steigerung angelegte Dynamik des Wandels in Gang. Die Wirklichkeit der historischen Gegenwart und der von ihr hervorgebrachten Lebensverhältnisse konnte nun an dem gemessen werden, was über sie hinaus noch möglich war oder möglich schien. Nicht allein die kulturelle Überlieferung war entscheidend, sondern ebenso die Idee von einem Wandel zum Besseren hin.

Diese Entwicklungen hatten zur Folge, dass das für die Lebensführung notwendige Wissen und Können immer häufiger weit über das hinausging, was in den engen Grenzen des Familienhaushalts vermittelt werden konnte. Die Bildung der nachwachsenden Generation erfolgte zunehmend in besonderen Institutionen mit einem speziellen Personal, in einer aus dem Familienalltag ausgegrenzten pädagogischen Sphäre, deren Funktion darin bestand, das für eine offene, also nicht schon gänzlich bekannte, Zukunft relevante Wissen und Können aus der unübersichtlich gewordenen Vielfalt auszuwählen und an die in dieser Sphäre separierte Jugend in geordneter Form und mit speziellen Methoden weiterzugeben. Die Lebensformen der Erwachsenen mussten so der nachwachsenden Generation in einer zum Zwecke des Lernens organisierten Weise repräsentiert werden. „Das damit praktisch und theoretisch zu bewältigende Repräsentationsproblem hat von nun an zwei Seiten: die Frage nach der rechten Lebensform und die Frage nach der richtigen Repräsentation dieser Lebensform in den pädagogisch-didaktischen Arsenalen“ (ebd., S. 69).

4. Für die Bildung des Einzelnen – und damit für seine Lebensführung – hatten diese kulturellen und gesellschaftlichen Umwälzungen erhebliche Konsequenzen. Während sich vorher das Leben in den geordneten Bahnen relativ statischer gesellschaftlicher Verhältnisse und traditionaler kultureller Zuweisungen abspielte, öffnete sich nach und nach für die Gestaltung des eigenen Lebens ein Raum von zumindest denkbaren Möglichkeiten, die allerdings, was ihre Realisierung betraf, mit den jeweils bestehenden realen Lebensverhältnissen zu vermitteln waren. Traditionalität und Modernität trafen in unterschiedlichen Konstellationen im Leben des Einzelnen aufeinander und forderten zu einer aktiven, individuellen, immer stärker von eigenen Zukunftsplänen und Autonomieansprüchen geprägten Lebensgestaltung heraus.

Die Kunst, sein Leben zu führen, erforderte nicht nur neues Wissen und Verstand im Umgang mit den Differenzen, Widersprüchen und Paradoxien, die das zunehmende historische Gewicht moderner Lebensformen mit sich brachte. Sie musste auch der subjektiven Lebenserfahrung, der „gespürten“ Realität des Lebens, Rechnung tragen. Die leibseelische Natur des menschlichen Subjekts, das, wie Mollenhauer in Anspielung auf Leibniz sagt, „ein Geheimnis ist“ (ebd., S. 86), müsse in die kulturellen Formen und intersubjektiven Konventionen seiner historischen Existenz (die Sprache, die gesellschaftliche Interaktion, die Formen des Wissens) „herübergezogen“ (ebd.) werden.

Und dieses Problem, das nach Mollenhauer in das Zentrum aller Erziehung führt, verschärfe sich in dem Maße, in dem sich die nach objektiven Maßstäben wissenschaftlich-technischer Rationalität und politisch-administrativer Planbarkeit ausgerichteten modernen Lebensformen von den subjektiven Erfahrungen der Menschen entfernten. Die „Bildsamkeit" des Menschen (eine unverzichtbare Unterstellung jedes pädagogischen Handelns) entstehe als empirisches Phänomen genau auf dieser Grenze zwischen Subjektivität und Intersubjektivität, als Anspruch der Kultur wie auch als Reaktion des Subjekts auf diesen Anspruch. „Die Plastizität hat das Kind als organische Disposition. Seine Bildsamkeit ist dagegen nur beschreibbar als Reaktion auf die Herausforderung durch die Kultur. Sie wird ‚aktuell' im Bezug auf die Ordnung der Welt, in der es heranwächst. – Insofern wird Bildsamkeit ‚gestiftet'" (ebd., S. 83).

Und da es in den modernen Lebensformen nicht mehr ausreicht, lediglich in die vorhandenen Konventionen eingeübt zu werden, sondern vor einer relativ offenen Zukunft einen eigenen Weg in die Kultur zu finden, bedarf es einer Vernunfttätigkeit des Subjekts, im pädagogischen Vokabular: seiner „Selbsttätigkeit", um adäquat auf den Bildungsanspruch der modernen Gesellschaft zu reagieren. „Ehe noch der sich bildende junge Mensch im Kontext gegebener und inhaltlich bestimmter Sinnhorizonte lokalisiert wird bzw. sich lokalisiert, ‚produziert' er Lebenssinn für sich selbst in Akten der Selbsttätigkeit" (ebd., S. 115).

Während Bildsamkeit den Aspekt der Verinnerlichung von Kultur hervorhebt, liegt in der Selbsttätigkeit eine von der kindlichen Vernunft gelenkte Gestaltungsaktivität im Umgang mit den kulturellen Gehalten. Deshalb stellt Mollenhauer die Begriffe der „Bildsamkeit" und der „Selbsttätigkeit" als Kernbegriffe zur Erläuterung der modernen Problematik von Bildung und Erziehung heraus. Wie lassen sich die jungen Menschen in ihrer Bildsamkeit so ansprechen, dass sie auf die ihnen präsentierte bzw. repräsentierte Kultur mit Selbsttätigkeit reagieren? Wie kommen sie zu einem ihrer subjektiven Erfahrung gemäßen Entwurf ihres Lebens? Wie kommen sie zu einer Lebenspraxis, in der das konflikthafte Verhältnis zwischen Selbstempfindung und Selbstentwurf sinnvoll bearbeitet und die Differenz zwischen Selbstentwurf und gegenwärtiger Lebenswirklichkeit als Ansporn zur (kritischen) Gestaltung des eigenen Lebens wirksam werden kann?

Schluss

Mollenhauer hat, wie gesagt, den Begriff der Lebenskunst in den *Vergessenen Zusammenhängen* nicht verwendet. Liest man jedoch seinen Gedankengang in der oben ausgeführten Weise, dann lässt sich daraus eine argumentativ entwickelte Bildungsidee rekonstruieren, die auf ein besseres Leben zielt, ohne sich dabei auf die im Diskurs der Moderne häufig idealisierten Konzepte von Individualität, Autonomie und Authentizität zu stützen. In den anderthalb Jahrzehnten nach dem Ersterscheinen der *Vergessenen Zusammenhänge* hat er, in einer immer deutlicheren Annäherung an Argumentationen aus der ästhetischen Theorie, der Phänomenologie des Leibes und der Sinnesanthropologie, diese Idee weiter entfaltet (vgl. Mollenhauer 1987, 1990, 1996). Die Haltung, die er als Erziehungswissenschaftler zu diesen Fragen einnahm, war geprägt von der Spannung zwischen präziser empirischer Beschreibung und begrifflicher Schärfe, aber auch von ironischer Distanz gegenüber den immer neuen Versuchen, sich der menschlichen Lebenspraxis mit den Mitteln wissenschaftlicher Argumentation zu nähern. Wollte man aus dem Dargelegten pädagogisch-praktische Überlegungen ableiten, so könnten diese darauf hinauslaufen, die Herausforderungen anzunehmen, die die Moderne mit ihren historischen Möglichkeiten und ihren historischen Irrläufen an die Pädagogik stellt, nämlich die von der erwachsenen Generation präsentierten Lebensformen – bei aller Kritik an ihren Irrwegen und Risiken – den Heranwachsenden gegenüber glaubhaft zu begründen und ihnen Räume zu eröffnen, in denen sie zu einer bildenden Auseinandersetzung mit diesen Lebensformen aufgefordert werden (vgl. Mollenhauer & Uhlendorff 1992).

Die im Bildungsprozess erfahrene Differenz zwischen Lebensrealität und Lebensmöglichkeit kann, je nach Konstellation, als mehr oder weniger leidvoll erfahren werden, sie kann die Kräfte des Einzelnen auch überfordern, aber letztlich sieht Mollenhauer in ihr den Motor der Bildungsbewegung. Das wird in der kritischen Auseinandersetzung Mollenhauers mit dem seinerzeit im pädagogischen Diskurs ebenso naiv wie inflationär verwendeten Identitätsbegriff deutlich. „Identität", so behauptet er, „gibt es nur als Fiktion, nicht aber als empirisch zu sichernden Sachverhalt. Diese Fiktion aber ist eine notwendige Bedingung des Bildungsprozesses, denn nur durch sie bleibt er in Gang. Identität ist eine Fiktion, weil mein Verhältnis zu meinem Selbstbild in die Zukunft hinein offen, weil das Selbstbild ein riskanter Entwurf meiner selbst ist" (Mollenhauer 1983, S. 158). Die Kunst, so könnte man mit Bezug auf die heutige Diskussion zum Thema Lebenskunst sagen, bestünde dann darin, diese Differenz auf unterschiedlichen Niveaus der Abstraktion in einer der jeweiligen Lage angemessenen Dynamik von Anspannung und Entspannung symbolisch zu bearbeiten (vgl. Deserno 2020). Dazu mögen therapeutische wie auch ästhetische Settings der Bearbeitung (vgl. Gödde, Zirfas & Wirth 2020) hilfreich sein.

Gerade das Potenzial der ästhetischen Erfahrung hat Mollenhauer, wie oben schon erwähnt, in seinen späteren Schriften weiter auszuloten versucht. Allerdings wäre dabei, auch wenn die ästhetische Erfahrung bewusst in Distanz zum oder gar im Bruch mit dem pragmatischen Lebensalltag gesucht wird, die soziale und kulturelle Durchdringung der individuellen Erfahrung – wenn es sich um mehr als nur ein subjektives Gefühl von ‚Erbauung' handeln soll – kritisch zu reflektieren. Nur so ließe sie sich als Impulsgeber auch für die Gestaltung des alltäglichen Lebens wirksam werden lassen, und nur so ließe es sich auch umgehen, dass Konzepte von Lebenskunst und Autonomieansprüchen in ein zirkuläres Verhältnis außerhalb des gesellschaftlich-kulturellen Alltagslebens abdriften, wie es im ‚bürgerlichen Kunstgenuss' der Fall ist. Die individuelle Bildung wurde bei Mollenhauer stets als Auseinandersetzung mit der kulturellen Lebensform gedacht und hat insofern immer auch eine soziale Komponente. Sozialstrukturelle und materielle Bedingungen können die Chancen, das eigene Leben in einer guten Balance von Ansprüchen und Realisierungsmöglichkeiten zu führen und fortzuentwickeln, stark einschränken (Chassé, 2018). Hier für Gerechtigkeit und Anerkennung (Zirfas 2020; Krinninger 2018) einzutreten ist eine gesellschaftliche Aufgabe, die weit über das Pädagogische hinaus in die Richtung einer Politik der kritischen Lebenskunst weist.

Literatur

von Braunmühl, E. (1975). *Antipädagogik. Studien zur Abschaffung der Erziehung*. Weinheim/ Basel: Beltz.

Chassé, K. A. (2018). Armut. In G. Gödde & J. Zirfas (Hrsg.), *Kritische Lebenskunst. Analysen – Orientierungen – Strategien* (S. 194–201). Stuttgart: Metzler.

Deserno, H. (2020). Psychotherapie und kritische Lebenskunst aus Sicht der Therapieforschung. *Psychosozial, 43*, IV (Nr. 162), 110–118.

Gödde, G., Zirfas, J., & Wirth, H. J (Hrsg.). (2020). *Schwerpunktthema: Kritische Lebenskunst*. *Psychosozial 43*. IV (Nr. 162). Gießen: Psychosozial Verlag.

Habermas, J. (1968). Erkenntnis und Interesse. In J. Habermas (Hrsg.), *Technik und Wissenschaft als ‚Ideologie'* (S. 146–168). Frankfurt am Main: Suhrkamp.

Habermas, J. (1985). *Die Neue Unübersichtlichkeit*. Frankfurt am Main: Suhrkamp.

Krinninger, D. (2020). Anerkennung. In G. Gödde & J. Zirfas (Hrsg.), *Kritische Lebenskunst. Analysen – Orientierungen – Strategien* (S. 82–90). Stuttgart: Metzler.

Lübbe, H., Spaemann, R., Bausch, H., Mann, G., Hahn, W., & Lobkowicz, N. (1978). *Mut zur Erziehung. Beiträge zu einem Forum am 9./10. Januar 1978 im Wissenschaftszentrum Bonn-Bad Godesberg*. Stuttgart: Klett-Cotta.

Meyer-Drawe, K. (2000). Die Not der Lebenskunst: Phänomenologische Überlegungen zur Bildung als Gestaltung exzentrischer Lebensverhältnisse – fünf Überlegungen. In C. Dietrich & H.-R. Müller (Hrsg.), *Bildung und Emanzipation. Klaus Mollenhauer weiterdenken* (S. 147–154). Weinheim/München: Juventa.

Mollenhauer, K. (1968). *Erziehung und Emanzipation. Polemische Skizzen*. München: Juventa.

Mollenhauer, K. (1972). *Theorien zum Erziehungsprozeß. Zur Einführung in erziehungswissenschaftliche Fragestellungen*. München: Juventa.

Mollenhauer, K. (1983). *Vergessene Zusammenhänge. Über Kultur und Erziehung*. München: Juventa.

Mollenhauer, K. (1985). Emanzipation. In M. Affolderbach & H. Steinkamp (Hrsg.), *Kirchliche Jugendarbeit in Grundbegriffen. Stichworte zu einer ökumenischen Bilanz* (S. 37–46). Düsseldorf: Patmos.

Mollenhauer, K. (1987). Korrekturen am Bildungsbegriff? *Zeitschrift für Pädagogik, 33*(1), 1–20.

Mollenhauer, K. (1990). Ästhetische Bildung zwischen Kritik und Selbstgewißheit. *Zeitschrift für Pädagogik, 36*(4), 481–494.

Mollenhauer, K. (1996). Fiktionen von Individualität und Autonomie – Bildungstheoretische Belehrungen durch Kunst. *Pädagogische Korrespondenz, Zeitschrift für kritische Zeitdiagnostik in Pädagogik und Gesellschaft, 18*, 5–20.

Mollenhauer, K., & Schulze, T. (1987). Klaus Mollenhauer im Gespräch mit Theodor Schulze. In H. B. Kaufmann (Hrsg.), *Kontinuität und Traditionsbrüche in der Pädagogik. Im Gespräch mit Wilhelm Flitner und Ulrich Herrmann, Otto Friedrich Bollnow und Klaus Giel, Klaus Mollenhauer und Theodor Schulze, Doris Knab und Hans Rauschenberger* (S. 48–65). Münster: Comenius-Institut.

Mollenhauer, K., & Uhlendorff, U. (1992). *Sozialpädagogische Diagnosen. Über Jugendliche in schwierigen Lebenslagen*. Juventa.

Plessner, H. (1928). *Die Stufen des Organischen und der Mensch*. Leipzig: De Gruyter.

Raith, W. (1979). Vorwort des Herausgebers. In *Wohin steuert die Bildungspolitik?* (S. 6–8). Campus: Frankfurt am Main/New York.

Schleiermacher, F. (1957). Die Vorlesungen aus dem Jahre 1826. [Nachschriften]. Angefangen den 17. April, geschlossen den 1. September 1826. In E. Weniger (Hrsg.), *Friedrich Schleiermacher: Pädagogische Schriften. Erster Band: Die Vorlesungen aus dem Jahre 1826* (S. 1–369). Düsseldorf: Küpper.

Willems, H. (1997). *Jugendunruhen und Protestbewegungen. Eine Studie zur Dynamik innergesellschaftlicher Konflikte in vier europäischen Ländern*. Opladen: Leske+Budrich.

Zirfas, J. (2020). Ungerechtigkeit und Missachtung. Über Erwartungen und Erfahrungen. *Psychosozial 43*, IV (Nr. 162), 33–41.

16 Edgar Morin und Anne Brigitte Kern. *Heimatland Erde. Versuch einer planetarischen Politik* (1999/2023)

Christoph Wulf

Pour Edgar en amitié fidèle

Einführung

Edgar Morins Forschungen zur Anthropologie, Kommunikation und Ästhetik geben keine Antwort auf die Frage, wie Menschen ein erfülltes Leben führen können. Indem sie zu einem neuen Verständnis des Kosmos, der Erde, der Natur, des Lebens, des Menschen beitragen, schaffen sie wesentliche Voraussetzungen für Antworten auf diese Frage. Morins Forschungen entwickeln Perspektiven für menschliches Leben in unterschiedlichen gesellschaftlichen und kulturellen Kontexten und analysieren die Bedingungen für Leben im Anthropozän, in dem die Menschen zu einer tellurischen Macht geworden sind. Im Anthropozän begreifen die Menschen die Natur, die Welt und den Planeten vorwiegend als ihnen gegenüberstehende Objekte. Sie versuchen der Erkenntnis auszuweichen, dass sie als Menschen selbst Teil des Planeten, der Erde und der Natur sind. Um das Leben auf dem Planeten nicht zu gefährden, ist ein Einstellungswandel erforderlich. Wenn menschliches Leben in der Zukunft gelingen soll, bedarf es eines planetarischen Bewusstseins (Engel & Wulf 2026). Dazu gehören neue Formen des Wissens, in denen die ethische Dimension und die Sorge für den Planeten präsent sind. Menschliches Wissen gilt es, mit Formen der Resilienz und der Weisheit zu verbinden (Wulf et al. 2021; Peng & Wulf 2027). Dadurch kann es dazu beitragen, das Ausmaß der Gefährdung der Zukunft des Planeten zu reduzieren.

C. Wulf (✉)
Freie Universität Berlin, Berlin, Deutschland
E-Mail: christoph.wulf@fu-berlin.de

G. Gödde, J. Zirfas (Hrsg.), *Schlüsselwerke der Kritischen Lebenskunst II*, Schriften zur Kritischen Lebenskunst,
https://doi.org/10.1007/978-3-662-72440-8_16

Die individuelle und gesellschaftliche Gestaltung des Lebens erfordert einen kritisch-konstruktiven Umgang zu den bereits in *Heimatland Erde. Versuch einer planetarischen Politik* untersuchten Bedingungen des Anthropozäns (Morin & Kern 2023; Morin & Wulf 1997, 2003). Ziel ist ein neues Verständnis des Menschen, seiner Ursprünge und seiner Handlungsmöglichkeiten. In den letzten Jahren haben die Entwicklungen der Wissenschaften viele Brüche, Grenzverschiebungen und Umwertungen sichtbar gemacht. In Genetik, Kosmologie, Künstlicher Intelligenz, Robotik, sowie in den Erd- und Humanwissenschaften ist neues Wissen entstanden, in dem sich ein neues Verständnis der Natur und der Kultur, des Planeten und des Menschen ankündigt (Wallenhorst & Wulf 2023).

Morin und Kern untersuchen die Verwurzelung des Lebens in der Geschichte der Erde und die Hominisation als Teil der Evolution. Die Erde ist Ausgangspunkt und Bedingung menschlichen Lebens; sie ist Heimat des Menschen. Infolge seiner tellurischen Wirkungen ist sie gefährdet (Gil & Wulf 2015). Die lokalen, nationalen und regionalen Strukturen erfordern einen kritisch-konstruktiven Umgang mit den anthropogenen Auswirkungen, Die Steigerung der Komplexität der anthropologischen Forschungen ist die notwendige Folge (Morin 2024).

Zum Werk von Edgar Morin und Anne Brigitte Kern

Edgar Morin, mit bürgerlichem Namen Edgar Nahoum, wurde am 8. Juli 1921 in Paris geboren; 2025 wurde er 104 Jahre alt. Er studierte zunächst Geschichte und Geographie, dann Rechtswissenschaft und entwickelte später umfangreiche anthropologische, mehrere Sozialwissenschaften umspannende Forschungen. Von 1942 bis 1944 war er Mitglied der Résistance, in der er den Namen Morin annahm, den er auch später nicht mehr ablegte. Als junger Offizier arbeitete er in Deutschland, wo er sein erstes Buch mit dem Titel *Das Jahr Null: Ein Franzose sieht Deutschland* über die Situation Deutschlands nach dem Zusammenbruch und der Befreiung schrieb. Aufgrund seiner Gegnerschaft gegen den Stalinismus wurde er schon bald aus der Kommunistischen Partei ausgeschlossen. 1950 tritt er in das *Centre National de la Recherche Scientifique* (CNRS) ein, in dem er von 1973 bis 1989 Direktor des *Centre d' Études des Communications de Masse* (CECMAS) wird. Morin erhielt viele internationale Orden und Auszeichnungen sowie die Ehrendoktorwürde von vielen Universitäten. Seine Werke wurden in mehr als 30 Sprachen übersetzt. Sein Denken und Forschen haben einen besonders großen Einfluss in den Ländern des Mittelmeerraums und Lateinamerikas. Morins Lebenswerk ist äußerst vielgestaltig. Es umfasst seine bedeutenden anthropologischen Untersuchungen und Studien zur *Methode*, seine Studien zur *Epistemologie* und zur Analyse *aktueller Politik und globaler Probleme.* Darüber hinaus enthält sein Lebenswerk biographische Studien und Beiträge zur Filmwissenschaft und mehrere Arbeiten zur Bildung. Drei Prinzipien lassen sich identifizieren, die Morin entwickelt hat und die für seine Forschungen konstitutiv sind, deren Bedeutung jedoch weit über seine eigenen Untersuchungen hinausreicht. Bei diesen handelt es sich um die epistemologischen Prinzipien der *Transdisziplinarität, Transnationalität und Komplexität*, die für die Entwicklung der Humanwissenschaften von großer Bedeutung sind.

Transdisziplinarität

Bereits in dem 1973 bei Seuil und 1974 in Deutschland bei Piper erschienenen Buch *Das Rätsel des Humanen* wird Morins außergewöhnliche Fähigkeit sichtbar, die Grenzen zwischen den wissenschaftlichen Disziplinen zu überschreiten und dabei neue Fragestellungen und Wissenszusammenhänge zu entdecken. Im Falle des *Rätsels des Humanen* führte das zu einer neuen Sicht der *Hominisation*. Nach Morins die Grundlagen der Anthropologie verändernden These ist die Suche nach dem „missing link" zum *homo sapiens* ein in die Irre führender Weg; stattdessen sollte das über einen langen Zeitraum hinweg sich erstreckende Zusammenwirken zahlreicher Faktoren zum *homo sapiens* in den Blick kommen. Mit dieser Radikalisierung der Bedeutung der *longue durée* in der Evolution zum *homo sapiens* hat Morin auch einen wichtigen Beitrag zur Entwicklung und Epistemologie der „Historischen Anthropologie" geleistet, wie sie in Deutschland in den 1980er-Jahren an der FU in Berlin entwickelt wurde. Transdisziplinarität ist ein zentrales Element der Anthropologie Morins, das er in den sechs Bänden seiner *Methode* ausgearbeitet hat. Dieses Werk zielt auf die Erkenntnis der äußeren und der inneren Welt und ihrer wechselseitigen Beziehungen. Nach seiner Auffassung soll sich Wissenschaft nicht auf die Erzeugung positiven Wissens beschränken; sie soll auch eine Reflexion des Wissens und der Verfahren der Wissenserzeugung umfassen. *Reflexives Denken* steht im Zentrum dieser *Methode*, in der naturwissenschaftliches und kulturwissenschaftliches Wissen aufeinander bezogen und in seiner unterschiedlichen Bedeutung philosophisch reflektiert werden. Da der Mensch sowohl ein natürliches, biologisches und zerebrales als auch ein historisches, soziales und kulturelles Wesen ist, ist er durch seine *Unidualität* charakterisiert, in der sich aber auch seine Zerrissenheit artikuliert. Als *homo sapiens* ist der Mensch zugleich auch *homo demens*. Beide Seiten sind in ihm unaufhebbar miteinander verschränkt. Von einer so begriffenen *conditio humana* her ergibt sich die Notwendigkeit komplexen Denkens, das in Zeiten der Globalisierung nicht nur transdisziplinär, sondern auch transnational ist.

Transnationalität

Von kaum geringerer Bedeutung für Morins Werk ist sein Interesse an den großen für die Zukunft der Menschheit wichtigen internationalen Fragen: die Zukunft des Planeten und die Zukunft Europas. In Morins Bearbeitung dieser beiden Themen sind die *Transnationalität* seines Denkens und die in dieser liegenden Kreativität von konstitutiver Bedeutung. Die großen Fragen der Menschheit lassen sich schon lange nicht mehr angemessen im nationalstaatlichen und nationalkulturellen Kontext behandeln. Sie bedürfen vielmehr globaler bzw. regionaler Perspektiven. In epistemologischer Hinsicht hat Edgar Morin immer wieder auf die Unvermeidbarkeit kultureller Partikularität und die deswegen erforderliche transkulturelle und transnationale Erweiterung dieser Perspektive verwiesen. In *Europa denken* entwickelt er einen Beitrag zur Geschichte, Gegenwart und Zukunft Europas. Das sich zusammenschließende Europa hat eine einmalige Möglichkeit, in seinen Strukturen eine *Einheit in der Vielheit* zu entwickeln. Aufgrund ihrer eigenen Leidensgeschichte sind die Länder Europas moralisch verpflichtet, globale Verantwortung zu übernehmen und Solidarität mit den Menschen in anderen Regionen der Welt zu praktizieren. Morins Vorstellungen von Europa als einer „*unitas multiplex*" enthalten für den *Dialog der Kulturen* und für den produktiven Umgang mit *kultureller Diversität* zahlreiche weiterführende Perspektiven.

Komplexität

Transdisziplinarität und Transnationalität führen in den Humanwissenschaften notwendigerweise zu einer neuen Komplexität, dem dritten zentralen Prinzip in Morins Epistemologie. Wesentlich zur Entwicklung eines Paradigmas der Komplexität beigetragen zu haben, ist der bleibende Verdienst Morins. Wiederholt hat er deutlich gemacht, dass es nicht die Aufgabe der Wissenschaften ist, Komplexität zu reduzieren, sondern dass sie verpflichtet sind, die Komplexität des Denkens, Erkennens und Wissens zu erhöhen. Vorstellungen, es gebe ein begrenztes nur aufzudeckendes Wissen, gehen in die Irre. Vielmehr gilt es festzuhalten: Je mehr das Wissen zunimmt, desto mehr wächst auch das Nichtwissen. Diese Erkenntnis gilt nicht nur für die Humanwissenschaften, sondern auch für die individuelle Lebensführung und das politische Handeln. Beide finden unter immer komplexer werdenden Bedingungen statt, mit denen die Wissenschaft und das politische und individuelle Handeln konfrontiert sind. Für Morin sind drei Prinzipien für das komplexe Denken konstitutiv: 1. das dialogische Prinzip, 2. das rekursive Prinzip und 3. das hologrammatische Prinzip. Als Beispiel für das dialogische Prinzip können die „dialogischen" Bewegungen zwischen Ordnung und Unordnung und die Dynamik der Autoorganisation gelten. Das rekursive Prinzip kennzeichnet einen Prozess, dessen Wirkungen zu seiner eigenen Produktion und Hervorbringung notwendig sind. Das hologrammatische Prinzip weist darauf hin, dass sich nicht nur jeder Teil im Ganzen, sondern auch das Ganze als solches in jedem Teil befindet. Daher ist komplexes Wissen multidimensional und reflexiv und bildet eine Herausforderung für die internationale transdisziplinäre anthropologische Forschung.

Edgar Morin wäre nicht der, der er ist, wenn seine wissenschaftlichen Arbeiten nicht auch Ausdruck seiner faszinierenden Persönlichkeit wären, die für viele jüngere Kollegen ein Vorbild und Modell für eine Unruhe des Geistes, für eine nicht still zu stellende Neugierde und einen ungebrochenen Erkenntnisdrang darstellt. Morin ist ein charismatischer Wissenschaftler, der mit der Leidenschaft seiner Erkenntnissuche Menschen begeistert und sie in die Bewegungen seines Denkens einbezieht und sie im Sinne Immanuel Kants anregt, ihre geistigen und persönlichen Fähigkeiten zur Aufklärung des Nichtaufklärbaren zu verwenden.

Anne-Brigitte Kern ist eine französische Philosophin und Schriftstellerin, die vor allem durch ihre Zusammenarbeit mit Edgar Morin und das Buch Terre-Patrie (1993) bekannt geworden ist. Es gibt nur wenige biografische Informationen über Kern (ihr Geburtsort und ihr Geburtsdatum sind nicht dokumentiert), doch lässt sich ihr Einfluss an ihrem entscheidenden Beitrag zu Morins intellektuellem Projekt und zur Philosophie der globalen Verantwortung messen.

Die Zusammenarbeit zwischen Kern und Morin markiert einen Wendepunkt im ökologischen und humanistischen Denken Europas. Gemeinsam haben sie die Idee entwickelt, dass das Überleben des Planeten von einem tiefgreifenden Paradigmenwechsel hin zu einem „irdischen Bewusstsein" und einer Gesellschaft der Zusammenarbeit zwischen den Völkern abhängig ist. Dieser Beitrag ist nach wie vor eine wichtige Referenz in akademischen, ökologischen und philosophischen Kreisen.

Kern zeichnet sich, wie Morin, durch ihren interdisziplinären Ansatz und ihre Beteiligung an der von Morin initiierten Philosophie der Komplexität aus. Ihr Denken ist zugleich ökologisch, philosophisch und politisch und regt zum Nachdenken über die „Polykrise" an: die Verflechtung globaler ökologischer, wirtschaftlicher, sozialer und politischer Krisen.

Kosmos

Nicht nur, dass dieses Buch über das *Heimatland Erde* der Historizität der Wissenschaft Rechnung trägt und zentrale Elemente eines planetarischen Bewusstseins entwickelt. Es erinnert den Menschen auch an die Entstehung des Planeten und damit an eine zeitgemäße Kosmologie. Entscheidend ist die Erkenntnis Edwin Hubbles, dass sich das Universum ausdehnt, sich die Galaxien in einer ungeheuren Geschwindigkeit immer weiter voneinander entfernen (Hubble 1929). Das Universum ist nicht statisch, es bewegt sich. 1965 entdeckten Arno Penzias und Robert Wilson eine isotrope Strahlung (Wilson & Penzias 1967). Sie hat ihren Ursprung in allen Horizonten des Universums. Sie ist ein „kosmisches Hintergrundgeräusch", bei dem es sich um den fossilen Rückstand einer frühen Katastrophe, einer Explosion unvorstellbaren Ausmaßes handelt, die der Ursprung des Auseinanderdriftens des Universums ist. Seitdem vermutet man, dass „das Universum als Strahlung bei einer Temperatur von 100 Milliarden Grad entstand, dass im ersten Millionsten einer Sekunde die Photonen entstanden und ebenso die Quarks, die Elektronen und Neutrinos" (Morin & Kern 2023, S. 53). 1992 entdeckte der Satellit Cobe an den Grenzen des Universums winzige Veränderungen der Dichte der Materie, die als ein weiterer Beweis für das Auseinanderdriften der Galaxien angesehen werden können.

Nachdem 1963 Quasare, 1968 Pulsare und später schwarze Löcher entdeckt wurden, geht man davon aus, dass wir höchstens 10 % der Materie des Weltalls kennen. Pulsare sind schnell rotierende Neutronensterne mit starkem Magnetfeld, die regelmäßig Strahlung aussenden. Für uns erscheint das wie ein Puls – daher der Name. Quasare verschlucken keine schwarzen Löcher – vielmehr ist es umgekehrt: Quasare werden von schwarzen Löchern angetrieben. Im Zentrum eines Quasars befindet sich ein supermassereiches schwarzes Loch (Millionen bis Milliarden

Sonnenmassen). Dieses schwarze Loch zieht enorme Mengen an Materie (Gas, Staub, Sterne) an. Diese Materie bildet eine rotierende Akkretionsscheibe um das schwarze Loch. Die Materie in der Akkretionsscheibe wird durch Reibung und Gravitation so stark aufgeheizt, dass sie elektromagnetische Strahlung aussendet – und das extrem hell. Das ist das, was wir als Quasar sehen. Quasare sind die extrem hellen Kerne einer aktiven Galaxie. Sie gehören zu den hellsten Objekten im Universum und sind Milliarden Lichtjahre entfernt. Sie leuchten so stark, dass sie ganze Galaxien überstrahlen können.

Das Unbekannte, das Grenzenlose, das Unvorstellbare bestimmen unser Verhältnis zum Universum. Es scheint, als nähre sich das Universum aus unvorstellbaren Energien, die aus einem „Urknall" stammen, als organisiere es sich, in dem es sich auflöst, als zerstöre die Materie die Antimaterie im Augenblick ihrer Entstehung, als stießen Galaxien zusammen und explodierten, als sei das Chaos am Werk, als seien Ordnung und Unordnung nicht nur Feinde, sondern auch Komplizen. Dieses Wissen ist zwar bekannt, ist aber noch nicht Teil des Imaginären der Menschen, die immer noch so leben, als seien Erde und Menschen die Mittelpunkte des Universums. Noch immer begreifen wir Menschen uns als Bewohner einer Insel außerhalb des uns umgebenden Kosmos und der physischen Materie, aus der wir gebildet sind. Dabei wissen wir, dass alle Teile, aus denen wir bestehen, vor 15 Milliarden Jahren in vielen Metamorphosen entstanden sind. Doch noch immer haben wir kein planetarisches Bewusstsein entwickelt, das unser Schicksal im Kosmos situiert.

Evolution der Erde und des Lebens

Nicht nur die Menschen, nicht nur das Leben, auch die Erde hat eine Geschichte, in deren Verlauf sie entstanden ist und sich verändert hat. Wie das Leben ist auch die Erde selbst ein Ergebnis der Evolution. Alfred Wegeners Theorie von der Kontinentalverschiebung und ihre empirische Erhärtung im Rahmen der Erforschung der Tektonik der Platten sind dafür ein Beispiel (Wegener 1929). Die Erde ist nicht die Abspaltung eines Teils der Sonne, sondern nach heutigem Wissen ist sie die Ansammlung von aus dem Weltall stammendem „Abfall". Sie ist eine Verdichtung kosmischen Staubs, vielleicht in Folge der Explosion einer Supernova, aus der sich zunächst Miniaturplaneten bildeten. In den ersten 2,7 Milliarden Jahren ihrer Existenz war die Erde in evolutionärer Hinsicht sehr aktiv. Sie schuf eine Rinde, die die Voraussetzung der heutigen Erdoberfläche wurde, auf der sich allmählich das Leben entwickelte. In ihrer heutigen Form mit Kern, Mantel und Rinde ist die Erde das Ergebnis einer 4- bis 5-milliardenjährigen Entwicklung, die sich verlangsamt hat, aber auch heute noch zu keinem Ende gekommen ist. Zwar ist die Erde von der Sonne abhängig, doch hat sie ihre eigene Dynamik entwickelt, die im Anthropozän immer mehr vom Menschen geprägt wird.

Ging man lange davon aus, dass sich die lebende Materie grundlegend von der physikalischen Materie unterscheidet, so wurde seit den 1950er-Jahren und der Entdeckung von James Watson und Frances Crick deutlich, dass sich das Leben aus denselben „physikalisch-chemischen Konstituenten zusammensetzt wie der Rest der irdischen Natur und sich davon einzig durch die ihm eigentümliche Komplexität seiner Organisation unterscheidet" (Morin & Kern 2023, S. 59). Ilya Prigogines Forschungen (1979) zeigten in den 1970er-Jahren, „dass gewisse Bedingungen der Instabilität nicht nur Unordnung und Turbulenzen begünstigen, sondern auch organisatorische Formen, die sich selbst generieren und regenerieren. Ab diesem Zeitpunkt wird vorstellbar, dass das Leben aus den Unordnungen und Turbulenzen der Erde entstehen kann" (ebd.). Wie dies geschah, ist nach wie vor unbekannt. Das Zusammenwirken von Notwendigkeit und Zufall spielt dabei eine zentrale Rolle. Folgende Merkmale lassen sich unterscheiden (ebd., S. 60):

1. die spontane Bildung von Makromolekülen;
2. die Entdeckung von Vorläufern von Aminosäuren in Meteoriten;
3. die Entstehung von Organisationen infolge von Instabilität;
4. die hohe Wahrscheinlichkeit, dass es an anderen Orten des Universums Lebewesen gibt;
5. der Qualitäts- und Quantitätssprung (Bakterien bestehen aus Millionen von Molekülen);
6. die physikalische Unwahrscheinlichkeit der Organisation des Lebens in sich selbst;
7. die Wahrscheinlichkeit eines einzigen Ursprungs des Lebens und das Fehlen anderer Formen des Lebens im Sonnensystem;
8. die Entstehung des Lebens auf unserem Planeten als großer Zufall.

Offen ist nach wie vor die Frage, ob die Entstehung des Lebens unausweichlich, zufällig, notwendig oder ein Wunder war. Das Leben bildete sich in den Meeren, eroberte unterschiedliche Böden und schuf Pflanzen; in Form von Insekten und Vögeln erhob es sich in die Luft. Die große Diversifikation des Lebens begann vor 450 Millionen Jahren und führte zu einem komplexen Austausch zwischen Menschen, Tieren und Pflanzen. Die Geschichte des Lebens ist der geschichtlichen Entwicklung der Erde unterworfen. Infolge von Gabelungen, Verzweigungen ist es von großer Vielfalt. Der Mensch sieht sich im Zentrum der Biosphäre. Er ist aufgefordert, den von ihm geschaffenen Gefährdungen des Lebens entgegenzuwirken.

Hominisation

Wenn wir uns der Geschichte des Menschen zuwenden, müssen wir bedenken, dass dieser mehrere hundert Millionen Jahre vorausgehen, in denen das Leben auf dem Planeten entstanden ist. Erst durch diesen langen Vorlauf der Evolution wird die Hominisation möglich. Sie ist ein spätes Produkt der Evolution des Lebens. Im letzten Viertel des 20. Jahrhunderts gewann die evolutionäre Betrachtungsweise des Menschen an Bedeutung (Wulf 2009, S. 27–52). Louis und Mary Leakey entdeckten 1959 in der Olduwai Schlucht, ihr Sohn Richard am Rudolfsee 1972 und Yes Copens im Tal der Omo 1974 die Fossilien zweibeiniger Hominiden mit einem ca. 600 Kubikzentimeter großen Gehirn. Sie waren bereits in der Lage, Werkzeuge und

Waffen herzustellen. Sie waren Vorfahren des *Homo sapiens*, der sich in einem mehrere Millionen Jahre dauernden Prozess entwickelte. Ausgangspunkt waren auf den Bäumen lebende Primaten, die in Folge eines Klimawandels den Tropenwald zugunsten der Savannen verließen und den aufrechten Gang sowie die Zweibeinigkeit entwickelten. Vor 500.000 Jahren domestizierte der *Homo erectus* das Feuer und entwickelte den Werkzeuggebrauch. Für die Entwicklung zum *Homo sapiens* wurden die Verfeinerung des Werkzeuggebrauchs, die komplexer werdenden interpersonalen Beziehungen und die affektiven Bindungen wichtig. Die Menschwerdung lässt sich als eine mehrdimensionale Morphogenese aus den Wechselwirkungen ökologischer, genetischer, zerebraler, sozialer und kultureller Faktoren begreifen (Morin 1974). Der *Homo sapiens* hat eine Unidualität. Einerseits ist er ein Produkt der biologischen, physischen und kosmischen Natur, andererseits ein Produkt der Kultur, der Sprache, des Mythos, der Vernunft und des Bewusstseins. Natur und Kultur sind im Menschen nicht getrennt; vielmehr sind sie in unauflösbarer Weise miteinander verwoben. Aufgrund seiner geschlechtlichen Fortpflanzung entwickelt der Mensch eine unbegrenzte Anzahl von Kombinationsmöglichkeiten in seinen genetischen Anlagen. Hinzu kommt die kulturelle Diversifikation. Eine außerordentliche Vielfalt ist das Ergebnis, so dass die Identität des Menschen in seiner *unitas multiplex*, in seiner pluriversalen Einheit liegt. Der *Homo sapiens* ist zugleich ein *Homo demens*. Beide Ausprägungen bedingen einander; keine ist ohne die andere möglich. Die Vervollkommnung des Unvollkommenen, des Wahnsinnigen ist daher die Aufgabe (Morin 1977, 1982, 1986, 2004).

Zur historischen Entwicklung des Anthropozäns

In einer ersten Phase des Anthropozäns vor ca. 12.000 Jahren entwickelte sich die Landwirtschaft, wurden Städte gegründet und entstand Arbeitsteilung. Handel breitet sich aus; Kriege mit Eroberungen, Versklavungen und Grausamkeiten entstehen. Erste Formen der Geschichtsschreibung werden entwickelt. Sie berichten von umfassenden gesellschaftlichen Organisationsformen und Regelsystemen, mit denen die größer werdenden Gesellschaften ihre Innen- und Außenbeziehungen aufbauen. In China, Indien, Lateinamerika, in der arabischen Welt und in Europa entstehen große Kulturen, in deren Rahmen die Menschen die Natur gestalten (Wulf 2020a, 2020b).

Einige Forschungen zum Anthropozän sehen mit dem Ende des 15. Jahrhunderts den Beginn einer neuen Phase der Verbreitung menschlicher Macht über die Erde. Ob sich hier bereits von einer globalen Ära sprechen lässt oder ob man diesen Begriff der Bezeichnung der heutigen Entwicklungen vorbehalten sollte, ist umstritten. Sicher ist jedoch, dass seit dieser Zeit eine Ausweitung der menschlichen Einflussnahme auf den gesamten Planeten erfolgt: in der Ming-Dynastie in China, im mogulischen Indien, bei den Azteken in Mexiko und den Inkas in Peru sowie in mehreren islamischen Ländern. Es waren jedoch die Angehörigen der kleinen, neu entstandenen westeuropäischen Kulturen, die die Welt zu erkunden und zu unterwerfen begannen. Nach dem Erfolg des Christoph Kolumbus, der ersten Erkundung Amerikas durch Amerigo Vespucci, der Entdeckung der Ostroute nach Indien durch

Vasco da Gama, der Weltumsegelung durch Ferdinand Magellan (1524) kam Hernán Cortés 1521 in das Aztekenreich und Francisco Pizarro 1532 in das Inkareich, die sie ein Jahr nach ihrer Entdeckung zerstörten. Zu dieser Zeit entwickelte Kopernikus eine Weltsicht, nach der sich die Erde um sich selbst und um die Sonne dreht; 1542 wurde der erste Globus in Nürnberg entwickelt. Innerhalb weniger Jahre erfolgte eine Veränderung des Weltbildes, die bis in die Gegenwart Gültigkeit beansprucht.

Im Rahmen der *Okzidentalisierung* der Welt kommt es zu einem umfangreichen Austausch von Pflanzen und Tieren, zur Zerstörung von Kulturen, zur Versklavung vieler Menschen und zur kolonialen Ausbeutung Amerikas und Afrikas. Zu den nach Europa ausgeführten Pflanzen gehören Mais, Kartoffeln, Tomaten, Kakao, Tabak; zu den nach Amerika exportierten Tieren und Pflanzen gehören Schafe, Rinder, Pferde, Getreide, Wein, Oliven, Reis, Kaffee, Zuckerrohr. Im 17. Jahrhundert expandierte der Seehandel gewaltig.

Die europäischen Länder teilten die Welt unter sich auf. Im 20. Jahrhundert beherrschte das Vereinigte Königreich die Seestraßen der Welt und mit 429 Millionen Menschen ein Viertel der Erdbevölkerung auf einem Fünftel der bewohnbaren Erdoberfläche. Den Niederlanden „gehörten" Malaysia, Java, Borneo; Frankreich hatte sich Algerien, Tunesien, Marokko, Indochina und große Teile Westafrikas einverleibt. Deutschland beanspruchte Südwestafrika, Togo, Kamerun, Tanganjika, Italien, Somalia, Tripolis und Eritrea, Belgien nahm Kongostan ein und Portugal Angola und Mosambik. In der zweiten Hälfte des 19. Jahrhunderts emigrierten 9,5 Millionen Angelsachsen, 5 Millionen Deutsche, 5 Millionen Italiener, 1 Million Skandinavier, Spanier und Menschen aus den Balkanländern in die USA.

Im 19. Jahrhundert weitete sich der weltweite Handel aus, dessen Intensität im 20. Jahrhundert weiter zunahm, so dass heute von „Globalisierung" die Rede ist. Diese erfolgt nicht nur im Hinblick auf die Märkte und die ökonomische Entwicklung. Sie erfasst auch Ideen, Normen und Werte. Im Zusammenhang mit der Französischen Revolution und der Aufklärung verbreiten sich die Ideen von Freiheit, Gleichheit und Brüderlichkeit. Unterstützt werden sie auch durch den universellen Geltungsanspruch der Darwinschen Evolutionstheorie, nach der alle Menschen Abkömmlinge des gleichen Primaten seien. Trotz des Grauens des bolschewistischen Sozialismus, des Genozids des deutschen Nationalsozialismus und des Leidens der Menschen infolge der Kriege gewinnen die Menschenrechte als normative Bezugspunkte menschlichen Handelns an Bedeutung. Die 80 Millionen Toten der beiden Weltkriege, die Atombomben von Hiroshima und Nagasaki sowie die Möglichkeiten der Selbstauslöschung in einem Atomkrieg machen die Vulnerabilität des Menschen sichtbar. Die Gründung des UN-Systems nach dem Zweiten Weltkrieg sollte dazu beitragen, dass sich ähnliches Leid nicht wiederholt. Wie begrenzt diese Bemühungen sind, zeigen die Kriege der letzten Jahre.

Globalisierung und planetarische Perspektiven des Anthropozäns

Seit dem letzten Weltkrieg hat sich die Globalisierung beschleunigt. Ihr ambivalenter Charakter ist deutlich geworden. Sie trägt zur Vereinheitlichung oder sogar Uniformierung der Welt bei; sie bewirkt aber auch die Entstehung eines planetarischen Bewusstseins. Je nach Kontext und Zielsetzung kann die Globalisierung zur Zerstörung kultureller und sozialer Vielfalt und zur Vereinheitlichung und Uniformierung beitragen. Fünf Entwicklungen charakterisieren die Globalisierung (Wulf & Merkel 2003; Wulf 2006):

1. Die Globalisierung internationaler Finanz- und Kapitalmärkte, die von Kräften und Bewegungen bestimmt werden, welche von den realen Wirtschaftsprozessen weitgehend unabhängig sind. Damit einher geht der Abbau von Handelsschranken, die Steigerung der Kapitalmobilität und der Einflussgewinn der neoliberalen Wirtschaftstheorie.
2. Die Globalisierung der Unternehmensstrategien und Märkte mit global ausgerichteten Strategien der Produktion, Distribution und Kostenminimierung durch Verlagerung.
3. Die Globalisierung von Forschung und Entwicklung und Technologien mit der Entwicklung globaler Netzwerke, neuer Informations- und Kommunikationstechnologien sowie der Ausweitung der Neuen Ökonomie.
4. Die Globalisierung transnationaler politischer Strukturen mit der Abnahme des Einflusses der Nationen, der Entwicklung internationaler Organisationen und Strukturen und dem Bedeutungszuwachs von Nicht-Regierungs-Organisationen (NGOs).
5. Die Globalisierung von Konsummustern, Lebensstilen und kulturellen Stilen mit der Tendenz zu ihrer Vereinheitlichung. Die Ausbreitung des Einflusses der neuen Medien und des Tourismus und die Globalisierung von Wahrnehmungsweisen und Bewusstseinsstrukturen, die Modellierung von Individualität und Gemeinschaft durch die Wirkungen der Globalisierung sowie die Entstehung einer Eine-Welt-Mentalität.

Dieser Diskurs der Globalisierung erfordert eine Ergänzung durch folgende inzwischen zentrale Aspekte des Anthropozäns, die Morin und Kern bereits gesehen haben, ohne sie jedoch begrifflich auf den erst im Jahr 2000 in die Diskussion kommenden Begriff des Anthropozäns beziehen zu können (Wallenhorst & Wulf 2023).

1. *Die globale nukleare Bedrohung*. Sie ist allen Menschen gemeinsam, ein atomarer Krieg mit seinen Auswirkungen würde alle Menschen mit Vernichtung bedrohen (Wulf 1973, 1974, 2020a, S. 204–236). Auch wenn alle Staaten ihre kriegerischen Handlungen bislang auf konventionelle Waffen beschränken, werden Drohungen mit dem Einsatz atomarer Gewalt heute durchaus wieder ausgesprochen.

2. *Die Bildung eines planetaren ökologischen Bewusstseins.* In allen Ländern hat sich das Wissen verbreitet, dass die ökologischen Probleme der Gegenwart von planetarischem Ausmaß sind. Seit dem Ende des 20. Jahrhunderts haben sie an Dringlichkeit zugenommen (Wulf 2020a, 2020b, 2025; Morin & Kern 2023; Engel & Wulf 2026).
   a) *Der Klimawandel*: Auf der Pariser UN-Klimakonferenz von 2015 haben 197 Staaten ein neues globales Klimaschutzabkommen verabschiedet, mit dem sie die Klimaerwärmung auf 2 Grad Celsius im Vergleich zur vorindustriellen Zeit zu begrenzen hoffen.
   b) *Die Zerstörung der Biodiversität.* Im Unterschied zu früheren erdgeschichtlichen Perioden, in denen es zu einer starken Beeinträchtigung des Lebens auf dem Planeten kam, hat heute auch der Mensch stark destruktive Wirkungen auf den Planeten.
   c) *Die gestörten biogeochemischen Kreisläufe.* Der Kreislauf, der für die Atemluft aller Lebewesen erforderlich ist, besteht aus Sauerstoff, Stickstoff und Kohlendioxid. Der Stickstoffkreislauf ist für das Leben auf der Erde von zentraler Bedeutung. Alle Lebewesen nehmen stickstoffhaltige Verbindungen mit der Nahrung aus der Umgebung auf und assimilieren sie. Die Dynamik dieses Kreislaufs, die durch Erdatmosphäre, Gewässer, Böden und Biomasse bestimmt wird, ist durch die negativen Wirkungen des Menschen gefährdet.
   d) *Die Versauerung der Meere*: Wenn der pH-Wert des Meereswassers abnimmt, führt das zu einer Versauerung der Meere. Sie entsteht durch die Aufnahme von Kohlenstoffdioxid (CO_2). Neben der globalen Erwärmung ist die Versauerung der Meere die gravierendste Folge der übermäßigen Emission von Kohlenstoffdioxid.
   e) *Die Umweltverschmutzung*: Sie ist ein destruktives Ergebnis menschlichen Handelns und Verhaltens. Besonders wichtig ist die Umweltbelastung durch Abfälle und Emissionen. Neben Abgasen und Abwässern sind es die vielen Arten von Müll. Dazu gehören die ungewollten Nebenprodukte des Konsums, giftige Schadstoffe. Die wichtigsten Formen der Umweltverschmutzung sind die Gewässer-, Luft- und Bodenverschmutzung sowie die Verschmutzung von Land und Wasser durch Müll und Plastik.
3. *Der Eintritt der „Dritten Welt" bzw. des Globalen Südens in die Weltgeschichte.* Dieser in den 1950er- und 1960er-Jahren begonnene Prozess führt zu einer Neuorganisation der Weltgemeinschaft, in deren Rahmen Bevölkerungswachstum, Ernährungs- und Entwicklungsfragen großes Gewicht haben (Wulf & Schöfthaler 1985). Kulturelle Vielfalt wird zu einem die internationalen Interaktionen bestimmenden Merkmal.
4. *Die Zunahme der Immigration.* Schon immer war der *Homo sapiens* ein Nomade, der sich über die Erde ausbreitete; aus unterschiedlichen Gründen kam es wiederholt zu großen Völkerwanderungen. Heute sind mehr als 100 Millionen Menschen auf der Flucht, auf der Suche nach einer neuen Heimat. In den großen Städten finden sich Menschen aus mehr als 150 Nationen. Wenn es nicht geingt, den Klimawandel einzudämmen, wird es aufgrund der Zunahme von

Umweltkatastrophen immer größere Migrationsbewegungen geben, die zu Unruhen, Unsicherheit und Gewalt führen (Wulf 2016).

5. *Kulturelle Globalisierung und Global Citizenship.* Die Bildung des Bewusstseins, zu einer Weltgemeinschaft zu gehören, die zugleich eine Schicksalsgemeinschaft ist, ist ein wichtiges Ziel. Wie es erreicht werden kann, wird durch die von der Staatengemeinschaft 2015 verabschiedeten Ziele nachhaltiger Entwicklung präzisiert. Diese Ziele enthalten für die Zukunft menschlicher Entwicklung verbindliche Zielvorstellungen. Realisierbar sind diese nur, wenn es gelingt, in dem Bemühen um ihre Verwirklichung universelle Perspektiven mit pluriversalen Anliegen so zu verbinden, dass sie als sich wechselseitig bestimmende Bedingungen begriffen werden. In diesem Prozess kommt es auch zu einem Verlust traditioneller Vielfalt und zur Entstehung neuer hybrider Formen der Vielfalt (Wulf 2021).
6. *Telepartizipation.* Für die Realisierung der Globalisierung spielen die Medien eine zentrale Rolle. Sie tragen dazu bei, Ereignisse, die sich in der Ferne abspielen, in die Nähe der Menschen zu bringen. Das gilt für Filme über fremde Länder, für Berichterstattungen über dramatische Naturereignisse wie Tsunamis, Erdbeben, Vulkanausbrüche, Überschwemmungen sowie über Kriege, Gewalthandlungen, Unfälle usw. Film, Fernsehen, Internet und soziale Netzwerke sind einander ergänzende Medien. In ihnen entstehen neue Kommunikationsmöglichkeiten, die z. B. mit Bildern die räumlichen Entfernungen und kulturellen Differenzen aufheben. Die Welt kommt zu den Menschen auf die Bildschirme und die Smartphones. In Form von Bildern bestimmt sie das Imaginäre der Menschen. Die Welt wird zu einer Welt anthropogener Bilder, mit und in denen die Menschen leben. Der Bildcharakter der Welt wird zur Gefahr; er suggeriert die Verfügbarkeit der Welt durch die Disponibilität der Bilder (Wulf 2022a, 2022b).

Erde und Leben im Anthropozän

Erde und Leben sind miteinander verwoben. In den Worten Morins ist die Erde eine komplexe physisch-biologisch-anthropologische Einheit; das Leben ist eine biophysische organisatorische Kraft; und die Menschheit ist eine planetare biophysische Einheit. Menschliches Leben und Bewusstsein sind einzigartig; sie sind Teil der Gemeinschaft des Lebens. Der Ursprung der Erde und der Ursprung des Lebens sind ungewiss. Gleiches gilt für ihre Zukunft; sie ist unbekannt und unsicher. Schon in der Antike unterschieden sich Götter und Menschen dadurch, dass die Götter die Zukunft kannten, die Menschen jedoch nicht.

Um die Jahrtausendwende werden die oben genannten Entwicklungen sichtbar, die den Krisencharakter der Zeit deutlich machen und eine Polykrise entstehen lassen, die die Weltgesellschaft mit Hilfe der 17 nachhaltigen Entwicklungsziele zu bearbeiten versucht. Zu diesen Krisenmomenten gehört auch der globale Markt mit zahlreichen sich der Steuerung weitgehend entziehenden Faktoren, die dazu führen, dass der Wohlstand vieler Menschen wächst, zugleich aber auch die Unterschiede zwischen Arm und Reich in den Regionen und Gesellschaften zunehmen. Der

Versuch der Regulierung bzw. Deregulierung der Wirtschaft hat bislang nur wenig Erfolg. Insbesondere bei den Rohstoffpreisen, den Währungen, der Konkurrenz auf den Weltmärkten, dem Streben nach Produktivitätsüberschüssen, den Verschuldungen der Länder des Globalen Südens, der Reduktion aller Dinge auf ihren Warencharakter sind die Erfolge globaler Regulierungsversuche begrenzt. Infolge von Hygiene, Medizin und steigendem Wohlstand nimmt das weltweite Bevölkerungswachstum auf inzwischen 8 Milliarden Menschen zu und schafft ein Ressourcen-Problem, das erst allmählich in der zweiten Hälfte des 21. Jahrhunderts abnehmen soll. Auch die Zerstörung der Umwelt nimmt trotz entgegengesetzter Bemühungen in den Industrienationen und in den Ländern des Globalen Südens zu. Umweltfragen sind zu zentralen Themen der planetarischen Öffentlichkeit geworden. Lässt sich der Klimawandel mit seinen gewaltigen Auswirkungen auf alle Bereiche menschlichen Lebens noch aufhalten? Angesichts der bisherigen Entwicklungen ist das keineswegs sicher. „Entwicklung" wird zu einem Hilfe und Rettung versprechenden Mythos. Aufgrund der bisherigen Erfahrungen im Kampf gegen den Klimawandel halten viele Menschen die bisherigen Maßnahmen für völlig unzureichend und die Klimakatastrophe für unvermeidbar. Andere mahnen Geduld an und vertrauen auf Wissenschaft, Technik, Politik und die Selbsterneuerungskräfte der Natur; sie sind davon überzeugt, dass die Klima-Apokalypse vermieden werden kann.

Ging man in der Moderne davon aus, dass Wissenschaft, Technik, Industrie und Politik in der Lage sind, kontinuierlich Fortschritte bei der Verbesserung der Lebensbedingungen der Menschen zu erreichen, so ist dieser Glaube inzwischen in Zweifel geraten. Die Grenzen des Fortschritts werden sichtbar. Doch lebt die Hoffnung weiter, mithilfe der Wissenschaft zur Verbesserung der Lebensbedingungen der Menschheit beitragen zu können. Dies ist der Fall, obwohl die realen Entwicklungen hinter den Wohlstand und Glück versprechenden Idealen zurückbleiben und die Grenzen der Gestaltungskraft der Wissenschaft und Technik sichtbar werden.

Skepsis richtet sich auch auf die Digitalisierung und die Künstliche Intelligenz, die zunächst als Heilsbringer gefeiert wurden, deren Schattenseiten jedoch allmählich sichtbar werden. In den Worten Morins und Kerns: „Wir müssen uns von den zwei wichtigsten Mythen des modernen Abendlandes verabschieden: von der Eroberung des Objekts Natur durch den Menschen, das Subjekt des Universums, und von dem falschen Unendlichen, nach dem sich das industrielle Wachstum, die Entwicklung und der Fortschritt emporschwingen" (Morin & Kern 2023, S. 108). Wir leben in einem Zustand kontinuierlicher Unsicherheit, des Abbaus von Regulierungen, der tödlichen Gefahr durch die Kernwaffen, der Umweltzerstörung, des Klimawandels, der großen Beschleunigung aller Lebensbereiche, der Überführung des Materiellen in Bilderwelten, der unzureichenden Steuerbarkeit sozialer Systeme. Viele traditionelle Gewissheiten vermitteln keine Sicherheit mehr. Manche lassen sich transformieren, so dass sie wieder Unterstützung versprechen; andere leisten Widerstand gegen jede Form der Veränderung. Gesucht werden neue Gewissheiten, neue Formen sinnerfüllten Lebens.

Sinnfindung

Im Zusammenhang mit Religionen oder umfassenden Weltanschauungen wie z. B. dem Sozialismus fanden Menschen einen Sinn und eine Bestimmung für ihr Leben. Wie sieht es damit im 21. Jahrhundert aus? Viele Menschen greifen dazu auf den Nationalismus, ihre nationale Sprache und Kultur zurück. Nicht selten führt diese Einstellung zur Ausgrenzung von Menschen mit anderen Lebensvorstellungen. Seit 2015 bieten die Ziele für nachhaltige Entwicklung einen Referenzrahmen, in dem viele Menschen unterschiedlicher Nationalitäten und Kulturen einen gemeinsamen Sinn für ihr Leben finden (können). Die Erhaltung des Planeten als Ort des Lebens von Pflanzen, Tieren und Menschen und die Verbesserung ihrer unterschiedlichen Lebensbedingungen bieten vielen Menschen neue Formen der Sinnfindung, die sich auch auf das menschliche Zusammenleben auswirken. Möglichst gewaltfreie Verhältnisse und wertvolle menschliche Beziehungen sind das Ziel, bei dem Achtung und Vertrauen, Zuwendung und Sorge im Mittelpunkt stehen. Angestrebt wird die Inklusion von Minderheiten, die gerechte Behandlung aller Menschen, ein Leben in relativem Wohlstand und in Formen demokratischer Partizipation. Aufgabe ist die Bewahrung wertvollen kulturellen Erbes und der Widerstand gegen Gewalt und Unrecht sowie die Entwicklung des psychischen, spirituellen, ethischen, kulturellen und sozialen Potentials der Menschen. Entwicklung und Fortschritt müssen voneinander entkoppelt werden. Zur Entwicklung von Nachhaltigkeit und Verringerung von Gewalt beizutragen, sind wichtige Ziele, die je nach Kontext unterschiedlich angegangen werden müssen. Die Aufgabe besteht darin, an der Verbesserung der Welt zu arbeiten, ohne die beste Welt herstellen zu wollen (Morin & Kern 2023, S. 129). Eine neue, auf dieser Einsicht basierende Geopolitik ist notwendig.

Für die Entwicklung einer planetarischen Gemeinschaft spielen transdisziplinäre Formen des Wissens eine zentrale Rolle. Sie erhöhen die Komplexität des Wissens, das für die Schaffung einer planetarischen Gemeinschaft erforderlich ist und ohne das viele Probleme nicht lösbar sind (Morin 1974, 2024).

Literatur

Engel, J., & Wulf, C. (Hrsg.). (2026). *Planetary awareness*. Springer Nature: Cham.

Gil, I. C., & Wulf, C. (Hrsg.). (2015). *Hazardous future. Disaster, representation, and the assessment of risk*. Berlin: De Gruyter.

Hubble, E. (1929). A relation between distance and radial velocity among extra-Galactic Nebulae. *Proceedings of the National Academy of Sciences, 15*(3), 168–173. https://doi.org/10.1073/pnas.15.3.168

Morin, E. (1974). *Das Rätsel des Humanen. Grundfragen einer neuen Anthropologie*. München: Piper.

Morin, E. (1977). *La méthode. La nature de la nature* (Bd. 1). Paris: Seuil.

Morin, E. (1982). *La méthode. La vie de la vie* (Bd. 2). Paris: Seuil.

Morin, E. (1986). *La méthode. La connaissance de la connaissance* (Bd. 3). Paris: Seuil.

Morin, E. (2004). *Les idées – Leur habitat, leur vie, leur meurs, leur organisation* (Bd. 4). Paris: Seuil.

Morin, E. (2024). *La complexité humaine*. Paris: Flammarion.
Morin, E., & Kern, A. B. (2023). In W. von Graf & C. Wulf (Hrsg.), *Heimatland Erde. Versuch einer planetarischen Politik [1999]* (2. Aufl.). Wien: Promedia.
Morin, E., & Wulf, C. (1997). *Planète: l'aventure inconnue*. Paris: Mille et une nuits.
Morin, E., & Wulf, C. (2003). *Planeta: A aventura desconhecida*. São Paulo: Associação Brasileira das Editoras Universitárias.
Peng, C., & Wulf, C. (2027). *Weisheit im Anthropozän*. Cham: Springer. (in Vorbereitung).
Prigogine, I. (1979). *Vom Sein zum Werden: Zeit und Komplexität in den Naturwissenschaften*. München: Piper.
Wallenhorst, N., & Wulf, C. (Hrsg.). (2023). *Handbook of the Anthropocene. Humans between heritage and future*. Cham: Springer Nature.
Wegener, A. (1929). *Die Entstehung der Kontinente und Ozeane* (4. Aufl.). Braunschweig: Friedrich Vieweg & Sohn.
Wilson, R. W., & Penzias, A. (1967). Isotropy of cosmic background radiation at 4080 Megahertz. *Science, 156*(3778), 1100–1101.
Wulf, C. (Hrsg.). (1973). *Kritische Friedenserziehung*. Frankfurt am Main: Suhrkamp.
Wulf, C. (Hrsg.). (1974). *Handbook on peace education*. Oslo/Frankfurt am Main: International Peace Research Association.
Wulf, C. (2006). *Kulturelle Vielfalt. Interkulturelle Bildung in Zeiten der Globalisierung*. Bielefeld: transcript.
Wulf, C. (2009). *Anthropologie. Geschichte, Kultur, Philosophie [2004]* (2. Aufl.). Köln: Anaconda.
Wulf, C. (Hrsg.). (2016). *Exploring alterity in a globalized world*. London/New York/New Delhi: Routledge.
Wulf, C. (2020a). *Bildung als Wissen vom Menschen im Anthropozän*. Beltz Juventa: Weinheim/Basel.
Wulf, C. (2020b). Den Menschen neu denken im Anthropozän. In C. Wulf & J. Zirfas (Hrsg.), *Den Menschen neu denken. Paragrana. Internationale Zeitschrift für Historische Anthropologie*, 29(1), 13–35.
Wulf, C. (2021). Global Citizenship Education. Bildung zu einer planetarischen Weltgemeinschaft im Anthropozän. *Vierteljahreszeitschrift für Wissenschaftliche Pädagogik, 97*, 463–480.
Wulf, C. (2022a). *Human beings and their images. Imagination. Mimesis, Performativity*. London: Bloomsbury.
Wulf, C. (2022b). Embodiment through mimetic learning. In A. Kraus & C. Wulf (Hrsg.), *The Palgrave handbook of embodiment and learning* (S. 39–60). London: Palgrave Macmillan.
Wulf, C. (Hrsg.). (2025). *Handbook on intangible cultural practices as strategies for the future. Twenty years of the UNESCO convention on safeguarding intangible cultural heritage*. Cham: Springer (open access). https://doi.org/10.1007/978-3-030-79938-0
Wulf, C., & Merkel, C. (Hrsg.). (2003). *Globalisierung als Herausforderung der Erziehung*. Waxmann: Münster et al.
Wulf, C., & Schöfthaler, T. (Hrsg.). (1985). *Im Schatten des Fortschritts. Gemeinsame Probleme im Bildungsbereich in Industrienationen und Ländern der Dritten Welt*. Saarbrücken: Breitenbach.
Wulf, C., Althans, B., Audehm, K., & Engel, J. (2021). Learning as a performative social process: Mimesis, ritual, materiality and subjectivation. In S. Kress, S. Selander, R. Saljö, & C. Wulf (Hrsg.), *Learning as social practice. Beyond education as an individual enterprise* (S. 103–145). London et al: Routledge.

17 Andreas Reckwitz. *Verlust. Ein Grundproblem der Moderne* (2024)

Hans von Seggern

Fortschrittsnarrativ und Verlusterfahrung

Die Erfindung des Blitzableiters sei „ein gar schönes Exempel davon, daß es auf der Erde immer besser mit den Menschen wird und werden muß, wenn sie ihren Verstand immer mehr gebrauchen. Vor hundert Jahren hätte man noch nicht geglaubt, daß es möglich wäre, den Schaden der Gewitter abzuwenden, und nur das Gute anzunehmen, das uns Gott durch sie erweiset“ (Becker 1789, S. 380). Mit einem erfrischenden Fortschrittsoptimismus tritt der Volksaufklärer Rudolf Zacharias Becker auf in seinem *Noth- und Hülfsbüchlein für Bauersleute*, erschienen zu Sulzbach im Revolutionsjahr 1789. Beckers Brevier für Aufgeklärte und solche, die es werden wollten, steht paradigmatisch für den Glauben an eine Optimierung unseres irdischen Jammertals dank eines unaufhörlich erscheinenden zivilisatorischen Fortschritts: Quantensprünge in Wissenschaft und Medizin, sensationelle neue Errungenschaften in der Technik sowie eine in der ganzen gesellschaftlichen Breite zunehmende Prosperität in der Folge der industriellen Revolution lassen den Fortschritt zum Meta-Narrativ der Moderne schlechthin anwachsen. Doch nicht alles fügt sich diesem optimistischen Bild: Was nicht in dieses Schema passt, ist – der Verlust!

Bereits die Zeitgenossen der Aufklärung wie etwa Voltaire mit seinem satirischen Roman *Candide* haben Fragezeichen hinter den planen Optimismus gesetzt und die Defizite der Moderne markiert: Verluste und Katastrophen konterkarieren immer wieder das mit dem Fortschritts-Narrativ verknüpfte Optimierungs-Versprechen der Moderne. Hierzu gehört das Erdbeben von Lissabon (1755), die Epoche die Schreckensherrschaft der Jakobiner, der Untergang der Titanic, schließlich der

H. von Seggern (✉)
Berlin, Deutschland

G. Gödde, J. Zirfas (Hrsg.), *Schlüsselwerke der Kritischen Lebenskunst II*, Schriften zur Kritischen Lebenskunst,
https://doi.org/10.1007/978-3-662-72440-8_17

Sieg des Faschismus in Europa und der hieraus resultierende ungeheuerliche Zivilisationsbruch des Holocaust.

Wo aber Fortschritt ist, wächst das Verlorene auch – so ließe sich in Umkehrung eines sprichwörtlich gewordenen Verses Friedrich Hölderlins formulieren. Schon Friedrich Nietzsche betrachtet in der Genealogie der Moral (1887) die Verlustgeschichte der Moderne mit nüchternem Blick: Hatte die christliche Theologie einst die menschliche Kontingenzerfahrung unter die Perspektive der Schuld gestellt, poppt die Frage nach dem Sinn des Leidens nach dem Tode Gottes erneut auf. Wenn nun im post-aufklärerischen Zeitalter, *nach* industrieller und digitaler Revolution, sich Ungemach und Mangel einstellen – welches Narrativ bietet sich dann, um dem Leiden Sinn zu verleihen?

Drastisch bringt Walter Benjamin die Paradoxie des Fortschritts-Narrativs auf den Punkt: „Der Begriff des Fortschritts ist in der Idee der Katastrophe zu fundieren. Daß es ‚so weiter' geht, ist die Katastrophe" (Benjamin 1982, S. 592). Benjamins Notat aus dem *Passagen-Werk* markiert den Endpunkt des modernen Fortschritts-Narrativs und verortet den Anfang dieses Endes historisch im Verlauf des vergangenen Jahrhunderts: „Der Begriff des Fortschritts dürfte im 19ten Jahrhundert, als das Bürgertum seine Machtposition erobert hatte, die kritischen Funktionen, die ihm ursprünglich eigneten, mehr und mehr eingebüßt haben" (ebd., S. 596).

Damit antizipiert Benjamin im *Passagen-Werk* und in seinen Thesen „Über den Begriff der Geschichte" die Vorstellung der *Dialektik der Aufklärung*, mit der nach seinem Tode Theodor W. Adorno und Max Horkheimer Furore machen sollten und die den technischen Fortschritt in Form der „instrumentellen Vernunft" in den Abgrund des Faschismus münden lässt.

Steht am Beginn des modernen Wohlfahrtsstaates beispielhaft die Vorstellung eines Henri de Saint-Simon, nach der durch die reiche Abundanz der industriellen Produktionsweise sich ein allgemeiner Wohlstand quasi „automatisch" einstelle, so folgt die Spätmoderne eher der endzeitlichen Quintessenz von Samuel Becketts *Endspiel*: Es kommt nichts Neues mehr!

Mit diesen Stichworten ist das Spannungsfeld eingegrenzt, in dem sich die Überlegungen des Berliner Soziologen Andreas Reckwitz bewegen. Sowohl in *Das Ende der Illusionen* (2019) wie in *Verlust* (2024) verfolgt Reckwitz den paradoxen Verweisungszusammenhang von Fortschrittsnarrativ der Moderne und zunehmender Verlusterfahrung der westlichen liberalen Gesellschaften. Welche Konsequenzen für die Gesellschaft im Allgemeinen, aber auch für das Individuum im Speziellen haben die beschriebenen Entwicklungen in einer Zeit, die Umfragen zufolge rund 85 % der Bevölkerung der kommenden Generation einen geringeren Wohlstand prophezeit?

Hyperkultur vs. Identitäre Bewegung

Die Konflikte westlicher Gesellschaften werden heute weniger von einem *clash of civilizations* im Sinne Huntingtons geprägt – also dem Gegeneinander ganzer Kulturkreise wie Christentum und Islam –, als vielmehr von innergesellschaftlichen

Auseinandersetzungen zwischen unterschiedlichen Kulturmodellen. Mit dem Ende des Fortschrittsnarrativs gerät zunehmend das liberale Selbstverständnis selbst unter Druck. Die gesellschaftlichen Spannungen verlaufen nicht mehr primär zwischen Staaten oder Religionen, sondern ziehen sich quer durch die von Erosion bedrohten liberalen Gesellschaften.

Reckwitz beschreibt, wie die liberale Gesellschaft in eine „Hyperkultur" mündet, in der jedes Individuum nach Belieben Elemente verschiedenster Kulturen zur Selbstoptimierung und Identitätsbildung nutzen kann. Ob bayerische Trachtengruppe, indisches Yoga-Retreat oder die Vorliebe für italienisches oder skandinavisches Design – kulturelle Vielfalt hat Hochkonjunktur. Zur Hyperkultur gehört auch die bunte Diversität zahlreicher Mikro-Communities, etwa der LGBTQ-Identitäten. Zugleich treten an den Grenzen dieser Offenheit neue Konflikte zutage: Jüngst etwa, als Bundestagspräsidentin Julia Klöckner (CDU) das Hissen der Regenbogenfahne auf dem Reichstagsgebäude untersagte, mit der Begründung, der Bundestag müsse mit seinen Symbolen die Gesamtheit der Abgeordneten repräsentieren.

Lässt sich Klöckners Position aus der Perspektive der kämpferischen Hyperkulturalisten noch als „gemäßigt faschistoid" einordnen, organisiert sich am rechten Ende des politischen Spektrums ein zunehmend aggressiverer Kulturessenzialismus, der Kultur als Wertemuster einer mehr oder minder homogenen Gemeinschaft versteht und „fremde" Werte bewusst ausschließt. Dieses Ideal der Homogenität führt nicht nur zur Abgrenzung nach außen, sondern erzeugt auch binnengesellschaftlichen Anpassungsdruck und unterdrückt interne Vielfalt. Beispiele hierfür finden sich in autoritär geführten Staaten wie China oder Nordkorea, in der nationalistischen Idee eines wiedererrichteten „russischen Reiches", aber auch bei evangelikalen Bewegungen, islamistischen Gruppen oder Parteien wie der AfD, dem *Rassemblement National* in Frankreich: Ihnen allen ist die Ablehnung der offenen, liberalen „Hyperkultur" gemeinsam.

Angesichts dieser Problemlage plädiert Reckwitz für eine Rückbesinnung auf einen vom Individuum ausgehenden Universalismus, wie er mit unterschiedlichen Akzentuierungen bereits bei Denkern wie Rousseau, Kant, Schiller, Herder und Schlegel zu finden ist. Museen und Schulen etwa stehen exemplarisch für eine Kultur des Universalismus. Doch bleibt die zentrale Frage bestehen, ob und wie ein universeller gemeinsamer Nenner angesichts weltweit unterschiedlicher Vorverständnisse und Erwartungshorizonte gefunden werden kann.

Von der nivellierten Mittelstandsgesellschaft zur Drei-Klassen-Gesellschaft:

Neue Mittelklasse, alte Mittelklasse, prekäre Klasse

Mit dem Verlust alter Gewissheiten registriert Reckwitz zugleich eine Renaissance des Klassenbegriffs – allerdings in veränderter Form: Anders als bei Karl Marx steht heute nicht mehr der Antagonismus zwischen Bourgeoisie und Proletariat im Zentrum. Vielmehr beobachtet Reckwitz ein grundlegendes Auseinanderbrechen der einst breiten Mittelklasse: Neben der traditionellen Mittelklasse, deren gesellschaftliche Sicherheiten zunehmend erodieren und die vom Abstieg bedroht ist, entsteht eine neue, volatile und hochdynamische Mittelklasse, die sich flexibel auf die disruptiven Veränderungen der Gegenwart einstellt und die ihren Wohlstand behaupten kann.

Innerhalb der westlichen Industrienationen sind nunmehr drei „Klassen“ zu beobachten: An der Spitze der gesellschaftlichen Hierarchie steht ein neuer „Geldadel“: das eine Prozent der Multimilliardäre, die den Großteil des gesellschaftlichen Reichtums auf sich vereinen. Zu den Spitzenreitern der Forbes-Liste zählen 2025 etwa Elon Musk (Tesla, SpaceX), Mark Zuckerberg (Meta/Facebook) und Jeff Bezos (Amazon). Der einzige Nicht-Amerikaner unter den Top-Fünf ist Bernard Arnault, der französische Luxusgüter-Magnat (Louis Vuitton, Dior, Bulgari, Moët et Chandon u. a.).

Reckwitz greift zur Untermauerung seiner Argumentation auf Thomas Piketty zurück, der in seinem Bestseller *Das Kapital im 21. Jahrhundert* zeigt, wie im *ancien régime* der Reichtum von einer adligen Elite – der *nobilitas* – über Generationen hinweg weitervererbt wurde. Erst in den 1950er- und 1960er-Jahren kam es in den westlichen Gesellschaften zu einer breiten Wohlstandssteigerung, die als eine wirkliche „Demokratisierung des Kapitals“ bezeichnet werden könne. Heute jedoch habe sich, so Reckwitz mit Piketty, erneut eine winzige Oberschicht herausgebildet: Weniger als ein Prozent der Bevölkerung verfügt über einen Großteil des gesellschaftlichen Vermögens – der neue „Geldadel“ ist an die Stelle der Feudalherren getreten.

Die einstige „nivellierte Mittelstandsgesellschaft“ (Helmut Schelsky) zerbricht nun in dem Maße, in dem die Mittelschicht auseinanderdriftet: So gibt es neben einer neuen erfolgreichen Mittelklasse von Akademikern die stagnierende traditionelle Mittelklasse, die vom Abstieg ins Prekariat bedroht erscheint. Denn es wächst ein Prekariat heran, das oft nur noch mit staatlicher Unterstützung seinen Lebensunterhalt bestreitet – sofern es überhaupt noch einen Anspruch hierauf geltend machen kann. Aus den Dynamiken dieser Gruppen ergeben sich Potentiale des Auf- wie des Abstiegs, die Reckwitz als verunsichernden „Paternostereffekt“ beschreibt.

„Er sagt enttäuscht zu den Kollegen:/‚Sieht aus, als müsst ich stempeln geh'n!/ Ich werde in der Kneipe warten,/um euch wieder mal zu seh'n.‘“ – Das populäre Liedgut, hier in Gestalt des Schlagers „Gefeuert!“ von Udo Jürgens (1977) bringt die spätmoderne Defiziterfahrung auf den Punkt. Wie bereits Piketty festgehalten hat, hat nie zuvor die Gesellschaft in der Breite von einem Aufwärtstrend so profitiert, wie in den drei Jahrzehnten nach 1945 bis in die 1970er-Jahre hinein. Eine Entwicklung, die spätestens mit der Ölkrise und ihren autofreien Sonntagen an ihre Grenzen gekommen ist. Daher ist der „Verlust“ eine tiefgreifendere Erfahrung als zuvor. Verluste, so Reckwitz, hat es immer gegeben. Diese wurden jedoch durch das allgegenwärtige Fortschrittsnarrativ erfolgreich „hinweggelächelt“. Mit dem Wegbrechen des Horizonts „Fortschritt“ an sich aber bleibt in unseren disruptiven Zeiten allein der Blick in den Abgrund des Verlustes.

Vor diesem Hintergrund sticht die Gegenwart signifikant ab von einer historischen Phase, die Jean Fourastié exemplarisch für Frankreich als die *trente glorieu-*

ses, also die glorreichen dreißig Jahre von 1946 bis zur Ölkrise der 1970er-Jahre bezeichnet hat. Diese Phase zeichnete sich aus durch die fortschreitende Entwicklung eines Wohlstands in der Breite, die auch die einstige „Arbeiterklasse" und ländliche Bevölkerungsschichten zu integrieren vermochte. Auf der kulturellen Ebene bildete diese aufstrebende Mittelschicht kompetitive Verhaltensmuster der „Normalität" aus in Form eines Konformitätsdrucks, die die US-Soziologin Susan J. Matt unter dem treffenden Titel beschrieb: *Keeping up with the Joneses. Envy in American Consumer Society*. Die negativen Effekte des Konformitätsdrucks der nivellierten Mittelschicht illustrierten in der zeitgenössischen Populärkultur eindrucksvoll Songs wie etwa „Mother's little helper" (1966) der Rolling Stones oder Billy Joels „Captain Jack" (1973).

Einen vergleichbaren Aufstieg einer breiten Mittelschicht, wie er in Europa nach 1945 zu beobachten war, gibt es inzwischen verstärkt in den sogenannten Schwellenländern – etwa in China, Indien, Indonesien, Brasilien und Südafrika. Besonders in den rasant sich entwickelnden Metropolen wie Shanghai, Seoul, Bangkok, Mumbai, São Paulo oder Kapstadt wächst eine neue „Mittelklasse des globalen Südens" heran, die heute bereits rund 20 Prozent der Weltbevölkerung umfasst und nach einem höheren Lebensstandard strebt.

Vor diesem Hintergrund lässt sich die Welt nicht mehr in die binären Kategorien von „Industrienationen" und „Entwicklungsländern" einteilen. Stattdessen zeichnet sich auch hier eine neue Dreiteilung ab: So stehen neben den traditionellen Industrienationen, wie sie bis in die 1980er-Jahre den Ton angaben, der aufstrebende, aber im westlichen Bewusstsein noch wenig präsente globale Süden mit wachsender Mittelschicht, sowie schließlich der „prekäre globale Süden" – Länder, die als *failed oder fragile states* gelten. Gerade diese Unsicherheit bildet einen Nährboden für demagogische Rhetorik wie etwa die von Donald Trump, der im Wahlkampf das Schreckgespenst der USA als „failing nation" heraufbeschwor – um seine Erfolgs-Formel „Make America Great Again" dagegenzusetzen. Der Erfolg solcher Demagogie ist nicht zuletzt auf die gesellschaftliche Verunsicherung zurückzuführen, die aus den Umbrüchen dieser neuen globalen Dreiteilung resultiert.

Hierbei darf nicht ausgeblendet werden, dass es auch in der entwickelten „Wohlstandsgesellschaft" der *trente glorieuses* weiterhin ein Prekariat gab, wie dies etwa das Plattencover des Soul-Sängers Curtis Mayfield aus dem Jahre 1975 zum Ausdruck bringt: Dieses zeigt eine lange Schlange *people of color*, die auf die Armenspeisung warten, während im Hintergrund ein übergroßes Plakat mit einer glücklichen weißen Familie im Auto für den *american way of life* wirbt: „There's no place like America Today!" Bemerkenswert an diesem Cover ist nicht allein die bestürzende Evidenz seines Bildinhalts, sondern dass Mayfield hier Mitte der Siebziger auf ein Foto von Margaret Bourke-White zurückgriff, das bereits im Jahr 1937 in *Life* erschienen war und das binnen vier Jahrzehnten offenbar nichts von seiner Aktualität eingebüßt hatte.

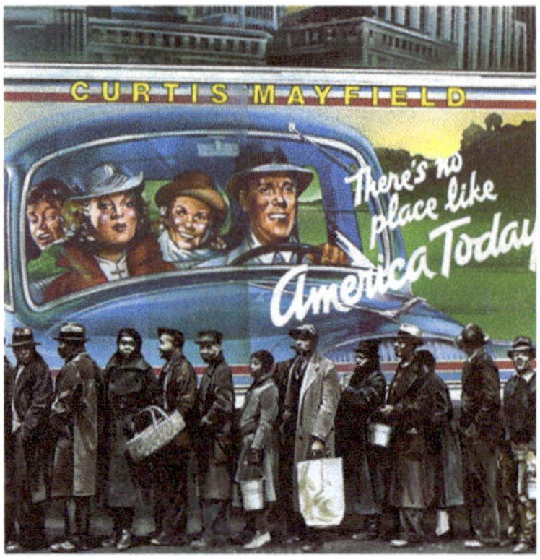

Die einstige „nivellierte Mittelstandgesellschaft", wie sie treffend noch von Theoretikern wie Helmut Schelsky oder Ralf Dahrendorf analysiert wurde, ist heute *history*, an ihre Stelle tritt laut Reckwitz die Drei-Klassen-Gesellschaft, die geprägt erscheint von Prozessen der *Postindustrialisierung*, *Bildungsexpansion* und des *Wertewandels*. Diese Prozesse führen einen tiefgreifenden Wandel des Arbeitsmarktes mit sich, der zunehmend polarisiert erscheint zwischen hochqualifizierten Angehörigen der Wissensgesellschaft und wenig qualifizierten Arbeitskräften, vorwiegend in geringfügig bezahlten Dienstleistungs-Jobs. Damit schmilzt derjenige Mittelstand, der Subjekt des breiten Wohlstands der bereits genannten *Trente Glorieuses* war, weg. Denn: „Die Ökonomie der Spätmoderne stellt nur noch in geringem Umfang jene Arbeitsplätze zur Verfügung, die den Wohlstand der Mittelklasse der industriellen Moderne einstmals sicherten" (Reckwitz 2019, S. 78f.).

Welcher „Wertewandel" ist im Rahmen der Drei-Klassen-Gesellschaft zu beobachten? In dem Maße, in dem der einstige „nivellierte Mittelstand" mit seinen „Pflicht- und Akzeptanzwerten" den allgemeinen Wohlstand herzustellen half, wuchs die gesellschaftliche Wertschätzung individueller Selbstentfaltung. Dieser neue Postmaterialismus kann als Effekt der Wohlstandgesellschaft betrachtet werden, in dem „basale Wünsche nach Sicherheit und materiellem Auskommen befriedigt sind" (ebd., S. 85).

Erschöpfte Selbstverwirklichung: Paradoxien des spätmodernen Individuums

Das Interesse an Emotionen und an der Selbstentfaltung des einzigartigen Individuums hat indessen auch seinen Preis. Das „erschöpfte Selbst" nennt Alain Ehrenberg das typische Phänomen der Spätmoderne. Depressionen, Burn-out und psychosomatische Störungen grassieren und bremsen unseren Elan zur Selbstverwirklichung. Diese negativen Erfahrungen verhalten sich komplementär zu den gewünschten *peak experiences* von „Intensität, Authentizität und Kreativität" (Ehrenberg 2015, S. 213). Mit den positiven Emotionen, so die Diagnose, wachsen die negativen auch, sodass wir mittlerweile in einer „durchpsychologisierten Kultur“ leben, „welche die Individuen unentwegt zur Selbstreflexion und Selbsttransformation animiert“ (ebd., S. 204). Die Konjunktur alternativer Formen wie der Yoga-Retreat oder die Montessori-Schule zeigen an, dass ein Ausgleich gefunden werden muss.

Am Ende der Spätmoderne steht die Erkenntnis, dass die Anerkennung der Gefühle zwar positiv ist, jedoch nicht die Abhängigkeit von ihnen. Daher das Interesse am Buddhismus und an der Tradition der Stoa, an „Affektkontrolle“ und „Affektdistanzierung“. Das Haushalten mit den Emotionen will gelernt sein und entspräche – so Reckwitz – einer „ökologischeren“ Lebensweise, wenn man die Rücksicht auf die endlichen psychischen (und körperlichen) Ressourcen des Subjekts so nennen mag. Wie die Wirtschaft, so kennt in der Praxis auch die Selbstentfaltung Grenzen des Wachstums.

Verlust

Reckwitz jüngstes Werk *Verlust. Ein Grundproblem der Moderne*, dem er aufgrund seiner jahrelangen Recherchen hierzu die Bedeutung eines *chef d'œuvre* zumisst, schließt nahtlos dort an, wo sein Band *Ende der Illusionen* aufhörte. Der Ausgangspunkt ist dabei so einleuchtend wie provokant: Wie gehen Gesellschaften, in deren Selbstverständnis ein unausweichliches Fortschrittsversprechen eingeschrieben ist, mit dem allgegenwärtigen Phänomen des Verlustes um? Seit der „Erfindung des Individuums“ (Jacob Burckhardt) in der Renaissance und in verstärktem Maße seit der sogenannten „Sattelzeit“ um 1800 (Reinhart Koselleck) prägt das Narrativ stetigen Fortschritts die großen Erzählungen der Moderne – verdichtet und verankert im Diskurs der Aufklärung.

Die Saint-Simonisten etwa hegten die Überzeugung, dass die immense Entfaltung der Produktivkräfte im Zuge der industriellen Revolution das Problem der gesellschaftlichen Verteilung rasch würde lösen können. Heute wissen wir: Die Herren von Aldi und Lidl zählen längst zu den reichsten Deutschen, während ihre Kundschaft von solchem Reichtum weit entfernt bleibt. Der Mythos der Unsinkbarkeit umgab die Titanic bis zum katastrophischen Ende ihrer Jungfernfahrt. Und die ohnehin ambivalente „Erfolgsgeschichte“ der Concorde fand mit dem tragischen Totalverlust einer Maschine samt aller Passagiere beim Start in Paris-Roissy im Sommer 2000 ihr abruptes Ende.

In diesem Sinne eröffnet Reckwitz sein Buch mit einem „Verzeichnis einiger Verluste“ – eine Idee, die bereits vor ihm von Judith Schalansky unter ebendiesem Titel aufgegriffen wurde. Neu an den Verlusterfahrungen ist allerdings nicht, dass das moderne Subjekt sie macht, sondern wie diese Erfahrungen ins gesellschaftliche Zentrum rücken: „Ob es um die Folgen des Klimawandels geht oder die Verfestigung negativer Zukunftserwartungen, um postindustrielle Modernisierungsverlierer oder um den Umgang mit individueller Verletzlichkeit, den Populismus, die Nostalgie oder die Resilienz: Verluste sind im Zentrum der Spätmoderne angekommen“ (Reckwitz 2024, S. 14).

Dem Fortschrittsparadigma, das auf Aufklärung, Vernunft und Technik gründet, steht ein kulturkritischer Diskurs gegenüber. Beispiele hierfür sind etwa die Entfremdung des Menschen von der Natur, wie sie Jean-Jacques Rousseau im *Discours sur l'inégalité* (1755) beschreibt, oder die Theorie der Selbstdomestizierung des Menschen im Zivilisationsprozess bei Norbert Elias (1939). Auch die Kritik an der Perversion aufklärerisch-humanistischer Ideale in der „instrumentellen Vernunft", wie sie Max Horkheimer und Theodor W. Adorno (1944) formulierten, gehört dazu.

Diesen kulturkritischen Diagnosen begegnet Reckwitz mit drei zentralen Fragen: Erstens, was sind Verluste eigentlich, und wie lassen sie sich als soziales Phänomen begreifen? Zweitens, in welchem Verhältnis steht die moderne Gesellschaft zu diesen Verlusten? Und drittens, was verändert sich mit dem Erleben von Verlusten in der spätmodernen Gegenwart?

Verluste sind untrennbar mit Emotionen verbunden – sie können von nostalgischen Rückblicken bis hin zu Trauer, Wut oder Verbitterung reichen. Reckwitz illustriert dies unter anderem am Beispiel der Vinyl-Schallplatte: In den 1980er-Jahren zunächst von der CD verdrängt, die ihrerseits spätestens seit Suzanne Vegas Hit „Tom's Diner" sukzessive vom Musik-Streaming abgelöst wird, feiert das Vinyl heute ein bemerkenswertes Comeback. Das charakteristische Knistern, das viele mit analoger Klangästhetik assoziieren, erklingt zwar nur, wenn die Oberfläche einer Platte kleine Beschädigungen aufweist, doch ist es gerade dieses Knistern, was die emotionale Bindung an das Vinyl ausmacht.

Die Wiederentdeckung der Schallplatte ist Ausdruck der „Hyperkultur" und zugleich eine nostalgische Rückkehr zu einer verlorenen Musikkultur. In den 1960er-Jahren dirigierte beispielsweise Quincy Jones ein großes Orchester mit herausragenden Musikern. Im Kontrast dazu erschaffen heute Künstler wie der Superstar Kanye West ihre millionenfach gestreamten Hits oft einsam am Laptop. Musik wird nicht mehr für die heimische Stereoanlage produziert, sondern für die portable (Mono-)Bluetooth-Box – ein Wandel, der nicht nur Hörgewohnheiten, sondern auch das kulturelle Erleben von Musik nachhaltig verändert.

Welche Konsequenzen hat das für das Individuum?

Mit großer analytischer Schärfe offenbart Reckwitz Konsequenzen, die unser Verständnis des Individuums vor dem Hintergrund des Verlusts nachhaltig prägen. Er erweitert die Diagnose des „Zeitalters der Neuerfindung des Selbst" und des „Endes der Illusionen" um eine zentrale, bislang häufig verdrängte Dimension: die allgegenwärtige Erfahrung des Verlustes.

Im Mittelpunkt seiner Überlegungen steht das Paradox der westlichen Moderne: Trotz des unhinterfragten Fortschrittsimperativs und des Versprechens grenzenloser Möglichkeiten sind Verluste unausweichlich – ja, sie werden fortwährend neu produziert. Lange Zeit wurden diese Verluste verdrängt oder unsichtbar gemacht. Doch in der Spätmoderne tritt das Erleben von Verlusten mit Nachdruck ins Bewusstsein und lässt sich vom Individuum nicht länger ignorieren.

Reckwitz unterscheidet eine Vielzahl von Verlustformen, die das Individuum unmittelbar betreffen können: materielle Verluste wie Arbeitsplatz oder Wohlstand; soziale Verluste, etwa das Schwinden von Gemeinschaft, Status, Zugehörigkeit oder traditioneller Identitäten – wie der des Industriearbeiters; darüber hinaus kulturelle Verluste von überlieferten Traditionen, Heimat, etablierten Ordnungen und Ritualen; und schließlich ökologische Verluste, etwa den Rückgang der Artenvielfalt oder den Verlust intakter Natur. In seiner Analyse wird das Individuum zum direkten Empfänger und Zeugen einer Vielfalt von Verlusterfahrungen, die das Lebensgefühl der Spätmoderne grundlegend prägen.

Das Unbehagen der Moderne erscheint als eine existenzielle neue Erfahrung: Während die frühere Moderne Verluste tendenziell externalisierte und pathologisierte (als individuelles Versagen oder als Übergang zum Besseren), sieht Reckwitz, dass Verluste heute zu einem strukturellen Merkmal der spätmodernen Gesellschaft werden und auf dieses zurückfallen: Das Individuum kann sie nicht mehr einfach abwehren oder als temporäres Problem abtun. Man kann geradezu von einer Verlust-Eskalation sprechen: Lange wurde der Verlust in der Erzählung vom unendlichen Fortschritt der Moderne unsichtbar gemacht oder verdrängt. In der Spätmoderne jedoch eskaliert die Wahrnehmung von Verlusten. Das Individuum wird täglich mit schmelzenden Gletschern, zerfallenden Ordnungen, der Bedrohung eines sicher geglaubten Friedens oder der Bedrohung der Demokratie konfrontiert. Das Gefühl, dass „früher mehr Zukunft war", prägt viele.

Die Erschöpfung des spätmodernen Individuums erscheint angesichts dieses Befunds geradezu unausweichlich: Das Individuum ist bereits im „Zeitalter der Neuerfindung des Selbst" durch den Zwang zur Singularität und Selbstoptimierung erschöpft. Nun kommt die zusätzliche Last der Verlustverarbeitung hinzu. Es muss nicht nur eine einzigartige Identität konstruieren, sondern auch mit den negativen Emotionen und der Unsicherheit umgehen, die Verluste mit sich bringen.

Die im *Ende der Illusionen* diagnostizierte Spaltung zwischen „Singularisierungsgewinnern" und „Singularisierungsverlierern" wird durch die Verlustwahrnehmung weiter verschärft. Die „Verlierer" erleben die Verluste direkter und existenzieller, was zu Groll und dem Gefühl der Geringschätzung führt. Das Individuum wird in diesen politischen Auseinandersetzungen oft zur Projektionsfläche für kollektive Verlusterfahrungen.

Reckwitz untersucht, wie das Individuum und die Gesellschaft mit Verlust umgehen. Diese Praktiken reichen von Nostalgie und Verklärung des Vergangenen bis hin zu „Verlustunternehmertum" durch populistische Akteure, die kollektive Verlusterzählungen politisch instrumentalisieren – um als Krisengewinnler hieraus hervorzugehen. Das Individuum wird Teil dieser kulturellen Dynamiken der Verlustverarbeitung. Die Erkenntnis, dass Fortschritt nicht linear ist und die Zukunft Verluste mit sich bringen kann, erschüttert das Vertrauen des Individuums in die Zukunft. Es muss lernen, in einer Welt zu leben, die nicht mehr als unproblematisch verbesserbar erscheint. Dies kann zu Ängsten und einer postapokalyptischen Zeitwahrnehmung führen.

Resilienz und Resonanz

Aus alledem ergibt sich schließlich der Imperativ zur Notwendigkeit der Resilienz und „Verlustintegration“: Reckwitz argumentiert, dass die Moderne nicht kollabieren muss, aber das Individuum und die Gesellschaft neue Kompetenzen im Umgang mit Verlusten entwickeln müssen. Statt Verluste zu verdrängen oder zu romantisieren, bedarf es einer „Reparatur der Moderne“, die eine produktive Auseinandersetzung mit Negativität ermöglicht. Für das Individuum bedeutet dies, eine Form der Resilienz zu entwickeln, die es befähigt, Verluste zu akzeptieren, zu verarbeiten und daraus neue Lebensperspektiven zu gewinnen. Das ist der Ansatz der „Verlustintegration“ – Verluste nicht zu verdrängen, sondern sie als Teil der eigenen Biografie und der gesellschaftlichen Realität anzuerkennen.

Reckwitz’ Trilogie (wenn man das Werk *Verlust* als Erweiterung und Kulminationspunkt sieht) zeichnet ein Bild des spätmodernen Individuums, das weit entfernt ist vom autonomen, rationalen Subjekt der Aufklärung oder dem rein optimierungsfähigen Selbst der Postmoderne: Vorherrschend erscheint ein zerrissenes Selbst, das zwischen dem Imperativ der Singularität, der Leistungsanforderung und der tiefgreifenden Erfahrung von Verlust oszilliert. Das „subjektivierte“ Individuum kann nicht einfach agieren, sondern sieht sich zunehmend gezwungen, kollektive Verluste zu kompensieren. Die Auseinandersetzung mit der Verlusterfahrung wird so zu einer zentralen existenziellen Aufgabe des Individuums in der Spätmoderne. Die Fähigkeit, mit dieser Negativität umzugehen, wird entscheidend für seine psychische und soziale Gesundheit.

Reckwitz zwingt uns, das Individuum nicht nur als erfolgreiches, selbstverwirklichendes Subjekt zu sehen, sondern auch als eines, das ständig mit dem Verschwinden, dem Wandel und dem Schmerz des Abschiednehmens ringt. Die Bewältigung dieser Verluste, so seine Implikation, ist nicht nur eine private Angelegenheit, sondern eine grundlegende Herausforderung für die ganze Gesellschaft und damit auch für die Möglichkeit, als Individuum Halt und Sinn zu finden.

Gegen die ruinösen Folgen der zur „instrumentellen Vernunft“ pervertierten Aufklärung setzt die Soziologie die Konzepte von Resilienz (Andreas Reckwitz) und Resonanz (Hartmut Rosa). Wie Rüdiger Eschmann an anderer Stelle in diesem Band darlegt, geht Hartmut Rosa von einem ähnlichen Befund unserer Gesellschaft aus, um zu seinem Konzept der *Resonanz* als Remedium zu kommen. So schreibt Eschmann, Rosa zufolge sei „die heutige Gesellschaft geprägt durch mehr Bedürfnis nach Resonanz“, sowie durch eine „beispiellose Steigerung von Resonanzsensibilität“ (Rosa 2016, S. 624). Durch die beschleunigte Aufhebung gesellschaftlicher Orientierungen und Sicherheiten sei der Einzelne mehr auf sein persönliches Resonanzerleben zurückgeworfen. Aber die Ausbildung von Resonanzbeziehungen sei zeitintensiv (ebd., S. 692), so dass die Beschleunigung Resonanz unmöglich mache und damit in die „Resonanzkatastrophe“ führe (ebd.).

Stellt also Reckwitz dem Individuum im disruptiven Zeitalter der Spätmoderne die Resilienz zur Seite, so tut dies Rosa in ähnlicher Weise unter Verweis auf die Resonanz. Beide Soziologen beschäftigen sich mit den Herausforderungen der Spätmoderne und der Frage nach dem gelingenden Leben, aber sie tun dies aus unterschiedlichen Perspektiven und mit unterschiedlichen Schwerpunkten.

Die Resilienz, ursprünglich aus der Physik und Psychologie stammend, bezeichnet die Widerstandsfähigkeit eines Systems oder auch des Individuums gegenüber Störungen und Krisen. Es geht darum, auch unter widrigen Umständen bestehen zu bleiben, sich anzupassen und idealerweise gestärkt aus einer Krise hervorzugehen. Sieht sich das Individuum unserer Epoche konfrontiert mit einer Zunahme von Unsicherheiten, Krisen und der Notwendigkeit, ständig auf unvorhergesehene Ereignisse reagieren zu müssen, so wird Resilienz zu einer Art „Kernkompetenz". Resilienz darf dabei nicht bedeuten, alles Neue abzuwehren und möglicherweise transformative Potenziale oder die Ursachen der Krisen zu übergehen. Reckwitz geht es weniger um eine prophetische Vision des guten Lebens der Zukunft als um eine Analyse der Anpassungsmechanismen in der krisenhaften Welt der Jetztzeit.

Resonanz erscheint Rosa als Ausweg aus der Entfremdung, die er als zentrale Krankheit der modernen Gesellschaft erkennt, vielfach beschrieben etwa von Marx oder Franz Kafka, getriggert durch die Herausforderungen einer stetigen Beschleunigung und „Verfügbarmachung" im Sinne der instrumentellen Vernunft. Rosas Resonanz-Begriff beschreibt daher eine qualitative Beziehung zur Welt, in der Subjekt und Welt sich gegenseitig berühren, bewegen und verwandeln. Es ist ein Gefühl des „Angerührtwerdens" und „Zurücksprechens" der Welt, eine Erfahrung, die wachsen muss und nicht einfach auf Befehl verfügbar ist.

Rosa argumentiert, dass die Moderne durch ihre Steigerungslogiken von stetigem Wachstum, zunehmendem Tempo und einem andauernden Innovationsdruck zu einer Entfremdung von Welt, Mitmenschen und sich selbst führt. Resonanz sei der Versuch, diese gestörte Weltbeziehung wiederherzustellen. Es geht nicht nur darum, Krisen zu überstehen, sondern darum, ein gelingendes Leben zu führen, in dem man bedeutungsvolle und transformierende Erfahrungen machen kann. Resonanz ist immer auch mit einer gewissen Unverfügbarkeit verbunden – sie lässt sich nicht erzwingen.

Zusammenfassend lässt sich feststellen, dass Reckwitz wie Rosa die Herausforderungen der Spätmoderne und die damit verbundenen psychischen und sozialen Belastungen analysieren. Beide sehen, dass das Individuum unter dem Druck der disruptiven Verhältnisse der spätmodernen Gesellschaft leidet, sei es durch ständig neue Verunsicherungen und Krisen oder durch Beschleunigung und Entfremdung. Resilienz bei Reckwitz und Resonanz bei Rosa erscheinen als Ziel einer Ertüchtigung des Individuums gegenüber diesen Herausforderungen. Beide Konzepte bieten Denkfiguren an, wie mit diesen Herausforderungen umgegangen werden kann, um ein stabileres oder erfüllteres Leben zu ermöglichen.

Steht jedoch bei Reckwitz eine differenzierte Gesellschaftsanalyse im Vordergrund, der perspektivisch die Resilienz als Remedium gegen die Disruptionen anempfohlen wird, so steht diese Analyse bei Rosa lediglich ganz am Anfang seiner Überlegungen. Gehört zur Resonanz wesentlich dazu, dass sie sich nicht erzwingen lässt, so liefert Rosa doch ein differenziertes Konzept, was die Resonanz ausmacht, und schreibt so eine Art „Rezept" auf dem Weg zu einer gelungenen Welt-Beziehung des Individuums. Resilienz als „Reparatur" des Individuums der Moderne und

Resonanz als *self-care-plan* der Zukunft. Reckwitz' und Rosas Konzepte sind ein Stück weit komplementär: Während es Rosa darum geht, mit utopischen Horizonten der gegenwärtigen Krise zu begegnen, begreift Reckwitz seine Gesellschaftstheorie nie als normative Sozialphilosophie mit utopischem Horizont (vgl. Reckwitz & Rosa 2021). So steht in Reckwitz' Arbeit die Analyse der gegenwärtigen Gesellschaft im Fokus, der er die Fähigkeit zur Resilienz anempfiehlt, während Rosa sein Resonanz-Konzept als Remedium gegen die Petrifizierungstendenzen der instrumentellen Vernunft ausdifferenziert.

Abschließend skizziert Reckwitz drei mögliche Szenarien als Ausweg aus der gegenwärtigen Krise: Denkbar ist, dass das Modell der liberalen Demokratie von stärker autoritär gelenkten Regierungsmodellen abgelöst wird. Länder wie Ungarn, Italien, die Niederlande und die USA bewegen sich in diese Richtung und auch in Deutschland ist dies möglich. Ebenso möglich ist, dass wir in zehn Jahren allenfalls auf die dann überwundene Krise schauen und die Erfolge populistischer Parteien ein Ende haben werden. Als empfehlenswert erscheint Reckwitz bei alledem: Vom Fortschritts-Turbo, wie wir ihn in der Vergangenheit erlebt haben, gilt es Abschied zu nehmen. Der Status quo, wie er in der Vergangenheit erreicht wurde, muss nach Möglichkeit stabilisiert werden. „Die Moderne reparieren", nennt Reckwitz dies: Gegen Wohnungsnot hilft öffentliches Bauen. Gegen neue Sicherheitsrisiken helfen Investitionen in den Verteidigungsapparat. Und gegen die Klimakrise helfen Maßnahmen zu mehr Nachhaltigkeit.

So steht am Ende von Reckwitz' Überlegungen der Appell zur „Reparatur der Moderne".

Wie wir wurden, was wir sind: Reckwitz erweist sich als brillanter Diagnostiker des *status quo*. Eine Rückkehr zum *status quo ante* hingegen, wie sie sein Buch am Ende als abschließendes Wohlfühl-Szenario in den Raum stellt, erscheint angesichts der von ihm selbst dargelegten grundstürzenden gesellschaftlichen Umbrüche der Gegenwart als nicht mehr denn eine weitere Illusion.

Literatur

Becker, R. Z. (1789). *Noth- und Hilfsbüchlein für Bauersleute*. Sulzbach: Seidel.

Benjamin, W. (1982). *Das Passagen-Werk*. Frankfurt am Main: Suhrkamp.

Ehrenberg, A. (2015). *Das erschöpfte Selbst: Depression und Gesellschaft in der Gegenwart*. Frankfurt am Main: Campus.

Elias, N. (1939). *Über den Prozeß der Zivilisation. Soziogenetische und psychogenetische Untersuchungen* (Bd. 2). Frankfurt am Main: Suhrkamp 1976.

Horkheimer, M., & Adorno, T.W. (1988). *Dialektik der Aufklärung* [1944]. Frankfurt am Main: Fischer.

Nietzsche, F. (1988). Zur Genealogie der Moral. In *Kritische Studienausgabe* (Bd. 5). München/Berlin/New York: dtv/De Gruyter.

Reckwitz, A. (2019). *Das Ende der Illusionen. Politik, Ökonomie und Kultur in der Spätmoderne*. Berlin: Suhrkamp.

Reckwitz, A. (2024). *Verlust. Ein Grundproblem der Moderne*. Berlin: Suhrkamp.

Reckwitz, A., & Rosa, H. (2021). *Spätmoderne in der Krise. Was leistet die Gesellschaftstheorie?* Berlin: Suhrkamp.

Rosa, H. (2016). *Resonanz Eine Soziologie der Weltbeziehung*. Berlin: Suhrkamp.

Rousseau, J.-J. (1755). Discours sur l'inégalité. In *Œuvres complètes*. Paris: Gallimard, 1959–1995.

Hartmut Rosa. Resonanz. *Eine Soziologie der Weltbeziehung* (2016)

18

Rüdiger Eschmann

Die Fragen nach dem „guten" und „gelingenden" Leben stehen im Zentrum der Arbeiten von Hartmut Rosa. Dabei geht es ihm nicht um einen Wohlfühlratgeber für Privilegierte, sondern darum, dass in unserer Gesellschaft die Lebensqualität durch „Beschleunigung" und „Entfremdung" angegriffen werde (Rosa 2005), Lebensqualität gelinge jedoch am besten „jenseits ökonomischer und sozialkomparativer" Steigerungsimperative (Dörre, Lessenich & Rosa 2009, S, 02) mit Beziehungen von Antwort und Resonanz (vgl. Rosa 2013, S. 148). Dabei erhebt Rosa den Anspruch, dass seine Kritik der „Resonanzverhältnisse" eine allumfassende Gesellschaftskritik sei (Rosa 2016, S. 70). Unter dem Eindruck der Finanzkrise 2008 verpflichtete er sich zusammen mit Stefan Lessenich und Klaus Dörre auf einen „große[n] Akt der Erneuerung: die Rückkehr der Kritik in die Soziologie" (Dörre, Lessenich & Rosa 2009, S. 12). Damit gehört er zu den Autoren der vierten Generation der Frankfurter Schule.

Hartmut Rosa, geboren 1965 und aufgewachsen in Grafenhausen im Schwarzwald, ist Professor für Soziologie an der Universität Jena und Direktor des Max-Weber-Kollegs an der Universität Erfurt. Der Ausgangspunkt seiner gesellschaftskritischen Forschungen sind die Thesen seiner Habilitationsschrift *Beschleunigung. Die Veränderungen der Zeitstrukturen in der Moderne* (2005). Zu den Folgen der Beschleunigung und „allumfassenden Steigerungseskalation" leitete er an der Universität Jena Forschungsprojekte, aus denen heraus er das Konzept der Entfremdung entwickelte. Dabei ging er vom Entfremdungsbegriff von Karl Marx (1844) aus, der darunter verstand, dass alle Lebensvollzüge unter die Zwänge der Kapitalverhältnisse untergeordnet würden, was zur Entfremdung des Menschen zur Arbeit, zu seinen Mitmenschen und zu sich selbst führe.

R. Eschmann (✉)
Berlin, Deutschland

G. Gödde, J. Zirfas (Hrsg.), *Schlüsselwerke der Kritischen Lebenskunst II*, Schriften zur Kritischen Lebenskunst,
https://doi.org/10.1007/978-3-662-72440-8_18

Die ökonomischen Wachstumszwänge und die Möglichkeiten einer Postwachstumsgesellschaft untersuchte Rosa in einer Forschungsgruppe mit Klaus Dörre und Stefan Lessenich. Schließlich formulierte er ein Gegenkonzept zu Beschleunigung und Entfremdung in seinem Hauptwerk *Resonanz. Eine Soziologie der Weltbeziehungen* (2016).

Beschleunigung und Entfremdung

Unsere gegenwärtige Gesellschaft sei dominiert von einem sich selbst antreibenden Beschleunigungskreislauf, der sowohl die ökologischen Grundlagen als auch die Demokratie in die Krise bringe (Rosa 2016, S. 14). Mit der Beschleunigung in den Bereichen von Kommunikation und Transport, von Konsumtion und Produktion (Rosa 2005, S. 257–259) gehe eine Beschleunigung des sozialen Wandels einher (ebd., S. 129). Dessen Geschwindigkeit entsprach für die vorhergehenden Generationen noch etwa der Generationenfolge. Das habe die Vorstellungen der Kernfamilie, der romantischen Liebe, des autonomen Selbst und einer beständigen Identität befördert. Heute hingegen wandeln sich die Anforderungen schon innerhalb einer Generation. „Ohne die Bereitschaft zur Veränderung […] laufen Individuen stets Gefahr, ihren Platz in der Sozialordnung zu verlieren" (ebd., S. 691). Orientierungen geraten in eine Krise, das bringe die gesamte Gesellschaft in eine „transformative Unruhe" (ebd., S. 176).

Neben den ökonomischen Antreibern zu Wachstum und Steigerung gibt es eine psychologische Motivation: Die Säkularisierung hat alle religiösen Sinnversprechungen für Leben und Tod abgeschafft. Deshalb wird die Verheißung des ewigen Lebens im Jenseits ersetzt durch eine maximale Bedürfnisrealisierung im Diesseits (ebd., S. 39). Die Vielzahl der Möglichkeiten dazu könne ein Mensch im Laufe seines Lebens nicht ausschöpfen, so dass er keine Chance hätte, „lebensgesättigt" zu sterben. Um die steigende Zahl der Optionen doch noch zu realisieren, erscheint Beschleunigung immer notwendiger (ebd., S. 290).

Das hat Folgen für jeden Einzelnen: Die „Verkürzung oder Verdichtung von Handlungsepisoden" (ebd., S. 198) führe zu Zeitnot (ebd., S. 136, 386–387) und verändere die Beziehungen zu sich selbst. Die „Verknüpfung des Subjekts mit Vergangenheit, Gegenwart und Zukunft in eine Narration wird erschwert" (ebd., S. 35), mit der Folge der Fragmentierung sozialer Identitäten (ebd., S. 348). Da sich das Tempo der Beschleunigung verselbständigt habe, verlieren die Menschen außerdem die Steuerungsmöglichkeiten für ihr Leben, sie verlieren Kontrolle und Selbstwirksamkeit (Rosa 2009, S. 114, 121; 2005, S. 484). Das alles führe zu Entfremdung und einer „persistenten wie pervasiven Grundangst" (Rosa 2016, S. 521), ein „unverbundenes Atom in einer […] stummen oder feindlichen Welt zu sein" (ebd., S. 522). Diese Grundangst der Entfremdung sei die „motivationale Triebfeder" für eine unstillbare Suche nach Selbstwirksamkeit und Lebenserfüllung, nach „Weltreichweitenvergrößerung", was immer mehr Steigerungseskalation und Beschleunigung bedeutet (Rosa 2016, S. 278) und damit noch mehr Angst und Entfremdung zur Folge hat (ebd., S. 522).

Dieser psychologische Teufelskreis ist eng verzahnt mit dem ökonomischen Teufelskreis des kapitalistischen Wachstumszwangs. Weil Beschleunigung und Steigerung doppelt motiviert sind, ökonomisch und psychologisch, würden sie sich „zu einer totalitären Herrschaft" verselbständigen (Rosa 2017).

Aber beklagen sich nicht ältere Menschen vor allem seit der Aufklärung darüber, dass „heutzutage alles zu schnell geht"? Die Klage über Beschleunigung könnte auf naive Weise kulturkonservativ wirken, deshalb erfordert Kritik an „der Beschleunigung" die Klärung, ab wann etwas „zu schnell" sei. Dafür setzt Rosa ein Kriterium, das er als grundlegend ansieht für ein gutes Leben: gelingende Resonanzbeziehungen. Dafür müsse genug Zeit bleiben, denn die Ausbildung von Resonanzbeziehungen sei zeitintensiv (Rosa 2013, S. 122–124).

Resonanz

Mit Resonanz meint Hartmut Rosa ein „wechselseitiges Antwortverhältnis" (Rosa 2016, S. 270), wo beide Pole einer Beziehung aufeinander antworten und sich dabei verändern. Zugleich bleibe die Antwort des Anderen eigenständig und unverfügbar, sie könne auch den eigenen Erwartungen widersprechen oder ganz ausbleiben. Resonanzfähigkeit bedeute, sich „in der Begegnung mit einem […] unverfügbar Anderen" verändern zu können. Nicht resonant sei ein „Antworten, dass auf Durchsetzen, Verfügen, Beherrschen und Erreichen ausgerichtet ist" (Rosa 2017). Ein differenziertes Anwortverhältnis scheitert oft durch Gleichgültigkeit (Rosa 2016, S. 306), durch Abstoßung (ebd., S. 292), oder durch Echo, also Einschmelzung des Eigenständigen (ebd., S. 298; Rosa 2017).

Resonanz versteht Rosa als die „primäre Form unserer Weltbeziehung" (2016, S. 747), als ein „menschliches Grundbedürfnis und eine Grundfähigkeit" (ebd., S. 293). Die ständige Austauschbeziehung zur Umwelt sei etwas grundlegend Menschliches. Die biologische Fundierung begründet Rosa mit dem Hinweis auf die Befunde über die Spiegelneuronen (ebd., S. 246–248, 255–256), und er argumentiert mit der Entwicklungspsychologie: Die menschliche Psyche bilde sich erst auf der Grundlage von Resonanzbeziehungen heraus (ebd., S. 293). Ihre „erste und konstitutive Resonanzerfahrung" machten alle Menschen im Mutterleib (ebd., S. 86). Nachfolgende Resonanzbeziehungen seien Versuche, die „ozeanischen" Momente des „umfassenden Aufgehobenseins" (ebd., S. 198) wieder zu erlangen. So entwickelten sich Weltbeziehungen mit der Suche nach Resonanz und deren Enttäuschung durch Entfremdungserfahrungen. Insofern sei Resonanz ein „primäres Weltverhältnis", während Entfremdung notwendig zur Sozialisation gehöre (ebd., S. 624, 741, 747–748).

Der Andere muss „mit eigener Stimme sprechen" können und Momente der „Unverfügbarkeit" behalten (ebd., S. 317), sonst wären die Weltbeziehungen „flach und totalitär" (ebd., S. 59–60). Mit völliger Harmonie und allumfassendem Verständnis gelingen Beziehungen nicht, sie brauchen eine „Dialektik von Resonanz und Entfremdung" (ebd., S. 316–328).

Nicht jede Entfremdung sei schlecht, aber auch nicht jede Resonanz sei gut. Wenn z. B. in Arbeitsverhältnissen oder beim Marketing Resonanz missbraucht werde, um Konkurrenz-vorteile zu erhalten (ebd., S. 620–622, 734), dann werde sie zu „instrumenteller Resonanz" oder gar „Resonanzsimulation" (ebd., S. 319). Ein Musterbeispiel für eine „Resonanzpathologie" sei der Faschismus, weil er scheinbare Resonanz durch eine „Empathieverweigerung gegenüber allem Nichtidentischen" (ebd., S. 371) mit einer „Echokammer für die imaginierte Volksgemeinschaft" (ebd.) erkaufe. Mit scheinbarer Resonanz würden auch „nahezu aller Werbestrategien" locken (ebd., S. 620), indem sie das Resonanzversprechen instrumentalisieren (ebd., S. 622).

Diese und weitere Beispiele für den Missbrauch des Resonanzbedürfnisses führen zu einer weiteren These: Die heutige Gesellschaft sei geprägt durch mehr Bedürfnis nach Resonanz, durch eine „beispiellose Steigerung von Resonanzsensibilität" (ebd., S. 624). Denn durch die beschleunigte Aufhebung gesellschaftlicher Orientierungen und Sicherheiten sei der Einzelne mehr auf sein persönliches Resonanzerleben zurückgeworfen. Aber die Ausbildung von Resonanzbeziehungen sei zeitintensiv (ebd., S. 692), so dass die Beschleunigung Resonanz unmöglich mache und damit in die „Resonanzkatastrophe" führe (ebd.).

Die Beschleunigung sei nicht auf ein individuelles Fehlverhalten zurückzuführen und die Lösung sei auch nicht einfach „Entschleunigung" (ebd., S. 13), sondern man müsse an den Ursachen ansetzen, an dem Wachstumszwang kapitalistischer Gesellschaften. In einer Postwachstumsgesellschaft sollen „wirtschaftsdemokratische Institutionen" ihr Handeln gerade nicht an den Zwängen des Wachstums ausrichten (ebd., S. 722–727).

Mit diesen Überlegungen versucht Rosa den Bogen zu erfassen von der Grundkonstitution des Einzelnen zu den gesellschaftlichen Rahmenbedingungen. Mit der Grundkonstitution des Einzelnen beschäftigt sich auch die Psychoanalyse. Über eine „anthropologischen Qualität" müsste sie zwar andere Fachrichtungen befragen, aber sie könnte etwas dazu sagen, ob Resonanzsehnsucht und Resonanzfähigkeit ein „primären Weltverhältnis" heutiger Menschen beschreiben.

Konzepte der Psychoanalyse

Für Rosa machen alle Menschen ihre „erste und konstitutive Resonanzerfahrung" im Mutterleib (Rosa 2016, S. 86). Im Spannungsfeld zwischen der Suche nach Resonanz und deren Enttäuschung durch Entfremdung entwickele sich die Beziehung zur Welt.

Was Rosa als den Beginn der Resonanzsehnsucht in jedem Einzelnen beschreibt, finden wir in der psychoanalytischen Entwicklungspsychologie wieder: Schon Sigmund Freud sprach von der „seligen Isolierung im Intrauterinleben" (1916–17, S. 432), der Mutterleib sei die „Heimat des Menschenkindes" (1919, S. 259). *Der Anfang ist unsere Heimat* heißt eines der Bücher des Psychoanalytikers Donald W. Winnicott (1990). Unser Heimatgefühl basiere auf dem Anfang unseres Lebens im Mutterleib und auf den ersten seligen Symbiose-Illusionen mit der Mutter (ebd.).

Für Ferenczi (1970) begehren deshalb alle Menschen unbewusst ihre Rückkehr in den Mutterleib. Allerdings mahnt immer wieder das Realitätsprinzip, dass der mütterliche Leib nicht mehr erreicht werden kann (Chasseguet-Smirgel 1986, S. 91–92). Die äußere Realität stellt die Geborgenheit in Frage. Jede Lebensentwicklung ist deshalb eine zunehmende Bewegung in die Fremde, eine „Abfolge von Migrationen" (Grinberg & Grinberg 1990). Zwischen den Zumutungen des Fremden und dem Bedürfnis nach Heimat, sagt Winnicott (1990), sollen die Widersprüche lebenslang unaufgelöst bleiben. Nur im Spannungsfeld zwischen dem Bedürfnis nach Heimat und der Akzeptanz des Fremden gelingt eine gute Lebensbewältigung.

Das ist auch der Grundgedanke der Mentalisierungstheorie, ein aus der Psychoanalyse hervorgegangenes Konzept für die Psychotherapie und andere psychologische Anwendungen (Fonagy et al. 2004). Die Fähigkeiten zur Lebensbewältigung, zum Umgang mit sich und den Menschen, werden erworben durch spiegelnde Interaktionen mit den frühen Bezugspersonen. Die sollen für den inneren Zustand des Kindes „resonant" sein, ihn also realistisch spiegeln (kongruente Spiegelung), aber gleichzeitig deutlich machen, dass der gespiegelte Affekt nicht ihr eigener ist (markierte Spiegelung). Wenn die Mutter den Affekt des Kindes nicht markiert, also eins-zu-eins spiegelt, erlebt das Kind seine Affekte als allmächtig und unregulierbar, weder Selbstbegrenztheit noch Selbstwirksamkeit können erfahren werden (ebd.). Bei ihrem Konzept der markierten Spiegelung sehen die Autoren der Mentalisierungstheorie (ebd.) Gemeinsamkeiten mit dem noch bekannteren Containing-Konzept des Psychoanalytikers Wilfred R. Bion (1962). Die Mutter „containt" einen unerträglichen Affektzustand des Kindes, indem sie die Affekte in sich aufnimmt und gleichzeitig moduliert.

Das Aufnehmen und Modulieren, das Spiegeln und Markieren der Affekte entspricht einer gelungenen Resonanzbeziehung: Beide Seiten lassen sich berühren, ohne gänzlich übereinander zu verfügen. Was für die kindliche Entwicklung gilt, prägt das ganze Leben. Aus diesen Erkenntnissen heraus empfehlen z. B. Fonagy et al. für die Psychotherapie von Erwachsenen, die Therapeutin solle den inneren Zustand des Patienten aufnehmen aber modulieren, d. h. den Patienten markiert spiegeln. Diese Auffassungen von der psychoanalytischen Behandlungstechnik und Entwicklungspsychologie lassen sich in die Begriffe der Resonanztheorie übersetzen: Menschliche Entwicklung zu Beziehungsfähigkeit geht nicht ohne gegenseitiges Berührtwerden. Aber beide Seiten müssen etwas Unverfügbares behalten, keiner darf über den Anderen ganz verfügen.

Das ist auch die Erfahrung des französische Psychoanalytikers André Green. Welches Leid es verursachen kann, wenn Menschen ohne grundlegende Resonanzerfahrung aufwachsen müssen, hat er in seiner einflussreichen Studie *Die tote Mutter* (2004) gezeigt. Nicht eine wirklich „tote" Mutter ist damit gemeint, sondern der Fall, dass eine Mutter für ihr Kind emotional nicht erreichbar ist. Sie wird wie „tot" erlebt, selbst wenn sie ihr Kind materiell gut versorgt. In der Begrifflichkeit Rosas wäre eine „tote" Mutter-Kind-Beziehung nicht-resonant und stumm. Schlimmer noch, es wäre auch die Grundlage für eine stumme, nicht-resonante Weltbeziehung, weil die Mutter von einem Kleinkind als die ganze Welt erlebt wird, als „Umweltmutter“ (Winnicott 1974, S. 128–129).

André Green beschreibt, wie dieser Resonanzmangel des Lebensanfangs das ganze Leben beeinträchtigen wird. Auch wenn die Betroffenen in den Bereichen Liebe und Arbeit zunächst gut funktionieren, würde ihr Leben mit der Zeit durch eine unterirdische Depression unterhöhlt. Mit dem Scheitern der Beziehungen, mit der Liebesunfähigkeit, werde der „kalte Kern des Seelenlebens“ sichtbar. Die Betroffenen haben ihr „Liebesobjekt auf Eis gelegt“ (Green 2004, S. 247), denn sie bleiben lebenslang an ihre „tote Mutter“ fixiert. Dies gehe einher mit einer Abwendung von den Menschen und einem „Streben zum psychischen Tod“. Mit den Begriffen Rosas könnte man es so formulieren: Wenn einem Menschen Erfahrungen von Berührtwerden und Selbstwirksamkeit als emotionale Grundlage fehlen, bleibt seine Weltbeziehung verneinend und kalt (Rosa 2016, S. 190, 220–221).

Dass fehlende gute Resonanzerfahrungen die Weltbeziehung kalt und verneinend machen, ist aus Sicht der psychodynamischen Literatur und Erfahrung plausibel. Diese sieht jedoch nur einen bestimmten Weltausschnitt, nämlich die Psychodynamik von Individuen und überschaubaren Gruppen. Als „Soziologie der Weltbeziehungen“ geht die Resonanztheorie jedoch weit darüber hinaus. Sie beschreibt den ganzen Umkreis der Weltbeziehungen, von der Kindheit des Einzelnen über Familie, Schule, Arbeit, Politik, Kunst, Religion und Natur.

Die Beziehung zwischen Mensch und Natur

In der heutigen Gesellschaft sei, so Rosa, auch die Beziehung zur Natur „verneinend“ und „kalt“. Während Green eine kalte Weltbeziehung auf die Grunderfahrung mit einer „toten“ Mutter zurückführt, führt Rosa diese auf die kapitalistischen Rahmenbedingungen zurück. Für Adorno ist es wiederum Bedingung bürgerlicher Subjektivität, „dass einen das Elend der Welt […] kalt lässt“ (Adorno 1990, S. 356).

Die Natur würden wir als stumm erleben (Rosa 2016, S. 383), weil wir sie beherrschen wollen und nur „als Ressource betrachten“ (ebd., S. 77). Der moderne Mensch erlebe seine Umwelt als „wissenschaftlich und technisch attackierten Gegner“ (ebd., S. 702), der bearbeitet und beherrscht werden könne (vgl. ebd., S. 704). Das trage bei zu der „ökologischen Krise der Gegenwart“ (ebd., S. 383).

> Unsere Entfremdung von der Natur zählt zu den Hauptursachen der planetaren Krisen. Das Verbrennen von Kohle, Gas und Öl, die Rodung von jahrhundertealten Wäldern, das Züchten und Schlachten von Milliarden von Tieren, das Vergiften der Umwelt mit weggeworfenen Verpackungen […] all das bringen wir nur übers Herz, weil wir uns der Natur nicht mehr verbunden fühlen. […] Wenn wir die planetaren Krisen lösen wollen, müssen wir unsere Beziehung zur Natur heilen (Kronenberg 2024).

Aus diesem Grund fordert Rosa Resonanzbeziehungen nicht nur zwischen Menschen, sondern auch zur Natur. „Ich habe Resonanz so definiert, dass beide Seiten […] in der Begegnung transformiert werden. Aber gilt das denn für Resonanzbeziehungen zwischen Mensch und Stein, oder zwischen Mensch und Berg?“ (Rosa

2017, S. 323). Das sei möglich, denn die Überzeugung, dass nur Menschen miteinander resonanzfähig sein können, resultiere aus dem „Weltverhältnis der Moderne, dem gemäß wir in einem schweigenden [...] Universum leben, mit dem wir lediglich in kausalen oder instrumentellen Wechselwirkungen stehen" (Rosa 2017).

Die Beziehung zur Natur sei in der Kulturgeschichte jedoch oft auch als gegenseitige, responsive Beziehung betrachtet worden. Besonders bezieht sich Rosa auf die Romantik, in der die Natur als eigentätig und lebendig, auf den Menschen antwortend, angesehen worden war (Rosa 2017, S. 324–325). So wie um 1800 die Romantiker auf Industrialisierung und Aufklärung reagiert hatten, reagiert Rosa auf die gegenwärtige Umweltkrise. Auch andere aktuelle Gesellschaftstheorien beziehen die ökologische und materielle Umwelt in Ihre Überlegungen mit ein. Einer der Vertreter dieses *material turn* ist Bruno Latour (2018; Latour & Schultz 2023; Rosa 2016, S. 384). „Heute Materialist zu sein, heißt [...] auch die Voraussetzungen zur Bewohnbarkeit der Erde zu berücksichtigen" (Latour & Schultz 2023, S. 87).

Um sich mit der „ökologischen Gefährdung" auseinanderzusetzen, hatte schon der Systemtheoretiker Niklas Luhmann den Resonanzbegriff eingeführt (1986). Dabei entwickelt er einen provokanten Gedanken: Nichtresonanz gegenüber der ökologischen Gefährdung sei förderlich für die Entwicklung des Systems. „Die soziokulturelle Evolution beruht darauf, dass die Gesellschaft nicht auf ihre Umwelt reagieren muss und dass sie uns anders gar nicht dorthin gebracht hätte, wo wir uns befinden. Die Landwirtschaft beginnt mit der Vernichtung von allem, was vorher da wuchs" (Luhmann 1986, S. 42). Selbstreferente Systeme, so Luhmann, seien Systemen überlegen, die resonanter auf ihre Umwelt reagieren müssen. Allerdings könne das die Zerstörung der Umwelt und schließlich des gesamten Systems mit sich bringen. 30 Jahre nach Luhmanns Veröffentlichung sieht Rosa die Gefahr der Zerstörung ganz im Vordergrund (vgl. Rosa 2016, S. 517).

Rosas *material turn*, der die menschliche Beziehung zur Natur einbezieht, ist durchaus ein „turn", eine neue Akzentsetzung gegenüber der „älteren" Kritischen Theorie. So fragt Micha Brumlik (2016), ob es denn sinnvoll sei, „menschliche Beziehungen etwa zur Natur [...] als ein eigenes Kommunikationsverhältnis zu begreifen? Sollte nicht gelten, so die ältere Kritische Theorie, dass auch diese Beziehungen allemal gesellschaftlich, also zwischen-menschlich kommunikativ, vermittelt sind?"

Dem widerspricht Rosas Theorie aber auch nicht, denn er beschreibt die Entfremdung von der Natur als gesellschaftlich bedingt, beginnend mit dem Entfremdungsbegriff des frühen Marx (Rosa 2016, S. 543). Deshalb sollte man eher fragen, wie eine Resonanzbeziehung zwischen zwei so ungleichen Partnern wie Mensch und nichtmenschlicher Natur aussehen könnte. In diesem Sinne ist die Kritik interessant, Rosa würde die Unterschiede zwischen Natur und Kultur nivellieren, obwohl doch natürliche Strukturen andere Eigenschaften besäßen als soziale Strukturen (Waldenburger & Teutoburg-Weiss 2017).

Die Unterschiede zwischen Mensch und Natur nivelliert Rosa jedoch keineswegs, im Gegenteil entwirft er eine hierarchische Vorstellung von einer „übermenschlichen" Natur, die „existentielle Anforderungen" stellen könne (Rosa 2016, S. 453). Die hierarchische Beziehung zur Natur sei „vertikal". Vertikale Resonanzbeziehungen eröffnen die Erfahrung einer Macht, welche die „Existenz im Ganzen betrifft“ (ebd., S. 500) und noch „über das Subjekt hinausgeht“ (ebd., S. 501). So stellt Rosa die Natur an die Seite der Religion (ebd., S. 197), aber nicht unbedingt müsse eine solche „vertikale“ Resonanzerfahrung religiöser Art sein, „sie setzt weder den Glauben an noch gar die Existenz religiöser Mächte voraus“. Es gehe „um Weltbeziehungen, nicht um Überweltliches“ (ebd., S. 501).

In einer solchen „vertikalen“, aber weltlichen Beziehung könnte die Natur, „mit eigener Stimme sprechen“ und „unverfügbar“ sein, wie es zu einer gelingenden Resonanzbeziehung gehört. Stattdessen aber werde heute die Natur immer verfügbarer gemacht. Die ökonomische Steigerungslogik erzwinge eine „Weltreichweitenvergrößerung“ bis in die Tiefen der Ozeane, der Arktis und Antarktis, bis in bisher unbekannte Gesteinsschichten und in den Weltraum (ebd., S. 521, 711). Ein solcher Glaube an die grenzenlose Verfügbarkeit von Natur zerstört eine Grundvoraussetzung für eine resonante Mensch-Natur-Beziehung: Dass beide etwas Unverfügbares behalten (Rosa 2016, 2020). Das bedeute den „Verlust der Natur als Resonanzsphäre“ (Rosa 2016, S. 77, 712) und erkläre das mangelnde Berührtwerden durch die Natur.

In diesem Zusammenhang kritisiert Rosa auch die „Reichweitenvergrößerung“ der Medizin mit ihrem Versuch, „die elementarsten Prozesse des Lebens und des Körpers in die Reichweite“ des Verfügbaren zu bringen (ebd., S. 712). Dann aber habe die Natur „keine eigene Stimme mehr“ und „versiege als Resonanzquelle“ (ebd., S. 462, 712). Die grenzenlose Verfügung über die Natur, die Illusion der grenzenlosen Machbarkeit von medizinischen Wunschmanipulationen, wurde zu Recht mehrfach kritisiert (Richter 1979; Decker 2004). Schon Freud hatte gemahnt, dass der Mensch sich mit der Naturbeherrschung zu einem „Prothesengott“ erheben wolle (Freud 1930, S. 451).

Hier erscheint mir jedoch eine Differenzierung notwendig, wie sie Gianna Behrendt (2017) in einer Arbeit über Rosas Resonanztheorie eingewandt hat. Sie warnt nämlich vor dem Gegenteil der Verfügbarmachung, einem unkritischen „Einklang“ mit der Natur. Um „im Einklang“ zu sein mit einer „planvollen Vorsehung“, die „ein wohlwollendes Natursubjekt“ eingerichtet habe (ebd.), würden oft medizinische Maßnahmen abgelehnt wie z. B. Impfungen von Kindern. Damit werden lebensbedrohliche Krankheiten, Behinderungen und Seuchen in Kauf genommen. Dann würden die Betroffenen dem chaotischen, evolutionären Prinzip von Versuch und Irrtum (ebd.) zum Opfer fallen und nicht im „Einklang“ sein mit einer gut eingerichteten Natur. Ähnlich riskant sieht Behrendt den Verzicht auf medizinische Erkenntnisse z. B. bei der „natürlichen“ Geburt (ebd.) und schließt daraus: Erst die wissenschaftliche Medizin schaffe den lebenssichernden Hintergrund, vor dem „krisenhafte Grenzmomente wie die Geburt“ glücklich erlebt werden können (ebd.).

Ähnlich relativiert Rosa seine eigene Kritik an der modernen Medizin: Indem „Krankheiten heilbar“ gemacht werden durch die Beherrschung von Naturkräften, sei die „Möglichkeit resonanter Weltbeziehungen entscheidend befördert oder sogar erst geschaffen“ worden (Rosa 2016, S. 733). Selbstwirksamkeit auch gegenüber der Natur ist eine Voraussetzung für eine gelingende Resonanzbeziehung, was von praktischer Bedeutung ist für den Umgang mit Medizin und Natur-Wissenschaft.

Bei einer Studie unter den Corona-Protestierenden (Decker et al. 2022) wurde eine große Untergruppe der „Besorgten“ identifiziert, die sich der „beseelten Natur“, einem spirituellen Führer oder einer esoterischen Lehre als einer Autorität zu unterwerfen bereit waren (ebd., S. 229). Sie waren besorgt darüber, dass Funktürme, Chemikalien und Umweltverschmutzung, Impfungen oder das Maskentragen negative Auswirkungen auf ihre Gesundheit haben (ebd., S. 230). Nicht alle diese Besorgnisse sind unbegründet, aber es fiel die Ausschließlichkeit auf, mit denen diese Dinge gefürchtet und einer „romantisch verklärten Natürlichkeit“ gegenübergestellt wurden (ebd., S. 230). Diese Art erhöhter Besorgnis könne mit einer stärkeren psychischen „Durchlässigkeit“ einhergehen (ebd.).

Wenn Menschen sich so „durchlässig“ fühlen gegenüber den Zumutungen von Natur und Gesellschaft, fehlt ihnen die von Rosa geforderte „Unverfügbarkeit“ und „Selbstwirksamkeit“, damit sie sich „mit eigener Stimme“ behaupten können. Das könne „politisch durchaus gefährlich“ werden (Rosa 2016, S. 298), denn autoritäre Instanzen könnten definieren, was die quasi-religiös überhöhte Natur uns zu sagen habe. Die zunehmend wirksamen Umdeutungen von Realitäten durch rechtsextreme Akteure, die schon bei der Pandemie zu sehen waren, werden noch zunehmen mit dem Fortschreiten der ökologischen Krise (Eschmann 2022). Deshalb brauchen selbstwirksame Subjekte die Natur-Wissenschaft, die unverfügbar bleibt gegenüber Umdeutung und Ignoranz.

Wie aber kann die Natur als Resonanz-Gegenüber ihre Unverfügbarkeit behalten? Wenn sie in einer „vertikalen“ Resonanzbeziehung als eine übermenschliche Instanz erlebt wird, „vielleicht im Hurrikan“ (Rosa 2016, S. 230), wird sie mit eigener Stimme sprechen können. Dazu muss man ihre eigenen, naturwissenschaftlich beschreibbaren Gesetze anerkennen. Göttliche oder gar personale Eigenschaften muss man ihr nicht zuschreiben (ebd., S. 501). Damit die Natur „mit eigener Stimme sprechen“ kann, kam die Idee auf, dass Teile der Natur als eigenständige Rechtsperson anerkannt werden, wie es schon in Ecuador, Indien und Neuseeland möglich ist (vgl. Artmann 2023). In Spanien wurde die Lagune Mar Menor in der Region Murcia zur Rechtsperson erklärt und kann mithilfe eines gesetzlichen Vormunds Verschmutzer verklagen (taz-online 2023). Das könnten allererste Schritte sein, die stummen Zerstörungsbeziehungen zwischen Mensch und Natur in eine gute Resonanzbeziehung umzuwandeln.

Für eine gute Resonanzbeziehung wurde auch schon eine weitere Personalisierung der Natur vorgeschlagen. Man solle sie als ein beseeltes Familienmitglied ansehen mit eigener Urheberschaft, inneren Werten, Empfindsamkeit und Intelligenz, man solle koexistieren in einer spirituellen Gemeinschaft mit der nichtmenschlichen Natur als einem lebenden Wesen (vgl. Artmann 2023). Hier ist jedoch Vorsicht geboten, denn hinter den Stand des menschlichen Natur-Wissens sollte man nicht zurück gehen. Entgegen der zunehmenden, naturzerstörenden Wissenschaftsfeindlichkeit brauchen wir die eigene Stimme der Naturwissenschaft für unsere Selbstwirksamkeit.

Diese Überlegung hat Bruno Latour in sein Naturkonzept mit einbezogen. „Gaia“, die „Mutter Erde“ der griechischen Mythologie, „umgibt, umhüllt, gestattet, ermächtigt, gewährleistet“ das menschliche Leben (Latour & Schultz 2023,

S. 89), reagiert aber auch stark auf menschliche Eingriffe. Dennoch hat Gaia keine personalen oder göttlichen Eigenschaften, sondern sie ist eine Komposition wissenschaftlich beschreibbarer Phänomene, „nichts weiter als eine Menge [...] kybernetischer Schleifen“ (Latour 2012, S. 184). So treffend diese Formulierung auch ist, eine Schwäche tritt sofort zu Tage: Wer außerhalb der akademischen Diskurse begeistert sich schon für „eine Menge kybernetischer Schleifen“? Wenigstens ist „Gaia“ ein schöner Name, der personalisierende Assoziationen weckt. Das ist wichtig, denn mit attraktiver Personalisierung kann man in Politik und Werbung die Menschen am besten ansprechen. Eine lila Kuh wirbt erfolgreich für eine Schokoladenmarke.

Aber auch ohne phantastische Personalisierung sollte eine tiefe Beziehung zur Natur möglich werden. Das ist wichtig, weil selbst Menschen, die aus „Sorge um die Natur (um die Gletscher und Eisbären)“ ein gutes Umweltbewusstsein hätten, nicht ökologisch handelten, denn ihr Handeln sei gegenüber dem Bewusstsein „nahezu vollständig immunisiert“ (Rosa 2016, S. 717, 467, 471, 718). Um das Berührtwerden mit verantwortungsvollem Handeln beantworten zu können, ist eine gelungene Mensch-Natur-Resonanz nötig. Eine Liebe zur Natur, die diese nicht zum verfügbaren Eigentum macht, macht ihren Schutz zu einem inneren Anliegen und ermöglicht eine Haltung von Verantwortung (Bauriedl-Schmidt 2023, S. 80; Hoppe 2017). Dazu fehle jedoch meist die aktive Naturerfahrung, die „Anverwandlung von Natur, wie sie sich bei Kindern“ beobachten lasse (Rosa 2016, S. 471). Wenn Kinder „regelmäßig Kontakt zu Tieren und zu ausgedehnten Naturräumen haben [...] machen sie sinnlich-praktische Erfahrungen“ (ebd., S. 459; Gebhard 2009; Louv 2013), die ungleich wirksamer seien als rationale Einsichten (Rosa 2016, S. 461). An „unserem bewussten Denken und vielleicht sogar an unseren Empfindungen vorbei“ erwachse Natur-Resonanz aus der „Überzeugung, dass ‚tief in uns‘, an der Wurzel unserer Existenz und damit aller Sozialisation und Zivilisation etwas vorgelagert ist [...] das mit der äußeren Natur [...] verbunden ist und das auf diese reagiert und antwortet“ (ebd., S. 460). Diese Einsicht ist im Sinne der Biophilie-Hypothese des australischen Nachhaltigkeitsforschers Edward Wilson (1984). Demnach haben Menschen eine Tendenz, sich mit der nichtmenschlichen Natur zu verbinden. Dies sei angeboren und durch die Evolution bedingt.

Tatsächlich sehnen sich viele Menschen nach emotionaler Resonanz mit der Natur. Erzählungen von im Einklang mit der Natur lebenden indigenen Völkern tragen eine „im westlichen Kulturkreis auf fruchtbaren Boden fallende Botschaft“ (Rosa 2016, S. 467). Als Gegengewicht zu der „harten Sozialwelt“ suchten viele Menschen „Resonanzoasen“ mit der Natur (ebd., S. 468), die erlebt werden als das „Schöne“ und das „Erhabene“. Aber, wendet Rosa ein, die „rein ästhetisch-rezeptive Qualität“ der Naturwahrnehmung ermögliche zwar ein passives Berührtwerden, aber kein selbstwirksames Antworten auf die ökologische Krise (ebd.). Selbstwirksamkeit werde allenfalls als Beherrschung der Natur gesucht: „Berge bezwingen, Meere durchschwimmen“ (ebd.). Damit werde die „destruktive Seite des modernen Naturverhältnisses“ nicht korrigiert, die Umweltzerstörung werde eventuell noch begünstigt (ebd., S. 469). Es bleibt dabei, der Zuwendung zur Natur folgt nicht das nötige Umwelthandeln.

Könnte die Sehnsucht nach aktiven Naturerfahrungen nicht wenigstens ein Ausgangspunkt sein, um nachhaltiges Umwelthandeln zu befördern? Hier führt Rosa verschiedene Beispiele an: „Städtische Flächen [...] nach dem Vorbild der ‚essbaren Stadt'" in Räume „der aktiven Naturbeziehung" zu verwandeln, oder Bürgerinitiativen, die „die Infrastrukturen ihres kommunalen Lebens wieder in die eigenen Hände nehmen" (ebd., S. 735). Naturschutzverbände organisieren praktisches Engagement für die Natur und Umweltaktivisten propagieren „um die Mensch-Natur-Beziehung zu heilen [...] mehr Naturerfahrungen zu machen [...] Stadtgärten anlegen [...] einen Fluss aufzuräumen [...] Hummeln oder Käfer zählen" (Kronenberg 2024).

Kritik

Solche Initiativen wecken den Verdacht von Weltfremdheit und Vergeblichkeit, denn sie könnten „im Schatten der Steigerungs- und Verdinglichungsimperative [...] entweder kolonialisiert oder aber zermalmt werden" (Rosa 2016, S. 735). Wie kann es auch anders sein, wenn die ökonomische Steigerungslogik die naturzerstörende „Weltreichweitenvergrößerung" zur obersten Priorität macht (ebd., S. 278; Rosa 2017). „Das Begehren nach Vergrößerung der Weltreichweite beherrscht die kulturelle Phantasie [...] der Spätmoderne so sehr", dass Reformvorschläge für die Lebensweise sich „immer innerhalb dieses Rahmens bewegen" (Rosa 2016, S. 723–724). Wenn daher eine tiefere Naturerfahrung nicht in „Resonanzoasen" isoliert bleiben soll, seien grundlegende Reformen zur „Überwindung der Steigerungslogik" nötig, insbesondere im „Bereich der Ökonomie" (ebd., S. 725). Ohne eine „Ersetzung der ‚blindlaufenden' kapitalistischen Verwertungsmaschinerie durch wirtschaftsdemokratische Institutionen", ohne eine Postwachstumsgesellschaft werde „sich eine resonantere [...] Weltbeziehung nicht realisieren lassen" (ebd., S. 726).

Auch der Forderung nach einer Postwachstumsgesellschaft wird Weltfremdheit und Vergeblichkeit vorgeworfen. Dazu räumt Rosa ein, eine solche Veränderung lasse sich nicht alleine „von oben" einführen, es bedürfe dazu auch einer „Umorientierung der alltäglichen Handlungspraktiken sozialer Akteure ‚von unten'" (ebd., S. 734). Resonante Naturerfahrungen und eine Postwachstumsgesellschaft brauchen sich gegenseitig. Für eine solche Vision ist ein Mindestmaß an Hoffnung nötig, die Rosa für die Orte und Oasen resonanter Naturerfahrung formuliert: Weil der resonante Weltbezug ein Grundpotential des Menschen ist, habe Resonanz „wo sie entsteht, ein überschießendes Potential" (ebd., S. 735–736). Sie lasse sich nie vollständig unterdrücken (ebd., S. 626), weil sie ein „primäres Weltverhältnis", eine „anthropologische Fähigkeit" bezeichne (Rosa 2017). Solche Initiativen „halten zumindest die Ahnung und den Wunsch nach einer anderen Form der Weltbeziehung am Leben" (Rosa 2016, S. 736).

Die Hoffnung, dass Engagement im Hier und im Jetzt zu einem besseren Leben beitragen könne, wurde Rosa mehrmals vorgeworfen. Er habe „die Kritische Theorie um ihr Bestes gebracht [...] nämlich um ihre [...] kalt auf die Gesellschaft schauende Unversöhnlichkeit", er habe den „Frieden mit den Verhältnissen gemacht" (Brumlik 2016). In einer Antwort auf mehrere Autor:innen, die ihm eine „Affirmierung" der ungerechten Klassen- und Geschlechterverhältnisse vorwerfen, antwortet Rosa: „Das Kapital kann nicht aus sich selbst Wachstum, Beschleunigung und Innovationsverdichtung realisieren, es bedarf dazu des [...] Verlangens der Subjekte" (2017, S. 326). Wer aber darauf beharre, dass positive Erfahrungen „wertlos und entfremdet, weil ‚kapitalistisch konstitutiert'" seien, nehme den Menschen „jede Hoffnung und jeden Ansatzpunkt zur Veränderung" (ebd.). Es gebe „keine wirksamere Affirmation des Bestehenden als die Behauptung, die Verhältnisse seien so schlecht, dass sich sowieso nichts ändern ließe" (ebd., S. 312).

Es wurde Rosa auch vorgeworfen, dass seine Vorschläge für ein gutes Leben nur an die Privilegierten gerichtet seien, deren Wohlstand nur möglich sei „auf Kosten der Ausgebeuteten insbesondere des globalen Südens" (Rosa 2017, S. 325). Dem hält Rosa entgegen, dass „Resonanzorientierung und -sensibilisierung" die Voraussetzung dafür sei, den Ungerechtigkeiten „nicht länger gleichgültig gegenüber zu stehen", was heiße, „auf die andrängenden Flüchtlingsströme nicht mit dem Wunsch nach Mauer [...] und auf das Schmelzen der Gletscher nicht mit einem Schulterzucken" zu reagieren, sondern diese Entwicklungen wahrzunehmen „als Anruf mit Aufforderungscharakter" (ebd., S. 328), dass die Verantwortung für die Natur nicht nur gewusst, sondern auch zum inneren Anliegen wird. Eine solches Verantwortungsgefühl hat die Kraft, die scheinbar zwingende Logik der „Welthaltung des Verfügbarmachens" in Frage zu stellen (ebd.).

Aber Verantwortungsgefühl, getrieben alleine von der Angst, enthält nicht genug positive Gefühle, um sie nachhaltig in Handeln zu übersetzen. Starke positive Motivationen können aber aus einer tiefen Verbundenheit mit der Natur entstehen, die auf positiv erlebten Erfahrungen basiert. Das kann dann auch Kreativität freisetzen für positive Visionen für ein gutes Leben mit der Natur. So könnte von einem archaischen Grundbedürfnis her ökologisches Handeln möglich werden.

Das Beispiel der Natur als einer der „Resonanzsphären" zeigt den weiten Umkreis von „Weltbeziehungen", die das Resonanz-Konzept zu erfassen beansprucht. Als Anleitung zu einem guten Leben für die Privilegierten könnte man Rosas Resonanzbuch durchaus lesen. Für alle Lebensbereiche werden gelingende Resonanzbeziehungen diskutiert: Arbeit und Familie, Kultur, Kunst, Musik, Religion und Natur. Bei genauerem Lesen würde man jedoch den Aufforderungscharakter bemerken, sich gerade nicht in die „Resonanzoasen" der Privilegierten zurückzuziehen, also gerade nicht „mit einem Schulterzucken auf das Schmelzen der Gletscher" zu reagieren.

Aber kann man denn heute noch von „gelingendem" und „gutem" Leben sprechen, wenn man sich mit der zunehmenden Zerstörung der Ökosysteme beschäftigt, anstatt sich mit den Resonanzoasen von Kunst, Musik und der verbliebenen Natur zufrieden zu geben? Rosa sieht als Voraussetzung für ein gelingendes Leben eine „Weltbeziehung, die in ihrer Tiefenstruktur resonant ist" (Rosa 2016, S. 733). Das könnte heißen, „in Verbundenheit mit Tieren, Pflanzen und der ganzen Natur zu leben und sie pfleglich zu behandeln" (ebd., S. 459–460).

Literatur

Artmann, M. (2023). Human-nature resonance in times of social-ecological crisis – a relational account for sustainability transformation. *Ecosystems and People, 19*(1). https://doi.org/10.1080/26395916.2023.2168760

Adorno, T. W. (1990). Negative Dialektik. In *Gesammelte Schriften* (Bd. 6, S. 7–412). Frankfurt am Main: Suhrkamp.

Bauriedl-Schmidt, C. (2023). Earth4All – Solidarität mit der nicht-menschlichen Umwelt. In C. Bauriedl-Schmidt, M. Fellner, K. Hörter, & I. Schelhas (Hrsg.), *Das Unbewusste und die Klimakrise* (S. 73–96). Frankfurt am Main: Brandes & Apsel.

Behrendt, G. (2017). Die ‚wahre' Natur des vertikalen Resonanzversprechens. In C. H. Peters, & P. Schulz (Hrsg.) *Resonanzen und Dissonanzen Hartmut Rosas kritische Theorie in der Diskussion* (S. 160–175). Bielefeld: transcript.

Bion, W. R. (1962). *Learning from experience*. London: Tavistock Publications.

Brumlik, M. (2016). Resonanz oder: Das Ende der Kritischen Theorie. *Blätter für deutsche und internationale Politik, 5*(2016), 120–123.

Chasseguet-Smirgel, J. (1986). *Zwei Bäume im Garten. Zur psychischen Bedeutung der Vater- und Mutterbilder*. München/Wien: Verlag Internationale Psychoanalyse.

Decker, O. (2004). *Der Prothesengott. Subjektivität und Transplantationsmedizin*. Gießen: Psychosozial-Verlag.

Decker, O., Kiess, J., Heller, A., & Brähler, E. (Hrsg.). (2022). *Autoritäre Dynamiken in unsicheren Zeiten. Neue Herausforderungen – alte Reaktionen? Leipziger Autoritarismus Studie 2022*. Gießen: Psychosozial-Verlag.

Dörre, K., Lessenich, S., & Rosa, H. (2009). Landnahme – Beschleunigung – Aktivierung: Eine Zwischenbetrachtung im Prozess der gesellschaftlichen Transformation. In K. Dörre, S. Lessenich, & H. Rosa (Hrsg.), *Soziologie – Kapitalismus – Kritik. Eine Debatte* (S. 295–303). Frankfurt am Main: Suhrkamp.

Eschmann, R. (2022). Mentalitäten von Verleugnung und Verschwörung. In G. Schäfer, R. Martin, & I. Moeslein-Teising (Hrsg.), *Zeitdiagnosen!?* (S. 253–261). Gießen: Psychosozial-Verlag.

Ferenczi, S. (1970). Versuch einer Genitaltheorie [1924]. In S. Ferenczi (Hrsg.), *Schriften zur Psychoanalyse* (Bd. II, S. 317–380). Frankfurt am Main: Fischer.

Fonagy, P., Gergely, G., Jurist, E. L., & Target, M. (2004). *Affektregulierung, Mentalisierung und die Entwicklung des Selbst*. Stuttgart: Klett-Cotta.

Freud, S. (1930). *Das Unbehagen in der Kultur . G.W., Bd. XIV* (S. 419–506). Frankfurt am Main: Fischer 1999.

Freud, S. (1916–17a). *Vorlesungen zur Einführung in die Psychoanalyse . G.W., Bd. XI*. Frankfurt am Main: Fischer 1999.

Freud, S. (1919). *Das Unheimliche . G.W., Bd. XII* (S. 227–268). Frankfurt am Main: Fischer 1999.

Gebhard, U. (2009). *Kind und Natur. Die Bedeutung der Natur für die psychische Entwicklung*. Wiesbaden: Springer.

Green, A. (2004). *Die tote Mutter* [1982]. Gießen: Psychosozial-Verlag.

Grinberg, L., & Grinberg, R. (1990). *Psychoanalyse der Migration und des Exils*. München/Wien: Verlag Internationale Psychoanalyse.

Hoppe, K. (2017). „The World Kicks Back" – Hartmut Rosas Soziologie der Weltbeziehungen als „material turn" der Kritischen Theorie? In C. H. Peters & P. Schulz (Hrsg.), *Resonanzen und Dissonanzen. Hartmut Rosas kritische Theorie in der Diskussion* (S. 160–175). Bielefeld: transcript.

Kronenberg, M. (2024, November). Wie Heilen wir unsere Beziehung zur Natur. *Treibhauspost Nr. 81*. https://steadyhq.com/treibhauspost/posts/1594f514-12df-47f4-9744-12dd5650f1f9?utm_campaign=steady_sharing_button. Zugegriffen am 08.12.2024.

Latour, B. (2012). Warten auf Gaia. Komposition der gemeinsamen Welt durch Kunst und Politik. In M. Hagner (Hrsg.), *Wissenschaft und Demokratie* (S. 164–189). Berlin: Suhrkamp.

Latour, B. (2018). *Das terrestrische Manifest*. Berlin: Suhrkamp.

Latour, B., & Schultz, N. (2023). Wie die ökologische Klasse entsteht. *Blätter für deutsche und internationale Politik, 1*(2023), 83–92.
Louv, R. (2013). *Das letzte Kind im Wald.* Freiburg Br./Basel/Wien: Herder.
Luhmann, N. (1986). *Ökologische Kommunikation. Kann die moderne Gesellschaft sich auf ökologische Gefährdungen einstellen?* Opladen: Westdeutscher Verlag.
Marx, K. (1844). Ökonomisch-philosophische Manuskripte. In *Marx-Engels-Werke* (Bd. 40, S. 465–588). Berlin: Dietz.
Richter, H.-E. (1979). *Der Gotteskomplex. Die Geburt und die Krise des Glaubens an die Allmacht des Menschen*. Reinbek: Rowohlt.
Rosa, H. (2005). *Beschleunigung. Die Veränderung der Zeitstrukturen in der Moderne*. Frankfurt am Main: Suhrkamp.
Rosa, H. (2009). Kapitalismus als Dynamisierungsspirale – Soziologie als Gesellschaftskritik. In K. Dörre, S. Lessenich, & H. Rosa (Hrsg.), *Soziologie – Kapitalismus – Kritik. Eine Debatte* (S. 87–125). Frankfurt am Main: Suhrkamp.
Rosa, H. (2013). *Beschleunigung und Entfremdung*. Frankfurt am Main: Suhrkamp.
Rosa, H. (2016). *Resonanz. Eine Soziologie der Weltbeziehung*. Berlin: Suhrkamp.
Rosa, H. (2017). Reply: Für eine affirmative Revolution. Eine Antwort auf meine Kritiker_innen. In C. H. Peters & P. Schulz (Hrsg.), *Resonanzen und Dissonanzen. Hartmut Rosas kritische Theorie in der Diskussion* (S. 305–329). Bielefeld: transcript.
Rosa, H. (2020). *Unverfügbarkeit*. Medford, MA: Suhrkamp.
taz-online. (2023, April 01). https://taz.de/Rechte-der-Natur-in-Spanien/!5924146. Zugegriffen am 08.12.2024.
Waldenburger, L., & Teutoburg-Weiss, H. (2017). Von resonanten Subjekten und responsiven Strukturen. In C. H. Peters & P. Schulz (Hrsg.), *Resonanzen und Dissonanzen Hartmut Rosas kritische Theorie in der Diskussion* (S. 53–67). Bielefeld: transcript.
Winnicott, D. W. (1974). *Vom Spiel zur Kreativität* [1971]. Stuttgart: Klett-Cotta.
Winnicott, D. W. (1990). *Der Anfang ist unsere Heimat* [1986]. Stuttgart: Klett-Cotta.
Wilson, E. (1984). *Biophilia: The human bond with other species*. Cambridge: University Press.

Rüdiger Safranski. *Romantik. Eine deutsche Affäre* (2007) 19

Günter Gödde

Rüdiger Safranski hat sich intensiv mit der *Epoche* der Romantik und mehr noch mit der Romantik als epochenübergreifender *Geisteshaltung* auseinandergesetzt. Das hängt zunächst mit seiner persönlichen Lebenserfahrung als Alt-68er und bekennender Romantiker zusammen. Er habe vieles, was für die Ära der Romantik charakteristisch war, in der Studentenbewegung erlebt: eine beglückende Aufbruchstimmung nach der „bleiernen Zeit" der Nachkriegsjahre, leidenschaftliche Gefühle für die Beat-Musik, die intensive Suche nach geistiger Befreiung vom ideologischen NS-Erbe und eine „Horizonterweiterung ohnegleichen" (Safranski 2019, S. 48). Die erste Phase von etwa 1966 bis 1970 (die Safranski im Alter von 20 bis 25 Jahren erlebte) habe er als freiheitlich, antiautoritär und „romantisch" erfahren. Im Kontrast dazu sei die zweite Phase von etwa 1970 bis 1975 (im Alter von 25 bis 30 Jahren) für ihn dogmatisch, autoritär und radikal „politisch" gewesen. Damals habe er in der Leitung einer maoistischen Gruppierung mitgewirkt, bis er nach etwa fünf Jahren ernüchtert und desillusioniert aus der politischen Arbeit ausgestiegen sei (vgl. ebd., S. 42). Dass das Romantische zur Gefahr werden kann, hat sich für Safranski nicht nur in der 68er-Bewegung, sondern auch in der nationalistischen Ausrichtung der Spätromantik und im Nationalsozialismus gezeigt. Trotz seiner Ambivalenz hat er stets seine Nähe zu einer romantischen Geisteshaltung betont. Das Romantische sei „fast immer im Spiel, wenn ein Unbehagen am Wirklichen und Gewöhnlichen nach Auswegen, Veränderungen und Möglichkeiten des Überschreitens sucht" (ebd.).

Von Anfang an möchte ich auf die hohe Komplexität und Unübersichtlichkeit der Thematik hinweisen. Das Bild von der Romantik ergibt, „kein Gesamtbild im Singular, sondern viele verschiedene Perspektiven. Je mehr man von der Epoche weiß, desto weniger kann man sie als Einheit beschreiben. ‚Romantik' ist deshalb kein

G. Gödde (✉)
Berlin, Deutschland

G. Gödde, J. Zirfas (Hrsg.), *Schlüsselwerke der Kritischen Lebenskunst II*, Schriften zur Kritischen Lebenskunst,
https://doi.org/10.1007/978-3-662-72440-8_19

Begriff, den man nach bestimmten Eigenschaften widerspruchsfrei definieren könnte. [...] Man muß also auswählen und Akzente setzen" (Matuschek 2021, S. 10).

Als Ausgangspunkt habe ich Safranskis biographische Erfahrungen in Kindheit und Jugend sowie in den Studienjahren bis zur beruflichen Etablierung als freier Schriftsteller gewählt (vgl. Safranski 2019). Die daran anschließende Bearbeitung des Schlüsselwerks *Romantik. Eine deutsche Affäre* (2007) erfolgt in zwei großen Abschnitten. Zunächst werden Hauptaspekte des Epoche machenden Paradigmas der Frühromantik dargestellt. Dabei geht es um Fragen, worin die innovatorischen Tendenzen der Romantik bestehen, wie es zur Romantik als eigenständiger Epoche nach der Aufklärung gekommen ist, worin sich die Romantik von der Aufklärung unterscheidet und wie sie aus heutiger Sicht einzuschätzen ist. Der zweite Teil bezieht sich auf das Romantische als Geisteshaltung, wobei die NS-Bewegung und die 68er-Bewegung im Fokus stehen. Im Schlussteil suche ich das Romantische in seiner Bedeutung für eine Kritische Lebenskunst zu verdeutlichen.

Biographisches

Rüdiger Safranski wurde am 1. Januar 1945 im württembergischen Rottweil geboren. Seine Eltern waren 1944 aus Ostpreußen nach Schwaben geflohen. Obwohl von den Einheimischen nicht ausgegrenzt, schlossen sie sich eher anderen Heimatvertriebenen an. Der Vater wurde Ortsvorsitzender im Verein der Heimatvertriebenen und vertrat dort eine progressive Position ohne nostalgischen Blick zurück. Er hatte in Königsberg Jura studiert und das anschließende Referendariat abgeschlossen. Als er nach zweijähriger Kriegsgefangenschaft nach Rottweil zurückkehrte, sah er aber keine Chancen für eine juristische Laufbahn, so dass er sich für einen kaufmännischen Beruf entschied und später Prokurist wurde (vgl. Safranski 2019, S. 10). Die Mutter konnte ebenfalls berufstätig sein, weil ihre Schwiegermutter sich um den Haushalt kümmerte und die Betreuung von Rüdiger und dessen älterer Schwester übernahm.

Die Großmutter wirkte mit ihrer streng pietistischen Frömmigkeit prägend auf die religiöse Einstellung ihrer beiden Enkelkinder, während die Eltern betont weltlich orientiert waren. Auch wenn sich hier erstmals ein Spannungsfeld zwischen zwei gegensätzlichen Welten auftat, konnte Safranski nach seinen eigenen Worten „die eine Welt mit der anderen offenbar ganz gut ausbalancieren" (ebd., S. 12). Als die Großmutter starb, war er 15 Jahre alt. Danach verlor der Pietismus für ihn an Bedeutung, doch die geistliche Ausrichtung spielte auf dem humanistisch-theologischen Gymnasium weiterhin eine große Rolle und mündete in der Abiturzeit in den Wunsch, Theologie zu studieren.

Auf die Gymnasialzeit blickt Safranski mit Freude und Dankbarkeit zurück. „Die sogenannten dumpfen fünfziger, frühen sechziger Jahre? Nicht bei uns an der Schule" (ebd., S. 15). Im Literaturunterricht faszinierten ihn schon damals Klassiker wie Schillers *Don Carlos* und Goethes *Faust* ebenso wie E.T.A. Hoffmanns spätromantische Erzählung *Der Sandmann*. Besonders angezogen habe ihn eine Literatur, die „in irgendeiner Weise noch etwas Metaphysisches, Spirituelles in sich trug, eine unterschwellige Religiosität" (ebd., S. 22), wie er sie exemplarisch im Werk Franz Kafkas erkannte. Auch der Existentialismus beeindruckte ihn. Sartres Essay-Band *Der Existentialismus ist ein Humanismus* und Camus' *Der Mythos des Sisyphos* las er bereits vor dem Abitur:

> Ich las diese Literatur als Ermunterung, sich als Einzelner zu erfahren, als Aufforderung, sich nicht im Kollektiv zu verstecken. Eindrucksvoll der Gedanke, dass der sog. „Sinn" einem nicht einfach gegeben ist, sondern dass man ihn selbst schaffen muss, aus Freiheit und ohne höhere Absegnung. Die Faszinationsgeschichte Existenzialismus ist für mich immer noch nicht beendet (ebd., S. 24).

Nach dem Abitur absolvierte er ein diakonisches Halbjahr in einem Heim für schwer erziehbare Kinder, um sich am Ende gegen ein Theologiestudium zu entscheiden. Er habe damals erkannt, dass seiner Hinwendung zur Theologie „keine tiefe Gläubigkeit im kirchlichen Sinne" (ebd., S. 30), sondern eher die intellektuelle Bewunderung für große Theologen wie Karl Barth und Paul Tillich zugrunde lag. Er spürte deutlich, dass er nicht Pfarrer werden wollte.

Studium und Engagement in der Studentenbewegung

Im Wintersemester 1964/1965 begann Safranski mit dem Studium der Philosophie, Germanistik, Geschichte und Kunstgeschichte an der Universität Frankfurt am Main. In einem großen Auditorium mit etwa 800 Hörern nahm er erstmals an einer Vorlesung Adornos teil, der ihn nachhaltig beindruckte. Die Gesellschaft, die Adorno als Soziologe und Philosoph begrifflich entfaltete, war „eine Sphäre des Geheimnisses und der Verhexung. Das Gespinst der ‚Vermittlungen', welches das Denken herausfordert" (ebd., S. 40). Das galt z. B. für den Text „Zum Gedächtnis Eichendorffs", in dem Adorno diesen Romantiker gegen seine Kritiker verteidigte und dabei selbst „als ein gar nicht so versteckter Romantiker" (ebd., S. 41) in Erscheinung trat.

> Mich elektrisierte dieser Gedanke, dass man die gesellschaftlichen Vermittlungen, wie es da heißt, im Innersten, in der Logik des poetischen Gebildes entdecken muss. [...] Was Adorno einem damals elementar beigebracht hat, ist erstens, dass das Poetische, die Kunst, etwas ist, wo man mit dem Herzen, aber auch mit subtilem Verstand dabei sein sollte, und dass es zweitens, etwas ist, das Ehrfurcht einfordert. [...] Dabei war Adorno immer auf der Suche nach dem spirituellen Glutkern, nach dem ominösen Nicht-Identischen in der Philosophie, in der Poesie, in der Musik. Das imprägnierte einen gegen jede Art Reduktionismus (ebd., S. 41 f.).

Bereits nach einem Semester setzte Safranski sein Studium an der Freien Universität in Berlin fort. Damals hatte in Deutschland und in besonderem Maße in Berlin ein Prozess kultureller Transformation begonnen, der alsbald weite Teile der Studentengeneration erfasste. Ausgangspunkte waren die „unbewältigte Vergangenheit" in der Nachkriegszeit und die Kritik am Autoritarismus und an den Autoritäten. Bei dieser Politisierung kam es zu einer Verschmelzung mit der jugendlichen

Gegenkultur. Stimulierend für die damalige Lebensstilrevolte war „die neue Musik, die Popmusik aus Amerika und das mit ihr verbundene dionysische Lebensgefühl. Ich erinnere mich an die schönen Sommerabende und die tollen Partys, die man draußen am Wannsee gefeiert hat, dieses Gelöste und Beschwingte, unglaublich" (ebd., S. 43 f.).

Die entspannt-lässige Stimmung schlug nach der Erschießung Benno Ohnesorgs auf der Anti-Schah-Demonstration vom 2. Juni 1967 in aggressive Feindseligkeit um. Über Nacht tat sich ein Abgrund zwischen der kritischen Studentenbewegung und dem repressiven staatlichen Polizeiapparat auf. Wenige Wochen später ergriff Herbert Marcuse im überfüllten Audimax der FU für die Protestbewegung Partei und entwarf die Utopie einer neuen Gesellschaft, die schon jetzt von Armut, Elend und entfremdeter Arbeit frei sein könne (vgl. Marcuse 1967). Auch bei den Studierenden, allen voran Rudi Dutschke, zeigte sich eine „Romantik" der allgemeinen Befreiung, die die 68er-Bewegung nunmehr an der „Basis" suchte: im Betrieb und Stadtteil, in den Befreiungsbewegungen der Dritten Welt, aber auch im unsublimierten Untergrund der eigenen Seele. Gleichzeitig wollte man das Romantische aber nicht wahrhaben und sprach verächtlich darüber (vgl. Gödde 2009).

In der Folgezeit kam es zu einer Aufspaltung. Auf der einen Seite entwickelte sich eine „Alternativbewegung" mit vielfältigen sozialen, pädagogischen und therapeutischen Experimenten, aus der später die Anti-Atomkraft-, die Ökologie-, die Frauen- und die Friedensbewegung hervorgingen. Im Kontrast dazu bildete sich eine politisch radikale „Organisationsbewegung", welche die bisherige Devise „anti-autoritär" nun für unkritisch und kleinbürgerlich erklärte. Ihre Leitbegriffe wie „Organisation", „Partei" und „Kader" hatten einen gänzlich unromantischen Klang. Zu dieser Organisationsbewegung gehörten eine Reihe marxistisch-leninistischer und maoistischer Gruppierungen. An der Freien Universität bildeten sich „Rote Zellen", die ihre jeweiligen Fächer „revolutionieren" wollten.

Safranski wurde 1970 Mitglied der Roten Zelle Germanistik, aus deren Kern sich der maoistisch orientierte Kommunistische Studentenbund entwickelte, in dessen Leitung er bis 1975 mitwirkte. Das politische Selbstverständnis der Maoisten gründete sich auf das Argument: „Wenn man wirklich etwas verändern und den Kapitalismus angreifen will, dann kann man das nicht als frei schwebender, kleinbürgerlicher Intellektueller" (ebd., S. 50). Dabei berief man sich auf einen – fehlinterpretierten – Maoismus, „als sei der eine antiautoritäre Bewegung gegen den Stalinismus" (ebd., S. 56). Die Hoffnung auf eine „Kulturrevolution" nach chinesischem Vorbild erwies sich als historischer Irrtum und ideologische Verblendung.

1975 war der maoistische Spuk plötzlich vorbei. Safranski wurde aus der Partei ausgeschlossen, weil er sich mit Freunden zu einer Opposition zusammengetan hatte. Ihm wurde vorgehalten, einen „Rechtskurs" zu steuern und auf die „Verbürgerlichung" hinzuarbeiten: Über diesen Ausschluss war er keineswegs unglücklich, sondern im Gegenteil erleichtert, denn er habe es im Grunde darauf angelegt, so dass er ihn „nicht als Niederlage, sondern als Triumph" erlebte (ebd., S. 70).

Berufliche Weichenstellung

Parallel zu seiner politischen Arbeit schloss Safranski sein Philosophie- und Germanistikstudium ab und war seit 1972 wissenschaftlicher Assistent im Fachbereich Germanistik der Freien Universität. In dieser Zeit schrieb er an seiner Promotion mit dem Thema *Studien zur Entwicklung der Arbeiterliteratur in der Bundesrepublik,* die er 1976 beendete. Obwohl nach außen Maoist und mit der Arbeiterliteratur beschäftigt, ließ er – für seine Umgebung kaum erkennbar – von seinen „eigentlichen geistigen Obsessionen" nicht ab. Insoweit habe er eine „intellektuelle Doppelexistenz" geführt (ebd., S. 69). „Ich habe weiter Karl Barth gelesen, ich habe weiter Paul Tillich gelesen, ich habe dann auch Schopenhauer gelesen, Nietzsche und Heidegger sowieso, ich habe Marcel Proust gelesen, den zauberhaften Alain-Fournier. Die gehörten zu einer ganz anderen Welt als die ideologisch bewirtschaftete, in der ich mich damals vordergründig bewegte" (ebd.).

Zur Aufarbeitung seiner maoistischen Phase suchte er den intensiven Austausch mit befreundeten Kolleg:innen und fand in der Redaktion der 1976 gegründeten „Berliner Hefte" den ersehnten Resonanzboden. „Unser Redaktionskreis nahm die Zeitschrift als Gelegenheit, sich über den jüngsten politischen Irrsinn, in den wir verwickelt waren, den Kopf zu zerbrechen. Es war ein tiefgreifender öffentlicher Lern- und Bewältigungsprozess" (ebd., S. 70).

Gegen Ende der 1970er-Jahre wandte sich Safranski einem Habil-Projekt zu und wählte E.T.A. Hoffmann als Thema, da dieser in seinen Augen „ein Meister der Doppelexistenz war: ein entfesselter Romantiker und andererseits ein überaus liberaler und vernünftiger Richter am Kammergericht zu Berlin. [...] Ich begann wieder einen freien Blick auf die Literatur zu gewinnen, mithilfe dieser Figur E.T.A. Hoffmann, der zwar ein politischer Mensch war, aber das Primat der Politik in der Literatur nicht gelten ließ" (ebd., S. 71).

Als er das Manuskript seines Habil-Projekts 1981 zum Abschluss gebracht hatte, reichte er es zugleich bei den FU-Germanisten und beim Hanser Verlag in München ein. Die Reaktionen fielen konträr aus. Während die Arbeit nach Ansicht der Germanisten den akademischen Anforderungen an eine Habil noch nicht genüge, hielten die Lektoren der Hanser-Verlags sie für noch „zu akademisch". Angesichts dieses Dilemmas, zwischen beiden Stühlen zu sitzen, entschied sich Safranski letztlich gegen die Habilitation und für die Buchveröffentlichung. „Die Tragweite der Entscheidung und dass es wirklich eine Lebensentscheidung war, ist mir erst hinterher richtig klar geworden" (ebd., S. 72).

Vorwegnehmend sei darauf hingewiesen, dass die großen philosophischen Biographien Safranskis alle einen romantischen Einschlag haben. Das gilt insbesondere für den Vollblutromantiker E.T.A. Hoffmann (1984), aber auch für die ‚Lebensphilosophen' Schopenhauer (1987) und Nietzsche (2000), für die ‚Klassiker' Schiller (2004) und Goethe (2013), für den zwischen Romantik und Weimarer Klassik stehenden Hölderlin (2019) und selbst für den im Nationalsozialismus auf politische Irrwege geratenen Heidegger (1994).

Mit E.T. A. Hoffmann begann Safranskis philosophische Biographik. Schon bei diesem ersten Werk habe er „die mir gemäße Art des Schreibens entdeckt, meinen

Stil gefunden“ (ebd.). Dabei sei ihm klar geworden, dass es mit einem bloßen „Biographismus“ nicht getan sei „Biegen wir das Werk zurück auf das Leben, verlieren wir eine ganze Dimension, nämlich die des im Werk gesteigerten Lebens. […] Letztlich steht das Werk im Mittelpunkt und dann das Drama, wie das Werk aus dem Leben herauswächst und ins Leben zurückschlägt“ (ebd., S. 95).

Die Romantik als Epoche

Safranskis Schlüsselwerk *Romantik. Eine deutsche Affäre* ist in die beiden Bücher „Die Romantik“ (11 Kapitel) und „Das Romantische“ (7 Kapitel) aufgeteilt. Das erste Buch bezieht sich auf die *Epoche* der Romantik, das zweite auf das Romantische als epochenübergreifende *Geisteshaltung*. Die Darstellung in den einzelnen Kapiteln verbindet die Autorenporträts herausragender Romantiker und ihrer geistigen Nachfolger mit einer Präsentation ihrer philosophischen, literarischen und weltanschaulichen Vorstellungen.

Der Epochenbegriff der Romantik umfasst den Zeitraum von etwa 1790 bis 1830. Die Keimzelle der Romantik war ein Freundeskreis junger ambitionierter und aufrührerischer Schriftsteller, der sich in den 1790er-Jahren bildete und ihr Zentrum in Jena hatte. Zur sog. Frühromantik gehörten die Gebrüder August Wilhelm und Friedrich Schlegel, Caroline Schlegel, Dorothea Veit, Novalis, Friedrich Schleiermacher, Ludwig Tieck und Friedrich Wilhelm Schelling (vgl. Wulf 2022). Mit der Gründung der programmatischen Zeitschrift „Athenäum“ wurden 1798 die Weichen für die „Romantische Schule“ gestellt. Hier wurde der Begriff romantisch, abgeleitet vom französischen „romantique“, eingeführt, und zwar in der Bedeutung von „romanhaft, wie ein Roman“. Zu den Repräsentanten der sog. Frühromantik kamen in der mittleren und späten Romantik Achim und Bettina von Arnim, Clemens Brentano, Joseph Görres sowie E.T.A. Hoffmann, Joseph Eichendorff u. a. hinzu. Jean Paul, Friedrich Hölderlin und Heinrich von Kleist standen der Romantik nahe.

Die Jenaer Frühromantiker waren eine hochintellektuelle Avantgarde, die sich insbesondere mit den Auffassungen der Aufklärung und den literarischen Maßstäben der Klassik kritisch auseinandersetzte. Man kann von einer Bewegung sprechen, die zwar die Stimmen der Aufklärung nicht zum Verstummen gebracht, aber mitunter übertönt hat. Sie begann als Literatur- und Kunstkritik, strahlte dann auf fast alle Bereiche des kulturellen, wissenschaftlichen und politischen Lebens aus und konnte vor allem die Jugend begeistern. Die Frühromantiker wollten sich partout nicht mehr an die Konventionen der ‚allgemeinen‘ Moral halten, sondern sich individualistisch an ‚besonderen‘ Impulsen „aus der Tiefe des individuellen Innern“ orientieren (Reckwitz 2020, S. 216). Sie wandten sich vehement gegen das vorherrschende Nützlichkeitsdenken und suchten „zweckfreie Praktiken“ wie Müßiggang, Spiel, Sexualität, Wahrnehmung von Kunst und Natur aufzuwerten. Auf die „spezifische Zeitstruktur der Bürgerlichkeit“, das Erstarren in Routinen, reagierten sie aversiv und traten für einen freieren Umgang mit der Zeit ein (ebd., S. 217).

Der Aufbruch zu einer Schiffsreise – ein romantisches Vorspiel

Safranski lässt sein Romantik-Buch mit einer Schiffsreise Johann Gottfried Herders nach Frankreich beginnen, zu der dieser 1769 fluchtartig aufbrach, um aus den beengenden und konflikthaften Verhältnissen als Domprediger in Riga auszubrechen.

> In See stechen hieß für Herder: Das Lebenselement wechseln, das Feste gegen das Flüssige, das Gewisse gegen das Ungewisse einzutauschen, es hieß, Abstand und Weite gewinnen. Auch das Pathos eines neuen Anfangs war darin. Ein Konversionserlebnis, eine innere Umkehr, ganz in der Art, wie Rousseau zwanzig Jahre vorher unter einem Baum auf der Straße nach Vincennes seine große Inspiration erlebt hatte: die Wiederentdeckung der wahren Natur unter der Kruste der Zivilisation. Noch ehe Herder neue Menschen, neue Länder und Sitten kennen lernt, macht er also eine neue Bekanntschaft mit sich selbst, mit seinem schöpferischen Selbst (Safranski 2007, S. 17).

Dieser Aufbruch zu neuen Ufern war für Herder eine Lockerungsübung, eine Befreiung aus beruflichen Zwängen und erstarrten Konventionen, aber mehr noch eine Horizonterweiterung, getragen von der Sehnsucht nach geistiger Neuorientierung. Von den Ideen, die ihm auf dieser Reise in den Sinn kamen und die er im *Journal meiner Reise im Jahre 1769* festhielt, zehrte er ein Leben lang. Eine zentrale Idee Herders war die der *lebendigen* Vernunft, die er von der abstrakten Vernunft der Aufklärung kontrastierend abhob. In den Worten von Safranski: „Die lebendige Vernunft ist konkret, sie taucht ein ins Element der Existenz, des Unbewußten, Irrationalen, Spontanen, also ins dunkle, schöpferische, treibend-getriebene Leben. ‚Leben' bekommt bei Herder einen neuen enthusiastischen Klang" (ebd., S. 21).

Herder sprach auch von der *lebendigen* Natur, die das Schöpferische, dem man sich euphorisch überlassen kann, aber auch das Unheimliche, das einen zugleich anzieht und ängstigt, tangiert. Der Mensch sei dadurch ausgezeichnet, dass er die schöpferische Potenz der Natur in eigene Regie nehmen könne. In diesem Kontext gebrauchte Herder den Begriff einer *dynamischen, offenen Geschichte*: Jeder Augenblick, jede Epoche enthält eine eigene Herausforderung und eine Wahrheit, die es zu ergreifen und umzubilden gilt. Die in der Aufklärung bedrohte Einheit von Geist und Natur, Vernunft und Sinnlichkeit sollte wiederhergestellt werden (vgl. zur Natur in der Romantik und der Versöhnung von Mensch und Natur: Vietta 1995, S. 124–168).

Eine weitere wirkungsmächtige Idee Herders war die Entdeckung des *Individualismus* und daraus folgend die Idee der *Pluralität*. Er trug dazu bei, die Figur eines singulären Wesens hervorzubringen, das sich zwar mit anderen Menschen vergleichen lässt, aber zugleich in radikaler Weise anders und einzigartig ist. Um seinen individuellen Lebenskeim entfalten zu können, bedürfe der Einzelne stets einer Gemeinschaft. Herders Wunschbild war ein Garten der Vielfalt, in dem die Volkskulturen in Abgrenzung, Austausch und wechselseitiger Befruchtung ihre jeweils besten Möglichkeiten entwickeln (ebd., S. 23 ff.). Herders Hinwendung zum *geschichtlichen* Denken schreibt Safranski eine befreiende Wirkung zu: „Geschichte relativiert alles. […] Selbst das Gute, Wahre, Schöne, einst am Himmel der unwandelbaren Ideen und Offenbarungen fixiert, geraten in den Sog des Werdens –

und Vergehens. […] Und darum kann man von Herders Gedanken auf offener See sagen: Sie sind schon romantisch, weil sie uns einstimmen auf das Schaukeln der Dinge im Strom der Zeit“ (ebd., S. 28).

Herder hatte Einfluss auf die Dichter des „Sturm und Drang“ und insbesondere auf Goethe, mit dem er sich 1770 anfreundete. Herder und Goethe waren sich darin einig, dass neben dem für die Aufklärung zentralen Wert von Denken, Erkenntnis und Wahrheit die Gefühle, Sinne und Leidenschaften stärker zum Zuge kommen sollten. Ging es in der Aufklärung um rationale Erkenntnis, Steuerung und Verwissenschaftlichung, die alle Bereiche des menschlichen Lebens unter moralischen, ökonomischen oder sozialen Legitimationszwang zu bringen suchte, so in der Romantik darüber hinaus um eine Ergründung und Verzauberung des Geistig-Seelischen, die hinter dem Äußeren das Innere, hinter dem Nahen das Ferne und hinter dem Bewussten das Unbewusste aufspüren und gestalten wollte (vgl. Gödde & Zirfas 2016).

Befreiung durch ästhetische Bildung – eine Antwort auf die Französische Revolution

Die Französische Revolution von 1789 wurde als welthistorisches Experiment begeistert aufgenommen. Viele identifizierten sich mit dem erfolgreichen Kampf des Bürgertums gegen den Feudalismus und die Beseitigung eines ausbeuterischen Herrschaftssystems. Die Hoffnungen auf eine vernünftige und gerechte Gesellschaftsordnung erfüllten sich jedoch nicht, sondern wurden in der Folgezeit durch die Schreckensherrschaft und den Terror der Jakobiner im Keim erstickt.

Friedrich Schiller nahm die erschreckenden Gewaltexzesse zum Anlass für eine gesellschaftskritische Analyse. Seine berühmten Briefe *Über die ästhetische Erziehung des Menschen* (1795) stießen bei den Frühromantikern auf große Resonanz und waren für ihr Selbstverständnis von programmatischer Bedeutung. Schiller hielt das Erreichen der äußeren Freiheit für nicht ausreichend, um die drei Losungen der Französischen Revolution „Freiheit, Gleichheit, Brüderlichkeit“ in die politisch-gesellschaftliche Praxis umzusetzen. Aufklärung und Wissenschaft hätten sich bloß als „theoretische Kultur“ erwiesen, aber „noch nicht den Kern des Menschen ergriffen und umgestaltet“ (Safranski 2007, S. 42). In diesem Kontext diagnostizierte Schiller eine Entzweiung und Zerrissenheit des modernen Menschen, die er in erster Linie auf Arbeitsteilung und Spezialisierung zurückführte: „wir sehen nicht bloß einzelne Subjekte, sondern ganze Klassen von Menschen nur einen Teil ihrer Anlagen entfalten, während die übrigen, wie bei verkrüppelten Gewächsen, kaum mit matter Spur angedeutet sind“ (6. Brief, zit. nach Safranski 2005, S. 166). Daher bedürfe es einer „ästhetischen Erziehung“ der Menschen, die ihnen auf der individuellen wie gesellschaftlichen Ebene zu einer Wandlung und Umorientierung verhelfen könne. Damit hat Schiller eine über die Epoche der Romantik hinausgehende und bis heute anhaltende Kritik an der modernen Gesellschaft initiiert:

> Seitdem die Romantiker ihre Gesellschaftskritik vor nunmehr rund 200 Jahren geäußert haben, gab es immer wieder romantische Aufbrüche, welche ein Unbehagen an der modernen Gesellschaft äußerten und alternative Gegenentwürfe aufzeigten. [...] Die Romantiker fühlten, dass eine Spaltung der Lebenssphären nicht nur das Bewusstsein der Menschen nachhaltig in eindimensionale Bahnen zwängte, sondern damit einhergehend, die Welt als trivialen Mechanismus entzauberte (Tripold 2012, S. 127).

In seiner Ästhetik knüpfte Schiller an Kant an, der in seiner *Kritik der Urteilskraft* den Determinismus hinter sich lassen wollte, damit wir Menschen unsere Vernunftfreiheit überhaupt erkennen und uns für diese entscheiden können. Schiller hielt Kants Pflichtmoral für rigide und dem Menschen nicht adäquat. Die menschliche Freiheit müsse mehr sein als eine freiwillige Pflichterfüllung. An die Stelle eines fremdbestimmten Sollens müsse ein selbstbestimmtes Wollen treten. Dabei stellte sich aber die Frage, auf welchem Wege der Einzelne dazu befähigt werden kann. Und was konnte Schillers ästhetische Bildung dazu beitragen?

Im Rahmen seiner ästhetischen Briefe betonte Schiller den Wert von Sensibilität, Phantasie und Weitherzigkeit, um einen inneren Freiraum für die Selbstentfaltung gewinnen zu können. Um den Weg vom Herzen zum Kopf zu öffnen, müsse noch etwas Entscheidendes hinzukommen, nämlich eine Kunst des *Spiels*, bei dem das Schöpferische und Menschliche am Menschen zum Tragen kommen: „Denn, um es endlich auf einmal herauszusagen, der Mensch spielt nur, wo er in voller Bedeutung des Wortes Mensch ist, und *er ist nur da ganz Mensch, wo er spielt*" (15. Brief, zit. nach Safranski 2005, S. 182).

Nach Safranskis Auffassung war Schiller einer der ersten, der den Weg von der Natur zur Kultur über das Spiel gesucht hat. Das Spiel soll den Ernst der Begierden und Affekte – Sexualität und Aggression, Rivalitäten und Machtkämpfe – relativeren und mäßigen, so dass Freiräume für die innere Entwicklung entstehen können. „Das Spiel der Kunst ermuntert den Menschen, mit allen seinen Kräften zu spielen – mit Verstand, Gefühl, Einbildungskraft, Erinnerung und Erwartung. [...] Das neue Selbstbewusstsein künstlerischer Autonomie, die Ermunterung zum großen Spiel und zur erhabenen Nutzlosigkeit, das Versprechen einer Ganzheit im kleinen – alles zusammen hat der Romantik Auftrieb gegeben" (Safranski 2007, S. 46 f.).

Die romantische Aufwertung des Ich und die Wendung nach innen

Für die philosophische Orientierung der Frühromantiker waren Kants *Kritiken* der reinen und der praktischen Vernunft und Fichtes *Wissenschaftslehre* von grundlegender Bedeutung. Bei aller Übereinstimmung gab es einen gravierenden Unterschied zwischen Fichte und Kant. Während Kant dafür eintrat, sich als Person zurückzustellen und über sich schweigen zu können, plädierte Fichte in programmatischer Form für die Lust, mit dem eigenen Ich hervorzutreten und Ich zu sagen. Nach seiner Berufung an die Universität Jena im Jahr 1794 schrieb er sein Hauptwerk *Grundlage der gesamten Wissenschaftslehre* (1794/1795), das am Begriff des Ich ausgerichtet war und wie eine Initialzündung für den romantischen Weg nach innen wirkte. In der Einleitung heißt es: „Merke auf dich selbst: kehre deinen Blick von allem, was dich umgibt, ab, und in dein Inneres; ist die erste Forderung, welche die Philosophie an ihren Lehrling tut. Es ist von nichts, was außer dir ist, die Rede, sondern lediglich von dir selbst" (Fichte, zit. nach Uerlings 2000, S. 43).

In Fichte sieht Safranski einen „Apostel des lebendigen Ichs", der unter seinen Hörern die Lust verbreiten wollte, „ein Ich zu sein. Aber nicht ein bequemes, gefühlsseliges, passives Ich, sondern ein dynamisches, ein weltbegründendes, weltschaffendes" (Safranski 2007, S. 73). Fichte ging es – wie später Sartre – darum, dass der Mensch mit seinem Ich nicht vor der Übernahme von Freiheit und Verantwortung zurückscheut, sondern sie als Herausforderung annimmt. Das Ich dürfe sich nicht hinter dem Nicht-Ich verstecken. Die Welt des Nicht-Ich könne alles sein, was der eigenen Freiheit entgegensteht, sei es die äußere Natur, die eigenen Begierden und Triebe, die gesellschaftlichen Verhältnisse oder die Abhängigkeit von der Religion.

Fichte postulierte, dass sich das Ich selber „setzt", sich selbst hervorbringt. Erst in dem Moment, in dem es sich ergreift, taucht das Nicht-Ich als sein Gegensatz auf. Hier beginnt das Problem der Selbstbegrenzung, das so weit getrieben werden kann, „dass man sich den Selbst-Anteil an der Begrenzung verbirgt. Dann gibt die Selbstbegrenzung den äußeren Dingen eine Macht, die sie nicht hätten, wenn das Ich sich seiner selbst bewußt bliebe. [...] Für Fichte kommt alles darauf an, den Sinn zu schärfen für den Ich-Anteil, d. h. für die eigene Aktivität bei der Weltbildung" (ebd., S. 76).

Entsprechend dieser idealistischen Position hat der Mensch die Freiheit, immer auch anders handeln und die Dinge immer auch anders sehen zu können. In diesem Kontext wird die „Einbildungskraft", in der Fichte eine bewusste von einer unbewusst wirkenden unterscheidet, zu einem Schlüsselbegriff seiner Philosophie: „Es kommt darauf an, die bewußte Einbildungskraft möglichst nahe an die unbewußte heranzuführen oder, was dasselbe ist, das empirische Ich zum transzendentalen zu erweitern. Hier gibt es, so Fichte, riesige ungenutzte Spielräume, [denn] wir neigen dazu, den Bereich der freien Selbstbestimmung enger zu fassen, als er in Wirklichkeit ist" (ebd., S. 78).

Anknüpfend an die Ich-Philosophie Fichtes begannen sich die Frühromantiker zunehmend auch für die dunkle Seite von Ich und Psyche zu interessieren. Dabei erkannten sie, dass zum Bereich des Ich auch die Brüchigkeit, das Chaos und das Irrationale gehören. Peter Gay konstatiert „das obsessive Interesse für die tieferen Gefühlsschichten. Leidenschaftlicher und konsequenter als ihre Vorgänger haben die Romantiker das Selbst erlebt und interpretiert und sind ihm bis in seine geheimsten Verstecke hinein gefolgt" (1997, S. 55).

„Romantisieren" als poetisches und religiöses Programm

Im Bild der sich als Epoche formierenden Romantik spielte der Aufstieg der Romanliteratur eine eminent wichtige Rolle. Seit den 1790er-Jahren wuchs die Zahl der veröffentlichten Romane sprunghaft an und bewirkte eine kolossale Veränderung der Medienlandschaft. Das galt sowohl für die Produktivitätssteigerung der Schriftsteller als auch für den Lesedrang der Rezipienten. Besondere Beachtung fanden Romane, in denen es um brisante Geheimnisse und mysteriöse Verstrickungen ging. Das Innovative und die besondere Attraktivität des Romans lagen darin, dass er intimste Gefühle der Romanfiguren zur Sprache bringen und so die identifikationsbereiten Leser:innen in seinen Bann ziehen konnte. Ein typisches Beispiel ist Friedrich Schlegels skandalumwitterter Roman *Lucinde*.

In der Programmatik der Frühromantiker wird das *Romantisieren* besonders betont. Novalis erhob die Forderung, die Welt müsse romantisiert werden, Von ihm stammt die häufig zitierte Formulierung: „Indem ich dem Gemeinen einen hohen Sinn, dem Gewöhnlichen ein geheimnisvolles Ansehn, dem Bekannten die Würde des Unbekannten, dem Endlichen einen unendlichen Schein gebe, so romantisiere ich es" (zit. nach Uerlings 2000, S. 51).

Dem Gemeinen einen hohen Sinn geben, kann als *Idealisieren*, dem Gewöhnlichen ein geheimnisvolles Ansehen geben als *Mystifizieren* und *Poetisieren*, dem Bekannten die Würde des Unbekannten geben als *Verfremden* und dem Endlichen einen Sinn fürs Unendliche geben als *Spiritualisieren* bezeichnet werden. Der Wunsch, die Welt romantisierend *verzaubern* zu wollen, resultierte aus einer bewussten und betonten Gegenbewegung zu den Aufklärern, soweit diese die Welt entmystifizieren, entzaubern, entpoetisieren, säkularisieren und verwissenschaftlichen wollten.

Der Prototyp eines romantischen Rebellen war Friedrich Schlegel. Seine hochfliegenden Phantasien kamen darin zum Ausdruck, dass er in seinen Schriften ständig den Begriff „Revolution" gebraucht hat, wenn auch nicht im politischen Sinne, sondern in der Bedeutung einer moralischen, ästhetischen oder geistigen Revolution (vgl. Safranski 2007, S. 58). Schlegel wandte sich leidenschaftlich gegen die Entwertung von Poesie und Phantasie. Jede Lebenstätigkeit solle mit poetischer Bedeutsamkeit aufgeladen werden. Romantische Poesie konnte alles sein: „ein Gedicht, aber auch ein Roman, ein Gemälde, ein Gebäude, ein Musikstück oder sogar ein wissenschaftliches Experiment" (Wulf 2022, S. 203). Für die „Romantische Poesie" hat Schlegel den Ausdruck *progressive Universalpoesie* gewählt. Das Ziel, eine lebendige Synthese aller schöpferischen Bestrebungen herzustellen, wird im berühmten Athenäum-Fragment Nr. 116 dahingehend formuliert, „alle getrennten Gattungen der Poesie wieder zu vereinigen und die Poesie mit der Philosophie und Rhetorik in Berührung zu setzen. Sie will und soll auch Poesie und Prosa, Genialität und Kritik, Kunstpoesie und Naturpoesie bald mischen, bald verschmelzen, die Poesie lebendig und gesellig und die Gesellschaft poetisch machen [...]" (Schlegel, zit. nach Safranski 2007, S. 59).

Diese programmatische Äußerung ist ein Plädoyer gegen spezialisierende Abgrenzung und Ausschließung und für Offenheit und Interdisziplinarität. Wie Schiller plädierte Schlegel enthusiastisch für die Überwindung von problematischen und oft fehlgeleiteten Grenzziehungen, die die Kommunikation und Verständigung in der zwischenmenschlichen Sphäre und darüber hinaus im Bereich der Kunst, Wissenschaft und Philosophie erschwerten. Schillers Ästhetik des Spiels führte Schlegel mit dem Spiel der *Ironie* weiter. Seine Romantisierung der Ironie bedeutet, dass eine bestimmte Aussage nicht nur in eine umfassendere Perspektive gerückt und dadurch relativiert, sondern „für die jeweils bestimmte Aussage das Endliche und für die Perspektive der Relativierung und Dementierung das Unendliche" gesetzt wird (ebd., S. 62).

Auch der mit Schlegel befreundete Novalis übte scharfe Kritik am Geist der *Entzauberung*. Als Heilmittel setzte er auf das Schöpferische von Phantasie und Poesie: „Die Phantasie an die Macht! Es gilt die Welt zu durchdringen mit poetischem Geist!" (ebd., S. 130). Schlegel, Novalis und Schleiermacher gingen noch einen Schritt weiter und bezogen ihre ästhetischen Konzepte auch auf die Religion. Schleiermachers *Reden über die Religion*, die Ende 1799 erschienen, boten den Entwurf einer „romantischen Gefühlsreligion" so dar, dass „die romantische Generation sich darin vollkommen wiedererkennen konnte" (ebd., S. 137). Die neue Leitidee war: „Religion ist Sinn und Geschmack fürs Unendliche" (ebd., S. 139). Statt auf einen persönlichen Gott, eine kirchliche Lehre und Liturgie komme es auf die bereits erwähnte Form des Romantisierens an, die dem Endlichen einen Sinn fürs Unendliche verschafft.

Insgesamt ging es den Frühromantikern um Prozesse des Sich-Öffnens für neue Lebens- und Denkhorizonte, aber auch um eine kritische Auseinandersetzung mit solchen Grenzerweiterungen, bei der sich Schlegels *romantische Ironie* als wichtiges Mittel zur Distanzierung erwies. Sie erlaubte es, über die Fragen nach ‚Lebenssinn', ‚höherer' Wahrheit oder ‚tieferer' Bedeutung so zu reden, dass „die notwendige Unsicherheit aller Aussagen bewusst bleibt". Die romantische Ironie kann als „eine anti-dogmatische und anti-fundamentalistische Rede von den letzten Dingen" bezeichnet werden (Matuschek 2021, S. 201).

Die Politisierung der Romantik und ihre Gefahren

Hat sich der enge Zusammenhalt der Frühromantiker im ersten Jahrzehnt nach 1800 allmählich aufgelöst, so sind die mittlere und die Spätromantik in den Sog einer Politisierung geraten. Die preußische Niederlage von 1806, verbunden mit dem Untergang des Heiligen Römischen Reiches Deutscher Nation, war die Stunde der *politischen Romantik* und der Kompensation von nationalen Minderwertigkeitsgefühlen. „Die Arbeit am deutschen Identitätsbewußtsein mit der Beschwörung der Volksgeister und der germanischen Mythologie, die Sammlung der Volkspoesie, die nationalen Erziehungsvisionen Fichtes – das alles kann jetzt zusammenströmen und eine öffentliche Stimmung schaffen, die auf aktive Teilnahme der nationalen und patriotischen Kräfte drängt" (Safranski 2007, S. 185).

Der daraus entspringende *Nationalismus* gilt als der seinerzeit populärste und zugleich umstrittenste Aspekt der Romantik. Was alle europäischen Staaten damals verbunden hat, war das Interesse an der nationalen Geschichte und den nationalsprachlichen Überlieferungen. Die Absicht nationalstaatlicher Identitätsfindung ging so weit, dass aus der Erforschung auch die „Erfindung" nationalkultureller Traditionen wurde (vgl. Schanze 2018; Matuschek 2021). Das krasseste Beispiel dafür ist die Konstruktion einer germanisch-deutschen Identität, die sich gegen das übrige Europa zu behaupten hätte. Fichte postulierte in seinen *Reden an die deutsche Nation* aus dem Jahr 1808 eine besondere moralisch-kulturelle Sendung der Deutschen.

> Fichte spricht über das Volk wie über ein großes Individuum. Die erfreulichen Eigenschaften des Einzelnen – Freiheit, Tatkraft, Geist, Kultur – werden jetzt dem Volk zugeschrieben, und folglich ist das Erziehungskonzept in seinen „Reden" darauf zugeschnitten, den Einzelnen zu einem guten Volksgenossen zu machen. Dieses deutsche Volk insgesamt aber wird zum Urvolk des germanischen Freiheitsverlangens verklärt. Damit verschwindet der kosmopolitische, universalistische Grundzug der frühen Romantik. Der Horizont verengt sich. Der verspielte freie Geist [...] beginnt die Transzendenz in die politische Sphäre zu ziehen (ebd., S. 178).

Unverkennbar ist, wie fremd uns heute eine Gedankenwelt geworden ist, die einen extremen Idealismus mit politischen Zielsetzungen verbindet und diese womöglich noch mit dem Etikett „deutsch" versieht (vgl. Marx 2024, Kap. 7–13).

Die Epoche der Romantik als neues Paradigma

Es ist zwar nicht zu leugnen, wie schon punktuell dargestellt, dass die Romantiker in zentralen Punkten eine Gegenstellung zu den Aufklärern eingenommen haben. Das heißt aber nicht, dass sie „antiaufklärerisch" gewesen seien, sondern zunächst nur, dass sie sich gegen die konservative Erstarrung der Aufklärung wandten. Gesamthaft gesehen ist die Romantik keineswegs hinter den kritischen Anspruch der Aufklärung zurückgefallen. Und sie war auch „keine naive ‚Wiederverzauberung' der sich wissenschaftlich aufklärenden Welt. Wenn man hier überhaupt von ‚Verzauberung' sprechen will, dann geschah sie auf bewusst selbstreflexive Weise, die den Zauber als solchen durchschaut, während sie ihn hervorbringt" (Matuschek 2024, S. 32).

Worin bestand dann aber der Epochenwechsel von der Aufklärung zur Romantik? Im Epilog ihres Buches *Fabelhafte Rebellen. Die frühen Romantiker und die Erfindung des Ich* fasst Andrea Wulf die besonderen innovatorischen Tendenzen dieser Bewegung zusammen:

> Die Ideen des Jenaer Kreises erzeugten Wellen, die sich von der kleinsten Stadt im Herzogtum Sachsen-Weimar in die ganze Welt verbreiteten. Ihre Betonung der individuellen Erfahrung, ihre Beschreibung der Natur als lebendigem Organismus, ihre Ablehnung strenger Regeln in der Poesie und ihr Beharren darauf, dass die Kunst das einigende Band zwischen Geist und Natur war, wurden zu beliebten Themen in den Werken von Künstlern, Dichtern und Musikern in ganz Europa und den Vereinigten Staaten. Den Kern der Romantik bildete ihre Vorstellung der Einheit von Mensch und Natur (Wulf 2022, S. 404).

Als erste Besonderheit der Romantik kann man ihren Individualismus – die Forderung, die eigene Individualität zu entfalten – hervorheben. Dadurch hat sich das romantische Subjekt vom bürgerlichen Subjekt der Aufklärung distanziert. „Als Individuum hat das Subjekt sein eigenes ‚Zentrum'; und die Suche nach diesem Zentrum – die Entfaltung des inneren Kerns – ist es, was sich das romantische Subjekt zur Aufgabe macht" (Reckwitz 2020, S. 219). Dem Wert, ein Einzelner zu sein, hat Safranski später ein eigenes Buch gewidmet (vgl. Safranski 2021).

Die Romantiker förderten Individualisierung und Verinnerlichung, erkannten aber auch den Wert tragender persönlicher Beziehungen, sei es der „Ich-Du-Beziehung" im Sinne Martin Bubers und der generationalen „Wir-Identität". Dementsprechend gingen sie enge Liebes- und Freundschaftsbeziehungen ein und tendierten zu einem „Rückzug in die Wärme kleiner überschaubarer Gruppierungen" (Tripold 2012, S. 72; s. a. Wulf 2022). Darüber hinaus hielten sie die Zugehörigkeit zu einer „Gemeinschaft", sei es als Volk oder als Nation, für grundlegend wichtig, ohne deshalb von vornherein „völkisch" oder „nationalistisch" zu sein (vgl. Berlin 2004).

Ein weiteres Merkmal der Romantik kann in der Natur als „lebendigem Organismus" und „innerer Quelle" für die Selbstentfaltung gesehen werden (vgl. Taylor 2023). Die Romantiker betrachteten die Natur nicht nur von außen als ein ihnen gegenüberstehendes Objekt, das zu analysieren, kontrollieren und beherrschen sei, sondern suchten in die Natur einzutauchen, wollten von ihr getragen werden und mit ihr zu einer Einheit verschmelzen.

Während die Aufklärung das Ziel verfolgte, das Dunkel von Unwissenheit, Vorurteilen und Aberglauben aufzuhellen, war für die Romantik der Reiz der Nacht oder des Dunklen charakteristisch. Oder anders formuliert: Während die Aufklärung sich in erster Linie auf die „sichtbare Welt" – der Wissenschaft, Politik und Gesellschaft – ausrichtete, ging es der Romantik vor allem um „ein Versenken in die unsichtbaren Welten – etwa der Innerlichkeit des Menschen, die sich in der Phantasie, der Seele und dem Unbewussten zum Ausbruch brachte" (Zirfas 2016, S. 9).

Auch aufgrund ihres historischen Grundzugs hob sich die Romantik von der Aufklärung ab. Das gilt sowohl für ihr verstärktes Interesse an der individuellen Lebensgeschichte als auch an den historischen Entwicklungen in Kultur und Gesellschaft. Sie war von einem Optimismus getragen, „das universelle Ziel einer Ganzheit aus Individuum und Gesellschaft, aus Religion, Politik, Kunst und Psychologie wenn nicht zu erreichen, doch dann zumindest anzuvisieren und sich auf den Weg zu ihr machen zu können" (ebd., S. 19).

Mit Verve und Leidenschaft traten die Romantiker für das Ideal der „Aufrichtigkeit" ein, das im privaten Leben als Wahrhaftigkeit und Diskretion, im öffentlichen Leben als Unbestechlichkeit und Unkorrumpierbarkeit sichtbar wird, aber auch eine Kehrseite in einer idealistischen Aufopferungsbereitschaft bis hin zum Märtyrertum hat (vgl. Berlin 2004, S. 35 f.).

Die Kunst – Musik, Literatur, Theater, Malerei – hatte eine herausragende Bedeutung für die Romantiker, erst recht, wenn sie die Religion aus ihrer bisherigen Vorrangstellung verdrängte. Trotz zunehmender Säkularisierung blieb die Religiosität aber eine zentrale Dimension des romantischen Denkens. Zusammenfassend schreibt Safranski:

> Die Romantik gehört zu den seit zweihundert Jahren nicht abreißenden Suchbewegungen, die der entzauberten Welt der Säkularisierung etwas entgegensetzen wollen. Romantik ist neben vielem, was sie sonst noch ist, auch eine Fortsetzung der Religion mit ästhetischen

Mitteln. [...] Der romantische Geist ist vielgestaltig, musikalisch und versucherisch, er liebt die Ferne der Zukunft und der Vergangenheit, die Überraschungen im Alltäglichen, die Extreme, das Unbewußte, den Traum, den Wahnsinn, die Labyrinthe der Reflexion. Der romantische Geist bleibt sich nicht gleich, ist verwandelnd und widersprüchlich, sehnsüchtig und zynisch, ins Unverständliche vernarrt und volkstümlich, ironisch und schwärmerisch, selbstverliebt und gesellig, formbewußt und formauflösend (Safranski 2007, S. 13).

Das Romantische als epochenübergreifende Geisteshaltung

Als Geisteshaltung geht das Romantische über eine literarische. künstlerische und philosophische Epoche weit hinaus und findet sich bei großen Denkern und Künstlern des 19. Jahrhunderts wie Schopenhauer, Nietzsche und Richard Wagner, auch bei Heine und Marx, obwohl sie sich alle nur phasenweise oder gar nicht als Romantiker verstanden. In der Jugendbewegung und der Lebensreform des frühen 20. Jahrhunderts kam das Romantische dann zu voller Blüte. Bei Heidegger kann man eine politische Romantik erkennen, die ihn dazu verführt hat, für die nationalsozialistische Machtusurpation Partei zu ergreifen. Ernst Jünger und Carl Schmitt, aber auch Thomas Mann haben an die Romantik angeknüpft und sich auf sehr unterschiedliche Weise mit dem Romantischen auseinandergesetzt (vgl. zur Kritik der Romantik: Bohrer 2015). Im Folgenden kann ich aus Platzgründen nur auf romantische Tendenzen im politischen Bereich und speziell auf Safranskis Auseinandersetzung mit dem Romantischen in der NS-Bewegung und in der Studentenbewegung der 68er-Jahre eingehen.

Das Romantische in der NS-Bewegung

Die Periode der „Jugendbewegung" war mit den Ideen der „Lebensreform" eng verbunden (vgl. Safranski 2007, 15. Kapitel; s. a. Tripold 2012). Sie begann in der Zeit um 1900. Was diese Jugendgeneration belastete und was sie zu überwinden suchte, resultierte aus Gefühlen der Ohnmacht, Unsicherheit und Abscheu vor der modernen Gesellschaft, ihrer Technik, ihrer Kompliziertheit und Künstlichkeit. In der Jugendbewegung kam es zu einer Renaissance des romantischen Lebensbegriffs. *Leben* wurde ein Leitbegriff, der sowohl gegen den halbherzigen Idealismus als auch gegen einen seelenlosen Materialismus gerichtet war und die Einheit von Leib und Seele, Dynamik und Kreativität anvisierte. „In eigener Bestimmung, vor eigener Verantwortung und innerer Wahrhaftigkeit", lautete die Formel des berühmten Wandervogeltreffens am Hohen Meißner im Jahre 1913. Das Romantische der Jugendbewegung und ihre Verhaltenssicherheit in einer eigenständigen Jugendwelt zerfielen dann angesichts der erschreckenden Erfahrungen im Ersten Weltkrieg und endgültig in den Wirren und Notständen der Nachkriegszeit.

Die „politische Jugend" (Schelsky) als nachfolgende Generation bildete sich gegen Ende der 1920er-Jahre heraus. Die auffällige Politisierung und Ideologisierung dieser Jugendgeneration entsprang nach Erich Fromm einer ausgeprägten *Furcht vor der Freiheit* (1941). Sie wollte die mit individueller Freiheit und

Eigenverantwortung verbundene Last abschütteln und drängte als Kollektiv nach Verantwortung für das Ganze der Gesellschaft. Der Glaube, eine Mission für das deutsche Volk zu erfüllen, und die Bindung an dieses Zukunftsideal setzten bei ihr gewaltige Kräfte frei. Die Massenpartei mit ihren Jugendverbänden wurde für sie gleichzeitig zur sozialen „Heimat" und zur neuen „Kirche".

Nach dem Zusammenbruch der NS-Diktatur wurde immer wieder die Frage aufgeworfen, ob die romantische Geisteshaltung mitverantwortlich war für die deutsche Katastrophe im Nationalsozialismus. Gudrun Brockhaus ist in ihrem Buch *Schauder und Idylle* (1997) der Frage nachgegangen, an welche Sehnsüchte und Ängste die nationalsozialistische Ideologie anknüpfen konnte. Sie kam zu dem Ergebnis, dass die NS-Propaganda grenzüberschreitende, intensive, selbstwertsteigernde Erfahrungen ermöglicht habe, die über die Symbolik der Autobahnen und architektonischen Monumente, erlebnisintensive Rituale wie Lagerfeuer und Fackelzüge, den Konsum von völkischen Romanen und Filmen vermittelt wurden. Dieses „Erlebnisangebot" war attraktiv, weil es alle schmerzhaften Antagonismen miteinander versöhnte: Ordnung und Ekstase, Sicherheit und Rausch, Idylle und Gewalt verschmolzen in einer imaginären Harmonie.

Man kann sagen, dass bei der politischen Jugend Gefühlsbedürfnisse im romantischen Sinne manipulativ gelenkt wurden, so dass eine ganze Generation zu völkischem, arischem und antisemitischem Denken „indoktriniert" und „verführt" wurde. Eine solche Verführung, die bei der großen Mehrheit zu anhaltender „Verblendung" führte, war aber nur möglich, weil ihr von der Jugend selbst ein hypertrophes Bindungs- und Hingabebedürfnis entgegengebracht wurde und sie sich selber als Vortrupp einer zukünftigen idealen „Volksgemeinschaft" verstand. Auffällig an dieser Jugendgeneration sind Weltfremdheit, verblendeter Idealismus und Verleugnung des diktatorischen Machtwillens und der rigorosen Gewaltausübung der herrschenden NS-Politiker und -Militärs. Joachim Fest konstatiert in diesem Zusammenhang:

> Ihrer ganzen unpolitischen Erziehung nach schlechthin außerstande, in den Maßnahmen der Staatsmacht die dahinter wirksamen Motive zu erkennen, [wurde] naiverweise als Appell an einen allgemeinen Idealismus interpretiert, was tatsächlich einem konkreten machtpolitischen Zweck diente. [...] stets glaubte diese Jugend sich bei ihrer „guten Gesinnung", nicht aber als Objekt imperialer Zielsetzungen angesprochen (Fest 1980, S. 314).

Nach Safranski war für den gewöhnlichen Deutschen zwischen 1933 und 1945 charakteristisch, dass er in einer *doppelten Existenz* zwischen äußerer Anpassung und heroischer Identifikation mit der NS-Bewegung lebte:

> Er war derjenige, der brav seiner Arbeit nachging, seine herkömmlichen kulturellen Vorlieben pflegte, sein Bedürfnis nach Unterhaltung befriedigte; und er war zugleich derjenige, der sich uniformierte, marschierte, jubelte und denunzierte und sich auch wohldosiert am Willen zur Macht berauschte. Dieser Doppelmensch war zugleich der von den Romantikern verspottete Philister mit seiner Vorliebe für Ruhe, Ordnung und Sicherheit, und der Mensch, der teilhaben wollte am Herren- und Heldenbewußtsein (Safranski 2007, S. 356).

Safranski behauptet nicht, dass Hitlers Weltanschauung auf „Romantizismus" reduziert werden könne, auch wenn die romantische Geisteshaltung zur „Vorgeschichte" des Nationalsozialismus gehörte und einen nicht unerheblichen Anteil an dessen Erfolg gehabt habe (ebd., S. 366). Er stellt aber klar: „Nicht die Romantik, sondern vor allem der Biologismus einer wissenschaftsgläubigen Welt hat das Denken moralisch korrumpiert" (ebd., S. 358). Und an anderer Stelle fügt er hinzu: „die Ideen Hitlers waren ganz und gar nicht romantisch. Sie kommen aus den vulgarisierten, moralisch verwahrlosten und zur Ideologie gewordenen Naturwissenschaften: Biologismus, Rassismus und Antisemitismus" (ebd., S. 366).

Das Romantische in der 68er-Bewegung

Der Protestforscher Wolfgang Kraushaar hat die Studentenbewegung als „romantische Ursprungsrevolte" bezeichnet. Vorrangig war in seinen Augen die Suche nach dem „Ursprünglichen, dem gesellschaftlich noch nicht Verformten, dem Unmanipulierten, Nichtentfremdeten, dem vermeintlich Authentischen" (Kraushaar 2008, S. 253).

> Über „1968" schwebte eine überdimensionierte romantische Wolke. Als die Bewegung vorüber war, entlud sich die Wolke wie bei einem starken Regenguss, und eine romantische Blüte nach der anderen kam ans Tageslicht. Auch diese Phänomene konnten kaum jemandem verborgen bleiben. Sie verrieten sich in der Faszination für die Arbeiter, den Proletkult, die Ausgegrenzten, für die Loser, die Kriminellen und die psychisch Gestörten, ja die im klinischen Sinne Geisteskranken; für ein ursprünglicheres, alternatives Leben [...] im Gegensatz zu einer hochgradig vermittelten, differenzierten, von Institutionen und deren Bürokratien durchzogenen Gesellschaft (ebd., S. 259).

Von großem Einfluss auf die romantischen Befreiungssehnsüchte der 68er war Herbert Marcuse mit seiner Botschaft: Geschichte ist machbar, die Gegenwart bestimmbar, die Vision einer freien Gesellschaftsordnung liegt zum Greifen nahe. Dieser Utopie hielt Richard Löwenthal in seinem vieldiskutierten Buch *Der romantische Rückfall* (1970) entgegen, dass bei den 68ern die tieferen Traditionen der romantischen Abwehr der Industriegesellschaft wieder zum Durchbruch gekommen seien. Diese Kritik war für die 68er aber unannehmbar, weil sie zu sehr nach Traum und Illusion, nach bloßer Subjektivität klang. Andererseits kam in der Studentenbewegung ein vulgärer Rousseauismus nach der Devise ins Spiel: Der Mensch ist von Natur aus gut, die Gesellschaft macht ihn schlecht; beseitigen wir die gesellschaftlichen Entfremdungen, dann kann die wahre, die natürliche Güte endlich zum Vorschein kommen.

In den heutigen Selbsteinschätzungen der 68er taucht die romantisch getönte Erinnerung an die großartige Aufbruchstimmung der damaligen Zeit und zugleich eine desillusionierte Einschätzung des eigenen Romantizismus auf (vgl. Hannover & Schnibben 2007). Peter Schneider schreibt in seiner autobiographischen Erzählung *Rebellion und Wahn* (2008):

> Die wichtigste Errungenschaft der 68er-Bewegung in Deutschland bleibt, dass sie massenhaft – und vielleicht für immer – mit der Kultur des Gehorsams gebrochen hat. Ihre größte Sünde war, dass ihre Anführer nach einem basisdemokratischen und freiheitlichen Aufbruch

> am Ende einer im Kern antidemokratischen Doktrin erlagen und vor den Verbrechen ihrer revolutionären Vorbilder – in Kuba, in Vietnam, in Kambodscha und in China – die Augen schlossen (ebd., S. 278).

In einem Fernseh-Interview äußerte Rüdiger Safranski, er habe die Studentenbewegung als einen „Rausch der Freiheit" erlebt. Dass er sich Anfang der 1970er-Jahre einer maoistischen Sekte angeschlossen habe, betrachte er im Nachhinein als „intellektuellen Verrat". Ein Blick in die deutsche Geschichte zeige, dass die 68er in der Tradition des „verunglückten" Bürgertums standen und daher vornehmlich zwei Perspektiven kannten: eine Nahperspektive – als Meister in der Entdeckung der Seele – und eine romantische Fernperspektive von utopischer Weltverbesserung und Erlösung. Entscheidend komme es aber auf den „Zwischenbereich" des Politischen an, und weil die 68er darauf nicht vorbereitet waren, habe es ihnen an politisch-gesellschaftlicher Vernunft gefehlt. In seinem Romantikbuch unterstreicht Safranski seine Skepsis gegenüber der politischen Romantik:

> Das Romantische sucht die Intensität bis hin zu Leiden und Tragik. Mit alledem ist das Romantische nicht sonderlich für Politik geeignet. Wenn es in die Politik einströmt, sollte es mit einer kräftigen Zugabe von Realismus verbunden sein. [...] Das Romantische liebt die Extreme, eine vernünftige Politik aber den Kompromiß. Wir brauchen beides: die Abenteuer der Romantik und die Nüchternheiten einer abgemagerten Politik (Safranski 2007. S. 392).

Das Romantische in seiner Bedeutung für eine Kritische Lebenskunst

Ausgangspunkt der romantischen Bestrebungen war ein tiefes Unbehagen an der bürgerlichen Welt, die als kalt und gefühlsarm, allzu rational und rationell erlebt wurde. Man kann am Ende des 18. Jahrhunderts, aber auch in späteren vom romantischen Geist inspirierten Perioden immer wieder von einer „Entfremdung" in wesentlichen Lebensbereichen, von einem „Verstummen" der Welt, dem Leiden an mangelnder „Resonanz" sprechen. In den Worten des Resonanztheoretikers Hartmut Rosa:

> Resonanz ist ein Begriff der *Verbindung* zwischen den im aufklärerisch-rationalistischen oder naturalistischen Weltkonzept strikt getrennten Momenten von Geist und Körper (oder Leib und Seele), Gefühl und Verstand, Individuum und Gemeinschaft und schließlich Geist und Natur. Insofern es das Grundanliegen der Romantik darstellt, ebendiese Gegensätze und Trennungen miteinander zu versöhnen, lässt sich Resonanz als ein romantisches Konzept verstehen – es stellt sich den verdinglichenden Weltbegriffen des auf Berechnung, Fixierung, Beherrschung und Kontrolle gerichteten Rationalismus entgegen (Rosa 2016, S. 293).

Das Verlangen nach Resonanz entspringe dem Wunsch nach einer sprechenden und antwortenden Welt. Daher wurde das „Modell Romantik" stilprägend für die Resonanzhoffnungen, die Resonanzsehnsüchte und zugleich die Ängste vor dem Resonanzverlust im modernen Konzept der Liebe und der Freundschaft; in der Auffassung einer weltbeziehungstiftenden Bedeutung von Kunst, Musik und Ästhetik; für die *Natur*erfahrung der Moderne und in mancherlei Hinsicht sogar im Blick auf die Idee einer Selbstverwirklichung in der Arbeit (ebd., S. 601).

Angesichts der Dialektik von Entfremdung und Resonanz, die in der Epoche der Romantik zum Durchbruch kam, aber auch in späteren Epochen immer wieder aufflammte, wählten diejenigen, die sich vom romantischen Gestus ansprechen und beflügeln ließen, kompensatorische Strategien, um Resonanzbeziehungen zu ermöglichen und zu fördern: eine spezifische Ästhetisierung in der Kunst, eine spezifische Poetisierung im sich zunehmend differenzierenden Bereich der Literatur, sowie eine Romantisierung im Sinne von Transzendenzerfahrungen, Spiritualisierung und religiöser Ästhetik.

Safranski betont die Bedeutung der ästhetischen Religion angesichts der metaphysischen Obdachlosigkeit des modernen Menschen:

Die Romantiker brauchen einen ästhetischen Gott. Nicht so sehr einen Gott, der hilft und schützt und die Moral begründet, sondern einen Gott, der die Welt wieder ins Geheimnis hüllt. […] Die Romantiker, und das macht ihre Modernität aus, waren metaphysische Unterhaltungskünstler in einem sehr anspruchsvollen Sinn, denn sie wußten nur zu genau: Unterhalten oder genauer: unter-gehalten werden müssen die Absturzgefährdeten. So aber empfanden sich die Romantiker, und das macht sie zu unseren Zeitgenossen (Safranski 2007, S. 208).

Die Säkularisierung als Entzauberung dürfe man nicht einfach kritiklos unterstützen. Aufgrund der Erfahrungen mit dem Nationalsozialismus und Kommunismus sei uns nur allzu deutlich vor Augen geführt worden, dass „diese Entzauberung schwer erträglich ist und in den totalitären Bewegungen zu einer absichtsvollen Wiederverzauberung geführt hat“ (Safranski 2019, S. 111). Safranski wendet sich gegen jeglichen „Transzendenzverrat“, auch wenn es „Gott im Moment schwer hat, bei mir jedenfalls“ (ebd., S. 141). Wir bräuchten unbedingt eine „transzendentale Öffnung, um die Wirklichkeit in einer anderen Beleuchtung, in einem weiteren Raum sehen zu können“ (ebd., S. 142).

Aus der Vielfalt konträrer Bilder von Romantikern und denen, die ihnen nahestehen, habe ich die Frühromantiker als ein Orientierungsmodell in den Vordergrund gerückt. Romantiker, die uns heute als Vorbilder dienen können, zeichnen sich als gefühlsbetont und weltoffen, vielseitig interessiert und begeisterungsfähig aus. Sie können sich enthusiastisch für progressive Lebens- und Gesellschaftsentwürfe engagieren, sind aber selbstkritisch und beweglich genug, um mit Ironie auf eine nicht-wissende und tolerante Haltung rekurrieren zu können. Sie sehen sich im Kontrast zu jenen bürgerlichen „Philistern“, denen als „Menschen ohne Transzendenz“ jegliches Romantisieren, alles Spielerische und Unkonventionelle abgeht. Sie heben sich aber auch deutlich von blauäugigen „Schwärmern“ oder weltfremden „Idealisten“ ab. Alles in allem: Wir brauchen solche Romantiker, soweit sich ihre Haltung zur Welt auf Enthusiasmus, Weltoffenheit und Transzendenz im wohlverstandenen Sinne gründet.

Safranskis Schlüsselwerk *Romantik. Eine deutsche Affäre* verdanken wir eine philosophische Erschließung der Romantik und des Romantischen, die eine kritische Auseinandersetzung mit ihren anthropologischen und ideologischen Hintergrundannahmen ermöglicht. Das gilt für die romantischen Motive von Suche, Sehnsucht, Staunen, Phantasie und Traum, Spiel und Ironie, für individuelle Begriffe wie Freiheit, Autonomie und Verantwortung und speziell für die psychologische Dimension von Ich, Abwehr und unbewussten Vorgängen. Dabei werden aber auch gesellschaftliche Bedingungen wie Entfremdung und Resonanz, Gerechtigkeit und Demokratie, Ideologie und Kapitalismus tangiert. Hier lassen sich Verbindungslinien ziehen zu Soziologen und Sozialphilosophen wie Hartmut Rosa, Andreas Reckwitz und Charles Taylor, der in seinem Werk *Quellen des Selbst* (1996/2023) die wichtige Unterscheidung zwischen einem „naturalistischen" und einem „romantisch-expressivistischen" Paradigma der Moderne eingeführt hat. Innerhalb des Gesamtwerks von Safranski könnten im Hinblick auf eine Kritische Lebenskunst Brücken von der Romantik zu seinen großen philosophischen Biographien über Hoffmann und Hölderlin, Schopenhauer und Nietzsche, Schiller und Goethe sowie Heidegger geschlagen werden. Das Thema „Das Romantische und die Lebenskunst" verdient es, als interdisziplinäres Projekt weiter ausgearbeitet zu werden.

Literatur

Berlin, I. (2004). *Die Wurzeln der Romantik* [1999]. Berlin: Berlin Verlag.

Bohrer, K. H. (2015). *Die Kritik der Romantik* (5. Aufl.). Frankfurt am Main: Suhrkamp.

Brockhaus, G. (1997). *Schauder und Idylle. Faschismus als Erlebnisangebot.* München: Kunstmann.

Fest, J. (1980). *Das Gesicht des Dritten Reiches. Profile einer totalitären Herrschaft.* München: Piper.

Fromm, E. (1968). *Die Furcht vor der Freiheit* [1941] (2. Aufl.). Frankfurt am Main: Europäische Verlagsanstalt.

Gay, P. (1997). *Die Macht des Herzens: das 19. Jahrhundert und die Erforschung des Ich.* München: C.H. Beck.

Gleiss, I. (2005). Der romantische Weg in die Tiefe. In M. B. Buchholz & G. Gödde (Hrsg.), *Macht und Dynamik des Unbewussten. Das Unbewusste I* (S. 95–124). Gießen: Psychosozial-Verlag.

Gödde, G. (2009). Die Revolte der 68er und die Dialektik der Generationen. *Psychosozial, 32*(115), 99–117.

Gödde, G., & Zirfas, J. (2016). *Therapeutik und Lebenskunst.* In *Eine psychologisch-philosophische Grundlegung*. Gießen: Psychosozial-Verlag.

Gödde, G., & Zirfas, J. (Hrsg.). (2018). *Kritische Lebenskunst. Analysen – Orientierungen – Strategien.* Berlin: Metzler.

Hannover, I., & Schnibben, C. (2007). *I can't get no. Ein paar 68er treffen sich wieder und rechnen ab.* Köln: Kiepenhauer & Wietsch.

Kraushaar, W. (2008). *Achtundsechzig. Eine Bilanz.* Berlin: Propyläen.

Löwenthal, R. (1970). *Der romantische Rückfall* (2. Aufl.). Stuttgart: Kohlhammer.

Marcuse, H. (1967). *Das Ende der Utopie.* Berlin: Maikowski.

Marx, A. (2024). *Nationalerziehung. Nationalpädagogische Ansätze in Preußen vom Generallandschulreglement bis zur Reichsgründung (1763–1871).* Wiesbaden: Springer VS.

Matuschek, S. (2021). *Der gedichtete Himmel. Eine Geschichte der Romantik.* München: C.H. Beck.

Matuschek, S. (2024). *Die Romantik. Themen, Strömungen, Personen.* München: C.H. Beck.
Reckwitz, A. (2020). *Das hybride Subjekt. Eine Theorie der Subjektkulturen von der bürgerlichen Moderne zur Postmoderne, Überarbeitete Neuauflage.* Berlin: Suhrkamp.
Rosa, H. (2016). *Resonanz. Eine Soziologie der Weltbeziehung.* Berlin: Suhrkamp.
Safranski, R. (1984). *E.T.A. Hoffmann. Das Leben eines skeptischen Phantasten.* München/Wien: Hanser.
Safranski, R. (1987). *Schopenhauer und Die wilden Jahre der Philosophie.* München/Wien: Hanser.
Safranski, R. (1994). *Ein Meister aus Deutschland. Heidegger und seine Zeit.* München/Wien: Hanser.
Safranski, R. (2000). *Nietzsche. Biographie seines Denkens.* München/Wien: Hanser.
Safranski, R. (2004). *Schiller oder Die Erfindung des Deutschen Idealismus.* München/Wien: Hanser.
Safranski, R. (Hrsg.). (2005). *Schiller als Philosoph. Eine Anthologie. Ausgewählt und mit einem Essay versehen.* Berlin: Siedler.
Safranski, R. (2007). *Romantik. Eine deutsche Affäre.* München: Hanser.
Safranski, R. (2013). *Goethe. Kunstwerk des Lebens. Biografie.* München: Hanser.
Safranski, R. (2019). *Klassiker! Ein Gespräch über die Literatur und das Leben mit Michael Krüger und Martin Meyer.* München: Hanser.
Safranski, R. (2021). *Einzeln sein. Eine philosophische Herausforderung.* München: Hanser.
Schanze, H. (2018). *Erfindung der Romantik.* Berlin: Metzler.
Schneider, P. (2008). *Rebellion und Wahn. Mein ‚68'.* Köln: Kiepenheuer & Witsch.
Taylor, C. (2023). *Quellen des Selbst. Die Entstehung der neuzeitlichen Identität* [1996]. (13. Aufl.). Frankfurt am Main: Suhrkamp.
Tripold, T. (2012). *Die Kontinuität romantischer Ideen. Zu den Überzeugungen gegenkultureller Bewegungen.* Bielefeld: transcript.
Uerlings, H. (Hrsg.). (2000). *Theorie der Romantik.* Stuttgart: Reclam.
Vietta, S. (1995). *Die vollendete Speculation führt zur Natur zurück. Natur und Ästhetik.* Leipzig: Reclam.
Wulf, A. (2022). *Fabelhafte Rebellen. Die frühe Romantik und die Erfindung des Ich.* München: Bertelsmann.
Zirfas, J. (2016). Klassik und Romantik. Das lange 19. Jahrhundert der Ästhetischen Bildung. In J. Zirfas, D. Lohwasser, D. Burghardt et al. (Hrsg.), *Geschichte der Ästhetischen Bildung, Band 3.2: Klassik und Romantik* (S. 7–32). Paderborn: Schöningh.

Susan Sontag. *Krankheit als Metapher* (1978) 20

Kristina Jaspers

Einleitung und biografischer Hintergrund

Die amerikanische Autorin, Aktivistin und *public intellectual* Susan Sontag (1933–2004) lotete in ihren kulturkritischen Essays immer wieder aufs Neue das Verhältnis von Ethik und Ästhetik, von Empathie und Engagement aus. Dabei prägten ihre eigenen Krankheitserfahrungen, ihr Engagement in der Bürgerrechtsbewegung und ihre Reisen in verschiedene Krisengebiete, sowie ihre literarischen und filmischen Experimente ihr Denken wesentlich. „To pay attention to the world" war für Sontag die Voraussetzung für Selbst- und Welterkenntnis.

Nach einem Studium der englischen Literatur und Philosophie erregte sie mit ihren „Anmerkungen zu ‚Camp'" (dt. 1968) und ihrer Aufsatzsammlung *Gegen Interpretation* (dt. 1968) Aufsehen, in denen sie das vermeintlich Abseitige und Trashige des queeren Undergrounds in den Fokus nahm, die sinnliche Wahrnehmung einer gelehrten Interpretation vorzog und die Unterscheidung zwischen Hoch- und Populärkultur aufhob. Auf breite Resonanz stießen ihre kulturkritischen Analysen *Über Fotografie* (dt. 1978) und *Das Leiden anderer betrachten* (2003), in denen sie die Wirkmacht fotografischer Bilder – insbesondere der Kriegs- und Gräuelfotografie – kritisch hinterfragte. Sontag engagierte sich zeitlebens politisch, sie drehte mehrere Spiel- und Dokumentarfilme und reüssierte auch als Schriftstellerin.

Es mag auf den ersten Blick überraschen, Susan Sontag im Kontext der Kritischen Lebenskunst zu rezipieren. Doch spätestens mit der Veröffentlichung ihrer Tagebücher wurde deutlich, wie engagiert Sontag an ihrer Selbstformung arbeitete und wie sie sich mit Übungen und Appellen zeitlebens selbst erzog. Fragen zur ethischen und ästhetischen Lebensführung durchziehen ihre privaten wie öffentlichen

K. Jaspers (✉)
Deutsche Kinemathek, Berlin, Deutschland
E Mail: kjaspers@deutsche-kinemathek.de

G. Gödde, J. Zirfas (Hrsg.), *Schlüsselwerke der Kritischen Lebenskunst II*, Schriften zur Kritischen Lebenskunst,
https://doi.org/10.1007/978-3-662-72440-8_20

Schriften. Ihre Auseinandersetzung mit Autoren wie Friedrich Nietzsche und Ludwig Wittgenstein, mit Michel de Montaigne, Ralph Waldo Emerson oder Sören Kierkegaard sind vom Nachdenken über Formen der Lebensführung und Selbstgestaltung geprägt (Jaspers 2025a).

Selbstsorge und Lebenskunst sind im Moment der Krankheit von besonderer Relevanz. Als bei Sontag Mitte der 1970er-Jahre bei einer Routineuntersuchung Brustkrebs diagnostiziert wurde, veränderte dies ihr Leben nachhaltig. Die Diagnose lautete auf Brustkrebs mit Metastasenbildung im fortgeschrittenen vierten Stadium, die Ärzte prognostizierten ihr eine Lebenszeit von möglicherweise nur noch sechs Monaten (Schreiber 2009, S. 170). Die behandelnden Ärzte banden sie kaum in die therapeutischen Erwägungen ein. Sontag begann daraufhin, sich selbstständig über mögliche Behandlungsmöglichkeiten zu informieren und konsultierte verschiedene Spezialisten in den USA und in Europa. Schließlich entschied sie sich für die radikalste Therapieform: eine hochdosierte Chemotherapie sowie eine Halsted-Operation – eine besonders invasive Form der Mastektomie, bei der die gesamte Brust, die beiden Brustmuskeln sowie die Lymphknoten der Achselhöhle entfernt werden. Sie war überzeugt, dass der Krankheit mit größtmöglicher Entschiedenheit zu begegnen sei. Es folgten zweieinhalb Leidensjahre mit weiteren Operationen. Währenddessen hielt Sontag ihre Selbstzweifel, aber auch die Diskriminierungen, denen sie sich als Patientin ausgesetzt sah, in ihrem Tagebuch fest. Und sie begann zugleich, über das Thema zu „philosophieren" (Cott 2018, S. 20), also zu dem Geschehen in Distanz zu treten, und ihre Erfahrungen in eine literaturwissenschaftliche Studie zu überführen. Mit *Krankheit als Metapher* (1978) verfasste Sontag ein Buch, das persönliche Krisenbewältigung, kulturhistorische Analyse und Gesellschaftskritik miteinander verbindet.

Den Ausgangspunkt bildete ihr persönliches Erleben einer möglicherweise tödlichen Krankheit und die Erfahrung als scheinbar entmündigte Patientin. Anfang der 1970er-Jahre agierten Ärzt:innen zumeist unhinterfragt als „Götter in Weiß" und erörterten Therapiemethoden im günstigsten Fall mit den Angehörigen, jedoch selten mit den Patient:innen selbst. Krebs-Erkrankungen waren gesellschaftlich tabuisiert und in den Medien kaum präsent. Als jüdische, bisexuelle Frau verfügte Sontag über ein feines Gespür für Stigmatisierungen und Schuldzuweisungen. Sie fühlte sich der Situation als Patientin zunächst hilflos ausgeliefert und lehnte zugleich die Zuschreibung eines Opfers ab. Doch mit ihrem geisteswissenschaftlichen Rüstzeug als studierte Literaturwissenschaftlerin und Philosophin gelang es ihr, sich gegen ihre Viktimisierung zur Wehr zu setzen. In ihrem Aufsatz benannte sie die Vorurteile gegenüber verschiedenen Krankheiten, die unseren Umgang miteinander bestimmen, erklärte deren kulturhistorische Tradierung und versuchte so, ihnen ihre Wirkungskraft zu entziehen.

Die Arbeit an *Krankheit als Metapher* fällt in einer Phase, in der die Autorin parallel begann, sich eingehender mit der Fotografie zu beschäftigen. Während sie in *Krankheit als Metapher* diskriminierende Metaphern aus dem heilkundlichen Bereich problematisierte, kritisierte sie in ihren Aufsätzen zur Fotografie (die zunächst zwischen 1973 und 1977 in der *The New York Review of Books* erschienen) das Machtgefüge zwischen fotografierendem Subjekt und fotografiertem Objekt. Mit beiden Analysen zielte Sontag also vorrangig auf Autonomie und Souveränität ab und positionierte sich gegen Fremdzuschreibungen und hierarchische Gewalt.

Ihr Krebs-Buch wird von einem kämpferischen, bisweilen polemischen Duktus getragen und hat bis heute kaum etwas von seiner Relevanz eingebüßt. Rückblickend setzte Sontag den Text in enge Beziehung zu ihrem frühen Essay *Gegen Interpretation* (vgl. Sontag & Rieff 2013, S. 477) und unterstrich damit den literaturkritischen Ansatz. Ihr Kampf gegen Metaphern und Interpretationen war zugleich ein Kampf gegen die „Verhexungen unserer Sprache" (Wittgenstein 1986, § 109, S. 299), die uns zu stereotypen Bewertungen verleiten, statt den Menschen und Dingen unvoreingenommen zu begegnen.

Historische Einordnung: Autopathografien und der Beginn der Psychoonkologie

Das Thema Krebs wurde bis in die 1970er-Jahre hinein fast ausschließlich im medizinisch-wissenschaftlichen Kreisen diskutiert. Dabei wurden sowohl die Perspektiven der Patient:innen als auch psychologische Aspekte lange Zeit vernachlässigt. Ab den 1960er-Jahren begann sich zunächst in den USA und dann zunehmend auch in Europa die Psychosomatik zu etablieren. Diese erweiterte die medizinische Ätiologie um eine Perspektive auf spezifische Persönlichkeitsmerkmale, die sich mit einer vermeintlichen Prädisposition für bestimmte Krankheiten in Verbindung bringen ließen. Dem Phänotypus „Krebspersönlichkeit" (später nach Lydia Temoshok auch als „Typ C" klassifiziert) wurden Eigenschaften wie mangelhafte Stressbewältigung, Autoaggression, Depression und unterdrückte Gefühle zugeschrieben. Insbesondere in den USA war diese Typenlehre zunächst meist misogyn dominiert, wie die Medizinhistorikerin Bettina Hitzer (2020, S. 91) nachweist. In einer einflussreichen Studie von Milton Tarlau und Irwin Smalheiser zur weiblichen Krebspersönlichkeit standen beispielsweise nicht erfüllte Rollenerwartungen und fehlentwickeltes Sexualverhalten im Vordergrund (vgl. ebd., S. 68–71). Solche psychologischen Erklärungsmodelle belasteten viele erkrankte Frauen zusätzlich zu ihren Ängsten vor körperlicher Versehrtheit, Schmerz und Tod mit Versagens- und Schuldgefühlen. Und gegen eben diese Unterstellung eines mangelhaften Charakters und eines ungenügenden Verhaltens, und damit gegen die Zuschreibung einer Selbstverschuldung, lehnte sich Sontag auf.

Ihre Kritik ist primär gegen Wilhelm Reich gerichtet, einen Kollegen und Kontrahenten Sigmund Freuds, dessen Schriften über den Orgasmus kurz zuvor von der Studentenbewegung euphorisch wiederentdeckt wurden. In seiner Studie über Krebs führte Reich psychische Erkrankungen auf eine Störung der sexuellen Erlebnisfähigkeit und eine Stagnation der biologisch-sexuellen Energie zurück (Reich 1994, S. 168–169). Sontag, die zeitlebens mit ihrer Bisexualität haderte und ihre sexuellen Fähigkeiten als eher mangelhaft einschätzte, fühlte sich von Reichs Unterstellung, eine unterdrückte Sexualität und nicht ausgelebte Aggressionen könnten sich in einer Krebserkrankung manifestieren, persönlich angegriffen. Im Rückblick bekannte sie, dass auch sie nach der Krebs-Diagnose zunächst die Schuld bei sich selbst gesucht habe:

> Zuerst dachte ich: Womit habe ich das verdient? Ich habe ein falsches Leben geführt, ich habe zu vieles unterdrückt. Es stimmt, ich habe vor fünf Jahren großes Leid erfahren, und dies ist die Folge jener schweren Depression. … [Doch] ich beschloss, mich nicht zum Sündenbock zu machen. Ich neige wie jeder andere dazu, mich schuldig zu fühlen, vielleicht sogar mehr als der Durchschnitt, aber ich mag das nicht. Nietzsche hatte recht – Schuld ist etwas Schreckliches (Sontag, zit. nach Cott 2018, S. 25).

In ihrem Tagebuch hielt sie fest: „Ich bin ganz entschieden dagegen, Krankheit zu einem ‚seelischen Zustand' zu erklären. Es geht darum, dass das metaphorische Verständnis einer Krankheit und deren Moralisierung der medizinischen Realität widersprechen" (Sontag & Rieff 2013, S. 478). Damit gehörte Sontag Mitte der 1970er-Jahre zu den ersten Stimmen, die die Perspektive der Patient:innen stärker in den Blick rückten.

Etwa zeitgleich erschienen mehrere Krebstagebücher, die die persönlichen Erfahrungen der Betroffenen in den Vordergrund stellten. Zu einem Bestseller in Europa wurde posthum die Anklageschrift *Mars* (1976) von Fritz Zorn. Der Schweizer Autor (eigentlich Fritz Angst), der vor der Drucklegung seinem Krebsleiden erlag, folgte in seinem Text – im Unterschied zu Sontag – der Reich'schen Doktrin. Seine provokante Autopathografie, die sich mit ihrer expressiven Sprache wie eine Kampfschrift gegen Konformismus, gesellschaftliche Heuchelei und emotionale Kälte in der Erziehung richtet, fand breite Resonanz. Zorn entwarf einen psychosomatischen Deutungszusammenhang und interpretierte die eigene Krebserkrankung nicht allein als eine biologische Tatsache, sondern zugleich als Folge eines Lebens unter falschen Prämissen. So schrieb er beispielsweise, dass sich bestimmte Schäden, die er seiner Erziehung verdanke, schließlich in der „neurotisch bedingten" Krebserkrankung manifestiert hätten (Zorn 1979, S. 44). Damit ist seine Argumentation der von Sontag diametral entgegengesetzt. Während Zorn den Krebs als Ausdruck unverarbeiteter Gefühle verstand, wehrte sich Sontag gegen eben diese Zuschreibung. Sie kritisierte die Auffassung, dass Krankheit Ausdruck persönlicher Schuld oder Schwäche sei und warnte davor, dass eine Stigmatisierung das Leid der Erkrankten nur verschlimmere. Im Unterschied zu Zorn zielte Sontag mit ihrer Argumentation auf eine Versachlichung ab. Krebs sei vorrangig als physiologisches Problem zu betrachten und damit das Augenmerk der Patient:innen auf die medizinischen Behandlungsmöglichkeiten zu lenken.

Ein Jahr zuvor war Hildegard Knefs *Das Urteil oder der Gegenmensch* (1975) erschienen, in dem sich die Schauspielerin offen mit ihrer Brustkrebserkrankung und ihren Erfahrungen im deutschen Gesundheitssystem auseinandersetzt. In schonungslosem, bisweilen zynischem und zugleich kämpferischem Tonfall verfasst, wechselt die Narration zwischen erster und dritter Person Singular und verbindet eine allgemeingültige Erzählung mit privaten Tagebucheinträgen. Ähnlich wie für Sontag war auch für Knef die Empfindung der „Entmündigung" (Knef 1975, S. 282) als Patientin eine wesentliche Motivation zum Schreiben. Ihre Kritik richtete sich vor allem gegen das Gesundheitswesen: „Ich wollte ein paar heilige Kühe schlachten. Da ist einmal diese heilige Kuh, das Krankenhaus. Ich fand, es musste einmal gesagt werden, welche Hölle sich hinter den geputzten Mauern abspielt. Warum wird ein Kranker schon an der Pforte entmündigt, behandelt wie ein Idiot?" (Knef, zit. nach León-Villagrá 2021, S. 410). Auch wenn das mediale Echo in Deutschland, unterstützt durch einen Vorabdruck im Magazin STERN, beträchtlich war, die Autorin vielfach für die Drastik ihrer Schilderungen angegriffen wurde und sich auch juristisch mehreren Klageschriften ihrer behandelnden Ärzte ausgesetzt sah, blieb doch eine breitere Rezeption des Buches im wissenschaftlichen Kontext aus. Dabei erscheint das „autobiografische Schreiben [...] bei Knef" aus heutiger Perspektive als „reflektierte Selbsttechnik zur Schaffung eines kohärenten und aktualisierten Selbstbilds in der Situation existenzieller Krankheit" (ebd., S. 403) und damit durchaus anschlussfähig. Darüber, was die Amputation einer Brust für ihr Verhältnis zum eigenen Körper, zum Frausein und für ihre Identität bedeutet (Jaspers 2005, S. 65), berichtet Knef erstaunlich knapp. Es ist ein schmerzlicher, schwer in Worte zu fassender Einschnitt. Auch Sontag hat den Verlust ihrer Brust schriftlich nicht reflektiert. Ihre zeitweilige Sekretärin und Mitbewohnerin Sigrid Nunez erinnert sich jedoch, dass Sontag selten zögerte, auch ihr ganz fremden Menschen die Narbe ihrer Brustamputation zu zeigen (Nunez 2020, S. 41).

In Sontags umfangreicher privater Bibliothek finden sich weder die Schriften von Knef noch von Zorn. Aus den 1970er-Jahren lassen sich ausschließlich wissenschaftliche Fachbücher zum Thema Krebs bei ihr nachweisen. Sontag konnte sich also nicht an den etwa zeitgleich erschienenen Vorbildern orientieren und musste ihren eigenen Zugriff, ihre eigene Perspektive, ihre eigene Stimme zur Auseinandersetzung mit der tödlichen Krankheit finden.

Inhalt und Argumentation

Sontag wendet sich mit *Krankheit als Metapher* an mündige Patient:innen, die ihr Schicksal selbst in die Hand nehmen wollen. Die von ihr erlebte Ohnmacht verwandelt sie so in etwas Konstruktives, ihr Einzelschicksal, die erfahrene Hilflosigkeit, wird so teil- und damit auch überwindbar. Ihr Stil ist klar, nüchtern, bisweilen auch anklagend. Entgegen ihrer sonstigen Praxis gibt Sontag hier in den Fußnoten auch Quellennachweise an.

Der überschaubare Text (die englische Originalausgabe umfasst gut 80 Seiten) ist in fünf nummerierte Abschnitte gegliedert. Im ersten Teil formuliert Sontag das Bild der Krankheit als „Nachtseite des Lebens" und kritisiert dessen metaphorische Überfrachtung. Im zweiten Teil beschreibt sie insbesondere, wie Tuberkulose im 19. Jahrhundert romantisiert und mit Sensibilität, Leidenschaft und Schönheit assoziiert wurde. Auch zu dieser Krankheit hatte Sontag einen persönlichen Bezug, denn ihr Vater war früh an Tuberkulose verstorben – was ihre Mutter ihr aus Scham lange Zeit verschwiegen hatte. Im dritten Teil kontrastiert Sontag Tbc mit Krebs, der im 20. Jahrhundert dämonisiert und mit Schuld, unterdrückten Gefühlen und moralischem Versagen verknüpft worden sei. Der vierte Teil zeigt, wie Krankheitsbilder politisch instrumentalisiert werden – als „Krebs der Gesellschaft" oder in

Sprachbildern vom „Krieg gegen den Krebs" –, was die Betroffenen zusätzlich belaste. Im fünften Teil fordert Sontag, Krankheiten nicht zu metaphorisieren und sie als medizinische Herausforderung zu begreifen, um das Leid der Betroffenen nicht durch viktimisierende Zuschreibungen zu verstärken.

Sontag beginnt ihre Untersuchung mit einem Vergleich der Krankheiten Krebs und Tuberkulose, die beide lange Zeit als unheilbar galten. Bereits der Name dieser Krankheiten wurde damit zu einem Synonym für ein Todesurteil. Dies weckte Ängste und setzte Mystifikationen und angstbesetzte Fantasien in Gang. Im Unterschied zum Herzinfarkt, der rein medizinisch, fast mechanisch interpretiert würde (Sontag 2005, S. 12–13), seien Krebs und Tbc tabubehaftet und würden oft als geradezu obszön erlebt. Die Angst vor einer möglichen Ansteckung führte zudem zu zusätzlicher Isolation. Etymologisch betrachtet steht der Krebs für einen bösartigen, nicht bezwingbaren Feind, für ein „Gewächs" oder eine wachsende Geschwulst, die zu Auszehrung führt. Viele schambesetzte Organe wie Darm, Blase, Rektum, Brust, Prostata oder Hoden können betroffen sein, Krebs würde daher oft als Degeneration und als entsexualisierend wahrgenommen.

Der Lungenkrankheit Tuberkulose wurde hingegen zugeschrieben, fieberhafte Aktivität und Euphorie oder Mattigkeit, Resignation und Erschöpfung auszulösen. Sie wirke wie ein Aphrodisiakum, führe zu einem gesteigerten sexuellen Begehren, einer intensiveren Lebenswahrnehmung oder Vergeistigung. Tbc sei eine „vornehme Krankheit" der Aristokratie, Ausdruck einer Erkrankung der Seele, von Ästhetisierung und Melancholie begleitet. Die Romantisierung erreichte Ende des 18. bzw. Anfang des 19 Jahrhundert ihren Höhepunkt und machte nach Sontag die Leichenblässe der abgemagerten Schwindsüchtigen zur schicken Mode, das Selbst geriet zum „Image" (ebd., S. 28).

Sontag zählt eine Reihe prominenter Patient:innen aus der Literaturgeschichte auf, wie Franz Kafka, der über seine Tbc-Erkrankung bewusst im Unklaren gelassen wurde (ebd., S. 11) oder Alice James, Schwester von Henry und William James, über die Sontag später ein Theaterstück verfassen sollte, und die ihren Brustkrebs als „dämonische Schwangerschaft" empfand (ebd., S. 16). Sontag rekurriert ausführlich auf Werke wie Thomas Manns *Der Zauberberg* (ebd., S. 15, 32), mit dessen Protagonisten Hans Castorp sie sich selbst als asthmatisches Kind sowie ihren an Tbc verstorbenen Vater identifiziert hatte. Darüber hinaus führt Sontag als cinephile Kritikerin auch mehrere Filmbeispiele an, wie die romantisch-verklärte Darstellung eines Leukämie-Todes in Arthur Hillers *Love Story* (1970), oder das schwer erträgliche Leid der sterbenden Krebskranken in Ingmar Bergmans *Schreie und Flüstern* (1972) (ebd., S. 19–20). Sie möchte damit der „populäre[n] Mythologie" (ebd., S. 19), man könnte auch sagen: dem kollektiven Unbewussten, den verbreiteten Vorurteilen und Stereotypen, entgegenwirken. Diese wirkmächtigen Bilder werden nach Sontag durch tradierte Erzählungen in Filmen und Büchern verfestigt. Ihre Schrift versteht sie als „ein[en] Versuch […] Literaturkritik auf eine neue Weise […] zu ‚betreiben': um die Welt zu kritisieren" (Sontag & Rieff 2013, S. 477).

Metaphern kaschieren Tabus, sie beschönigen oder verbergen die eigentliche Krankheit und führen damit zu Fehlurteilen, Vorverurteilungen und Stigmatisierungen. Ähnlich wie Interpretationen, gegen die Sontag mit ihrem Buch *Gegen Interpretation* zu Felde zog, verzerren, verschleiern und verstellen Metaphern den Blick auf das Eigentliche. Und Erzählformen wie Literatur und Film etablieren Krankheits- und Charakterbilder, die mit der Realität wenig zu tun haben – wie die aristokratische, scheinbar auszeichnende Lungenkrankheit Tbc. Doch *Krankheit als Metapher* versteht sich nicht allein als Literatur- oder Sprachkritik. Die Stoßrichtung von Sontags Text zielt zugleich auf eine Psychologie- und Gesellschaftskritik ab. Denn die Psychologie greife die von der Literatur vorgebildete Verschränkung von Charakter und Erkrankung auf und weise damit den Kranken eine wesentliche Teilschuld zu. Das Gesundheitssystem entmündige die Patient:innen, anstatt sie als Betroffene in den Therapieprozess mit einzubeziehen. Die Politik präge Begriffsbilder, die zu einer Stigmatisierung der Erkrankten führen, und die Betroffenen internalisieren schließlich all diese Zuschreibungen, statt sich mit den Behandlungsmethoden und einem möglichen Heilungsprozess auseinanderzusetzen.

Insbesondere die kulpabilisierende Wirkung der psychologischen Krankheitstheorien Wilhelm Reichs nimmt Sontag kritisch in den Blick (vgl. Jaspers 2025a, S. 181, 198, FN 197–200). Patient:innen, die darüber belehrt würden, dass sie ihre Krankheit unwissentlich selbst verursacht haben, lasse man damit zugleich fühlen, dass sie die Erkrankung verdient hätten. Sontag fragt zudem nach der politischen Dimension von Krankheitsmetaphern. Mit Formulierungen wie dem „Krebs der Gesellschaft“ oder von „sozialen Seuchen“ würden soziale Probleme oder moralische Missstände kaschiert. Auch militärische Sprachbilder wie der „Krieg gegen den Krebs“ seien weit verbreitet und könnten als „Anstiftung zur Gewalt“ verstanden werden (Sontag 2005, S. 77). Dies verschärfe das Leiden der Kranken, statt sie zu entlasten.

Krankheit als Metapher als Schlüsselwerk der Kritischen Lebenskunst

Das Schlüsselwerk einer wissenschaftlichen Disziplin ist ein Werk, das fundamentale Konzepte, Theorien oder Methoden des Fachgebiets maßgeblich prägt, eine breite, anhaltende Einflusskraft aufweist, neue Fragestellungen oder Perspektiven auch im transdisziplinären Dialog eröffnet und möglicherweise die praktische Anwendung erleichtert. Es verschiebt das Verständnis einer Disziplin grundlegend, bleibt relevant über Jahrzehnte hinweg und formt, wie Forschende in einem Themenfeld denken, fragen und arbeiten.

Ein Schlüsselwerk der Kritischen Lebenskunst wäre darüber hinaus ein Text, der Lebenskunst und Selbstsorge nicht einfach als Techniken der Selbstoptimierung versteht, sondern als bewusste, reflektierte Praxis, in der das eigene Leben in Auseinandersetzung mit sozialen, politischen und kulturellen Bedingungen gestaltet wird. Solche Schriften nehmen aus der jeweiligen historisch-kulturellen Situation heraus die „individuellen, sozialen und kulturellen Problematiken, Krisen und Schwierigkeiten“ in den Blick, die es erschweren, ein gelungenes Leben zu führen, und eröffnen zugleich Überlegungen für ein Leben, das als ‚gelungen‘ und ‚bejahenswert‘

bezeichnet werden kann (Gödde & Zirfas 2026). Gerade Krisenerfahrungen wie Krankheiten, gesellschaftliche Umbrüche oder persönliche Lebenskrisen (vgl. Zirfas 2018, S. 35) führen oft zu einem gesteigerten Orientierungsbedürfnis und bieten zugleich die Chance zu Veränderungen. Sontags Buch nimmt die existenzielle Erschütterung, die von einer letalen Krankheitsdiagnose ausgeht, zum Ausgangspunkt einer kulturwissenschaftlichen Analyse, die sowohl auf eine veränderte Selbstwahrnehmung als auch ein anderes Miteinander abzielt. Sie schreibt: „Zeigen will ich, dass Krankheit keine Metapher ist und dass die ehrlichste Weise, sich mit ihr auseinanderzusetzen – und die gesündeste Weise, krank zu sein –, darin besteht, sich so weit wie möglich vom metaphorischen Denken zu lösen, ihm größtmöglichen Widerstand entgegenzusetzen" (Sontag 2005, S. 9).

Eine wesentliche Anregung hierzu verdankte sie Friedrich Nietzsche, der die Begriffe von Krankheit und Gesundheit in ein graduelles System überführt hatte (Jaspers 2025b, S. 163–164) und die damit verbundenen Zuschreibungen in Frage stellte. Nietzsche Aufforderung lautete: „*Die Gedanken über die Krankheit!* – Die Phantasie des Kranken beruhigen, dass er wenigstens nicht, wie bisher, *mehr* von seinen Gedanken über seine Krankheit zu leiden hat als von der Krankheit selber, – ich denke, das ist etwas! Und es ist nicht wenig! Versteht ihr nun unsere Aufgabe?" (Nietzsche 1999, S. 57). Eben dieser Aufgabe wollte Sontag mit ihrem Buch Folge leisten. Die Entstigmatisierung der Erkrankten stand für sie im Vordergrund. Indem sie Krebs vom irrationalen Überbau befreit und entmythisiert, sollte der Blick frei werden für eine rationale Auseinandersetzung. Dabei argumentiert Sontag wesentlich persönlicher als dies von den meisten ihrer Kritiker:innen zur Kenntnis genommen wurde. Ihr Buch kann durchaus verstanden werden als eine Überführung subjektiver Erfahrungen in eine objektive Betrachtung. Mehrere Passagen lassen sich auf Tagebuchnotizen zurückführen, die sie unmittelbar während ihrer ersten Krebserkrankung niederschrieb. So findet sich ihr Konzept einer doppelten ‚Staatsbürgerschaft', die jeder Mensch besitze – eine im Land der Gesundheit und eine im Land der Krankheit – und das später ihr Buch eröffnen wird, bereits in einem Tagebucheintrag vom 7. Mai 1976: „They told me I was ill. And I'm obliged to believe them. […] So I am ill, perhaps irreversible ill, and still I have to live my life. Like being granted a new citizenship, while continuing to dwell/reside in the old country." Und auch ihre Metapher vom Krieg mit chemischen Waffen, der in ihrem Körper ausgetragen würde, ist hier bereits benannt: „I feel like I'm in the Vietnam War. My disease is invasive, colonizing. They are using chemical warfare against me. I have to cheer. My own body is a target of aggression" (Sontag, zit. nach Jaspers 2025a, S. 180). In *Krankheit als Metapher* wird es heißen: „Die Behandlung hat ebenfalls einen militärischen Beigeschmack. Die Strahlentherapie benutzt die Metaphern des Luftkriegs; die Patienten werden mit toxischen Strahlen ‚beschossen', und die Chemotherapie ist chemische Kriegführung" (Sontag 2005, S. 57).

Kritik – Haltungen, Interpretationen, Umdeutungen

Doch Sontags Buch blieb nicht unhinterfragt, im Gegenteil – die Autorin sah sich zahlreichen kritischen Kommentaren und Vorwürfen ausgesetzt. Gleich der erste richtete sich gegen ihre Metaphernkritik. Diese sei inkonsequent und widersprüchlich, da Sontag selbst häufig Metaphern verwendet habe. Am bekanntesten mag ihre Formulierung aus *Gegen Interpretation* sein, in der sie die „weiße Rasse" im Zusammenhang mit dem Vietnamkrieg als „Krebs der menschlichen Geschichte" bezeichnet hatte (vgl. Wohlmann 2022, S. 78, FN 6). Und auch in *Krankheit als Metapher* bedient sich Sontag vergleichender Bilder, wenn sie Krankheiten als eine „Staatsbürgerschaft" oder „Nachtseite des Lebens" (s. o.) bezeichnet.

Der zweite Einwand richtete sich gegen ihre Haltung als Autorin und bezichtigte sie, ihre eigene Krankheit im Zusammenhang mit dem Buch verschwiegen zu haben. Sontag hatte sich sehr bewusst gegen eine öffentliche Argumentation aus betroffener Perspektive entschieden. zeitlebens verwahrte sie sich gegen identitätspolitische Vereinnahmungen und outete sich auch nicht als queer. Davon unabhängig bleibt zu fragen, ob das Buch dadurch eine größere argumentative Wucht erhalten hätte oder der Diskurs nicht vielmehr einseitig auf die private Ebene – wie bei Hildegard Knef – überführt worden wäre. Die zwei Jahre später erscheinende deutsche Ausgabe von *Krankheit als Metapher* wurde im Unterschied zur US-amerikanischen bereits mit dem Hinweis auf Sontags Krebserkrankung beworben (Moser 2022, S. 438–439) und in dem 1978 geführten Interview mit Jonathan Cott für die Zeitschrift *Rolling Stone* sprach Sontag ausführlich und offen über ihre Krankheit.

Denis Donoghue von der *New York Times* bemängelte wiederum, dass Sontags Argumente ausschließlich auf persönlichen Erfahrungen und literarischen Beispielen statt auf systematischer Forschung beruhen (Donoghue 1978). Als weitere Kritik wurde von Deborah Nelson geäußert, dass Sontag in ihrer Analyse die Rolle und den Einfluss von Wilhelm Reich für das Verständnis von Krebs deutlich überbewertet habe (Nelson 2022, S. 147–148). Tatsächlich lässt sich eine starke Fokussierung von Sontag auf Reichs Schriften auch im Privaten nachweisen. So tauschte sie sich beispielsweise mit ihrem engen Freund, dem homosexuellen Maler Paul Thek, über Reichs Homophobie aus (vgl. Jaspers 2025a, S. 198, FN 201). Ein weiterer Einwand bezog sich auf Sontags alleinige Wertschätzung der evidenzbasierten Medizin, der andere, ganzheitliche Ansätze außer Acht lasse. Sontag erkannte die Möglichkeit therapeutischer Suggestion und heilkundlicher Behandlungen durchaus an (Cott 2018, S. 35), vertraute selbst jedoch auf die Schulmedizin und den medizinischen Fortschritt. Aus ihrer Sicht bestünden zu Unrecht zahlreiche Vorurteile gegenüber der Naturwissenschaft und hier wollte sie Aufklärung leisten.

Auch Sontags Fokussierung auf das Thema der Metapher wurde mehrfach kritisiert. Für viele Patient:innen sei die metaphorische Begrifflichkeit nicht das eigentliche Problem, so Barbara Clow (2001, S. 304). Die Viktimisierung finde auf anderer Ebene statt. Ulrike Kistner wies darauf hin, dass Sontag aus semiotischer Perspektive nicht klar zwischen „toten" (bereits lexikalisierten) und „lebendigen" Metaphern (mit heuristischem Potential) unterscheide (Kistner 1998, S. 18). Zudem bestünde die Möglichkeit, die Ambivalenzen von Metaphern anzuerkennen und dies für eine konstruktive Umdeutung zu nutzen. Als Beispiel hierfür ließe sich die schwarze lesbische Dichterin und Aktivistin Audre Lorde anführen, die wenige Jahre nach Sontag ein Tagebuch über ihre Brustkrebserkrankung publizierte. Lorde nutzte darin Metaphern aus lesbisch-feministischer Sicht zum Empowerment. So schrieb sie: „Frauen mit Brustkrebs sind […] Kriegerinnen. Ich selbst war im Krieg und bin es noch" (Lorde 1984, S. 77). Dabei differenzierte sie zwischen einem inneren Feind (ihrer Angst und Verzweiflung) und dem äußeren Kampf (gegen gesellschaftliche Strukturen, oder die Forderung ihres Arztes, nach der Mastektomie eine kosmetische Anpassung durchführen zu lassen). Auch das Bild der „Prothese" verwandte sie in diesem Zusammenhang in seiner Doppeldeutigkeit.

Die Möglichkeit, spielerisch mit Metaphern umzugehen, benennt Sontag selbst in ihrem Aufsatz *AIDS und seine Metaphern*, den sie 1989 im Zuge der AIDS-Krise verfasste. In diesem Text ging sie explizit auf ihre Erfahrungen während ihrer Krebserkrankung ein und nannte Scham und Stigma als schlimmste Begleiterscheinungen. Dies traf in weit schwererem Maße auf ihre am HIV-Virus erkrankten Freunde zu. Für diese war Sontag ein wichtiges Vorbild – als Überlebende einer letalen Prognose. So schrieb ihr Paul Thek drei Tage nachdem er seine AIDS-Diagnose erhalten hatte: „There is […] nothing that can be done […], no cure […]. I'm reminded that this scene, for you, is not totally new, you went thru it, for years and years, and you won! Well, who knows?" (Thek, zit. nach Jaspers 2025a, S. 201, FN 233).

Wirkungsgeschichte und Ausblick

Tatsächlich zeigt sich die Relevanz von *Krankheit als Metapher* als Schlüsselwerk der Kritischen Lebenskunst gerade auch in seiner Wirkungsgeschichte. Bis heute finden sich Zeugnisse von Betroffenen, die aus diesem Text Kraft schöpfen und ihn als Möglichkeit begreifen, sich konstruktiv mit ihrer Situation auseinanderzusetzen.

Mit *AIDS und seine Metaphern* dehnte Susan Sontag ihre Untersuchung auf kulturelle Metaphern, die mit AIDS verbunden sind und die Wahrnehmung der Krankheit beeinflussen, aus. Sie kritisierte die Diskriminierungen, die durch diese Metaphern hervorgerufen werden, und plädierte für eine differenziertere Sicht auf die Krankheit. Zuvor hatte sie sich bereits in der Erzählung *Wie wir jetzt leben* (1986) mit der Stigmatisierung von an HIV erkrankten Personen auseinandergesetzt. Paul Thek schrieb ihr damals: „It'll do us all good."

Der Krankheitsdiskurs – so der Arbeitstitel von *Krankheit als Metapher* (Sontag & Rieff 2013, S. 439) – führte Sontag wiederholt zu Fragen nach persönlicher Stellungnahme, zu Anteilnahme und Empathie. Die Aufgabe der öffentlichen Aufklärung und Vermittlung nahm sie sehr ernst. Als *writer-in-residence* an der Columbia University gab sie beispielsweise im Rahmen eines „Program in Narrative Medicine" am *Collage of Physicians and Surgeons* im Herbst 2002 ein Seminar zum Thema Krankheit, in dem sie fremde und eigene Texte lesen und diskutieren ließ. Auch ein autobiografisch grundiertes Buch *On Being Ill* plante sie Anfang der 2000er-Jahre (Jaspers 2025a, S. 187). Zu diesem Zeitpunkt hatte sie bereits eine weitere Krebserkrankung, ein Uterussarkom, bewältigt. In dem Buch sollte es um Schmerz und Leid und ihre Erfahrungen mit medizinischen Behandlungen gehen, um die Konfrontation mit der eigenen Sterblichkeit, das Erleben von Hilflosigkeit ebenso wie das Annehmen von Hilfe, um das Schwanken zwischen Optimismus und Pessimismus und die Möglichkeit, offen Fragen zum Status des Krankseins zu stellen.

Obwohl Sontag dieses Buch nicht verfasst hat, trat sie mit ihren Leserschaft wiederholt in den Dialog. Es sind zahlreiche Lektüren von *Krankheit als Metapher* dokumentiert, beispielsweise durch den Schriftsteller Peter Esterhazy, der das Buch nach seiner eigenen Bauchspeicheldrüsenkrebs-Diagnose mit großem Gewinn las (Esterházy 2017, S. 14–15). Sontags Haltung gegen Mitleid, gegen Viktimisierung, gerade in Form einer intellektuellen literarischen Analyse, wird bis heute oft als Mut machend erlebt.

Dass ihre Analyse nach wie vor relevant ist, zeigte sich auch im Kontext der Covid-Pandemie 2020. Auch hier wurde eine Krankheit von Politiker:innen mit einem Kriegsgegner gleichgesetzt. Und durch die anfängliche Namensgebung als „Wuhan-Virus" wurden Betroffene aus dieser Region zusätzlich stigmatisiert (vgl. Gesellschaft für deutsche Sprache e.V. 2025). Mit ihrer Kritik an Schuldzuweisungen berührte Sontag auch das im neoliberalen Zeitalter besonders ausgeprägte Feld der Selbstoptimierung. Neoliberale Konzepte übertragen ökonomische Rationalisierungen auf soziale Bereiche, was zu erhöhtem Druck und Konkurrenz führt (Burghardt & Krebs 2022, S. 12). Dies kann auch maßgeblich die Vulnerabilität steigern – wovor Sontag bereits gewarnt hat.

Die medizinische und psychologische Entwicklung sollte Sontag recht geben. Ihre Kritik wurde insbesondere von der Psychoonkologie und der psychosomatischen Forschung aufgenommen. Seit den 1990er-Jahren gilt die Typen-Kategorisierung in der Gesundheitspsychologie als überholt und ist durch ein differenziertes System, das genetische Dispositionen, persönliche Verhaltensweisen, Umweltfaktoren und soziale Einflüsse unter dem Aspekt der Vorsorge zusammenführt, ersetzt (Schwarz 1994). Aus der ehedem pauschalen Persönlichkeitsdiagnose ist eine differenzierte Untersuchung von prädisponiertem Risikoverhalten hervorgegangen, und anstelle einer retrospektiven Analyse tritt verstärkt eine Ausrichtung hin auf Prävention und Gesundheitserhaltung (Hitzer 2020, S. 92–93). Die Psychoonkologie hat sich als fester Bestandteil der Krebsmedizin etabliert. Noch bis in die 1990er-Jahre erhielten viele Patient:innen kaum psychosoziale Betreuung, da der Fokus ausschließlich dem „Kampf gegen den Krebs" galt. Heute orientiert sich die Behandlung hingegen in der Regel an einem ganzheitlichen, patient:innenzentrierten Ansatz. Dies zeigt sich unter anderem in einem veränderten Behandlungsdialog, der stärker auf offene Kommunikation, psychische Belastungen und individuelle Bedürfnisse eingeht.

Parallel zum medizinischen Fortschritt haben sich auch die gesellschaftlichen Erwartungen verändert: Betroffene fordern heute aktiv psychologische Unterstützung ein, deren Inanspruchnahme nicht länger als stigmatisierend erlebt wird (vgl. Grigelat & Mumm 2023). Auch wenn Sontags *Krankheit als Metapher* nicht primär als wissenschaftliche Publikation entstand, sondern sich an eine breite Leserschaft richtet, hat der Text seine Wirkmacht auch in den verschiedenen Disziplinen entfaltet – von der Literatur- und Kulturwissenschaft bis in die medizinische Ethik und Gesundheitspsychologie hinein. Sontags klarer, teils polemischer Stil hält die Dringlichkeit ihres Anliegens bis heute lebendig.

Literatur

Burghardt, D., & Krebs, M. (Hrsg.). (2022). *Verletzungspotenziale. Kritische Studien zur Vulnerabilität im Neoliberalismus*. Gießen: Psychosozial-Verlag.

Clow, B. (2001). Who's afraid of Susan Sontag? Or, the myths and metaphors of cancer reconsidered. *Social History of Medicine, 14*(2), 293–312. https://doi.org/10.1093/shm/14.2.293

Cott, J. (2018). *The Doors und Dostojewski*. Zürich: Kampa.

Donoghue, D. (1978, Juli 16). Disease Should Be Itself. *The New York Times*. https://www.nytimes.com/1978/07/16/archives/disease-should-be-itself-sontag.html. Zugegriffen am 03.10.2025.

Esterházy, P. (2017). *Bauchspeicheldrüsentagebuch*. München: Hanser.

Gesellschaft für deutsche Sprache e.V. (2025). *Virus-Kampf, Notabitur und neue Helden: Kriegsmetaphern und Krisen-Begriffe im Diskurs um die Covid-19-Pandemie*. https://gfds.de/kriegsmetaphern-und-krisen-begriffe/. Zugegriffen am 04.10.2025.

Gödde, G., & Zirfas, J. (Hrsg.). (2026). *Schlüsselwerke der Kritischen Lebenskunst I. Von Theodor W. Adorno bis Corine Pelluchon*. Berlin: Metzler.

Grigelat, A., & Mumm, F. (2023). Krebsmedizin im Wandel – Wo steht die Psychoonkologie? Neue Herausforderungen für Krebspatienten und Behandler. *Innere Medizin (Heidelberg, Germany), 64*(1), 34–39. https://doi.org/10.1007/s00108-022-01454-1

Hitzer, B. (2020). *Krebs fühlen. Eine Emotionsgeschichte des 20. Jahrhunderts*. Stuttgart: Klett-Cotta.

Jaspers, K. (2005). Schöne Hülle, verletzter Körper. In D. Sannwald, K. Jaspers, & P. Mänz (Hrsg.), *Hildegard Knef – eine Künstlerin aus Deutschland* (S. 61–67). Berlin: Bertz und Fischer.

Jaspers, K. (2025a). *Leben als Experiment. Selbstsorge und Lebenskunst bei Friedrich Nietzsche, Ludwig Wittgenstein und Susan Sontag*. Berlin: Metzler. https://doi.org/10.1007/978-3-662-70874-3

Jaspers, K. (2025b). Zweites Experiment: Gesundheit und Krankheit. In K. Jaspers (Hrsg.), *Leben als Experiment. Selbstsorge und Lebenskunst bei Friedrich Nietzsche, Ludwig Wittgenstein und Susan Sontag* (S. 159–202). Berlin: Metzler. https://doi.org/10.1007/978-3-662-70874-3_4

Kistner, U. (1998). Illness as metaphor? The role of linguistic categories in the history of medicine. *Studies in 20th & 21st Century Literature, 22*(1). https://doi.org/10.4148/2334-4415.1432

Knef, H. (1975). *Das Urteil oder der Gegenmensch*. Wien/München/Zürich: Molden.

León-Villagrá, D. (2021). „Ich wollte ein paar heilige Kühe schlachten." Zu Hildegard Knefs Krebsbericht Das Urteil oder Der Gegenmensch (1975) und seiner Rezeption. *Anafora (Online), 8*(2), 403–424. https://doi.org/10.29162/ANAFORA.v8i2.8

Lorde, A. (1984). *Auf Leben und Tod, Krebstagebuch*. Berlin: Sub-rosa.

Moser, B. (2022). *Sontag. Die Biografie*. München: Pantheon.

Nelson, D. (2022). *Denken ohne Trost. Arbus, Arendt, Didion, McCarthy, Sontag, Weil*. Berlin: Wagenbach.

Nietzsche, F. (1999). Morgenröthe. Gedanken über die moralischen Vorurtheile [1881]. In F. Nietzsche, G. v. Colli, & Montinari (Hrsg.), *Sämtliche Werke. Kritische Studienausgabe in 15 Bänden* (KSA 3, S. 9–331). München: dtv.

Nunez, S. (2020). *Sempre Susan. Erinnerungen an Susan Sontag*. Berlin: Aufbau.

Reich, W. (1994). *Der Krebs*. Köln: Kiepenheuer & Witsch.

Schreiber, D. (2009). *Susan Sontag. Geist und Glamour*. Berlin: Aufbau.

Schwarz, R. (1994). *Die Krebspersönlichkeit. Mythos und klinische Realität.* Stuttgart/New York: Schattauer.
Sontag, S. (1982a). Anmerkungen zu „Camp“ [1968]. In S. Sontag (Hrsg.), *Kunst und Antikunst, 24 literarische Analysen* (S. 322–341). Frankfurt a. M.: Fischer.
Sontag, S. (1982b). Gegen Interpretation [1966]. In S. Sontag (Hrsg.), *Kunst und Antikunst, 24 literarische Analysen* (S. 11–22). Frankfurt a. M.: Fischer.
Sontag, S. (2002). *Über Fotografie* [1977]. München/Wien: Hanser.
Sontag, S. (2003). *Das Leiden anderer betrachten.* München/Wien: Hanser.
Sontag, S. (2005). *Krankheit als Metapher* [1978]. Frankfurt a. M.: Fischer.
Sontag, S. (2020). *Wie wir jetzt leben* [1986]. Erzählungen. München: Hanser.
Sontag, S., & Rieff, D. (2013). *Ich schreibe, um herauszufinden, was ich denke. Tagebücher 1964–1980.* München: Hanser.
Wittgenstein, L. (1986). Philosophische Untersuchungen [1953]. In L. Wittgenstein (Hrsg.), *Werkausgabe* (Bd. 1, S. 225–580). Frankfurt a. M.: Suhrkamp.
Wohlmann, A. (2022). *Metaphor in illness writing. Fight and battle reused.* Edinburgh: Edinburgh University Press. https://doi.org/10.1515/9781399500883
Zirfas, J. (2018). Lebenserfahrung. In G. Gödde & J. Zirfas (Hrsg.), *Kritische Lebenskunst. Analysen – Orientierungen – Strategien* (S. 30–37). Stuttgart: Metzler.
Zorn, F. (1979). *Mars.* München: Kindler.

Donald W. Winnicott. *Vom Spiel zur Kreativität* (1971)

21

Werner Pohlmann

Der Begriff Lebenskunst setzt sich aus zwei eigenständigen Begriffen zusammen: Leben und Kunst. Wenn man sie zusammenführt, stellt sich die Frage, wie man diese Verbindung verstanden wissen will: Soll diese Verbindung eine „Und-Verbindung" sein oder ein untrennbarer Zusammenhang? Geht man von letzterem aus, und das ist hier beabsichtigt, dann ist damit ein Zusammenhang gesetzt, der die bewusste und vor allem weitgehend unbewusste Gestaltung des Lebens als eine kunstanaloge versteht. Das bedeutet auch, dass Kunst und Leben nicht voneinander zu trennen sind. Das Wort ‚Kunst' in Lebenskunst verweist *nicht* darauf, das Leben wie ein Kunstwerk gestalten zu müssen, sonst wäre es kein gelingendes Leben, sondern Kunst verweist auf Prinzipien, nach denen auch die Kunstwerke gestaltet werden, die – anders als die Werke der Alltagskunst – das Ganze der Wirklichkeit in einem Werk zur Darstellung zu bringen versuchen. Das Wort ‚Leben' verweist auf das alltäglich selbstverständlich gelebte Leben. Das, so die These, findet unbewusst in den Methoden der Kunst ihren Zusammenhang, ohne ihn reflektiert zu haben. Die „Alltagskunst" (Pohlmann 2020) strukturiert unbewusst unser alltäglich gelebtes Leben. Eine weitere These ist: Den Methoden der Kunst entsprechen die Methoden des Seelischen (Pohlmann 2015). So verstanden, fügt sich das Geschehen eines einzigen Tages wie ein Kunstwerk zu einem dynamischen Ganzen. Das erfahren wir, wenn wir den Verlauf eines Alltags beschreiben, wie folgendes Beispiel zeigt:

> Ich liege in meinem Bett und werde langsam wach. Es ist 8 Uhr. Eine gute Zeit. Mal nicht so früh wie sonst und nicht so spät, daß der Tag schon halb vorbei ist. Ich [die Erzählerin, W.P.] stehe auf und ziehe die Gardinen zur Seite. Draußen ist es am Regnen. Dann gehe ich zur Toilette und lege mich wieder in mein Bett. Herrlich dieses Gefühl, sich wieder hinlegen zu können und zu wissen, du kannst ruhig liegenbleiben, denn heute ist Feiertag. Das heißt auch keine Uni, keine Hektik, kein Streß, sondern Ruhe, endlich Ruhe. Ich kuschele

W. Pohlmann (✉)
Köln, Deutschland

G. Gödde, J. Zirfas (Hrsg.), *Schlüsselwerke der Kritischen Lebenskunst II*, Schriften zur Kritischen Lebenskunst,
https://doi.org/10.1007/978-3-662-72440-8_21

> mich noch einmal unter die Bettdecke und genieße diese angenehm-wohlige Wärme. […] In der Beschreibung folgen jetzt aufeinander: Kaffeekochen, Aus-dem-Fenster-Sehen, Blick in den Spiegel, Hin und Her zwischen Kaffeebereiten und Toilette-Machen, Haarewaschen. Sie hat keine Lust ein „Protokoll" zu Ende zu schreiben – dennoch ist es „ganz gut eine Aufgabe für den heutigen Tag zu haben". Dann kommt das Anziehen und das Schminken. Sie geht nach draußen, wirft Briefe ein und kauft sich Raider. Sie trifft einen Bekannten und spricht mit ihm. Als sie wieder in die Wohnung gehen will, hört sie Glocken und beschließt in die Kirche zu gehen. Die Aufgabe, das Protokoll zu tippen, verfolgt sie – aber sie sucht „wohl ständig nach einem Vorwand, zuerst etwas anderes zu tun". Das führt sie in ein Café […]. Sie beobachtet die Leute und denkt über ihr „Gegenüber" nach. Das ‚Gegenüber' […] bezahlt ihren Kaffee mit; – „obschon es mir nicht ganz recht ist, nehme ich dankend an". Zwischendurch ist sie „begeistert von der Hose, die die Frau am Tisch nebenan trägt […]. Zwischen 13 und 15:30 Uhr wird das Protokoll dann doch geschrieben". „Zunächst geht es noch etwas mühsam, aber es geht"; dazwischen hört sie Musik und tanzt etwas. […] Dann geht sie spazieren. Sie setzt sich auf eine Bank, dort spricht sie ein Mann an. Er fragt sie, ob sie alleine hier sei, so ganz ohne Mann – sie fühlt sich genervt, und sagt „ja, im Moment sitze hier ohne Mann". […] Sie möchte sich nicht vertreiben lassen; sie bleibt, bis der Punkt kommt, „an dem ich denke, so, entweder geht er oder ich. Echt irre – er steht auf und und geht". Sie geht nach Hause und merkt, dass sie Hunger hat. […] Sie kocht sich etwas, und dann legt sie sich zwei bis drei Stunden schlafen; vorher, hatte sie noch ihre Mutter angerufen. […] Aber 23:00 Uhr „packt es mich", und sie beschließt, nun noch tanzen zu gehen. Sie „weiß genau, das war genau das, was ich heute noch brauchte". […] Sie freut sich, daß jemand da ist, den sie kennt, der mir ihr spricht und der auch Lust hat, zu tanzen. Gegen 1:30 Uhr fährt sie nach Hause. Sie zieht sich langsam aus, wäscht sich, zieht das Nachthemd an und denkt an den Tag zurück: „Es war gut, und so schlafe ich langsam ein" (Salber 1989, S. 14–16).

Auf den ersten Blick erscheint diese Beschreibung wie eine zufällige Folge von Tätigkeiten, die keinem inneren Sinn folgen. Beschreibt man dieses Protokoll aus einer phänomenologisch-psychologischen Perspektive, dann zeigt sich Folgendes:

Ein Sinnzusammenhang entwickelt sich hier über sinnliche Erfahrungen: Wachwerden, Ins-Bett-Kuscheln, Haarewaschen, Anziehen, Schminken, Schreiben, von einer bunten Hose angezogen sein, das Tanzen usw., die auseinander hervorgehen. Diese nicht reflektierten, sinnlichen Erfahrungen sind sinnlich-anschauliche Gestaltentwicklungen, die den Tagesverlauf unbewusst bestimmen. Sie machen den Zusammenhang dieses scheinbaren Nacheinanders spürbar. So entwickelte sich das Aufwachen zunächst als ein einstündiger Schwebezustand, zu dem das „Nachsinnen" gehört, wie auch die Bettwärme, das Kaffeetrinken, das Radio-Hören. Dieser geht dann über in eine Tätigkeit, das Brief-Schreiben, das dann weiter geführt wird in Schminken, Sich-Ankleiden. So entstand dann schließlich eine seelische Verfassung, in die Welt hinausgehen zu können. In der Welt draußen lässt sie sich einerseits auf anderes ein, wie ein Sich-Öffnen (Kaffeetrinken, Interesse an Kleidung anderer, Spazierengehen, Tanzen-Gehen), aber auch ein Zurückziehen, wie ein Wieder-Verschließen (nach Hause gehen, Schlafen, Mutter anrufen). Es ist offenbar diese Spannung von Sich-Öffnen und Rückzug, die für diese Person dem Tag unbewusst einen Sinn gibt, sodass sie am Ende des Tages sagen konnte, es sei ein guter Tag gewesen (Pohlmann 2026).

Von dieser Beschreibung her zeigt sich in diesem Tagesverlauf ein Spannungsverhältnis von Sich-Öffnen und Rückzug, das offenbar diesen Tag strukturiert hat.

Das heißt, der gelebte Alltag ist kein bloßes Nacheinander von scheinbar unverbundenen Tätigkeiten, er ist zuallererst ein Ganzes, in dem sich die einzelnen Tätigkeiten so einfügen, dass auch am Ende des Tages ein Ganzes verspürt werden kann, wenn diese Person sagt, es war gut, so dass sie auch einschlafen kann. Es entwickelte sich aus der Vielfalt von Tätigkeiten dieses Tages eine Gestalt heraus, die zugleich ein dynamisches Verhältnis zeigt, durch das die verschiedenen Tätigkeiten dieses Tages sich zu einem Ganzen fügen. Darin liegt die Analogie zur Kunst, denn auch hierwird unbewusst die Wirklichkeit des Tages mit seinen Anforderungen so behandelt, dass sie sich weitgehend zu einem Ganzen fügt. Das gelingt jedoch nicht immer, wenn man nur an den Ausspruch denkt: Heute war nicht mein Tag!

Salber hat die Methoden des Seelischen als „Psychästhetik" beschrieben (Salber 2002). „Psychästhetik kennzeichnet einen Produktionsprozess, in dem sich ein Zusammenhang bildet durch Abstimmungen, Ergänzungen, Polarisierungen, Steigerungen, Einschränkungen, Verrücken, Verdichten, Verschieben. In diesem Prozess bilden sich Gestalten, die sich in anderen Gestalten fortsetzen. Darin zeigen sich Ordnungen, die ‚mehr' und anders' sind" (Pohlmann 2015, S. 45).

Die Beschreibung des Tagesverlaufs zeigt einen solchen unbewusst ablaufenden Produktionsprozess. Nicht anders gestalten sich seelische Einheiten, wie die von der Psychoanalyse beschriebenen Abwehrmechanismen anschaulich zeigen. Sie strukturieren sich zu „kunstvollen Lösungen", um die alltäglichen Lebensaufgaben zu bewältigen. So stellt sich an ein Werk, wie das von Donald W. Winnicott, als einem der bedeutendsten Vertreter der Psychoanalyse, in diesem Sinne die Frage, was sie zu den Strukturprinzipien der Lebenskunst sagen kann? Eine jede Psychologie ist nicht das Leben selber, aber sie versucht von ihren Prinzipien im weitesten Sinne die Formenbildungen des Lebens überschaubar zu machen und zu erklären, wie es so gekommen ist und wie es sich gerade deshalb so zeigt. Dazu braucht es natürlich auch eine Theorie, die anschaulich nah genug an dem gelebten Leben bleibt und dabei zugleich dessen Entstehungszusammenhang einsichtig macht. Das Werk Winnicotts zeichnet sich gerade dadurch aus, dass er von konkreten Beschreibungen der Phänomene ausgeht, um dann auf grundlegende Prinzipien zu kommen, die aber dabei ihren anschaulichen Charakter nicht verlieren. Das soll nun im Folgenden gezeigt werden.

Einführung in Leben und Werk Winnicotts

Donald W. Winnicott wurde 1896 in Plymouth als jüngstes von drei Kindern geboren. Schon früh fasste er den Entschluss, Arzt zu werden, studierte aber zunächst Biologie und dann Medizin. Aufgrund seines Interesses für eigene Träume machte er Bekanntschaft mit einem Werk von Oskar Pfister, das ihm Zugang zu den Schriften Sigmund Freuds eröffnete. Er wurde Kinderarzt und begann 1923 seine psychoanalytische Ausbildung mit einer Lehranalyse bei James Strachey, dem Übersetzer und Herausgeber der Werke Freuds in Großbritannien. Dort lernte er Melanie Klein kennen, die damals eine führende Rolle in der Britisch-Psychoanalytischen Gesellschaft innehatte. Sie war seit 1935 sechs Jahre seine Supervisorin. Ihren Wunsch, ihren Sohn unter ihrer Supervision zu analysieren, lehnte er ab, war aber trotzdem der Analytiker ihres Sohnes. In der Folge dieses Wunsches blieb er in kritischer Distanz zu Melanie Klein. Als Anfang der 1940er-Jahre die Kontroverse zwischen Melanie Klein und Anna Freud (King & Steiner 1996) die Britisch-Psychoanalytische Gesellschaft zu spalten drohte, gehörte er zur sogenannten „Middle-Group“, der sich auch Michael Balint und Ronald Fairbairn angeschlossen hatten (Winnicott 1995). Er starb 1971 nach mehreren Herzinfarkten, die ihn sehr schwächten, von denen er sich aber nicht überwältigen lassen wollte. Seine zweite Frau Clare erzählte in einem Interview, dass er einige Monate vor seinem Tod noch auf einen Baum in seinem Garten kletterte, um eine Spitze abzuschneiden. Seine Autobiographie, die er noch schreiben wollte, sollte den Titel tragen *Not Less Than Everything*. Er hatte sich den Spruch zu eigen gemacht: „Prayer: Oh, God, may I be alive when I die“. Er starb, nachdem er mit seiner Frau einen Comic-Film geschaut hatte (Rudnytsky 1991, S. 192 f.).

Diese Anekdote eröffnet einen Blick auf Winnicotts eigene Lebenskunst, zu der das Anerkennen der grundlegenden Paradoxie des Lebens gehört, den Tod noch lebendig erfahren zu können. Winnicotts Werk ist ein Ausdruck dieser Lebenskunst. Es kam ihm immer darauf an, seine Gedanken in seinen eigenen Worten ausdrücken zu können. Daher konnte er sich auch keinem wie auch immer gearteten psychoanalytischen Mainstream unterordnen. Vielmehr achtete er in Gesprächen wie auch in seinen Behandlungen besonders darauf, eine Atmosphäre entstehen zu lassen, in der sich eigene Gedanken (die nannte er „spontane Gesten“) entwickeln konnten (Winnicott 1995, S. 16). So sperrt sich auch sein umfangreiches Werk, das er in vielen kleinen Aufsätzen zur Psychoanalyse und zu psychologischen Problemen der Gesellschaft hinterlassen hat, gegen jegliche Vereinnahmung durch eine „Schülerschaft“. Man muss ihn als Leser schon in eigenen Worten wiedergeben. Er wehrte sich zudem gegen jede Art von „Ismus, der zu einem Hemmnis wird“, nicht nur für wissenschaftliches Arbeiten. In einem Brief an Melanie Klein von 1952 wird deutlich, in welchem innigen Kontakt er zu seinen eigenen Problemen stand: „Meine Krankheit ist etwas, womit ich auf meine Weise fertig werden kann, und sie ist von der immanenten Schwierigkeit allen menschlichen Kontakts mit der äußeren Realität nicht weit entfernt“ (ebd., S. 72).

Dieser Brief deutet auf mehrere herausragende Eigenschaften Winnicotts hin. Eine davon ist, dass er klar und deutlich zum Ausdruck bringt, was er denkt und was ihn bewegt. Da ist er kein Diplomat, vielmehr „konnte er in der Tat unbarmherzig sein, wo immer er auf Nachahmung, Heuchelei und Falschheit traf, auch wenn er sich bemühte, die Ursachen von Falschheit und erzwungener Gefügigkeit in einem frühen Versagen der Umwelt zu sehen“ (Davis & Wallbridge 1983, S. 21). So galt er in gewisser Weise auch als „enfant terrible“ in der Britisch-Psychoanalytischen Gesellschaft (ebd.). Der Kleinianischen Gruppe warf er immer wieder Dogmatismus vor, in dem er eine große Gefahr sah, Gefügigkeit und Unterwerfung zu fordern, statt den Raum für eigene Gedanken zu öffnen.

Diese Auffassungen werden auch in seiner Theorie deutlich, die für ihn immer ein Versuch war, seine Erfahrungen mit Kindern und seinen erwachsenen Patienten beschreibend zu erfassen. Er ging von den Phänomenen aus, die er genau beobachtete und beschrieb, um so einen Zusammenhang erfassen zu können.

Winnicotts Werk umfasst zunächst Arbeiten über Kinderkrankheiten, die er als Pädiater in einem Krankenhaus untersucht hatte, ehe er Mitte der 1930er-Jahre zu psychoanalytischen Themen Stellung nahm. Es handelt sich dabei überwiegend um Aufsätze, die er dann in Sammelbänden veröffentlichte. Zu den bekanntesten Sammelbänden im deutschsprachigen Raum gehören: *Reifungsprozesse und fördernde Umwelt* (Winnicott 1974a) sowie *Von der Kinderheilkunde zur Psychoanalyse* (Winnicott 1976).

Der Sammelband, um den es hier geht und von dem her Winnicotts implizite Gedanken über Lebenskunst entfaltet werden sollen, heißt: *Vom Spiel zur Kreativität* (Winnicott 1973a). Er umfasst u. a. die bedeutsamste Arbeit „Übergangsobjekte und Übergangsphänomene" (1973b), „Träumen, Phantasieren und Leben" (1973c), „Spielen – eine theoretische Darstellung" (1973d), „Spielen – Schöpferisches Handeln und die Suche nach dem Selbst" (1973e), „Die Lokalisierung des kulturellen Erlebens" (1973g), „Der Ort, an dem wir leben …" (1973h). Auf diese Arbeiten werde ich mich weitgehend beziehen, dabei aber auch auf Arbeiten eingehen, in denen er seine Theorie seelischer Entwicklung dargelegt hat.

Die Kunst des Anfangs seelischer Entwicklung

Der Beginn der seelischen Entwicklung kurz nach der Geburt ist bestimmt durch ein Paradox: In einer Phase der totalen Abhängigkeit des Säuglings von seiner Umwelt soll, wenn alles gut geht, zugleich eine Erfahrung von Omnipotenz möglich werden. In den Worten Winnicotts heißt das: Die Begegnung mit der mütterlichen Brust sollte für den Säugling so gestaltet werden, dass er dabei die Erfahrung macht, er habe die Brust gleichsam erschaffen und nicht, dass sie ihm gegeben wurde. Wie muss man sich das vorstellen und was bedeutet diese Erfahrung für die Zukunft des Säuglings?

Die Grundlage für diese Erfahrung bildet die These Winnicotts, dass Säugling und Mutter eine zu Anfang untrennbare Einheit sind, da man einen Säugling nicht ohne eine mütterliche Fürsorge und die mütterliche Fürsorge nicht ohne einen Säugling *finden* kann (Winnicott 1974b, S. 50). Das Wort „finden" ist hier wichtig, denn es verweist auf eine Erfahrung ist also keine bloß gedankliche Hypothese. Weiter ist bedeutsam, dass die Abhängigkeit des Säuglings von der mütterlichen Fürsorge „nicht auf dem Verstehen beruht, was verbal ausgedrückt wird oder werden könnte, sondern auf dem mütterlichen Einfühlungsvermögen" (ebd., S. 51). Dieses Verstehen bezeichnet Winnicott mit dem anschaulichen Begriff „Halten". Darunter versteht er Abstimmungsprozesse zwischen Mutter und Säugling, wie z. B., dass die Mutter aufgrund ihres Einfühlungsvermögens die vermuteten Intentionen des Säuglings fortführt und so dem Säugling eine Erfahrung ermöglicht, er sei es gewesen, der die Handlung zu Ende führt. Das beste Beispiel ist die Stillsituation in den ersten zwei Monaten: Aus den stimmlichen Lauten und den damit verbundenen Bewegungen verspürt eine Mutter relativ schnell, dass ihr Baby Hunger hat und reicht ihm die Brust, aus der er dann gierig trinkt. Das geschieht in der Regel als Erleben einer Einheit aufgrund der kurzen Zeitspanne zwischen dem aufkommenden Bedürfnis und dessen Befriedigung. Winnicott beschreibt so eine untrennbare Einheit von Umwelt, Leib und Seelischem. Das ist das radikal Neue in der Psychoanalyse. Die leibhaftige Erfahrung von Omnipotenz ist eine Verwirklichung dieser Einheit, in der Seelisches als Leiberfahrung nicht als eine Abhängigkeit von der mütterlichen Fürsorge erlebt wird. In der rhythmischen Mitbewegung der mütterlichen Umwelt mit den leiblichen Äußerungen des Säuglings erfährt der Säugling eine allmähliche Einübung in die menschliche Wirklichkeit. Für Winnicott ist diese erste Erfahrung der Einheit von Seelischem, Leib und Welt eine grundlegende Voraussetzung, das Leben aktiv gestalten und sich in diesen Gestaltungen als einheitlich erleben zu können. Die mütterliche Einfühlung ist eine Form der ‚Mitbewegung' mit den leiblichen Ausdrucksformen des Säuglings. Sie entwickelt einen Prozess, in dem der Säugling allmählich in Korrespondenz mit seinen leiblichen Reifungsprozessen ‚lernt', sich in der Welt so bewegen zu können, dass er die Wirklichkeit nicht als ihm Gegenüberstehendes wahrnimmt, sondern über sie als Angebot, Halt, aber auch als Widerständiges ‚seine' Wirklichkeit zu gestalten. Infolge dieser Erfahrungen, in denen sich seine leiblichen Äußerungen als mit der Welt verbunden fühlen, kann der Säugling allmählich etwas entfalten, was Winnicott ein „wahres Selbst" nennt. Erst dadurch kann der Säugling „anfangen, die *Illusion* des omnipotenten Erschaffens und Lenkens [zu] genießen; dann kann er allmählich das illusorische Element erkennen lernen, die Tatsache, dass er spielt und phantasiert" (Winnicott 1974d, S. 190, kursiv im Orig.).

Anders sieht es nach Winnicott aus, wenn diese frühe Erfahrung von Omnipotenz als untrennbare Einheit von Ich und Welt nicht gemacht wird. Er beschreibt das mit folgenden Worten:

> Die Mutter, die nicht gut genug ist, kann die Omnipotenz des Säuglings nicht praktisch zur Wirkung bringen, deshalb unterlässt sie es wiederholt, der Geste des Säuglings zu begegnen; statt dessen setzt sie ihre eigene Geste ein, die durch das Sich-Fügen des Säuglings sinnvoll gemacht werden soll. Die Gefügigkeit des Säuglings ist das früheste Stadium des falschen Selbst und gehört zur Unfähigkeit der Mutter, die Bedürfnisse des Säuglings zu spüren (Winnicott 1974d, S. 189).

In der Beziehung zwischen Mutter und Säugling oder, umfassender gesagt, zwischen Ich und Welt findet hier nicht nur keine Mitbewegung mit den leiblichen Äußerungen des Säuglings statt, vielmehr setzt die mütterliche Welt sich als die eigentliche durch, sodass der Säugling sich aufgrund seiner Abhängigkeit ihr nur fügen und auf die ‚Angebote' der Welt nur reagieren kann. Es entwickelt sich so ein Individuum, das sich nie wirklich verbunden mit der Welt fühlt, sein Verhalten ist nicht als authentisch spürbar, es ist bloße Reaktion auf die Forderungen und Aufgaben der Welt, auch wenn sie manchmal, wie im klinischen Bild narzisstischer Persönlichkeiten, als kreativ erscheinen können.

Erste Bezüge zur Lebenskunst

Mit diesen Typisierungen von frühen Erfahrungen in ein „wahres" und ein „falsches" Selbst stellt Winnicott Folgen der Kultivierung des Seelischen heraus, die aus der Untrennbarkeit von Seelischem und Welt von Beginn an hervorgehen. Die Gestaltung des Lebens als Lebenskunst geht also aus der Einheit von Ich und Welt hervor und zwar in der Weise, wie sich das Angebot der Welt in seelische Entwicklung fortsetzt und umgekehrt, wie sich Seelisches in der Welt zu verwirklichen sucht, vor allem in der Erfahrung und dem Aushalten der Paradoxie, einerseits die *Illusion* des omnipotenten Erschaffens und Lenkens genießen zu können und andererseits zu erkennen, dass die Illusion der Omnipotenz sich mehr und mehr in ein Spielen mit der Welt verwandeln muss.

Dass die Untrennbarkeit von Ich und Welt nicht aufgehoben werden kann, drückt Winnicott in seiner Entwicklungslehre dahingehend aus, dass es im Seelischen nur eine Entwicklung zu mehr Unabhängigkeit geben kann, weil die Welt unseren Gestaltungen nicht nur Halt gibt, sondern auch in ihrer Widerständigkeit uns herausfordert und zu „kreativen" Lösungen zwingt. Denn die Illusion der Omnipotenz ist nicht lebensfähig, wenn sie sich nicht auf die Welt bezieht und so überhaupt lebensfähige Gestaltungen von Ich und Welt möglich macht. Das hatte schon Freuds Narzissmus-Konzept herausgestellt. Das Spektrum der Formen der Lebenskunst erstreckt sich daher von einem Pol, in dem die Illusion der Omnipotenz nicht aufgegeben werden kann, bis hin zu dem anderen Pol, in dem eine Verleugnung der grundlegenden Abhängigkeit von der Welt zum Ausdruck kommt.

In diesem Bereich spielt sich das seelische Geschehen ab, indem es Formen bildet, mit dem Problem von Abhängigkeit und Unabhängigkeit in lebensfähigen Gestalten zurechtzukommen. Sie werden dann als die eigentliche Wirklichkeit als etwas Wirkendes und Bewirktes erfahren. Winnicott nennt diesen Bereich einen „*intermediären* Raum" (1973b, S. 11). Damit charakterisiert er Seelisches als Zwischenwelt, „einen intermediären Bereich von *Erfahrungen,* in den in gleicher Weise innere Realität und äußeres Leben einfließen" (ebd.). Dieser Bereich ist zugleich ein „Spannungsfeld", weil Winnicott das Seelische vor der „lebenslänglichen Aufgabe gestellt" sieht, „innere und äußere Realität voneinander getrennt und doch in wechselseitiger Verbindung zu halten" (ebd.).

Lebenskunst im Spannungsfeld von Illusion und Desillusionierung

Warum ist für Winnicott die Erfahrung einer Illusion von Omnipotenz so wichtig für die seelische Entwicklung? Um diese Frage zu beantworten, muss man auf die Situation des gerade geborenen Säuglings blicken, der den gleichsam paradiesischen Zustand seines intrauterinen Lebens unter einer durchaus dramatischen Situation verlässt, die nicht unberechtigt als eine bedeutsame Zäsur am Beginn des extrauterinen Lebens beschrieben wird. Mit dem Beginn dieses Lebens wird er mit einer ganz anderen Welt konfrontiert, die er zunächst nur bewältigen kann in Gestalt eines einfachen Schlaf-Wach-Rhythmus, wobei das Wach-Werden durch das innere Bedürfnis des Hungers bewirkt wird. Mit dem Wach-Werden kommt nun ein Empfinden von anderem hinzu, vor allem ein Empfinden an der Haut (Gestillt-Werden, An- und Ausgezogen-Werden, Gewickelt-Werden, Getragen- und Geschaukelt-Werden) sowie des Riech-Sinns. Der noch undifferenzierte Seh-Sinn schützt den Säugling vor noch vielfältigeren Eindrücken aus der „Außenwelt".

In dieser Situation bekommt die Erfahrung der nicht zu ihm gehörigen Brust und das mit ihr zugleich verbundene Befriedigungserlebnis den Charakter einer Illusion, er habe sie erschaffen. Die von außen kommende Brust verwirklicht mit dem Befriedigungserlebnis eine Erfahrung der unauflöslichen Verschränkung von Ich und Welt. Winnicott beschreibt das so, dass durch die „genügend gute" Mitbewegung der Mutter mit den leiblichen Äußerungen des Säuglings die Brust beim Stillen zu einem Teil des Kindes wird und das heißt: Die Welt ist nicht außen, sondern ein Teil von ihm. Diese Erfahrung ermöglicht dem Säugling, ein zunächst rudimentäres Vertrauen zu entwickeln, etwas, das ihm später von außen begegnet, gestalten zu können. Streng genommen beinhaltet diese Erfahrung, dass es gar kein unabhängiges Außen gibt, sondern dass dieses Etwas, das nun zunehmend als etwas wahrgenommen werden kann, das nicht zu einem selbst gehört, von den eigenen Intentionen behandelt werden kann. Nicht umsonst spricht Winnicott hier davon, dass diese Erfahrung einen „*Handlungs*bereich" eröffnet (Winnicott 1973g, S. 124, kursiv im Orig.). Mit ihrer Mitbewegung ermöglicht die Mutter dem Säugling die Erfahrung einer Illusion, „daß es eine äußere Realität gibt, die mit seiner eigenen schöpferischen Fähigkeit korrespondiert. Mit anderen Worten: Das Angebot der Mutter deckt sich mit der Vorstellung des Kindes" (Winnicott 1973b, S. 22).

Aber erst die Erfahrung einer Illusion leitet auch den Prozess einer Desillusionierung ein. Damit ist auch eine Veränderung in der Entwicklung des Säuglings verbunden, die dann auch eine Veränderung der Mitbewegung durch die Mutter erfordert. Das bedeutet: Die Desillusionierung beruht weiterhin auf der Korrespondenz der Angebote der äußeren Welt mit den schöpferischen Fähigkeiten des Säuglings bzw., dass diese Angebote sich in irgendeiner Weise mit den Vorstellungen des Kindes verbinden können. Die Desillusionierung hat nichts mit einer bewusst herbeigeführten Nicht-Entsprechung von äußerer Realität und seelischer Handlungsbereitschaft im Sinne einer Versagung der Mitbewegung zu tun, wie manche Äußerungen Winnicotts, z. B. mit der Verwendung des Begriffs „Entwöhnung", es nahe legen. In „Die Theorie in der Beziehung zwischen Mutter und Kind" (1974b) beschreibt er diesen Prozess genauer:

> Sobald Mutter und Säugling vom Standpunkt des Säuglings getrennt sind, wird man bemerken, daß die Mutter dazu neigt, ihre Haltung zu ändern. Es ist gleichsam, als ob sie erkennt, daß der Säugling nicht länger den Zustand erwartet, in dem die Bedürfnisse fast wie durch Zauberei verstanden werden. Die Mutter scheint zu wissen, daß der Säugling eine neue Fähigkeit hat, nämlich die, ein Signal zu geben, so daß sie dahin gelenkt wird, die Bedürfnisse des Säuglings zu befriedigen. Man könnte sagen, wenn sie jetzt *zu genau* weiß, was der Säugling braucht, ist es Zauberei und bildet keine Grundlage für eine Objektbeziehung (ebd., S. 64 f.).

Auch dieses Zitat stellt die Veränderung der Beziehung zwischen Mutter und Säugling noch zu unklar heraus, da für Winnicott der Begriff der „Mitbewegung" noch nicht zur Verfügung stand. Für Winnicott war die Einfühlung der Mutter in den Säugling, die ihm die Erfahrung einer Illusion verschaffte, eine Identifizierung, als wären Mutter und Säugling hier wirklich eins. Seine Beschreibung der nunmehr veränderten Situation zeigt jedoch Formen von Mitbewegung, wenn die Mutter bemerkt, dass der Säugling nun von seiner Entwicklung her etwas anderes braucht als die sofortige Befriedigung seiner Bedürfnisse. Schon in der Phase der Illusion gibt der Säugling Signale, auf die hin die Mutter ihm dann die Brust reicht. Aber nun sind es andere Signale, z. B. dass er länger auf die Brust warten kann, weil er schon entdeckt hat, dass er sich mit dem Lutschen an seinen Fingern beruhigen kann oder dass er für eine kurze Zeit durch sein Interesse an anderen Gegebenheiten abgelenkt ist. Entscheidend für die Art der Mitbewegung ist, wie Winnicott betont, dass „das Hauptmerkmal des ganzen Verfahrens der ‚Säuglingspflege' eine ständige Darbietung der Welt ist" (Winnicott 1974c, S. 112).

Der Prozess der Desillusionierung hat also nichts mit einer Entwöhnung zu tun. Indem er einen „verborgenen Prozess" annimmt, „der sowohl die Möglichkeit der Illusionsbildung als auch für schrittweise Desillusionierung bietet" (Winnicott 1973b, S. 23), lässt sich dieser nicht anders begreifen als eine andere Form der Mitbewegung mit den Äußerungen des Säuglings. Mitbewegung heißt dabei, sich auch mit den Entwicklungsschritten des Säuglings mitzubewegen. So schreibt er an einer anderen Stelle:

> Nach der völligen Verschmelzung mit der Mutter tritt das Kleinkind in eine Phase, in der es die Mutter vom eigenen Selbst trennt und in der die Mutter das Ausmaß ihrer Anpassung an die Bedürfnisse des Kindes einschränkt, um sich selbst nach weitestgehender Identifizierung mit dem Kind wiederzufinden und *weil sie auf das veränderte Bedürfnis des Kindes, sie jetzt als unabhängiges Wesen zu erleben, eingeht* (Winnicott 1973g, S. 124 f., kursiv W.P.).

Desillusionierung ist daher ein Prozess, indem eine Transformation der Illusion stattfindet. Bei dieser Transformation gewinnt nun die Welt mehr und mehr eine konturierte Gestalt, die zunächst in einem bestimmten Objekt zum Ausdruck kommt, das Winnicott „Übergangsobjekt" nennt. Dieses Objekt wird dem Säugling, wie schon auch die Brust, nicht gegeben, er findet es in einem Entwicklungsprozess von Daumenlutschen bis hin zu etwas, das nicht der eigene Körper ist. Es wird zu einem bedeutsamen Objekt, auf das er nicht verzichten kann, als würde so die Abhängigkeit von der Mutter in der Beziehung zu diesem Objekt einerseits eine Fortsetzung finden, andererseits dabei auch eine Trennung herbeiführen. Winnicott hebt hier als Paradox hervor, dass wir Abhängigkeit nur erleben können, wenn wir zugleich Trennendes akzeptieren und umgekehrt, dass wir Trennungen nur aushalten können, wenn wir eine Abhängigkeit als Illusion erfahren haben: „Das Kleinkind kann die Trennung von Objektwelt und Selbst nur vollziehen, weil es zwischen beiden keinen leeren Raum gibt, da der *potentielle* Raum in der von mir dargestellten Weise ausgefüllt ist" (ebd., S. 125, kursiv im Orig.). Im „Finden" eines solchen Objekts setzt sich die schöpferische Illusion fort, die aber zugleich mit diesem Objekt eine Einschränkung erfährt. Das Schöpferische kann sich nun nicht mehr illusionär ausbreiten, sondern ist begrenzt durch die Notwendigkeit eines Umgangs mit diesem Objekt. Es hat, wie Winnicott betont, nicht nur einen Symbolwert, sondern einen „tatsächlichen Wert", es ist „real" und nicht eine illusionäre Vorstellung (Winnicott 1973a, S. 15). Durch sein „Real-Sein" ist es dem Säugling nun mehr und mehr möglich, „die (magische) Kontrolle durch Allmachtsphantasien zu einer Kontrolle durch Handhabung, an der Muskelerotismus und die Lust an der Koordination beteiligt sind" (ebd., S. 19).

Das Bedeutsame an dieser Arbeit über das Übergangsobjekt ist, dass Winnicott das Seelische nicht in einem „Innen" verortet, das von einem „Außen" affiziert wird und so allmählich ein „inneres Bild" von diesem Außen entwickelt, das ihm dann die Fähigkeit vermittelt, angemessen mit diesem Außen umgehen zu können. Daher ist das Übergangsobjekt auch „*kein inneres Objekt* – es ist ein Besitz, und trotzdem (aus der Sicht des Kindes) kein äußeres Objekt" (ebd.). Es würde hier zu weit führen, den Begriff des „inneren Objekts", der auf Melanie Klein zurückgeht, näher zu erläutern, denn wichtig ist, dass Winnicott von hier aus das Seelische als eine „Zwischenwelt" zwischen „innen" und „außen" darstellt. Das nennt er den „intermediären Bereich". Er ist „*jener Bereich, der dem Kind zwischen primärer Kreativität und auf Realitätsprüfung beruhender, objektiver Wahrnehmung zugestanden wird*" (ebd., S.21, kursiv im Orig.). Und nur, weil es dem Kind zugestanden wird, kann sich beim Erwachsenen später ein Umgang mit der Welt entwickeln, der sich ebenfalls in dieser Zwischenwelt bewegt.

Spielen-Können als kunstanaloger Umgang mit der Welt

Der Begriff des Spiels, den Winnicott nun zunehmend für diesen intermediären Bereich verwendet, bekommt so eine universelle Bedeutung für unseren Umgang mit der Welt: „mit anderen Worten halte ich *das Spiel für das Universale;* es ist Ausdruck von Gesundheit: denn Spielen ermöglicht Reifung und damit Gesundheit; es führt zu Gruppenbeziehungen; es kann eine Form der Kommunikation in der Psychotherapie sein" (Winnicott 1973f, S. 52, kursiv im Orig.). Das „Spiel als das Universale" beschreibt nach Winnicott das Spielen-Können nicht nur als ein Kennzeichen seelischer Gesundheit, sondern darüber hinaus auch, dass sich Seelisches nur im Medium der Wirklichkeit und umgekehrt, dass sich Wirklichkeit nur im Medium des Seelischen erfahren lässt. Für Beides steht symbolisch der Begriff „Übergangsobjekt": In ihm erfährt sich das Seelische des Säuglings als schöpferisch, weil es ein Objekt findet und anerkennt, das nicht mehr magisch kontrolliert werden kann, wie es zuvor die Erfahrung einer Illusion versprach. Damit ist zugleich die Erfahrung von Wirklichkeit verbunden, aber nicht als ein von ihm unabhängig Äußeres, sondern als etwas, dass erst in der Behandlung als eine Wirklichkeit erfahren wird. Das Festhalten an einer Illusion magischer Kontrolle über ein im Prinzip unbekanntes Äußeres verschafft keine Erfahrung von Wirklichkeit als Wirkendes und Bewirktes. In Winnicotts Beschreibung der Polarität von Illusion und Desillusion findet sich Freuds Narzissmus-Theorie wieder: Auch der „primäre Narzissmus" ist eine Illusion und eigentlich ein „kranker Zustand“ denn erst, wenn wir uns auf Objekte beziehen, auch wenn sie manchmal enttäuschend sind, erfahren wir etwas, was sich „wirklich“ anfühlt.

Auch wenn unklar ist, ob Winnicott Friedrich Schillers Ästhetik gekannt hat, hat das, was er über das Spiel und den Spielbereich sagt, sehr viel Ähnlichkeit mit den Ausführungen Schillers in seinen *Briefen zur ästhetischen Erziehung* (Schiller 2009).[1]

So wie Winnicott den Spielbereich in einem Dazwischen eines „Innen“ – einer bloßen Phantasiewelt abgespalten von einem Außen, sodass alles unter einer magischen Kontrolle steht – und eines „Außen“ – einer scheinbar unabhängig von uns existierenden Objektwelt – verortet, so ist auch bei Schiller das Spiel ein Bereich zwischen einem „Sachtrieb“, vergleichbar der Objektwelt, und einem „Formtrieb“, vergleichbar den Vorstellungen, die aus einem „Innen“ kommen. Wie bei Schiller „Sachtrieb“ und „Formtrieb“ bewegende Kräfte einer Kultur sind, so sind „Innen“ und „Außen“ auch bei Winnicott bewegende Kräfte, die sich vereinseitigen können und z. B. ein Leben zum Stillstand bringen, indem es nur im Phantasieren zu bleiben versucht (Winnicott 1973c); oder zu einer Situation, in dem sich die Objektwelt gegen die Bedürfnisse der Innenwelt radikal durchzusetzen sucht, was nach Winnicott zur Entwicklung eines „falschen Selbst“ führt, das nur noch ein Leben im Modus der bloßen Reaktion erlaubt (Winnicott 1974d).

Winnicotts Begriff der Illusion veranschaulicht Schillers Formtrieb und betont mit ihm, dass die Illusion oder eine unbeschränkte Phantasie die Desillusion, die Gebundenheit an den Sachtrieb und die Objekte braucht. Sie ergänzen sich, können sich aber auch entgegensetzen. Diese Formen der Entzweiung und Entgegensetzung findet Winnicott in den Formen seelischer Erkrankungen. Dadurch kommt für ihn auch die Frage auf, wie sich solche Vereinseitigungen und Entzweiungen wieder auflösen können, um den Prozess der Desillusionierung so fortsetzen zu können, dass sich ein Bereich von Erfahrungen eröffnet, der Kreativität und Realitätsprüfung gleichermaßen verbindet. Dieser Bereich ist für ihn verbunden mit einem Spielen-Können. In der Psychotherapie geht es ihm daher darum, den Patienten wieder „*in einen Zustand zu bringen, in dem er zu spielen imstande ist*“ (Winnicott 1973d, S. 49, kursiv im Orig.).

Was für ein seelischer Zustand ist das Spielen im Sinne Winnicotts? Mit der Aussage, es sei universell, ist Spielen nicht eine besondere Seinsweise neben anderen, sondern eine spezifische seelische Verfassung, in der die von einem Außen kommenden Begegnungen mit den persönlichen Bedürfnissen so in Verbindung gebracht werden, dass man sich weder von ihnen überwältigt fühlt noch diese Dinge so behandelt, als seien sie nur aus den eigenen persönlichen Vorstellungen entstanden. Spielen-Können hat mit Erfahrungen zu tun, dass „die Omnipotenz intrapsychischer Prozesse mit einer Kontrolle der Wirklichkeit im Einklang steht“ (ebd.,

---

[1] Bei Zitaten aus Schillers Briefen werde ich aufgrund der Vielzahl von Ausgaben nur die jeweilige Nummer des Briefes angeben, in dem sich das Zitat befindet. Zugleich können im Rahmen dieser Arbeit Schillers Briefe nicht umfassend dargestellt werden. Sie wird sich auf zentrale Aspekte zentrieren, die sich auf Schillers Begriff des Spiels beziehen.

S. 59). Dadurch erst ist es möglich, sowohl fremde Ideen als auch Anderes, das man nicht selbst ist, anzunehmen und die dabei auch unvermeidlichen Umgestaltungen nicht nur auszuhalten, sondern auch in anderer Weise fortzusetzen. Ein besonderes Charakteristikum des Spielens ist das Vertieftsein in einen Prozess, in dem der Inhalt keine Rolle spielt, sondern nur ein Hin und Her zwischen Nähe und Rückzug (ebd., S. 63). Das Spielen gleicht dabei einer Suche nach sich selbst, in einem Prozess von zunächst Ungeformtem hin zu einem Sich-Finden als „Gewißheit der Existenz des eigenen Selbst" (Winnicott 1973e, S. 76).

Wie bei Schiller, so schafft das Spielen auch bei Winnicott „lebende Gestalten". Folgendes Zitat aus Schillers *Briefen* könnte auch bei Winnicott stehen:

> Ein Mensch, wiewohl er lebt und Gestalt hat, ist darum noch lange keine lebende Gestalt. Dazu gehört, dass seine Gestalt Leben und sein Leben Gestalt sei. Solange wir über *seine Gestalt bloß denken*, ist sie leblos, bloße Abstraktion, solange wir *sein Leben bloß fühlen*, ist es gestaltlos, bloße Impression. Nur indem seine Form in unserer Empfindung lebt, und sein Leben in unserem Verstande sich formt, ist er lebende Gestalt (Schiller 2009, 15. Brief, kursiv W.P.).

Die Aufgabe der Kultur, den Bereich des Spielen-Könnens lebendig zu halten

Winnicotts Theorie des Seelischen hat insofern eine Bedeutung für die Fragen der Lebenskunst, als er die Wirkung der Kultur für seelische Entwicklungen am Beispiel der frühen Erfahrung der Illusion zwischen Mutter und Säugling gleichsam prototypisch herausstellt. So schreibt er: „Eine Beschreibung der emotionalen Entwicklung des einzelnen [kann] nicht ausschließlich aus der Sicht des Individuums erfolgen, sondern daß das Verhalten der Umgebung in bestimmten Bereichen […] Teil der persönlichen Entwicklung des Individuums ist und deshalb Berücksichtigung finden muss" (Winnicott 1973e, S. 65).

Nach Winnicott können wir das Seelische nicht mehr in einem Innen verorten, das sich durch Internalisierung eines Außen bildet, sondern es spielt sich in diesem potenziellen Raum ab, den er mit der Polarität von Illusion und Desillusion eröffnet hat. Von da aus fragt er, *„was das Leben selbst eigentlich ist"* (Winnicott 1973g, S. 114, kursiv im Orig.). Seine Antwort ist: Seelisches und Kultur sind ein untrennbares Ganzes, das mit der Aufgabe zurande kommen muss, Tradition und Erneuerung immer wieder neu gestalten zu müssen. Aus diesem Ganzen können wir schöpfen, *„wenn wir das, was wir darin vorfinden, auch unterbringen können"* (ebd., S. 115, kursiv im Orig.). In diesem „Wechselspiel von Ursprünglichkeit und Übernahme der Tradition als Grundlage alles Schöpferischen" sieht er auch die Aufgabe, Getrenntsein und Einheit immer zusammen sehen zu müssen (ebd.). Dabei bedeutet das Fehlen einer psychoneurotischen Erkrankung nicht unbedingt Gesundheit, sondern dass wir uns dem Problem von Leben und Nicht-Leben stellen müssen, „ein Problem *aller Menschen*" (ebd., S. 116). Dazu gehört vor allem ein *„Gefühl des Vertrauens"* auf die Verlässlichkeit der Kultur (ebd., S. 117, kursiv im Orig.). Dieser Bereich, den Winnicott einen „potenziellen Raum" oder auch einen „intermediären

Bereich" nennt und in dem er seelische Entwicklungen lokalisiert, ist ein „Spannungsbereich" insofern, als Einheit und Getrenntsein bzw. Einheit und Verschiedenheit ausgetragen werden müssen. Das ist das Paradox, das wir aushalten müssen. Dieser Bereich gibt die Antwort auf die Frage, wo wir sind, wenn wir leben, also etwas genießen, Sport treiben, Spazierengehen, Lieben etc. Sie kann nicht beantwortet werden, wenn wir glauben, dass sie sich in einem „Innen" oder „Außen" ereignen. Das Seelische ist demnach ein Handeln und in diesem Handeln besteht die unendliche Variabilität des Seelischen, „die sich ganz wesentlich von der der Phänomene der inneren psychischen Realität und der äußeren, erlebbaren Realität unterscheidet" (Winnicott 1973h, S. 124).

Winnicotts Begriff von Kultur leitet sich aus dieser frühen Erfahrung zwischen Mutter und Säugling ab. Die Aufgabe der Kultur wäre demnach, uns die Wirklichkeit so zu präsentieren, dass wir sie annehmen und zugleich dabei die Erfahrung machen, sie einerseits auch aus unseren eigenen Impulsen und Vorstellungen gestalten und andererseits die dabei von ihr ausgehenden Begrenzungen auch aushalten zu können. Winnicott hat dafür den Begriff der „Objektverwendung" geprägt. Er entwickelte diesen Begriff aus der Erfahrung in seinen psychoanalytischen Behandlungen, als er zunehmend bemerkte, dass es nicht darum geht, den Patienten eine Deutung „zu geben", sondern abzuwarten, bis sie selber „von ganz allein kreativ und mit größter Freude zu einem Verständnis" gelangen (Winnicott 1973f, S. 101). Erst dann könnten sie auch vom Analytiker Gebrauch machen, weil sie dann „*den Analytiker außerhalb des Bereichs subjektiver Phänomene wahrnehmen*" (ebd., S. 102, kursiv im Orig.).

Der Unterschied zwischen Objektbeziehung und Objektverwendung besteht darin, dass die Objektbeziehung ein Teil der Innenwelt ist, indem die Erfahrungen mit einem Objekt in Gestalt subjektiver Phänomene internalisiert wurden; Objektverwendung dagegen bedeutet, ein Objekt auch außerhalb der bloß subjektiven Wahrnehmung verorten zu können. Man kann sich das nur so vorstellen, dass man das Objekt auf einmal aus einer ganz anderen Perspektive in den Blick nehmen kann, die man vorher noch nicht einnehmen konnte, weil die Objekte unabhängig von unserer Erfahrung immer schon da waren.[2] Für Winnicott ist damit das grundsätzliche Paradox verbunden, dass der Säugling das Objekt erschafft, das aber zugleich schon vorher da war, um erschaffen zu werden (ebd., S. 104). Und nun formuliert Winnicott einen merkwürdigen Satz: „Diese Wandlung von der Objektbeziehung zur Objektverwendung bedeutet, dass das Subjekt das Objekt zerstört" (ebd., S. 105). „Zerstören" meint hier, dass nunmehr das Objekt der Objektbeziehung in der unbewussten Phantasie zerstört wird. Es geht also nicht um die Zerstörung eines „äußeren" Objekts, sondern um eine andere Sicht auf das innere Objekt der Objektbeziehung.

---

[2] Winnicott gebrauchte in dem Zusammenhang den Begriff des „Ding an sich" als Charakterisierung des Objekts. Das ist interpretierungsbedürftig: Ich verstehe diese Formulierung so, dass mit der Objektbeziehung das Objekt schon in irgendeiner Weise bestimmt ist, als „Ding an sich" wäre es aber noch unbestimmt und es harrt noch seiner Bestimmung, die aber grundsätzlich offen bleibt. In der Objektbeziehung ist das Objekt schon zu sehr bestimmt.

Dabei ist etwas Weiteres wichtig: Das Objekt muss diese andere Sicht „überleben", d. h. sich nicht rächen dafür, dass es nun anders gesehen wird. Erst dadurch wird das Objekt außerhalb der magischen Kontrolle des Subjekts gestellt und es entwickelt zugleich seine eigene Autonomie (ebd.). Man muss sich diesen Prozess als einen Kreisprozess vorstellen: Wenn ein Säugling zum ersten Mal spürt, dass die Mutter nicht mehr die Mutter der Illusion ist, dann entsteht zwangsläufig so etwas wie Aggression und damit ist verbunden, dass er sein bisheriges Bild von der Mutter (Objektbeziehung) umgestalten muss. Diese Umgestaltung ist das Zerstören des Objekts. Die Mutter muss ertragen, dass der Säugling sie nun anders sieht und dabei auch seiner Aggression bewussten Ausdruck verleiht. Sie „überlebt" für den Säugling die Zerstörung, indem sie sich nicht „rächt".

Es sind starke Bilder wie Überleben und Rache, die Winnicott für diesen Prozess verwendet. Sie sollen offenbar darauf hinweisen, dass es sich um einen lebenswichtigen Prozess handelt, von dem der zukünftige Umgang mit der Welt entscheidend abhängt. Der Säugling entdeckt in diesem Prozess überhaupt erst die Umwelt, von der er abhängig ist (ebd., S. 107). Winnicott postuliert hier eine ganz andere Auffassung von der Entstehung der Aggression: Sie entsteht nicht mehr aus der Enttäuschung an der Realität, die mit dem Realitätsprinzip zu tun hat, sondern sie ist eine unvermeidliche Erfahrung, die mit dem Anders-Werden der Mutter einhergeht; erst auf diese Weise wird „das Äußere in seinem Wesen" gesehen (ebd., S. 109). Verläuft dieser Prozess positiv, dann bleibt, wie Winnicott betont, *„kein Zorn"*, sondern die Freude am Anders-Werden und Anders-Sein-Können, wofür vor allem das Spiel steht: „Die Eigenschaft, ständig wieder zerstört zu werden, macht die Realität des überlebenden Objekts überhaupt erst erlebbar [...]. Erst danach kann das Objekt verwendet werden" (ebd.).

Mit dem Konzept der Objektverwendung schließt sich der Kreis als ein Paradox, in dem sich Seelisches bewegt: Am Anfang steht die Erfahrung einer Illusion, die etwas erschaffen hat, was aber vorher schon da war und am Ende steht eine Realität, die als etwas Hinzunehmendes und zugleich Geschaffenes erlebt werden kann. Wir gestalten etwas und müssen es zugleich auch immer wieder umgestalten. Das ist das Wesen des Spiels – als Freiheit und als Heraustreten aus dem eigentlichen Leben (Huizinga 1939, S. 13). Das Spiel ist eine seelische Verfassung, in der es nicht auf der einen Seite ein Subjekt und auf der anderen Seite ein Objekt gibt, sondern das Spiel ist hier das eigentliche Subjekt. Das Spiel eröffnet wiederum den Zugang zu den Problemen und Fragen der Lebenskunst.

Bezüge zur Kritischen Lebenskunst

Es mutet zunächst fremd an, aus einer seelischen Theorie der frühen Erfahrungen des Menschen mit der Welt, Fragen der Lebenskunst ableiten zu können. Allerdings erscheint es auch plausibel, dass die Formen der Lebenskunst nicht erst mit dem Erwachsenenalter anfangen, sondern dass damit auch schon der Säugling konfrontiert ist, auch wenn es für ihn noch keine Form einer bewussten Lebenskunst geben kann. Insofern ist es bedeutsam und zwar über die Psychoanalyse hinaus, dass Winnicott die Umwelt im weitesten Sinne als einen untrennbaren Bestandteil für das Leben (des Säuglings) herausgestellt hat. In der Verlängerung seines berühmten Satzes „Es gibt gar keinen Säugling, es gibt ihn nur mit der Mutter" kann man nunmehr sagen: Es gibt keinen Menschen, es gibt ihn nur mit seiner Kultur.

Wenn das Leben „im Spannungsbereich zwischen dem einzelnen und der Umwelt" stattfindet, der durch das universale Verhältnis von Verbundenheit und Getrenntsein bestimmt ist (Winnicott 1973f, S. 119), dann geht es bei den Gestaltungen der Lebenskunst um seelische Formen, „die mit Festlegen und Auflösen, mit Wiederfinden und Umstrukturieren zu tun haben" (Salber 2014, S. 28).

Von der Charakteristik des Spiels her müssen demnach die Gestaltungen der Lebenskunst als die eigentlichen Subjekte begriffen werden. Dabei ist der jeweilige Kulturzustand das Umfassende oder das Ganze und die Gestaltungen der Lebenskunst das davon einerseits Bestimmte, aber andererseits bestimmen auch sie wiederum das Ganze der Kultur. Winnicott macht uns darauf aufmerksam, dass dieser Zusammenhang keine selbstverständliche Einheit, sondern ein Spannungsbereich ist.

Die Aufgabe einer Kritischen Lebenskunst bestünde insofern in einer Analyse dieses Spannungsbereichs unter der Perspektive, ob von der Kultur seelische Entwicklungen im Sinne eines Spielen-Könnens unterstützt oder behindert werden. Gibt es Angebote der Kultur im Sinne einer Illusionsbildung, sodass die Wirklichkeit nicht als ein Diktat erfahren wird, sondern als ein Hinzunehmendes, das zugleich auch gestaltet werden kann? Das, was Winnicott mit der Erfahrung von Illusion am Anfang des Lebens beschreibt, ermöglicht eine Lebenskunst, in einer Abhängigkeit leben zu können, die den eigenen Impuls, so marginal er am Anfang des Lebens ist, nicht behindert oder unterdrückt, sondern die ein Paradox erfahren lässt, das erst im weiteren Verlauf des Lebens bewusst wird: Ich kann etwas schaffen, das aber vorher schon da war. Erst so kann ich allmählich annehmen, dass es Dinge und Menschen gibt, die schon vor mir da waren und von denen ich auch abhängig bin. Damit ist verbunden, dass die eigene Lebensgestaltung sich nur in Übergängen vollzieht, in denen das Gewordene oder Gestaltete eine Erfahrung von Kontinuität bedeutet, die mit Konsequenzen verbunden ist, das so Vertraute auch immer wieder umgestalten zu müssen.

Das Spiel, wie Winnicott es beschreibt, ist eine Ausdrucksform seelischer Entwicklungs-prozesse, die das Seelische als Übergang bestimmt, als ein Hin und Her zwischen dem Bedürfnis nach uneingeschränkter Verwirklichung persönlicher Vorstellungen und der unvermeidlichen Notwendigkeit, auf etwas eingehen zu müssen, das sich nicht einer magischen Kontrolle fügt. Winnicott beschreibt das Seelische als eine schöpferische Handlungswelt, die zugleich auch das anerkennt, was immer schon vorhanden war. Diese Entwicklungen können sich, wie bereits beschrieben, entzweien, verselbständigen oder verkehren, wie die Bilder eines „wahren" und eines „falschen" Selbst zeigen. Als gleichsam prototypische Entwicklungen sind Gegensatzeinheiten erwachsen sie aus der untrennbaren Einheit von Seelischem und Umwelt. Für diese Einheit steht der Begriff der Kultur, auch wenn Winnicott das nicht explizit ausführt.

Warum ist dieses Buch ein Schlüsselwerk der Lebenskunst?

Das Entscheidende seiner Theorie des Seelischen, die er aus frühen Erfahrungen am Beginn eines Lebens entwickelte, ist, dass für ihn das Seelische nicht ohne die Umwelt zu denken ist. Es gibt den Menschen nicht ohne seine Umwelt und das ist letztlich die Kultur, in der wir leben, von der wir abhängig sind und die wir zugleich mit unseren Intentionen und Praktiken immer wieder neu gestalten. Dass Seelisches als Innenleben nichts ist ohne die Kultur, in der es lebt und gestaltend handelt, ist der Schlüssel zum Verständnis der Gestaltungen der Lebenskunst.

Blickt man zum Beispiel in den ersten Band der „Kritischen Lebenskunst" (Gödde & Zirfas 2018), dann sind die darin erarbeiteten Themenbereiche, wie „Individualität" und „Intersubjektivität", „Prekäre Verhältnisse" und „Gesellschaftliche Veränderungen" nichts ohne den übergreifenden Zusammenhang dessen, was mit dem Begriff „Kultur" auszudrücken versucht wird. Diesen zentralen Aspekt von Lebenskunst hebt Winnicott in seinem Buch heraus. Darin betont er zugleich, dass „Kultur" in einem Spannungsfeld von Tradition und Erneuerung oder von Erhalten und Verändern steht. Mit dem Begriff des Spiels, als einer Möglichkeit das Leben schöpferisch gestalten zu können, hebt er außerdem heraus, dass der Verlust des Spielen-Könnens auf erhebliche Probleme einer Kultur aufmerksam macht. Das bedeutet, dass Kulturen, die dem Spielen keinen Raum mehr geben, in sich krank sind. Seelisches braucht eine Spielverfassung, „damit Entwicklungen in Gang kommen, die zur Freude an der Wirklichkeit, zu Sachverhältnissen und zu Werkfreude führen" (Salber 2014, S. 27 f.). Dabei ist es der „mediale Sinn des Spiels", der die Analogie zur Kunst herstellt (Gadamer 1990, S. 111).

Die Fruchtbarkeit dieser neuen Sichtweise wird deutlich, wenn man sie auf den Zustand unserer gegenwärtigen Kultur anwendet. Der ungeheure Fortschritt des Digitalen und in ihrem Zuge die Entwicklung einer künstlichen Intelligenz betont den Prozess, den Winnicott als Illusion beschreibt. Hier wird uns eine Wirklichkeit angeboten, die uns die Illusion vermittelt, alles, was uns begegnet, mit einem Klick unter einer magischen Kontrolle zu haben. Wie auch in Winnicotts Beschreibung dieser Phase verspüren wir nicht die absolute Abhängigkeit, die sie im Grunde bedeutet. Das Problem dabei ist, dass sie uns die unvermeidlichen Übergänge erspart, bei denen wir verspüren, das uns noch etwas bestimmt, was wir nicht in der Hand haben. Wir werden so fixiert an eine Welt, in der wir in der Illusion leben, alles sei nur wie auf Knopfdruck da; dadurch soll uns dabei die Erfahrung erspart werden, dass schon vorher etwas da gewesen ist. Dabei spielen die rasant fortschreitenden Entwicklungen der KI eine zentrale Rolle, denn mit ihr schaffen wir es, z. B. Texte zu erstellen, für die wir sonst viele Bücher hätten durcharbeiten müssen. Unsere gegenwärtige Kultur erzeugt so eine Illusion des Schöpferischen, die den Behinderungen der analogen Welt zu entkommen glaubt. Dadurch erspart sie uns auch, mit Behinderungen, Unzulänglichkeiten, Fehlern, Verkehrungen umgehen zu müssen. Das ist tatsächlich die absolute Abhängigkeit, die aber verleugnet werden muss, weil ihr Verspüren uns zeigen wird, wie hilflos und ohnmächtig wir sind, wenn wir nur auf diese Illusion setzen.

Die Spielverfassung ist ein Spannungsbereich, weil wir nur auf der Grundlage schöpferisch sein können, dass es überhaupt etwas gibt, das wir gestalten können. Insofern steht sie quer zu den gegenwärtigen Tendenzen unserer Kultur, die glaubt, diese Grundlage ausschalten zu können.

Literatur

Davis, M., & Wallbridge, D. (1983). *Eine Einführung in das Werk von D. W. Winnicott*. Stuttgart: Klett-Cotta.

Gadamer, H.-G. (1990). Hermeneutik I. In H.-G. Gadamer (Hrsg.), *Gesammelte Werke* (Bd. 1). Tübingen: J.C.B Mohr.

Gödde, G., & Zirfas, J. (Hrsg.). (2018). *Kritische Lebenskunst. Analysen – Orientierungen – Strategien*. Stuttgart: Metzler.

Huizinga, J. (1939). *Homo Ludens*. Amsterdam: Akademische Verlagsanstalt.

King, P., & Steiner, R. (Hrsg.). (1996). *Die Freud/Klein-Kontroversen* (Bd. 2). Stuttgart: Klett-Cotta.

Pohlmann, W. (2015). Methoden des Seelischen – Methoden der Kunst. In G. Gödde, W. Pohlmann, & J. Zirfas (Hrsg.), *Ästhetik der Behandlung. Beziehungs-, Gestaltungs- und Lebenskunst im psychotherapeutischen Prozess* (S. 33–54). Gießen: Psychosozial-Verlag.

Pohlmann, W. (2020). Alltagskunst. Zu einer Ästhetik des Alltags. *Psychozozial, 43,* Nr. 162 (4), 53–61.

Pohlmann, W. (2026). *Der unendliche Augenblick. Perspektiven für eine ästhetische Theorie der Psychoanalyse*. Gießen: Psychosozial Verlag.

Rudnytsky, P. L. (1991). *The Psychoanalytic Vocation*. London. Routledge

Salber, W. (1989). *Der Alltag ist nicht grau*. Bonn. Bouvier.

Salber, W. (2002). *Psychästhetik*. Verlag Walter König.

Salber, W. (2014). Ästhetische Erziehung – Kampf den Spekulationsblasen. *Anders. Zeitschrift für Psychologische Morphologie, 19*, 25–34.

Schiller, F. (2009). *Über die ästhetische Erziehung des Menschen*. Stuttgart: Verlag Freies Leben.

Winnicott, D. W. (1973a). *Vom Spiel zur Kreativität*. Stuttgart: Klett-Cotta.

Winnicott, D. W. (1973b). Übergangsobjekte und Übergangsphänomene. In D. W. Winnicott (Hrsg.), *Vom Spiel zur Kreativität* (S. 10–36). Stuttgart: Klett-Cotta.

Winnicott, D. W. (1973c). Träumen, Phantasieren und Leben. In D. W. Winnicott (Hrsg.), *Vom Spiel zur Kreativität* (S. 37–48). Stuttgart: Klett-Cotta.

Winnicott, D. W. (1973d). Spielen – eine theoretische Darstellung. In D. W. Winnicott (Hrsg.), *Vom Spiel zur Kreativität* (S. 49–64). Stuttgart: Klett-Cotta.

Winnicott, D. W. (1973e). Spielen – Schöpferisches Handeln und die Suche nach dem Selbst. In D. W. Winnicott (Hrsg.), *Vom Spiel zur Kreativität* (S. 65–77). Stuttgart: Klett-Cotta.

Winnicott, D. W. (1973f). Die Lokalisierung des kulturellen Erlebens. In D. W. Winnicott (Hrsg.), *Vom Spiel zur Kreativität* (S. 111–120). Stuttgart: Klett-Cotta.

Winnicott, D. W. (1973g). Die Lokalisierung des kulturellen Erlebens. In D. W. Winnicott (Hrsg.), *Vom Spiel zur Kreativität* (S. 111–120). Stuttgart: Klett-Cotta.

Winnicott, D. W. (1973h). Der Ort, an dem wir leben … In D. W. Winnicott (Hrsg.), *Vom Spiel zur Kreativität* (S. 121–127). Stuttgart: Klett-Cotta.

Winnicott, D. W. (1974a). *Reifungsprozesse und fördernde Umwelt*. München: Kindler.

Winnicott, D. W. (1974b). Die Theorie in der Beziehung zwischen Mutter und Kind. In D. W. Winnicott (Hrsg.), *Reifungsprozesse und fördernde Umwelt*. (S. 47–71). München: Kindler.

Winnicott, D. W. (1974c). Von der Abhängigkeit zur Unabhängigkeit in der Entwicklung des Individuums. In D. W. Winnicott (Hrsg.), *Reifungsprozesse und fördernde Umwelt* (S. 106–119). München: Kindler.

Winnicott, D. W. (1974d). Ich-Verzerrung in Form des wahren und falschen Selbst. In D. W. Winnicott (Hrsg.), *Reifungsprozesse und fördernde Umwelt* (S. 182–199). München: Kindler.
Winnicott, D. W. (1976). *Von der Kinderheilkunde zur Psychoanalyse*. München: Kindler.
Winnicott, D. W. (1995). *Die spontane Geste.* Briefe. Stuttgart: Klett-Cotta.

Irvin Yalom. *Existenzielle Psychotherapie* (1980) 22

Ralf T. Vogel

Zur Einführung

Irvin Yalom (*1931) galt und gilt in vielen Umfragen und im Herzen zahlreicher PsychotherapeutInnen als einer der weltweit einflussreichsten psychotherapeutischen Autoren. Immer wieder wird er zu einem der „wichtigsten lebenden Therapeuten" (Schäfer 2009, S. 36) gewählt, und das hier zu besprechende Buch setzte dafür den Grundstein. Es ist bei dieser Popularität zunächst verwunderlich, dass sich bisher nur zwei zusammenfassende Überblickswerke Yaloms Gesamtwerk widmen, beide aus dem amerikanischen akademischen Raum und beide akribisch und mit hoher Qualität (Josselson 2008; Bermann 2019). Auf diese Werke, auf Interviews sowie auf die Autobiographie von Yalom wird sich neben dem zur Besprechung anstehenden Werk in erster Linie bezogen.

Immer wieder betont Yalom, in seinem gesamten darauffolgenden Oeuvre habe er sich nie weit von der Basisstruktur des Buchs *Existenzielle Psychotherapie* entfernt und von verschiedenen Stellen wird darauf hingewiesen, dass das Buch mancherorts Themen enthält, die sich dann auch durch das belletristische Gesamtwerk des Autors ziehen. Auch wenn also in nicht wenigen Aspekten die späteren, international äußerst populär und auflagenstark gewordenen Romane und Therapieerzählungen als Amplifikationen der in der *Existenziellen Psychotherapie* dargelegten Grundthesen gelten können – jedes dieser Bücher wäre eine eigene ausführliche Rezension wert – würde es den vorgesehenen Rahmen sprengen, wenn auch sie alle detailliert zu Wort kommen würden.

Das Buch wurde 1980 unter dem Titel *Existential Therapy* in New York erstveröffentlicht und ist als klassisches Fachbuch für einen professionelle Leser:innenkreis geschrieben mit vielen sachkundigen Referenzen bzgl. psychotherapeutischer

R. T. Vogel (✉)
Ingolstadt und Dresden, Deutschland

G. Gödde, J. Zirfas (Hrsg.), *Schlüsselwerke der Kritischen Lebenskunst II*, Schriften zur Kritischen Lebenskunst,
https://doi.org/10.1007/978-3-662-72440-8_22

„Klassiker“ und zahlreichen ausschnitthaften und den Ansatz grundierenden Ausflügen in die Philosophie. Zwar hat Yalom immer wieder überlegt, das Buch zu bearbeiten, hat aber seit dieser Zeit keine Veränderung vorgenommen. Es handelt sich um ein im Original über 500 Seiten, in der aktuellen deutschen Übersetzung 610 Seiten starkes Monumentalwerk, das 2010 in der inzwischen 5. deutschsprachigen Auflage erschienen, nun erweitert mit einem kurzen Nachwort Yaloms zu ‚25 Jahre Existenzielle Psychotherapie‘ und einem knappen Interview mit Ulrich Geuter (die Zitate im vorliegenden Beitrag beziehen sich auf diese neueste Ausgabe). In Amerika erfuhr das Buch 2019 eine neue, 40-Jahre-Jubiläums-Auflage mit weiterem, zusätzlichen Material des Autors.

In den deutschsprachigen Ländern gilt das Buch bisweilen als Startpunkt für die Entwicklung einer neuen Therapierichtung oder gar -schule, eben der sog. „Existenziellen Psychotherapie“. Dies ist in mehrerlei Hinsicht nicht ganz korrekt. Zum einen war es nicht Yalom selbst, der den Ansatz einer Existenziellen Psychotherapie einführte, sondern sein Therapeut, Mentor und späterer enger Freund Rollo May (1909–1994). Diesem kann, v. a. mit seinem gemeinsam mit zwei Kollegen herausgebrachten Band *Existence* (May, Angel & Ellenberger 1958), insgesamt das Verdienst zugeschrieben werden, die europäischen Existenzphilosoph:innen und Existenzialist:innen für das amerikanische intellektuelle Publikum aufbereitet und daraus tatsächlich einen neuen psychotherapeutischen Ansatz entwickelt zu haben. Das Buch und die therapeutischen Ableitungen Mays stellen, zusammen mit den Erfahrungen aus den Therapien lebensbedrohlich erkrankter Patient:innen, wohl die zentrale Grundinspiration Yaloms dar, sich überhaupt der existenziellen Sichtweise zu nähern und diese schließlich maßgebend zu systematisieren und weiterzuentwickeln.

Bis heute will Yalom selbst auch keine eigene Schulrichtung entwickeln, sondern legt immer Wert darauf, dass die existenzielle Sicht alle möglichen Therapieansätze bereichern könne. Statt von existenzieller Psychotherapie spricht er daher lieber von „existenziell sensibler“, „gestimmter“ oder „orientierter“ therapeutischer Arbeitsweise (Yalom 2010, S. 12). Hier setzt er sich auch internationaler Kritik aus, denn in vielen Ländern, in denen der Gedanke existenzialistisch begründeter Psychotherapie Fuß fasste, entwickelte sich diese zu einer eigenständigen Schulrichtung mit Ausbildungscurricula und Abschlusszertifikaten. Und drittens schließlich ist die nordamerikanische Existenzielle Psychotherapie, deren Flaggschiff-Buch die hier zu diskutierende Schrift zweifellos ist, in der internationalen Schau nur eine von vier großen sich existenziell nennenden psychotherapeutischen Ansätzen neben der sog „Britischen Schule“ (Emmy v. Deurzen) und den deutschsprachigen Traditionen der „Daseinsanalyse“ (Ludwig Binswanger) und der „Logotherapie/Existenzanalyse“ (Viktor Frankl) (vgl. Iacovou & Weixel-Dixon 2015). Yalom selbst hat zudem 2008 auch die Analytische Psychologie zum Kanon der existenziell ausgerichteten Ansätze gerechnet (im vorliegenden Werk kommt er acht Mal auf Carl Gustav Jung zu sprechen), eine interessante Feststellung, da es zwischen ihm und den Ideen Jungs zwar viele Parallelen, aber doch auch nicht zu übersehende Unterschiede gibt (vgl. Vogel 2020a, b).

In nicht wenigen Lehrbüchern der v. a. in Großbritannien florierenden und dort auch als eigene Schule anzutreffenden Existential Therapy findet Yalom und sein Buch *Existenzielle Psychotherapie* dann tatsächlich auch nur verhältnismäßig geringe Erwähnung (z. B. v. Deurzen et al. 2019).

Biographie und Werk

Irvin Yalom wurde 1931 als Sohn russischer jüdischer Einwanderer in Washington DC geboren. Er wuchs in ärmlichen Verhältnissen als einziges weißes Kind in einem schwarzen Wohnviertel auf. Seine Mutter beschrieb er als „überaggressiv", seinen Vater als „passiv", und rasch floh er in die Welt der Literatur. Etwas vereinfacht könnten diese immer wieder mit existenziellen Fragen nach dem Überleben, nach Zugehörigkeit oder nach Sinnhaftigkeit in Zusammenhang zu bringenden, frühen Lebensumstände einerseits und die kompensatorische Hinwendung zur Literatur andererseits als erste Quellen seines späteren intellektuellen Interesses betrachtet werden. Mit 14 Jahren schon lernte er seine spätere Frau Marylin kennen, die 2019 verstarb. Die emotionale Nähe der Beiden und die intellektuellen Einflüsse von Marylin sind ein entscheidender Nährboden und nach seiner eigenen Darstellung auch die primäre Kraftquelle für Yaloms gesamtes kreatives Schaffen. Irvin und Marilyn Yalom haben vier Kinder; eines davon, Victor Yalom, ist in die psychotherapeutischen Fußstapfen des Vaters getreten und arbeitet auch immer wieder mit diesem an der Darstellung und Verbreitung des existenziell-psychotherapeutischen Ansatzes. Seit 2024 ist Irvin Yalom ein weiteres Mal verheiratet.

Irvin Yaloms Texte, auch das hier vorgestellte Buch, wurden in alle bedeutenden Sprachen der Welt übersetzt und seine 35 Jahre nach Erscheinen der *Existenziellen Psychotherapie* formulierte, von der Dominanz der evidenzbasierten Therapien abgeleitete Sorge, sein „Ansatz […] könnte möglicherweise bald ausgestorben sein" (Yalom 2015, S. 231), scheint sich glücklicherweise nicht zu bewahrheiten. Im Gegenteil haben Yaloms gesamtes schriftstellerisches Schaffen, seine Lehrtätigkeit und auch die vielfältigen Filme, die über ihn und seinen therapeutischen Ansatz entstanden (z. B. die Schweizer Dokumentation *Anleitung zum Glücklichsein* von Sabine Gisiger aus dem Jahr 2014) maßgeblich zu einer Enttabuisierung der Psychotherapie und einer Popularisierung psychologischer und philosophischer Erklärungsansätze beigetragen.

Ende der 1970er-Jahre, tätig als Professor für Psychiatrie an der Stanford University, hatte er sich nach einigen Jahren akademisch-psychiatrischer Mainstream-Forschung und einer Fülle unter seiner Beteiligung entstandener empirischer Studien schließlich „immer weiter von der klassischen Psychiatrie entfernt. Sie wird heute stark von wirtschaftlichen Kräften und in genau die entgegengesetzte Richtung getrieben – nämlich genaue, entindividualisierende (symptombasierte) Diagnosen und einheitliche, protokollgesteuerte Kurztherapien für alle". (Yalom in einem Interview 2022). Er wandte sich entschieden ab von der bis heute gängigen empirischen Outcome-Forschung (Josselson 2008, S. 44 f.). Sein seit Kindheit bestehendes Interesse an Literatur und v. a. an Philosophie erwachte erneut und so befasste sich Yalom immer mehr mit existenziellen Philosophien. Daraus ging das hier zu behandelnde Werk als seine dritte Monographie hervor, davor kamen – neben vielen Fachartikeln – bereits der psychotherapeutische Bestseller und Dauerbrenner *The Theory and Practice of Group Psychotherapy* (1970; dt. Theorie und Praxis der Gruppentherapie) und die zusammen mit einer ehemaligen Patientin geschriebene, aufsehenerregende mutuelle Therapieschilderung, *Everyday Gets a Little Closer. A Twice-told therapy* (*1974*; dt. Jeden Tag ein bisschen näher. Eine ungewöhnliche Geschichte) auf den Buchmarkt. Die *Existenzielle Psychotherapie* bezeichnet Yalom im Vorwort zur vierten deutschsprachigen Auflage als „Wendepunkt in meiner Laufbahn" (2010, S. 11).

Yalom distanzierte sich, wohl aufgrund seiner eigenen Erfahrungen in einer langen Lehranalyse immer wieder von der Psychoanalyse als Behandlungsverfahren, schätzte aber Sigmund Freud und auch Harry Stack Sullivan, Karin Horney, Erich Fromm oder Otto Rank sehr. Letzterer, zusammen mit Ludwig Binswanger, Viktor Frankl, Friz Perls und natürlich Rollo May gelten ihm wohl als die bedeutsamsten psychotherapeutischen Ideengeber.

Yalom hat seinen Ansatz einer Existenziellen Psychotherapie immer wieder als eine „psychodynamische Therapie" bezeichnet. Er berichtet – neben seiner psychotherapeutischen Ausbildung – von zehn Jahren Philosophie-Lektüre, bis er sich, nach vielerlei Ermutigung durch Freunde, ans Schreiben des Buches gewagt habe (Josselson 2008). „Yalom verbindet in dieser einmaligen Arbeit psychoanalytische, humanistische und philosophische Grundsätze zu einem integrativen Psychotherapie-Ansatz, der sich nicht von den Techniken her definiert, sondern von einer Grundkonzeption und einem Menschenbild", so der Psychoanalytiker Markus Fäh zusammenfassend (2008, S. 203).

Darstellung des Schlüsselwerks

Zur Einführung

Die Wertschätzung des Erzählerischen im Leben und in der Psychotherapie, die Yalom schließlich zum äußerst erfolgreichen Romanautor werden ließ, kommt im Schreibstil der *Existenziellen Psychotherapie* bereits vorsichtig zur Geltung. Klassische Philosophen wie Heidegger, Kierkegaard, Nietzsche und Schopenhauer sind Referenzen, aber eben auch philosophische Geschichtenschreiber wie Hemingway, Hesse oder Kafka. Hier liefert Yalom nebenbei, quasi *en passant*, bemerkenswerte psychologische Literaturanalysen. Eine besondere Rolle spielt bei ihm auch Lev Tolstoi, einige seiner Erzählungen sind wiederkehrende Inspirationen, die sich durch das gesamte Buch hindurch ziehen. Neben diesen hoch anerkannten Philosophen scheut Yalom sich nicht, unbekannte und bisweilen auch durchaus umstrittene Autoren (z. B. Bhagwan Shree Rajmeesh) mit einzubeziehen.

Der Text ist voller anekdotischer Fallgeschichten aus Einzel- und v. a. Gruppentherapien, und auch Fallberichte verwandter Autor:innen werden ausführlich eingebaut, wenn sie den Gedankengang Yaloms veranschaulichen und seine Argumente stützen können. Trotz einer Vielzahl an Verweisen auf empirische Evidenzen der

Kernaussagen des Buches haben wir es nicht mit einer Aneinanderreihung wissenschaftlicher Studien zu tun. Vielmehr ist der Text in einem eher amerikanischen Philosophie- und auch Psychotherapiewerken entsprechenden, manchmal essayistischen Stil verfasst, mit nicht wenigen fast poetischen Sequenzen, etwa wenn Yalom meint: „Der Wille ist aus der Fruchtblase der Schuld geboren" (2010, S. 371). Diese kunstvolle, durchaus als Literarisierung zu bezeichnende Manier erleichtert das Lesen, baut Spannung auf und macht es schwer, das Buch, einmal in den Gedankenfluss des Autors eingetaucht, wieder wegzulegen. Yalom beginnt u. a., und das ist selbst für amerikanische Fachliteratur revolutionär, mit einer Selbstoffenbarung bzgl. seiner eigenen Todesängste und immer wieder streut er Selbstoffenbarungen ein, wenn er dadurch zur Klärung beitragen kann (vgl. Kap. 4). Das Buch ist somit insgesamt doppelt nutzbar, es ist so Ruthlen Josselson „a guide for therapists and itself a form of existential therapy" (Josselson 2008, S. 51).

Der Text

Das Buch ist in fünf Abschnitte unterteilt. Nach einem relativ knappen Einführungskapitel arbeitet Yalom die vier in seiner Sicht grundlegendsten existenziellen Faktoren des Menschseins: Tod, Freiheit, Isolation und Sinnlosigkeit in jeweils einem Buchteil ab. Diese Abschnitte greifen insofern ineinander, als auch die vier existenziellen Themen nie unabhängig voneinander erscheinen, sondern tief ineinander verwoben sind.

Die Einführung verweigert explizit eine vereindeutigende Definition des Terminus *Existenzielle Psychotherapie* und definiert sie ganz offen als "dynamische[n] Zugang zur Therapie, der sich auf die Gegebenheiten konzentriert, welche in der Existenz des Individuums verwurzelt sind" (2010, S. 17). In moderner psychotherapiewissenschaftlicher Manier stellt Yalom also gleich zu Beginn die „Vagheit und Verwirrung" (ebd.) der existenziellen Begriffe vor (auch darauf kommt er im weiteren Text immer wieder zu sprechen, etwa wenn er die schwere Bestimmbarkeit aufgrund „vielfältiger und sich widersprechender Definitionen", ebd., S. 337 benennt), und bestimmt so seine charakteristischen psychotherapeutischen Parameter erkenntnistheoretisch hoch relevant als opake, d. h. letztendlich nicht völlig durchschaubare Konzepte (Vogel 2023). In diesen Zusammenhang gehören auch seine Hinweise auf die der Konfrontation mit dem Existenziellen folgenden Emotionen, die er „vor und jenseits aller Sprache und allen Vorstellungsvermögens" (Yalom 2010, S. 64) ansiedelt. Später im Buch wird er dann auch konsequenterweise seine Skepsis bzgl. der akademisch-empirischen Forschung kundtun, die er ja selbst über viele Jahre betrieben hat. V. a. standardisierten Forschungsinstrumenten erteilt er eine klare Absage, ohne aber völlig darauf zu verzichten, im Verlaufe des Buches immer wieder auf solche Studien zurückzukommen. Yalom bezeichnet seine skeptische Sicht auf psychologische Konstrukte („nichts davon existiert wirklich") als „relativistisch" (S. 399) und macht den Wert derselben (z. B. das Über-Ich, Archetypen, die Ich-Zustände) an deren Fähigkeit fest, die menschliche Selbstermächtigung zu fördern. Und noch einen wichtigen und sehr zeitgemäßen Aspekt führt Yalom in seiner Einführung an: die Unhintergehbarkeit, aber v. a. Unsicherheit der Existenz, die auch die Therapeut:innen zu spüren bekommen und denen er eine Unsicherheitstoleranz dringend empfiehlt.

Schon auf den einleitenden Seiten wird deutlich, was sich wie ein roter Faden durch das Buch zieht: Trotz seiner großen Zweifel an der klassischen Psychoanalyse (er selbst durchlief eine klassische psychoanalytische Ausbildung, auf die er durchaus ambivalent zurückblickt) verbleibt Yalom innerhalb ihres Denkrahmens. Am bedeutsamsten erscheint hier eine später fast nebenbei geäußerte Erkenntnis, dass nämlich „ein gewisser Grad an Ich-Stärke notwendig ist, wenn man sich seiner existenziellen Situation stellen soll und der Angst, die darin begründet ist" (S. 304). Ohne weiter darauf einzugehen, wird hier das (Ich-)Strukturkonzept der Psychoanalyse zu einer indikativen Grundtheorie für die Existenzielle Psychotherapie. Weiterhin postuliert er, ganz im Sinne der psychodynamischen Konflikttheorie, *existenzielle Grundkonflikte* als Ergebnis des Gewahrwerdens der Parameter der menschlichen Existenz. Seine Tiefenpsychologie braucht nicht das „tief" Unbewusste, das weit in der Vergangenheit Liegende oder gar eine gewisse Triebkonstellation, um, völlig „unmittelbar" und „ahistorisch" (S. 24) zu den „Tiefenstrukturen" (S. 23) der Psyche vorzudringen. Yalom sieht an deren Grund die vier genannten letztendlichen Anliegen: Tod, Sinnlosigkeit, Isolation, Freiheit. Aus jedem dieser Parameter erwächst ein existenzieller menschlicher und universeller Grundkonflikt, der deutlich macht, dass lediglich das Ausmaß und die Fähigkeit des Umgangs mit diesem Konflikt die Menschen unterscheidet, nicht aber die Betroffenheit selbst. Wie selbstverständlich arbeitet Yalom im gesamten Text aber mit der Idee des Unbewussten an sich und mit den Konstrukten diverser Abwehrmechanismen. Auch das Widerstandskonzept nutzt er bisweilen ganz klassisch. Hier ist er ganz Psychoanalytiker, auch wenn die Abwehr nun dem Existenziellen gilt und er sich, ganz in phänomenologischer Manier, vehement gegen psychoanalytische Deutungen verwehrt, die z. B. die Todesangst auf „primäre" Ängste wie etwa eine Kastrationsangst zurückführen möchte. Und auch die Wertschätzung der Arbeit mit Träumen siedelt ihn im Umfeld der Psychoanalyse an. Kritisch sieht Yalom v. a. das klassische Übertragungskonzept der Psychoanalyse, das die therapeutische (Beziehungs-)Szene vorwiegend auf Ereignisse in der Biografie zurückführt und die „wahrhaft menschliche und wahrhaft wandelbare Qualität der Beziehung" (S. 468), nicht zuletzt auch der therapeutischen, vernachlässigt. Der Therapeut hilft, so weiß er, v. a. dadurch, dass „er eine echte Beziehung zum Patienten entwickelt" (S. 469) und im Hier und Jetzt der Begegnung damit arbeitet.

Teil I des Buches ist prosaisch mit *Tod* überschrieben und enthält vier Unterkapitel. Es ist der mit Abstand ausführlichste Großabschnitt des Werkes, was die Bedeutung, die Yalom dem Todesthema zuschreibt, auch quantitativ veranschaulicht. Probleme und Chancen der individuellen Entwicklung bis hin zur Psychopathologie werden hier hergeleitet aus einer mehr oder weniger ineffektiven Verarbeitung des Realisierens der Endlichkeit, von Yalom wiederholt auch als eigentlich rettende „Idee des Todes" (S. 58) bezeichnet. Er plädiert für ein klassisches *memento mori* als Voraussetzung für ein gelingendes Leben, entpathologisiert die Todesangst und macht sie zu einer grundlegenden Quelle der Selbsterkenntnis und -entwicklung. In vielen Punkten sind es Passagen aus Freuds Schriften, aus denen Yalom in Gegenpositionen seine Thesen entwickelt.

Einen ganz eigenen Abschnitt widmet Yalom dem Todesbegriff von Kindern, eine Hinwendung zur Entwicklungspsychologie, die sonst in keinem anderen Werk des Autors aufzufinden ist. Auch wenn gerade auf diesem Feld in den 44 Jahren seit dem Erscheinen des Buches viel passiert ist, sind die von Yalom zusammengetragenen Erkenntnisse und v. a. die daraus entworfene Sicht einer Entwicklungspsychologie des Todesbegriffes bis heute von Bedeutung und decken sich in vielen Punkten mit modernen psychologischen Befunden zum kindlichen „Todeskonzept" (zusammenfassend Reuter 2020). Gerade für aus der Philosophie kommende Leser:innen eröffnet sich hier aus der Einbeziehung etwa der Gedanken Melanie Kleins bzw. Kurt Eisslers oder der Betrachtung des kindlichen Spiels im Umfeld des Todes, eine ganz neue Betrachtungsebene des Todesthemas. V. a. entwickelt Yalom aber – und hier wieder ganz im der psychoanalytischen Tradition bleibend – aus der Entwicklungspsychologie heraus seine beiden grundlegenden, dialektisch aufgefassten Modi des pathogenen Umgangs mit Sterben und Tod: Die (verleugnende) Auffassung der eigenen Besonderheit und damit auch Unsterblichkeit und der Glaube an eine/n letzte/n Retter:in, der/die die Sterblichkeit oder die Endgültigkeit des Todes aufzuheben imstande ist.

Diese beiden von Yalom herausgearbeiteten zentralen Abwehrformationen erinnern trotz einiger Unterschiedlichkeiten doch stark an die psychoanalytische Selbstpsychologie Heinz Kohuts, der schon in den 1970er-Jahren von sog. „Selbstobjekten" sprach, deren Aufgabe es sei, die Grandiosität des/der Anderen zu spiegeln oder sich als idealisierte/r Andere/r zur Verfügung zu stellen (z. B. Kohut 1973). Yalom geht (leider) nicht auf diese doch recht einflussreiche psychoanalytische Strömung ein, die in ihrer Weiterentwicklung hinein in eine intersubjektive Beziehungsperspektive erneut große Überscheidungen, diesmal mit Yaloms (therapeutischem) Beziehungsdenken aufweist: Denn „.die existenzielle Natur der menschlichen Beziehung macht uns alle zu Geschwistern", so formuliert er es (Yalom 2010, S. 178) und liefert damit ein zentrales Argument für einen authentischen, herrschaftsfreien und auf Gegenseitigkeit angelegten therapeutischen, aber auch allgemein lebenskünstlerischen Beziehungsstil.

Gerade hier, in dem Versuch, die zentralen existenziellen Abwehrformationen anhand der Todesangst zu veranschaulichen, zeigt sich Yaloms bevorzugtes didaktisches Mittel, die Arbeit an und mit Geschichten, am deutlichsten. Zahlreiche klinische Falldarstellungen wechseln sich ab mit Auszügen aus literarischen Erzählungen, all das mit dem Ziel, dem/der Leser:in eigentlich kaum versprachlichbare weil unbewusste Phänomene nahezubringen. Natürlich, nicht wenige der angeführten Fälle (v. a. aus der eigenen Praxis, aber auch aus Falldarstellungen von psychotherapeutischen Kolleg:innen), z. B. wenn es um schizophrene oder Transgender-Prozesse geht, ließen sich im Lichte aktueller psychotherapeutischer Entwicklungen auch durchaus anders interpretieren, aber dies tut dem Nutzen keinen Abbruch, der in den Darstellungen für das Verständnis unbewusster Prozesse besteht.

In Teil II des Buches befasst sich Yalom mit dem Begriff der *Freiheit*, dessen Bearbeitung eigentlich jedem beabsichtigten Veränderungsanliegen vorausgeht. In sehr aktueller Anwendbarkeit weist Yalom darauf hin, dass nicht mehr innere Triebe und auch nicht mehr äußere Vorschriften das Individuum in Not bringen. Im Gegenteil ist es jetzt eine nurmehr wenig eingeschränkte Freiheit, die als Entwicklungsherausforderung ansteht. Er bringt die Freiheit in Verbindung mit dem Verantwortungsthema, und die Ablehnung individueller Freiheit wird mit Jean-Paul Sartre dargestellt als in vielen Fällen durch die Furcht vor Verantwortung motiviert, die sowohl für das eigene Tun als auch für die Unterlassungen, also für seine gesamte „Selbstschöpfung" zu übernehmen sei (S. 370; hier benutzt Yalom einen alten romantischen, aus dem Jahr 1797 stammenden Begriff Friedrich Schlegels, allerdings ohne auf diesen hinzuweisen; vgl. Schlegel 1967).

Die Folge einer solchen Bewusstheit ist zunächst eine immense „Urangst" durch das Erfahren einer existenziellen „Bodenlosigkeit" die sogar tiefer als die Todesangst reicht. Das Uneigentliche bei Martin Heidegger oder die Unwahrhaftigkeit Sartres sind Abwehrprozeduren dieser Angst, die jedoch zwangsläufig in seelische Nöte führen. „Verantwortungsbewusstheit" (S. 270) ist hier das Ziel des psychotherapeutischen Prozesses wie auch einer (therapeutischen) Lebenskunst. Von Bedeutung ist in diesem Abschnitt, dass Yalom es, in deutlichem Unterschied zum „Massenkonsum" des Verantwortungsbegriffs, nicht versäumt, auf Sartres „Widrigkeitskoeffizienten" (Sartre 1993) hinzuweisen – auf das, was handelnd unveränderbar bleibt, das anzuerkennen, zu identifizieren ist, um sich schließlich an ihm in voller Verantwortung abzuarbeiten. Und Yalom weist auch auf ein weitgehend in Vergessenheit geratenes Konzept Otto Ranks hin, das des „Gegenwillens", der gegen einen anderen Willen opponiert und der in der Therapie Probleme bereiten kann, wenn er sich gegen die Absichten des/der Therapeut:in richtet.

Teil III des Buches widmet Yalom der *existenziellen Isolation*, die er von einer intrapsychischen und einer interpersonalen Isolation unterscheidet und die die grundlegende Erfahrung des außerhalb der Welt Stehens, des Abgrunds zwischen sich und allem anderen meint. Gerade in der heutigen Zeit, wo Bindung und Verbundenheit boomende Konzepte der Psychotherapie sind und auf gesellschaftlicher Ebene mit Programmen und Ministerien Feldzüge gegen die Einsamkeit gestartet werden, ist es besonders wichtig mit Yalom zu betonen, dass eine grundlegende „Trennung zwischen dem Menschen und der Welt" und das Bewusstwerden der „kosmischen Indifferenz" (hier benutzt Yalom einen Ausdruck Albert Camus') zur *conditio humana* gehört und „ertragen" (Yalom 2010, S. 422) werden muss. Yalom bringt das Isolationsthema in Zusammenhang mit den anderen existenziellen Teilbereichen und sieht es als zentral an. Jefferey Bermann (2024, S. 93) meint sogar, „dass alle seine Geschichten Variationen dieses grundlegenden Themas sind".

Zwischenmenschliche Beziehungen, auch Sexualität, so warnt Yalom, können von der Abwehr gegen die Isolation motiviert werden und haben dann wenig mit dem zu tun, was er idealistisch als „bedürfnisfreie Liebe" bezeichnet. Dies gilt auch für das heute weit verbreitete abwehrdurchtränkte „in den Augen der Anderen existieren" (Yalom 2010, S. 434), das v. a. durch Social Media bedient wird. Hier referiert er ausführlich Martin Bubers Beziehungsphilosophie, die er aber auch wegen Ihrer mangelnden Kenntnisnahme einer letztgültigen existenziellen Isolation kritisiert.

Teil IV ist schließlich der *Sinnlosigkeit* gewidmet. Yalom erläutert ausführlich einige zentrale psychologische Denker (z. B. Abraham Maslow, Salvador Maddi oder Erik H. Erikson) und gibt, bei aller Kritik an dessen Persönlichkeit, Viktor Frankl und seiner Logotherapie einen großen Raum. In einer bedeutsamen Differenzierung zweier eng verwandter Begriffe beschreibt er den Sinn durch einen Bezug auf Kohärenz und Sinnhaftigkeit, den Zweck in Verbindung mit Intention, Funktion oder Ziel an. Yalom bezieht spirituelle Ideen mit ein, nennt C.G. Jung oder Rilke, im Endeffekt aber geht es ihm mit Camus um „die Not eines transzendenten Sinn suchenden Wesens, das in einer Welt leben muss, die keinen Sinn hat" (S. 494 f.) und mit Maddi um das in der modernen Kultur zu beobachtende „Dahinvegetieren" als Form existenzieller (Sinnlosigkeits-)Krankheit. Besonders beeindruckt ist er vom Konzept einer freiwilligen „Verpflichtung", die sinnvermittelnd wirken kann und nicht von äußeren Sinngebern abhängt. Von besonderer Bedeutung für die individuelle, nicht auf kosmische Spekulationen angewiesene Sinnfindung ist für Yalom die Selbstranszendenz. Die Entwicklung von Werten, aus denen Sinn abgeleitet werden kann, sieht er trotz seines psychotherapeutischen Schwerpunkts aber durchaus auch kulturabhängig und die Kategorie Leistung zum Aufbau von Sinnerleben betrachtet er, hier in Abgrenzung zu Frankl, durchaus kritisch.

Yalom widmet auch in diesem Teil des Buches der klinisch-psychologischen, meist psychometrischen Forschung ein eigenes Kapitel. Diese Tradition wird übrigens heute insbesondere von Tatjana Schnell und ihrem *Existential Psychology Lab* gewinnbringend fortgesetzt (z. B. Schnell 2016).

Kapitelübergreifendes

Die vier von Yalom nach vorne gestellten existenziellen Grundthemen treten im therapeutischen Prozess und sicher auch in den Bemühungen um ein gelingendes Leben (also der Lebenskunst) unterschiedlich offen zutage. Die ersten beiden, Tod(esangst) und Freiheit, müssen oft erst erschlossen werden, während Sinnlosigkeit und erlebte Einsamkeit eher einen bewussten Zugang finden und direktes Leiden verursachen können. Eingestreut in diese vier nach den existenziellen Grundthemen geordneten Kapitel sind existenziell-psychologische Herleitungen grundlegender psychopathologischer Erscheinungen wie etwa Depressivität oder Zwanghaftigkeit, aber auch allgemeinmenschlicher Themen wie Krieg, Suizidalität oder auch Liebe. Zu letzterer formuliert Yalom, erstaunlich abweichend vom sonstigen Duktus des Werkes, ein ausführliches Kapitel, in das er seine ausgearbeiteten Konzepte der existenziellen Abwehr ebenso einflicht wie allgemeine psychologische Erkenntnisse.

Wir erfahren neben der Notwendigkeit der Fokussierung auf die existenziellen Themen (Yalom bezeichnet jede Therapie, die diese Aspekte umgeht, als „unvollständig") noch einige weitere für Psychotherapie und Lebenskunst sehr nützliche Essentials. So betont Yalom an vielen Stellen seine Skepsis hinsichtlich der Nützlichkeit einer kausalen Herleitung der eigenen Gewordenheit. Es stellt ihren Sinn zwar nicht grundsätzlich in Frage, bezieht sich aber sehr oft auf eine Sichtweise, die wir schon bei C.G. Jung unter dem Terminus der Finalität, als „immanente psychologische Zielstrebigkeit“ (Jung 1995, S. 296) finden. Ein Begriff, den Yalom zwar nicht verwendet, der aber am besten bezeichnet, was er meint: Es geht um eine zielgerichtete (lat.: *finis* das Ziel), nach vorne orientierte Existenz, die, wie er sagt, weit mehr von Projekten denn von Motiven geleitet ist. Eine weitere sowohl für den Prozess der Entwicklung einer Lebenskunst wie auch für den psychotherapeutischen Prozess wichtige Erkenntnis teilt uns Yalom (beiläufig in einer Fußnote) mit, nämlich den zirkulären Charakter dieser Prozesse.

Als angenehmen Begleiteffekt der Lektüre des Buches erhalten wir in dessen Verlauf auch häppchenweise eine Einführung in Yaloms Methode der Gruppentherapie.

Bedeutung des Textes für die Lebenskunst

Yaloms *Existenzielle Psychotherapie* ist ein ausgewiesenes Psychotherapie-Lehrbuch. Es wäre also zunächst der Zusammenhang zwischen Psychotherapie und Lebenskunst zu klären. Dies ist an anderer Stelle (Gödde & Zirfas 2016) ausführlich geschehen und kann in folgendem Statement zusammengefasst werden: „Lebenskunst ist, vor allem wenn es um die existenzielle Dimension geht, eine Art der Therapeutik und umgekehrt gilt, dass im Kontext noch jeder Psychotherapie sich implizite Lebenskunstlehren auffinden lassen, die belegen, dass die Psychotherapie – gleichgültig welcher Schule – insgesamt ohne philosophische Grundierung nicht auskommen kann“ (Buchholz 2016, S. 19). Yalom benennt im vorliegenden Werk den notwendigen Prozess der Auseinandersetzung mit den existenziellen Themen als „tiefe Erforschung“ und bringt ihn in Zusammenhang mit Heideggers Enthüllungskonzept (Yalom 2010, S. 411). Beide Vokabeln, Erforschung und Enthüllung, sind problemlos auf die Psychotherapie wie auch auf die Lebenskunst anwendbar.

Yaloms Buch erfüllt die beiden von Michael B. Buchholz genannten Kriterien: Es integriert philosophische Lebenskunstkonzepte in die Therapeutik und hat gleichzeitig eine Wirkung weit über die Therapie hinaus. „Klinische Philosophie“ – eine durchaus passende Beschreibung für eine im therapeutischen Kontext genutzte Lebenskunst – ist es denn auch, die Yalom nach seinen eigenen Worten betreibt (z. B. Yalom 2005, S. 44), auch wenn er gleichzeitig den Handwerkscharakter von Psychotherapie und die herausragende Bedeutung der psychotherapeutischen Beziehungsarbeit herausstellt (z. B. Yalom 2012). Dieser Fokus auf dem Hier und jetzt der therapeutischen Beziehung bringt Yalom bisweilen Kritik von anderen Richtungen existenzieller Therapie ein (Classen u.a. 2019). Es ist eben auch ein (praktisch-) philosophisches Werk, „das sich mit den zeitlosen Quellen des Leides beschäftigt“ (Yalom 2010, S. 12) und Vorschläge für daraus zu ziehende Konsequenzen formuliert.

Das Kritische im vorliegenden Werk Yaloms macht sich u. a. und vielleicht sogar in vorderster Reihe an der von Yalom diagnostizierten Abwendung der Menschen (und im Speziellen der Therapeut:innen) von den existenziellen Gegebenheiten fest.

Dies betrifft v. a., aber nicht nur Tod und Sterben. Der sowohl individual- wie auch sozialpsychologische pathologisierende Umgang mit existenziellen Konfrontationen erzeugt, so kann er aufzeigen, nämlich seinerseits veritable tatsächliche Symptome und ganze Störungsbilder. Yalom kämpft für eine Rückkehr zur sorgfältigen Beachtung dessen, was den Menschen in seinen grundlegenden Aspekten ausmacht, und gegen die entsprechende „Unaufmerksamkeit" bzw. „selektive Unachtsamkeit" (S. 78). Diese Rückkehr formuliert er als Psychotherapeut vorwiegend individuell, aber immer wieder scheinen auch Hinweise auf gesellschaftliche Parallelen auf, etwa wenn er mit Jay Lifton darauf hinweist, wie „die Todesangst das Gewebe unserer sozialen Strukturen durchdrungen hat" (S. 60).

Kritik scheint auch auf an einer nicht selbstverständlichen Hinnahme von Herrschafts- und Machtverhältnissen. Mutig stemmt sich Yalom mit seiner Existenziellen Psychotherapie gegen den damals bis heute vorherrschenden Trend der Überbetonung empirischer, meist statistischer Forschungsmethoden und kritisiert die in Psychiatrie und Psychotherapie vorherrschende klassifikatorische Diagnostik. Überhaupt wehrt er sich gegen einen (therapeutischen) Lösungseuphemismus; existenzielle Themen bleiben, wie er feststellt, unabschließbar und letztlich unlösbar. Der existenzielle Ansatz, auch darauf weist Yalom hin, ist im Grunde genommen amoralisch. Was sich aus der subjektiven Beachtung und Bearbeitung der vier existenziellen Grundprobleme für den/die Einzelne an Antworten ergibt, bleibt offen. So beschreibt Yalom etwa die sinnstiftende Wirkung der „Hingabe an eine Sache" und nennt als Beispiel z. B. die Familie, Religion oder aber auch den Faschismus (S. 501 f.).

Auch die bereits genannte Verweigerung einer therapeutischen Schulenbildung ist hier zu nennen: Irvin Yalom und Rollo May legten immer wieder (z. B. in einem gemeinsamen Aufsatz von 1989) großen Wert darauf, dass die Existenzielle Psychotherapie kein bestimmter Psychotherapieansatz ist, der ein neues therapeutischen Regelwerk aufstellt, sondern dass es sich eher um das Aufwerfen und Zulassen der dem Menschen inhärenten existenziellen Fragen auch und v. a. im klinisch-therapeutischen Kontext handelt (May & Yalom 1989). Yalom geht trotz aller Kritik an erkenntnistheoretisch anders aufgestellten Paradigmen eben nicht in die Falle allgegenwärtiger akademisch-psychotherapeutischer Machtstrukturen oder psychotherapeutisch-praktischer Überlegenheitsansprüche, wenn er schreibt, sein Ansatz sei „ein Paradigma unter vielen und dessen *raison d'etre* ist seine klinische Nützlichkeit" (S. 142).

Kritische Elemente lassen sich auch aus in Yalom Betonung des unmittelbaren Erlebens einer „vollständigen Begegnung" (S. 146) im Gegensatz zu einer bloß intellektuellen Betrachtung, die dann auch noch unbewussten Abwehrstrategien unterliegt, ablesen. „Therapy is relationship plus ideas", so Yalom zusammenfasend in einem späteren Interview (2012). Wie kein anderer setzt er sich auch für die reflektierte und am Wohl des/der Patient:in orientierte *self-disclosure*, der Selbstmitteilung, ja Selbstoffenbarung des/der Therapeut:in ein. „Ich glaube fest daran, dass man sich Menschen gegenüber authentisch verhalten muss, wenn man bei ihnen eine Veränderung herbeiführen möchte", so Yalom in einem anderen Interview (Schäfer 2009, S. 41). Im vorliegenden Werk finden sich verstreut entsprechende

Hinweise. „Therapeutische Selbstoffenbarung“ ist für ihn „ein integraler Bestandteil des therapeutischen Prozesses“ (Yalom 2010, S. 476). Er fordert die Therapeut:innen gleichermaßen zur Reflexion ihrer eigenen existenziellen Sichtweisen und zur therapeutischen Zurückhaltung anstelle eines guruhaften Besserwissens auf. Er ist hier ein Pionier und auch Wegbereiter moderner Psychotherapieforschung, die, in kritischer Auseinandersetzung mit den klassischen Vorstellungen von Abstinenz und Neutralität, den Momenten offenbarter Ehrlichkeit einen wichtigen Platz unter den Wirkfaktoren von Psychotherapie einräumt (z. B. Faber 2006).

Aktuell gültige Gesellschaftskritik übt er, wenn er für eine volle Verantwortungsübernahme und gegen die Delegation und Verschiebung der Verantwortung hinweist, gleichzeitig aber auch vor Vereinfachungen des Verantwortungskonzepts und vor einem Karrieredenken als „Hauptkonsumartikel in der Neuen Welt“ warnt, da so „die Mühe und Nachdenklichkeit, die gebraucht werden, wenn man sein Leben und seine Weltperspektive wirklich untersucht und ändert“ (Yalom 2010, S. 295), negiert werden.

Kritische Einschätzung

Yalom setzt die als Inspiratoren genutzten existenziellen bzw. existenzialphilosophischen Denker (Heidegger, Jaspers, Sartre etc.) und auch Psychotherapeuten (Frankl, Perls, Rank etc.) leider nur ansatzweise miteinander in Beziehung, ohne ihre teilweise Widersprüchlichkeit aufzuzeigen. Das gilt auch für die im deutschsprachigen Raum eher unbekannten aber durchaus gewinnbringenden Autor:innen wie etwa Hellmuth Kaiser oder Leslie Faber. Diese Kritik ist aber sofort auch wieder abzuschwächen, weil der Autor eben kein übergreifendes oder integratives existenzielles System vorlegen wollte, sondern, durchaus bewusst, in pragmatischer Manier diejenigen für die Psychotherapie (und auch die Lebenskunst) direkt brauchbaren Facetten heraussucht und anwendungsorientiert darstellt. Man würde sich heute zudem wünschen zu erfahren, wie die modernen Denker:innen im Umfeld des Existenziellen oder Markus Gabriel mit seinem Neo-Existenzialismus (2020), in eine solche pragmatische Sichtung aufgenommen würden.

Ein kritischer Blick auf Heidegger, etwa wegen seiner nationalsozialistischen Vergangenheit, wird bei Yalom im Übrigen nicht deutlich. Es ist zudem anzumerken, dass Yalom nicht nur die Bedeutung der existenziellen Faktoren Tod, Freiheit, Einsamkeit und Sinn herausarbeitet, sondern, und hier in nicht wirklich psychotherapeutisch-neutraler Manier, auf diese dem Menschen gestellten Fragen auch schon Antworten parat hat. „I regard myself as a practicing atheist“, sagte er bei der Verleihung des Pfister Preises der APA 2002 (Josselson 2008, S. 62 f.), und das wird auch in seinem therapeutischen Ansatz deutlich. So ist etwa der vierte existenzielle Faktor nicht die Frage nach dem Sinn, wie man diesen Bereich auch formulieren könnte, sondern steht bereits von Beginn an unter der Überschrift der Sinnlosigkeit, was schon eine bestimmte Beantwortung der Sinnfrage vorgibt. Zwar sind diese Antworten aus verschiedenen Schulen der existenziellen Philosophie destilliert, jedoch sind auch andere möglich – was am deutlichsten wohl bei der Sinnfrage wird.

Yalom sieht Psychotherapie als „ein Kind der Aufklärung" (2010, S. 487). Das ist wohl etwas zu kurz gegriffen, er selbst rekurriert etwa auf die griechische Antike, und natürlich darf auch die für die modernen Psychotherapie grundlegende Romantik nicht vernachlässigt werden. Yaloms Antworten auf die existenziellen Themen sind tatsächlich stark von der Aufklärung beeinflusst. Sein Buch ist eben ein durch und durch modernes, aber kein postmodernes Werk (mit Ausnahme vielleicht von der an wenigen Stellen betonten Notwendigkeit von Uneindeutigkeit, Unsicherheit und Ambivalenztoleranz), und darin liegt durchaus auch eine seiner Stärken. Mit seinen inzwischen 45 Jahren ist dem Buch das Fehlen postmoderner Essentials durchaus nachzusehen, es bietet dafür aber einen „ablenkungsfreien" Blick auf auch heute noch als den Menschen konstituierend ansehbare Variablen unseres Daseins, die dann eben nicht als fluide und konstruiert, sondern als „eindeutige, unveränderliche Dimensionen der Existenz jenseits unserer Einflussnahme" (S. 146) zu betrachten sind.

Literatur

Bermann, J. (2024). *Der Therapeut als Erzähler. Irvin D. Yalom und die Psychotherapie.* München: btb.

Buchholz, M.B. (2016). Eine Eröffnung. In G. Gödde, & J. Zirfas (Hrsg.), *Therapeutik und Lebenskunst. Eine psychologisch-philosophische Grundlegung* (S. 19–32). Gießen: Psychosozial-Verlag.

Classen, C. C., Orah, T., Krug, M. S., et al. (2019). Existential group therapy. In E. van Deurzen, E. Craig, A. Längle, K. J. Schneider, D. Tantam, & S. du Plock (Hrsg.), *The Wiley world handbook of existential therapy* (S. 458–495). Hoboken: Wiley Blackwell.

van Deurzen, E., Craig, E., Längle, A., Schneider, K. J., Tantam, D., & du Plock, S. (Hrsg.). (2019). *The Wiley world handbook of existential therapy.* Hoboken: Wiley Blackwell.

Faber, B. A. (2006). *Self-disclosure in psychotherapy.* New York: Guilford Press.

Fäh, M. (2008). Irvin D. Yalom: Existenzielle Psychotherapie. In A. Pritz (Hrsg.), *Einhundert Meisterwerke der Psychotherapie* (S. 203–205). Wien: Springer.

Gabriel, M. (2020). *Neo-Existenzialismus.* Freiburg im Breisgau: Karl Alber.

Gödde, G., & Zirfas, J. (2016). *Therapeutik und Lebenskunst. Eine psychologisch-philosophische Grundlegung.* Gießen: Psychosozial-Verlag.

Iacovou, S., & Weixel-Dixon, K. (2015). *Existential therapy.* New York: Routledge.

Josselson, R. (2008). *On psychotherapy and the human condition.* New York: Jorge Pinto Books.

Jung, C. G. (1995). *Die Dynamik des Unbewußten.* Solothurn/Düsseldorf: Walter.

Kohut, H. (1973). *Narzißmus.* Frankfurt am Main: Suhrkamp.

May, R., & Yalom, I. D. (1989). Existential psychotherapy. In R. J. Corsini & D. Wedding (Hrsg.), *Current psychotherapies* (S. 363–402). Illinois: F E Peacock Publishers.

May, R., Angel, E., & Ellenberger, H. E. (1958). *Existence: A new dimension in psychiatry and psychology.* New York: Basic Books.

Reuter, S. (2020). Entwicklung des Todeskonzepts bei Kindern. In H. Wittwer, D. Schäfer, & A. Frewer (Hrsg.), *Handbuch Sterben und Tod* (S. 149–164). Stuttgart: Metzler.

Sartre, J. P. (1993). *Das Sein und das Nichts. Versuch einer phänomenologischen Ontologie.* Reinbek: Rowohlt.

Schäfer, A. (2009). Irvin Yalom. Der Geschichtenerzähler. *Psychologie Heute, 2*, 36–41.

Schlegel, F. (1967). *Kritische Schriften und Fragmente.* München: Schöningh.

Schnell, T. (2016). *Psychologie des Lebenssinns.* Heidelberg: Springer.

Vogel, R. T. (2020a). *Existenzielle Themen in der Psychotherapie* (2. Aufl.). Stuttgart: Kohlhammer.

Vogel, R. T. (2020b). *Psychotherapie in Zeiten kollektiver Verunsicherung*. Wiesbaden: Springer.
Vogel, R. T. (2023). *Das Geheimnis der Seele. Grundlagen einer zeitgemäßen Psychotherapiewissenschaft*. Stuttgart: Kohlammer.
Yalom, I. D. (2005). *Die Schopenhauer-Kur*. München: Btb Random House.
Yalom, I. D. (2008). *In die Sonne schauen. Wie man die Angst vor dem Tod überwindet*. München: Btb Random House.
Yalom, I. D. (2010). *Existenzielle Psychotherapie* [1980] (5. Aufl.). Bergisch-Gladbach: Edition Humanistische Psychologie.
Yalom, I. D. (2012). Psychotherapy as Craft. Interview mit Ryan Howes. *Psychotherapy Networkers*, July/August 2012 Issue.
Yalom, I. D. (2015). *Denn alles ist vergänglich. Geschichten aus der Psychotherapie*. München: Btb Random House.
Yalom, I. D. (2022). Über den Tod und das Leben: Für uns und den Planeten. Interview mit Eugenijus Laurinaitis. *Psychotherapie-Wissenschaft, 12*(2), 9–20.